Julia Schneider

Die Endzeit-Eva

Romankrimi

zuKlampen!

www.zuklampen.de

Lektorat: Regina Derr und Miriam Marie Hirschauer · Springe
Umschlaggestaltung: Stefan Hilden · München · www.hildendesign.de
Bildmotiv: © HildenDesign unter Verwendung von Motiven
von www.pexels.com
Satz: Germano Wallmann · Gronau · www.geisterwort.de
Druck: CPI – Clausen & Bosse · Leck · www.cpi-print.de

ISBN 978-3-86674-812-5

Bibliografische Information der Deutschen Nationalbibliothek
Die Deutsche Nationalbibliothek verzeichnet diese Publikation
in der Deutschen Nationalbibliografie; detaillierte bibliografische Daten
sind im Internet über <http://dnb.dnb.de> abrufbar.

FSC www.fsc.org
MIX
Papier aus verantwortungsvollen Quellen
FSC® C083411
Klimaneutral 2021 firstclimate

Für meine lieben Schwiegereltern Renate und Kurt Schneider

Leben endet. Erinnerungen bleiben.

Prolog

Seit Anbeginn der Zeitrechnung finde ich mich fortwährend in ebendieser Situation wieder. Zumindest seit Anbeginn *meiner* Zeitrechnung. Diese beläuft sich, ähnlich der christlichen Jahreseinteilung, vor und nach Christi, in die Abschnitte vor und nach meiner ersten Erfahrung mit dem Tod. Diese fand auf den Tag genau vor zwei Jahren statt.

Seltsamerweise erscheint mir die Zeit nach meinem persönlichen Jahr null um etliches länger als die komplette Weltgeschichte in ihrem gesamten Verlauf. Wie eine Katze lande ich nach jedem Fall auf meinen Pfoten, obgleich ich doch gar nicht scharf auf sieben Leben bin. Denn die 32 Jahre, die ich auf diesem Planeten verbracht habe, sind bereits bis auf den Grund ausgeschöpft und reichen mir zur Genüge. Mangels Inhalten fühlen sie sich leer und ausgehöhlt an. Würde ich in sie hineinrufen, wäre das Echo grenzenlos. Man könnte ewig in ihnen umherwandern, ohne auf Leben zu stoßen, stets begleitet vom Widerhall der eigenen Schritte, auf watteweichem, nachgiebigem Boden, der einen verschluckt, wenn man zu lange darauf verweilt. Und mögen die vielen Gänge meiner Lebensjahre auch noch so spannungsgeladen wirken, muss man bei der intensiveren Expedition doch feststellen, dass jede Abzweigung letztlich nur zum Hauptgang mit dem weichen Boden und dem grenzenlosen Echo zurückführt. Ein immerwährender Kreislauf, der längst zum Stillstand gekommen ist, und lediglich ab und zu von neugierigen Forschern kurzfristig reanimiert wird. Todsterbenslangweilig. Langeweile, wie wir sie in Form der Betrachtung eines millionenschweren Gemäldes kennen: ein dicker roter Balken auf einer ansonsten leeren weißen Leinwand. Kann jedes Kind malen, das dem Windelalter entsprungen ist. Doch das weltberühmte Kürzel – selbst ernannte Experten sprechen auch von der »Signatur« – in der unteren rechten Ecke des Bildes löst in uns den Druck aus, etwas darin erkennen zu müssen. Also steht man so lange starren Blickes vor dem Gemälde, bis es uns einlullt, und vorherrschende Gedanken wie beispielsweise »Wer zum Teufel bezahlt zwei Millionen Euro für einen roten Strich?« abgelöst werden von dem, was uns schon seit Jahren tagtäglich durch den Kopf schwirrt. So sieht der eine nach intensiver Betrachtung plötzlich die Reinkarnation seiner verstorbenen Großmutter in dem roten Balken und den Sinn seines eigenen Lebens oder die Wahrheit der komprimierten Welt; ein anderer wiederum erkennt die sachliche Symmetrie unseres Daseins oder die geometrische Anordnung menschlichen Denkens. Man kann so einiges sehen, wenn man das möchte.

Ich kann das nicht. Seit dem Jahr null habe ich diese Gabe verloren. Wenn ich einen roten Balken sehe, sehe ich: einen roten Balken. Keine Reinkarnationen, keinen Sinn, keine reine und letzte Wahrheit. Mit etwas gutem Willen stelle ich mir vielleicht – wenn mir gerade danach ist und ich befürchte, andernfalls gedanklich wegzudösen – noch den Macher des Bildes vor; wie er von der Welt gefrustet in einem Liter Absinth versinkt, um seinen Gefühlen auf der Leinwand Ausdruck zu verleihen, und im Vollsuff sich denkt, Wunder, was für ein Werk er da geschaffen habe, bevor der Rausch nachlässt, und er am folgenden Morgen nur einen roten Balken vorfindet. Etwas verlegen setzt er noch schnell sein weltberühmtes Kürzel – Entschuldigung, seine Signatur – darunter und lässt die Menschheit nebenbei wissen, dass nur Narren den Sinn dieses Bildes nicht erfassen können. Guten Gewissens geht er schließlich mit seinen Kumpels in den Puff, um sich selbst zu feiern. *Des Königs neue Kleider* funktioniert nämlich ganz wunderbar in der Moderne.

Solch kleine Gedankenfluchten gönne ich mir zeitweise, doch im Grunde ist es, was es ist: ein roter Balken auf einer weißen Leinwand. Ohne Wenn und Aber. Ein Pinsel, ein Farbtopf, keine Idee, kein Bock. Nur ein farbiger Strich und der unbegründete Fanatismus, der Welt zwingend zu demonstrieren, welch ein Genie man sei. Und genauso dicht, wie Genie und Wahnsinn beieinanderliegen, genauso nah stehen sich bisweilen Langeweile und Kunst.

Insofern betrachtet, ist mein Leben ein Kunstwerk, wie es die Welt noch nicht erlebt hat. Wer schafft es schon, 32 Jahre ohne Inhalt zu hinterlassen und damit eine ganze Gesellschaft zu beschäftigen? Jede Minute werden sie Stück für Stück auseinandernehmen und analysieren, um wieder und wieder auf nichts zu stoßen. In jeder nachfolgenden Generation wird sich ein neuer Forscher heranwagen, neue Thesen und Vermutungen aufstellen, Ecken und Winkel finden, die noch keiner vor ihm betrachtet hat, um letztlich wie seine Vorgänger auf das große Nichts zu stoßen. Doch genau dieses Nichts sorgt für die Unsterblichkeit, sie wird zum Kult. Im Laufe der Jahre werden sich mangels wissenschaftlich-psychologischer Erklärungen Mythen darum ranken, neue Methoden daran ausgetestet, vielleicht sogar düstere Legenden erfunden werden, die die Welt im Sturm fluten.

Und das alles nur, weil wir etwas sehen wollen, das nicht da ist. Weil unsere Gesellschaft ein Nichts nicht akzeptieren kann. Dabei könnte alles so einfach sein, wenn wir einen roten Balken einfach nur einen roten Balken sein ließen.

Sonntag, 3. März 2019

Es war nicht mal acht Uhr morgens und Empeldes wolkenverhangener Himmel grau getränkt, als Polizeipsychologe Heinrich Himfeld am grünen Hochhaus in der Berliner Straße eintraf. Schlecht gelaunt orderte er mit einem Wink seines Fingers einen Kaffee.

Der Winter wollte einfach nicht enden. Seit Wochen wurde sein Körper von einer hartnäckigen Kälte penetriert und er wusste gar nicht mehr, wie es war, ohne Erkältung durch den Alltag zu gehen. Himfeld hatte eine furchtbare Nacht hinter sich. Nach seinem Vortrag als Gastredner an der Fachhochschule des Mittelstandes in der Lister Straße hatte er sich von einigen verbissenen Erstsemestern breitschlagen lassen, auf ein Getränk im Lindwurm einzukehren, um sich von ihren dilettantischen Thesen malträtieren zu lassen, die eigentlich nur aus *Profiler* stammen konnten – den eigentlich staubtrockenen Kern des Psychologiestudiums hatten sie noch nicht im Geringsten erfasst. Himfeld langweilten derartige Kneipengänge, und in seiner Freizeit war er für gewöhnlich keineswegs interessiert, sein Wissen an übermotivierte Laien weiterzugeben. Was ihn hingegen ganz und gar nicht langweilte, waren junge Studentinnen, die den ungewöhnlichen Minusgraden zu dieser Jahreszeit mit freizügigen Outfits trotzten. Wenn er sich richtig erinnerte, war der Name der gestrigen Kandidatin Janine gewesen – vielleicht war es aber auch Jessica oder Jacqueline gewesen.

Wie auch immer – sie hatte in der ersten Reihe seiner Vorlesung gesessen und mit ihrer rechten Hand ihren Rock über den unendlich langen überschlagenen Beinen glatt gestrichen.

Wie zufällig fuhren ihre künstlichen Acrylfingernägel dabei mehrmals über die Schnalle ihres hohen Krokodillederstiefels, was unweigerlich den Wunsch in Himfeld hervorrief, die Schnalle zu öffnen, um ihr das tote Tier von den Beinen zu streifen. Dazu dieser dezent laszive Blick und die Grübchen, die bei jedem angehauchten Lächeln hervortraten ...

Beachtlich dieser allzu harmonische Dreiklang: Fingerspiel, Körpereinsatz, Mimik. Wie hätte er sich da ausschließlich auf seinen seit Jahren längst ausgereizten Vortrag konzentrieren können?

Die Krokodillederstiefel ließen ihn zumindest seine Erkältung kurzfristig vergessen und der Einladung in die Bar folgen. Nach dem zweiten Glas Wein stellte er fest, dass die kilometerlangen Beine nicht das Einzige waren, mit dem Janine/Jaqueline/Jessica aufwarten konnte. Sie hatte strahlend blaue Augen – seine Lieblingsfarbe –, die seinem immer tiefer wandernden Tunnelblick folgten. Jedes weitere Glas Wein tat sein Übriges. Irgendwann war er an dem altbekannten Punkt angelangt, an dem er feststellte, was für ein verdammt attraktiver Typ *er* doch war, und selbstbewusst – oder betrunken – genug war, um einen Annäherungsversuch zu starten: »Genug von meinen Analysen. Viel interessanter finde ich, was in Ihrer Psyche vor sich geht.« Darauf folgte das ebenso altbekannte Lächeln zwischen Scham und Darauf-habe-ich-gewartet, begleitet von der gezuckerten Aussage: »Da gibt es nicht viel zu erzählen.« Das Ganze wurde in verhängnisvoll-traurig aufgesetzte Blicke gehüllt, die einen wissen ließen, dass sie darauf brannte, ihr tragisches Kindheitstrauma, das es niemals gegeben hat, in die ewige Freiheit analysiert zu bekommen. Die übliche Geschichte vom armen reichen Mädchen, das sich in seiner Schönheit gefangen fühlt und bei dem keiner nachvollziehen kann, warum die Augen in diesem mystisch-schönen Gesicht bei näherer Betrachtung das Leid der gesamten

Weltgeschichte widerspiegeln. Dass sie auf eine gute Note aus war, verstand sich von selbst. Doch wen störte dieses kleine Vorspiel, wenn es denn letztlich zum Höhepunkt führte?

Ja, Himfeld war ein Profi. Er lebte nach dem Prinzip der vertrauten Akkordschiene. Eine einzige Akkordfolge und tausend Möglichkeiten: immer der gleiche Satz mit immer anderen Erfolgen. Am Ende wollte schließlich jeder seine Seele errettet wissen, und wenn dies auch mit einem anständigen Beischlaf bezahlt wurde. So auch Janine/Jaqueline/Jessica und viele vor ihr. Doch in diesem speziellen Fall hatte es einen unerwarteten Ausgang gegeben. Himfeld war bereits dabei gewesen, das Geheimnis hinter den wunderschönen traurigen Augen zu erforschen, als plötzlich ein breitschultriger Hüne in das Licht der schwach strahlenden Deckenbeleuchtung trat, das ihren Spot die vergangenen Stunden auf das kleine Fingernagelpiercing seines Gegenübers geworfen hatte. Für einen kurzen Moment dachte Himfeld noch, dass das, was sie von sich gegeben hatte, ausnahmsweise mal nicht durchweg gequirlte Scheiße war – jedenfalls, sofern er zugehört hatte. Im Gegensatz zu vielen Kollegen vertrat er nämlich die Meinung, dass ein gewisses Maß an Intelligenz durchaus zu außergewöhnlich netten Stunden beitragen konnte.

Doch das spielte keine Rolle mehr, als der dunkle Schatten seine Hand ausstreckte und Jessica – er hatte ihren Namen irgendwann im Gespräch erfragen können; eine seiner leichtesten Übungen – mit einem Blick unmissverständlich klarmachte, mit ihm nach Hause zu kommen. Himfeld sah nur noch die Rücklichter des davonbrausenden 7er-BMW und schon war der Traum von Krokodillederstiefeln um ansonsten nackte Haut ausgeträumt. Was folgte, war abzusehen: nächtliches Nachhausewanken durch Schneegestöber, das seine Erkältungskeime dankend zum willkommenen Anlass nahmen, sich zu vermehren, der übliche Du-bist-ja-betrunken-Streit mit seiner Frau und kaum mehr als zwei oder drei Stunden durchgehusteten, verrotzten Schlafes, bevor sein Telefon klingelte und ihn wissen ließ, dass er den Notdienst für einen Kollegen übernehmen musste.

Nun beobachtete Himfeld aus den Augenwinkeln, wie ein kleiner, schlaksiger Streifenpolizist nervös auf ihn zukam und bereits vor seiner Ankunft am Einsatzort anfing, Himfeld über die vorherrschende Situation zu informieren. Die abwehrende Geste seiner Hand ließ den Kleinen jedoch umgehend verstummen, und Himfeld nutzte die dargebotene Stille, um heiser in die Menge zu brüllen: »Was genau hält euch davon ab, mir endlich meinen verdammten Kaffee zu bringen?« Nur wenige Sekunden später erschienen vor seinen Augen Dampfwolken, deren Ursprung ein randvoll gefüllter Pappbecher war. Himfeld kümmerte sich nicht darum, dass ein Großteil davon überschwappte und seinen Handrücken verbrühte, als er danach griff. Braune Tropfen spritzen in den Neuschnee, direkt neben die auf und ab wippenden Füße des angespannt dreinblickenden Streifenpolizisten, der unübersehbar in den Startlöchern stand und nur auf ein Zeichen des Polizeipsychologen wartete, um endlich seinen Text loszuwerden.

Himfeld setzte sich auf den Beifahrersitz seines Wagens und betrachtete den Menschenauflauf zwischen den zwei Hochhäusern. Gemächlich nippte er an seinem Kaffee, bis nur noch der Boden des Pappbechers mit brauner Flüssigkeit benetzt war. Dann erst bedachte er den aufgeregten Polizisten neben sich. *Wohl ein Neueinsteiger, kann noch nicht lange im Dienst sein*, vermutete Himfeld und sah demonstrativ gelangweilt wieder durch die Windschutzscheibe auf die Menschenmassen, als der Jüngling seinen Mund öffnete, um loszulegen. Genüsslich registrierte Himfeld das dennoch fortgeführte Schweigen, weil er den Kaffeebecher wieder ansetzte – und dann noch ein weiteres Mal, bis er den Kaffee endlich mit einem letzten Schluck leerte. Er atmete tief durch und schnäuzte sich ausgiebig die Nase, bevor er aus dem Auto stieg, die Tür verschloss und den Einsatzort anpeilte. »So …«, sagte er schließlich, ohne den neben ihm her hüpfenden Beamten anzusehen, »ich wäre dann so weit. Wo genau drückt denn der Schuh?«

Wie eine mittlere Lawine stürzten die Worte aus dem jungen Mann heraus: »Selbstmörderin. Da … da oben, die will springen. Ganz bestimmt. Sieht sehr entschlossen aus und geht auf keine Kontaktversuche ein. Ich weiß nicht, was wir … Sie sind doch der Fachmann, oder? Steht auf dem Dach des Hochhauses …«

»Welches der beiden?«, unterbrach Himfeld ihn. Er ließ seinen Blick über die diversen Supermärkte und die Fahrschule gleiten, bevor er sich wieder den Wohnhäusern, die meisten versteckt hinter hohen, kahlen Bäumen, zuwandte.

»Äh … das höhere. Links«, stammelte der Beamte. »Eine Bewohnerin des Hauses gegenüber …«, er blickte auf seinen Notizblock, »… Frau Schrag hat uns benachrichtigt. Sie ist um sieben Uhr aufgestanden und auf den Balkon gegangen, um ihre Morgengymnastik zu machen. Da fiel ihr eine Frau auf. Sie saß auf dem Dach, ließ ihre Beine gen Tiefe baumeln, rauchte eine Zigarette und summte irgendeine Melodie. Frau Schrag fragte sie, was sie dort mache, und wählte gleich darauf den Notruf. Wir haben ziemlich sichere Hinweise, dass die Frau …«

»Was hat sie geantwortet auf die Frage von Frau Schrag?«, fuhr Himfeld ihm abermals dazwischen.

»Bitte?«

Himfelds Finger deutete gen Dach. »Die Frau … was hat unsere potenzielle Selbstmörderin auf die Frage, was sie dort mache, geantwortet? Oder war sie schon nicht mehr dialogbereit? Hat sie geweint?«

»Ach so, tja …«, der Beamte kratzte sich am Kopf, »sie hat tatsächlich geantwortet. ›Ich sitze auf dem Dach, rauche eine Zigarette und singe‹, waren ihre Worte.«

Einen Moment blieb Himfeld stehen, unfähig, sich ein kleines Schmunzeln zu verkneifen. »Sie ist also zugänglich für Ansprache«, murmelte er und setzte seinen Weg fort.

Eilig folgte ihm der junge Polizist. »Jaja, durchaus. Nachdem Frau Schrag uns angerufen hat, ging sie wieder auf den Balkon. Als die potenzielle Selbstmörderin Frau Schrag sah, fragte sie, ob der Zigarettenrauch sie stören würde, was Frau Schrag bejahte. Da gab die Frau vom Dach ihr den Tipp, doch einfach wieder reinzugehen …«, erneut blickte er auf seine Notizen, »… es sei viel zu kalt, um blöde gaffend auf dem Balkon herumzustehen. Als Frau Schrag sich nicht rührte, fügte die Frau noch hinzu, sie wäre ohnehin gleich weg, und wünschte ihr noch einen schönen Tag.«

»Scheint, als hätten wir es mit einer kleinen Komikerin zu tun«, mutmaßte Himfeld halblaut, bevor er fragte: »Klingt eher nach einer Hilfeschreinummer. Wie lange, sagten Sie, steht sie da oben?«

Erleichtert, endlich so etwas wie Anteilnahme bei Himfeld entdeckt zu haben, sprudelte es erneut aus dem jungen Polizisten heraus, obgleich er keine wirkliche Antwort parat hatte: »Das können wir nicht mit Gewissheit sagen. Von der Augenzeugin wurde sie erstmals um kurz nach sieben gesehen, aber es gibt Anzeichen dafür, dass sie schon …« Reflexartig ging er in Deckung vor dem ungestüm ausgestreckten Arm Himfelds, als hätte er einen Schlag ins Gesicht erwartet. Stattdessen schob Himfeld lediglich seinen Jackenärmel ein wenig zurück, um die Uhr an seinem Handgelenk freizulegen. »Gleich Viertel nach acht«, murmelte er, blieb stehen und überlegte einen Augenblick, »sie wartet zu lange.« Dann sah er den schmächtigen Beamten erstmals an, schenkte ihm ein herablassendes Grinsen und klopfte ihm freundschaftlich auf die Schulter. »Die springt nicht mehr. Rufen Sie Ihre Frau an, sie soll Ihnen das Frühstück vorbereiten. In einer Stunde sind wir hier durch.« Er schnäuzte sich die Nase, sah den verwirrten Blick des Beamten, boxte ihn sacht mit der Faust gegen die Hühnerbrust und ergänzte unterschwellig höhnend: »Falls Sie eine Frau haben.«

Schnellen Schrittes ging er auf eines der Einsatzfahrzeuge zu, doch der Polizist sprintete hinterher. »Bei allem Respekt, aber es gibt deutliche Hinweise darauf, dass sie auf jeden Fall springen wird, Herr Himfeld. Wir glauben zu wissen, wer sie ist.«

»Prima«, merkte Himfeld halbherzig an, »dann kann ich die Gute ja mit Namen anreden.«

»Ihr Name ist ...«, versuchte der Polizist es noch einmal, doch Himfeld war bereits weitergegangen und begrüßte den Einsatzleiter.

Genervte wälzte sich Rainer Werding in seinem Bett hin und her. Um Viertel nach sechs war er endlich von seiner Nachtschicht zu Hause gewesen, hatte noch schnell gefrühstückt und sich dann ins Bett gelegt. Er wollte fit sein für sein Date heute Abend.

Seit einigen Wochen chattete er regelmäßig mit diversen Damen, die wie er Interesse an anonymem Sex hatten. Seit er denken konnte, war er Junggeselle und langsam hatte er eingesehen, dass er sich angesichts seiner abnormen Leidenschaften an diesen Zustand für den Rest seines Lebens gewöhnen musste. Aber das störte ihn nicht weiter, denn er hatte den perfekten Chatroom gefunden. Schneller, namenloser Sex unter dem Motto: Alles kann, was gefällt! Er schmunzelte in sich hinein. Denn obwohl das, was sich abspielte, nur ihm gefiel und der jeweiligen Dame weniger bis gar nicht, so war er doch sicher vor jeglichen Anzeigen oder übler Nachrede. Bei den Damen handelte es sich nämlich in der Regel um vernachlässigte Ehefrauen, die sich eher die Zunge abgebissen hätten, als auch nur einer Menschenseele davon zu berichten, dass sie ihre Zeit, die sie eigentlich für den Haushalt nutzen sollten, damit verbrachten, irgendwelche Kerle im Internet ausfindig zu machen, die es ihnen so richtig besorgten. Werding war sich sicher, dass nicht eine der Damen, die er an den vergangenen Wochenenden getroffen hatte, auf einer ihrer Tupperpartys ihren hochkarätigen Freundinnen vorgeheult hätte, dass sie auf der Suche nach wollüstiger Leidenschaft an einen Sadisten geraten waren, der ihnen Dinge abverlangte, die sie sich nicht einmal vorstellen konnten.

In stiller Vorfreude auf das bevorstehende Treffen legte er sich das Kissen auf den Kopf, um trotz des Lichts, das, obwohl es wolkig war, viel zu hell durch sein Fenster fiel, ein wenig Schlaf zu finden. Doch seit über einer Stunde war vor seinem Haus der Teufel los. Ständig hörte er Sirenen, vermischt mit Geschrei und Gebrüll. Immer mehr Menschen schienen den Weg zu dem Hochhaus zu finden, in dem Werding wohnte, und brachten ihn somit um seinen wohlverdienten Schlaf. Vergeblich suchte er in seinem Nachtschrank nach Ohropax.

»Scheiße«, grummelte er ärgerlich, als ihm einfiel, dass sie in der Küche lagen. Einen Moment versuchte er noch krampfhaft, den Lärm zu ignorieren, bis er letztlich doch wütend seine Decke zurückschlug und seinen massigen Körper auf nackten Füßen in die Küche schob. Durch seine Feinrippunterwäsche hindurch kratzte er sich am Hintern, während er überlegte, in welche Schublade er das Päckchen mit den Ohrstöpseln gelegt hatte. Sein Blick fiel auf eine halbvolle Bierflasche vom Vorabend, die auf der Fensterbank stand. Die Hand bereits ausgestreckt, taperte Werding darauf zu und leerte sie in einem Zug, als ihm plötzlich das Blaulicht direkt unter seinem Fenster auffiel.

Nun wurde er doch neugierig, griff sich ein weiteres Bier aus dem Kühlschrank und ging auf den Balkon. Bereits im Begriff, nach unten zu sehen, nahm er aus den Augenwinkeln eine Bewegung auf dem Dach schräg gegenüber wahr, die seine Aufmerksamkeit erregte. Er hielt inne, als er ein nur allzu bekanntes Geräusch vernahm: das Kreischen seiner Nachbarin, Frau Schrag. »Nun werden Sie mal nicht frech, junge Frau«, zeterte diese gerade – sicher nicht zum ersten und vermutlich auch nicht zum letzten Mal, »die freundlichen Männer wollen Ihnen nur helfen.« *Junge Frau*, hallte es erotisierend in Werdings Kopf nach.

Er stellte die Bierflasche ab und beugte sich ein Stück über die Brüstung, um auf das Dach des Nachbarhauses schauen zu können. Und da stand die *junge Frau*: in der Kälte am Rande des Daches bibbernd. Die zwei Beamten, die auf Frau Schrags Balkon standen, ließ sie nachdrücklich wissen: »Ich fordere die beiden *freundlichen Männer* jetzt ein letztes Mal auf, zu verschwinden. Hauen Sie ab und nehmen Sie diese Furie mit! Ich werde es nicht noch einmal sagen!«

Die Beamten zogen augenblicklich mit einer zappelnden Frau Schrag in ihrer Mitte ab. Noch auf dem Hausflur hörte Werding seine Nachbarin keifen, dass dies ihre Wohnung sei und niemand das Recht hätte, sie dort hinauszuwerfen. Als ihre Stimme verstummte, wandte Werding seinen Blick wieder der jungen Frau zu, die mit einem letzten Blick auf Frau Schrags Balkon sicherzugehen schien, dass alle abgezogen waren, bevor sie sich hinsetzte, ausgiebig ihre Nase putzte und schließlich eifrig anfing, irgendetwas in ein Heft zu kritzeln.

Die Situation schien Werding eindeutig: die Frau auf dem Dach, Feuerwehr, Krankenwagen und Polizei unter ihm. Ganz klar: Selbstmordversuch. Schnell lehnte er sich zurück und stand stocksteif da, bis ihm das Bier einfiel. In drei großen Schlucken leerte er die Flasche und überlegte. Was sollte er tun? Musste er überhaupt irgendetwas tun? Sollte die Verrückte doch springen. Was scherte es ihn? Er griff nach seinen Zigaretten, die über Nacht auf dem Balkon gelegen hatten und vom Schnee durchgeweicht und feucht waren. Ungeachtet dessen zündete er sich eine an, die nach dem zweiten Zug gleich wieder erlosch. Werding bemerkte es nicht einmal. Vorsichtig pirschte er sich wieder an die Brüstung und sah aufs Dach hinüber. Für einen geplanten Selbstmord wirkte diese Geisteskranke ziemlich entspannt, fand er. Seelenruhig schrieb sie in ihr Heft und schunkelte hin und wieder unbeschwert mit den Beinen, die über den Rand des Daches hingen, als warte sie auf ihre beste Freundin und nicht auf den Tod.

Abrupt hörte sie auf zu schreiben und sah hoch. Blitzschnell verschwand Werding hinter seiner Trennwand und hielt überflüssigerweise den Atem an. Ob sie ihn gesehen hatte? Werding spürte seinen Herzschlag so stark, dass er dachte, er würde gleich das gesamte Hochhaus zum Wackeln bringen. Alles blieb ruhig. Langsam pendelte sein Puls wieder der Normalfrequenz entgegen. Wohlbedacht, kein Geräusch von sich zu geben, beugte er sich erneut langsam vor, um einen weiteren Blick zu riskieren, als ihn plötzlich die verzerrte Stimme eines Megafons zusammenfahren ließ: »Tun Sie es nicht. Es gibt so vieles, wofür es sich zu leben lohnt!«

Himfeld ließ das Megafon sinken, ein neuer Hustenanfall bahnte sich an. Hektisch verschwand seine Hand in der Manteltasche, um dort nach einem Salbeibonbon zu suchen. So konnte er seinen Standardeinstieg nicht stehen lassen. Es war wichtig, dass er jetzt weitersprach. »Wo sind denn diese verdammten Dinger?«, fluchte er, legte das Megafon aufs

Autodach und suchte nun mit beiden Händen. *Das dauert zu lange,* dachte er angestrengt, während ihm bereits vor lauter Husten die Tränen aus den Augenwinkeln liefen.

Schnupfen rann ihm aus der Nase, als der junge Beamte ihn vorsichtig ansprach: »Äh, Herr Himfeld … sie … sie hat Ihnen geantwortet.«

»Was?«, röchelte der Polizeipsychologe überrascht und steckte sich ein Hustenbonbon in den Mund, das zum Glück innerhalb weniger Sekunden eine leichte Wirkung zeigte.

Der Beamte räusperte sich und nickte. »Sie hat etwas heruntergerufen. Es klang ziemlich sarkastisch.«

»Was …«, drängte Himfeld mit einem flauen Gefühl im Magen, »was hat sie gesagt?«

Er spürte, dass es dem jungen Polizisten ein innerer Vorbeimarsch war, ihm eine Retourkutsche geben zu können, indem er die Reaktion der Frau auf Himfelds leidenschaftslose Schulbuchdarstellung wiedergab: »Sie sagte: *Ach was.*«

Verärgert griff Himfeld nach dem Megafon, hustete ein letztes Mal und setzte es dann an die Lippen. »Mein Name ist Heinrich Himfeld. Es tut mir leid, dass ich mich nicht eher vorgestellt habe, aber ich bin erkältet und hatte einen Hustenanfall.« *Geschickter Schachzug,* dachte Himfeld bei sich, *sie soll mich als einen Menschen aus Fleisch und Blut erleben, ehrlich, verletzlich und somit vertrauenswürdig.* Er war sich sicher, dass die Masche ziehen würde, um eine Vertrauensbasis herzustellen, und dass sie sich ihm bald öffnen würde. Und tatsächlich kam umgehend eine Antwort vom Dach: »Gute Besserung!«

Verdutzt ignorierte Himfeld das verstohlene Schmunzeln der anwesenden Beamten, bevor er sich zusammenriss und fortfuhr. Aus jahrelanger Erfahrung wusste er, dass es wichtig war, den Kontakt nicht abbrechen zu lassen, war er einmal hergestellt. Eine einzige Minute des Schweigens konnte über Leben und Tod entscheiden. »Äh … danke. Wie geht es

Ihnen? Sie müssen doch wahnsinnig frieren. Darf ich Ihnen etwas Warmes zu trinken hochbringen lassen?«

Gespanntes Warten folgte, doch alles blieb still. Generell liebte Himfeld die Situationen, in denen alle Augen auf ihn gerichtet waren, in denen man in ihm die einzige Hoffnung sah, das Geschehen noch in den Griff zu bekommen. Nicht umsonst genoss er einen exzellenten Ruf, was das Verhindern von Suiziden betraf. Das bestätigte seine eigens angelegte Statistik.

»Ich hätte Kaffee«, gab das Megafon verzerrt seine Worte wieder. »Sie können aber auch einen Tee haben, das würde nur einen Moment länger dauern. Aber ich bin sicher, mit etwas Warmem im Bauch lässt es sich besser reden. Eine Decke könnten Sie auch bekommen.«

Keine Reaktion.

Gut, dann also zurück zum Lehrbuch. »Ich kann verstehen, dass niemand zu Ihnen hochkommen darf. Manchmal möchte man lieber allein sein. Das kenne ich auch. Aber wir können auch so reden.« Der Einsatzleiter gab ihm einen Wink und deutete auf den Bauplan des Hochhauses. Himfeld nickte. Er verstand. Die Beamten hatten den Plan gesichtet und vermutlich einen Einstieg zum Dach gefunden, an dem sie sich unbemerkt verstecken konnten, solange es Himfeld gelang, die junge Frau abzulenken.

Er wartete, bis drei Beamte im Gebäude verschwunden waren, bevor er das Megafon wieder an die Lippen führte. »Hören Sie, ich möchte wissen, warum Sie da oben stehen. Was ist der Grund für Ihre Verzweiflung? Glauben Sie mir, es gibt kein Problem, das man nicht lösen könnte. Lassen Sie mich Ihnen hel ... ha ... haaa–« Ein Niesen platzte aus ihm heraus, bevor er das Megafon ausschalten konnte. Verzerrt hallte ein kräftiges Prusten über den Hof zwischen den Häusern, gefolgt von einem lauten Quietschen, das aus dem drangsalierten Gerät fuhr. Erschrocken hielten sich die Schaulustigen die Ohren zu. Dann wurde es wieder still.

»Gesundheit«, erklang ein Schrei vom Dach und Himfeld merkte, wie Wut in ihm aufstieg. Aber das war nicht alles. Irgendetwas war falsch an der gesamten Situation. Normalerweise hatte er es mit verzweifelten Menschen zu tun, die entweder schon mit allem abgeschlossen hatten und für jede Ansprache unzugänglich waren, oder eben mit denen, die innerlich einfach nach Hilfe schrien und im Prinzip nur jemanden brauchten, der ihnen zuhörte. Die kleine Komikerin da oben hingegen schien bei glasklarem Verstand zu sein. Sie führte ihn ziemlich gekonnt vor. Ihr merkwürdiges Verhalten irritierte ihn, doch nun war es zu spät, den Plan zu ändern. Die Beamten warteten sicherlich schon vor der Tür des Daches auf ihren Einsatz. Himfeld war also gezwungen, sie weiter bei Laune zu halten, auch wenn das auf seine Kosten ging. »Jeder war schon mindestens einmal in einer Situation, die er für ausweglos hielt. Ich habe schon viele Menschen gesehen, die wie Sie dann springen wollten und sich letztlich dagegen entschieden haben. Zu einigen davon habe ich noch Kontakt und inzwischen sind sie froh, dass sie es nicht getan haben. Sie haben ihre Probleme in den Griff gekriegt. Sie wollen leben. Sie genießen ihr Leben. Und Sie können das auch. Was auch immer es ist, es gibt nichts, worüber Sie mit mir nicht reden können. Aber ich halte es für besser, das unter vier Augen zu machen. Ich könnte zu Ihnen hochkommen und …« Abrupt ließ Himfeld das Megafon sinken und wandte sich an den Einsatzleiter: »Hat sie eben geantwortet? Ich hab doch irgendwas gehört.«

Der Einsatzleiter lief rot an und stammelte: »Ja, hat sie, aber ich … ich hab's nicht so genau verstanden.«

»Sie hat gesagt, Sie sollen Ihre Klappe halten«, informierte der junge Beamte ihn freiheraus. Seine Mundwinkel zuckten.

»Wie bitte?«, fuhr Himfeld ihn an. Seine Augen funkelten wild, doch der Beamte blieb vollkommen unbeeindruckt davon. »Das waren ihre Worte, nicht meine.«

Den Wind aus den Segeln genommen, musterte Himfeld sein Gegenüber. »Wie heißen Sie überhaupt?«

»Seliger. Hannes Seliger.«

»So so«, brummte Himfeld und wandte sich wieder dem Geschehen zu. »Irgendwas stimmt bei der nicht.« Er griff erneut nach dem Megafon, dann fiel ihm etwas ein und er richtete das Wort wieder an den Frischling Seliger. »Sagten Sie nicht, Sie wüssten den Namen unserer Selbstmordkandidatin?«

Langsam wurde der Beamte selbstsicherer. »Ich sagte, dass wir *glauben* zu wissen, wer sie ist.«

»Ja – und?«, herrschte Himfeld ihn an.

Nun konnte Seliger sein Grinsen nicht länger verbergen. »Eva Blessing.«

»Gut«, entgegnete Himfeld gereizt und setzte sich das Megafon wieder vor die Lippen. Doch dann hielt er inne. Sekunden später sah er den Beamten mit großen Augen an. »Sie meinen, *die* Eva Blessing? Scheiße, warum sagt mir das denn keiner? Sind Sie sicher?«

Der Einsatzleiter zuckte, von einem Nicken begleitet, die Achseln. »So gut wie. Frau Schrag hat eine Personenbeschreibung abgegeben und ...«

Mit einem Handzeichen unterbrach der Polizeipsychologe ihn und sah gebannt nach oben. »Was macht sie denn jetzt?«

Alle Blicke folgten ihm. Einer der Beamten zückte ein Fernglas und sah hindurch. »Sieht so aus, als unterhalte sie sich mit einem Bewohner des anderen Hauses.«

»*Was?*« Himfeld brüllte fast und riss ihm das Fernglas aus der Hand. Es stimmte. Eva Blessing stand gestikulierend auf dem Dach. Ihr Kopf war in Richtung des dicken Mannes gewendet, der in Feinrippunterwäsche und mit einem halben Liter Lindener in der Hand auf dem Balkon stand.

»Kann ich bitte eine Zigarette haben?«

Stocksteif verharrte Werding hinter der Wand und gab keinen Pieps von sich.

»Hey, Sie«, rief die Frau vom Dach gegenüber nun etwas nachdrücklicher, »ich weiß, dass Sie da sind. Ich habe Sie gesehen.«

Werding hielt den Atem an und rührte sich nicht vom Fleck.

»Sie tragen weiße Feinrippunterwäsche mit einem gelben Fleck in der Leistengegend, haben braune Haare mit grauen Strähnen und sind ziemlich fett«, rief die Frau wie zum Beweis. Werding sah an sich hinunter, als wolle er kontrollieren, ob sie tatsächlich ihn meinte. Leider konnte er jeden Zweifel aus dem Weg räumen. Vorsichtig sah er um die Ecke. »Meinen Sie mich?«

Die Frau hob skeptisch die Augenbrauen, streckte beide Hände von sich und sah sich suchend um. »Sind ja sonst nicht so viele in Feinripp unterwegs hier oben. Natürlich meine ich Sie.«

Werding traute sich noch ein Stück vor und musterte die Frau von oben bis unten. »Tragen Sie eine Waffe?«

Nahezu beleidigt stemmte die Frau die Hände in die Hüften. »Nur, wenn ich vorhätte, mich zu erschießen.« Fragend sah er sie an, bis sie ihre Taschen von innen nach außen stülpte und ihm einen bestätigenden Blick zuwarf. »Nein, ich habe keine Waffe. Noch nie gehabt. Ich bin auch kein verkackter Amokläufer oder was auch immer Sie denken. Ich will einfach nur in Ruhe vom Dach springen, wenn möglich, noch heute. Und vorher würde ich gerne noch eine Zigarette rauchen, aber meine Schachtel ist mir runtergefallen.« Sie deutete nach unten in die Tiefe.

Werding sah die etlichen Stockwerke hinab, blickte dann wieder zu der Frau. »Für eine Selbstmörderin sind Sie ziemlich locker.« Es war als Frage gemeint, blieb jedoch unbeantwortet. Er räusperte sich. »Sie wirken so ... so undramatisch.«

Schweigend erwiderte sie seinen fragenden Blick.

»Ich meine ...«, versuchte Werding es erneut, »sollten Sie nicht verzweifelt sein oder ... oder ängstlich?«

Sie verzog keine Miene. »Sollte ich das?«

Nickend zuckte er die Achseln und sah hinunter. »Ja, ich meine ... also, ich hätte die Hosen gestrichen voll. Ich brauche nur runterzugucken, dann wird mir schon schwindelig.«

Eine weitere Minute verstrich, in der sie ihn reglos anschaute, bevor sie sich gefährlich weit vorbeugte, die Tiefe betrachtete und hinunterspuckte. Unbeeindruckt hob sie ihren Blick. »Ist eine Frage der Einstellung. Was ist mit der Zigarette?«

Werding griff nach seiner Schachtel und nahm sich selbst noch eine Zigarette heraus. »Die sind aber nass«, ließ er sie wissen, bevor er ausholte und die Packung zu ihr rüber warf. Eine Windböe erfasste das Päckchen, sodass Blessing sich weit vorbeugen musste, um sie aufzufangen. In letzter Sekunde erhaschte sie die aufgeweichte Pappschachtel und kam ins Wanken. Nur noch auf einem Fuß stehend, schaffte sie es, sich auszubalancieren und in einen sicheren Stand zurückzukehren.

Werding merkte, dass ihm die Knie weich wurden, als er die Frau am äußersten Rand des Daches herumturnen sah. Ganz im Gegensatz zu ihr selbst. Während ihres Balanceaktes hatte sie nicht mal mit der Wimper gezuckt. Lediglich ein kleines »Upps« war ihr entglitten. Für Werding ein sicheres Zeichen dafür, dass sie es ernst meinte. Erneut sah er die Stockwerke hinab, blickte auf die immer größer werdende Menschenmenge, die ihre Köpfe nach oben reckte, sah das Blaulicht und den großen Feuerwehrwagen.

Langsam wurde ihm übel. Beim Gedanken daran, dass die Frau, mit der er sich gerade unterhielt, in wenigen Minuten nicht mehr sein würde als ein zermatschter Fleck auf dem grauen Asphalt unter ihm, hätte er sich fast übergeben. Säuerlich stieg sein Bier aus dem Magen empor und er schluckte es trocken hinunter. Irgendetwas musste er tun. Nur was? Es war ja nicht so, dass er sich jemals intensiver mit der Psyche einer Frau beschäftigt hätte. Eigentlich war ihm deren Seelenleben auch scheißegal, solange sie seine sexuellen Wünsche befriedigten. Für gewöhnlich sah er in Frauen nicht mehr als einen nackten Körper, jedenfalls bei den hübschen Exemplaren. Auch die Frau auf dem Dach hätte ihn unter normalen Umständen vermutlich angesprochen, aber derzeit regte sich in seinem Körper zu seinem Erstaunen rein gar nichts. Ganz im Gegenteil. Zum ersten Mal in seinem Leben spürte er den bitteren Geschmack von so etwas wie Verantwortungsgefühl, und das ließ jeglichen Trieb in ihm erlöschen. Einen Moment zog er in Erwägung, einfach wieder reinzugehen, sich die Ohropax zu schnappen und ins Bett zu legen. Doch irgendetwas hielt ihn davon ab. Er konnte zumindest versuchen, sie von ihrem Sprung abzuhalten. Das würde bestimmt in den Medien Erwähnung finden. Werding zögerte nur noch einen winzigen Augenblick, dann zündete er sich eine Zigarette an und lehnte sich über die Brüstung. Die Frau saß mittlerweile wieder, die Beine am Rand des Daches herunterbaumelnd, und kritzelte etwas in ihr Heft.

»Darf ich Sie was fragen?«

Die Frau blickte von ihrem Heft auf, pustete Zigarettenrauch aus und bedeutete Werding mit einem knappen Nicken, dass er loslegen sollte.

»Warum wollen Sie springen?« stammelte er unbeholfen. »Möchten Sie nicht … ich meine, gibt es keine Lösung für Ihr Problem?«

»Welches Problem?«, entgegnete sie unbekümmert und wartete einen Moment auf seine Antwort. Als diese ausblieb, wandte sie sich wieder ihrem Heft zu.

Gleichermaßen erstaunt wie fieberhaft suchte Werding nach Worten: »Na ja, Sie werden ja nicht grundlos springen, oder?«

Ohne von ihrem Heft aufzusehen, schüttelte die Frau den Kopf.

Wie wild zog Werding an seiner Zigarette. »Und was ist der Grund?«

»Den wollen Sie nicht wissen.«

»Doch«, platzte es aus Werding heraus, der inzwischen wirklich neugierig geworden war. »Sind Sie krank? Haben Sie Liebeskummer oder keine Freunde? Haben Sie Ihre Arbeit verloren?«

Wieder nur ein Kopfschütteln.

In Windeseile kramte er sämtliche Erinnerungen an Dramen, die er im Fernsehen gesehen hatte, hervor, um aufmunternde Worte zu finden. »Ich sehe hier vor mir eine hübsche junge Frau und ich kann mir beim besten Willen nicht vorstellen, was Sie veranlasst, sich das Leben nehmen zu wollen«, ratterte er hölzern und unbeholfen drauf los. Und scheinbar auch nicht besonders glaubhaft, denn nun schaute die Frau wieder von ihrem Heft auf, legte es beiseite und betrachtete ihn aus eiskalten grauen Augen, die ihn fast zu durchbohren schienen. Trotz der Kälte bemerkte Werding plötzlich einen Schweißtropfen seinen Rücken herunterlaufen, als die Frau aufstand und sich in ihrer vollen Größe vor ihm aufbaute. Obwohl sie weit von ihm entfernt stand, jagte sie ihm eine Heidenangst ein.

»Ich weiß nicht, wen Sie da gerade zitieren«, gab sie ungerührt von sich, »aber Sie sehen in mir nicht mehr als einen Körper mit den entsprechenden weiblichen Attributen und einer Schminkmurmel oben drauf. Sie interessiert weder der Grund, warum ich springen will, noch sonst etwas. Also warum tun Sie uns beiden nicht den Gefallen und gehen wieder in Ihre Wohnung? Saufen Sie sich Ihren Bauch in Form oder holen Sie sich einen runter oder was auch immer Sie sonst um diese Zeit treiben, aber ich für meinen Teil hätte jetzt gerne meine Ruhe.«

Werdings Herz schlug ihm bis zum Hals. Er fühlte sich ertappt und wollte sich eigentlich nur noch verkriechen, doch gleichzeitig fühlte er sich außerstande, von diesem Gespräch abzulassen. Die erste Unterhaltung mit einer Frau, bei der er tatsächlich zuhörte. Nicht ein einziges Mal hatte er sie sich nackt vorgestellt.

Unerwartet riss ihn die verzerrte Stimme des Polizeipsychologen aus seinen Gedanken: »Bitte, sprechen Sie mit mir!«

»Herrgott, jetzt halt doch mal die Schnauze!«, brüllte die Frau vom Dach herunter und fluchte anschließend vor sich hin.

Aus einem Grund, den er selbst nicht verstand, beugte Werding sich schneller über die Brüstung, als er registrieren konnte, und rief zu ihr hinüber: »Ich möchte es wissen – warum Sie springen wollen!« Doch die Frau schüttelte lediglich den Kopf und widmete sich unbeirrt wieder ihrem Heft.

Der Megafonmann schickte erneut eine seiner Standardfloskeln gen Dach, als Werding plötzlich Ärger verspürte. »Warum hacken Sie so auf mir rum? Ich wollte Ihnen nur helfen. Aber wissen Sie was? Eigentlich kann es mir völlig egal sein, was aus Ihnen wird!«, klagte er sie beleidigt an. Als ihm jedoch klar wurde, dass er auf diese Weise nicht weiterkam, überwog erneut die Neugierde. »Ich wollte doch nur wissen, warum Sie springen wollen. Mehr nicht.«

»Warum wollen Sie den Grund unbedingt erfahren?«, entgegnete die Frau, ohne mit dem Schreiben aufzuhören.

»Weil es mich interessiert!«, platzte es zu Werdings eigener Überraschung aus ihm heraus.

»Sehen Sie«, antwortete sie, legte nun endlich wieder das Heft beiseite und sah zu ihm hinüber, »und damit sind Sie dem Grund schon dicht auf den Fersen.« Ahnungslos sah er sie an, während sie sich erhob und ihre Hände in den Jackentaschen vergrub. »Es gibt eine Millionen Möglichkeiten, sich zu begegnen und nicht bei einer davon hätte es Sie auch nur ansatzweise interessiert, wer ich bin oder wohin ich gehe und warum ich tue, was ich tue.«

Während ihrer rhetorischen Pause musste er sich leider eingestehen, dass sie recht hatte.

»Sie sind ein Ignorant. Sie sehen nur sich. Alles andere ist Ihnen egal.« Sie zündete sich eine weitere Zigarette an und sah einen Moment dem Rauch nach, der vom Wind verweht wurde, bevor sie ihren Blick wieder zu Werding gleiten ließ. »Verstehen Sie mich nicht falsch, das war kein Vorwurf. Es ist ein Fakt. So wie es ein Fakt ist, dass ich genauso bin wie Sie. Dass jeder genauso ist wie Sie. Wir sind alle Ignoranten.«

Zitternd beobachtete Werding, wie die Frau gelassen ihre Zigarette rauchte. Er wartete auf weitere Ausführungen, doch es kamen keine. Vorsichtig fragte er nach: »Und deswegen wollen Sie springen? Weil wir alle Ignoranten sind?«

Erstmals huschte ein kleines Lächeln über ihr Gesicht. »Nein. Ich will springen, weil ich die Welt so sehe, wie sie ist. Glauben Sie mir, wenn Sie die Welt nur eine Minute aus meiner Sicht betrachten würden, stünden Sie vermutlich hier neben mir und könnten es kaum erwarten, unten anzukommen. Aber daran, dass Sie meine Ausführungen nicht verstanden haben, erkenne ich, dass Sie nichts zu befürchten haben.«

In Werdings Kopf schien sich alles zu drehen. Am liebsten hätte er eine Flasche Wodka auf ex getrunken, um seinen schier überbordenden Gedanken ein Ende zu setzen. Nie zuvor hatte sein Gehirn derartig rotiert. Er bemerkte, von sich selbst schockiert, dass aufrichtiges Interesse die Gleichgültigkeit überwog.

»Sie haben recht, ich habe es nicht verstanden«, versuchte er sich in Ehrlichkeit. Seine Neugier war nicht mehr zu bändigen. Längst ging es ihm nicht mehr darum, irgendjemanden zu retten und als Held dazustehen. Es war, als wäre alles um ihn herum ausgelöscht. Keine Polizei, keine sensationsgierige Menschenmenge, keine Feuerwehr. Nur er und die erhoffte Antwort dieser ihm unbekannten Frau. Er war bereit, alles zu sagen, alles von sich preiszugeben, nur um den Grund zu erfahren – na ja, fast alles. »Aber ich möchte, dass Sie es mir erklären. Nennen Sie mir den Grund. Wie sehen Sie die Welt?«

Mit unverkennbar durchdringenden Augen hielt sie seinem wissbegierigen Blick stand und schüttelte den Kopf. »Das kann ich Ihnen nicht sagen. Ihr Leben wäre nie wieder, wie es einmal war.«

Werding hielt es nicht mehr aus. »Das ist mir egal. Wenn es Ihr Gewissen erleichtert: Ich bin ein Arschloch. Ein Ekel, das die Welt nicht braucht. Ich habe keine Kinder, keine Familie, es gibt nur mich. Wie auch immer sich mein Leben verändern würde, es könnte nur besser werden. Sagen Sie mir den Grund!«

Wieder die Stimme aus dem Megafon, die ungehört in der klirrend kalten Winterluft verhallte.

»Bitte!«, fügte er nachdrücklich hinzu, während er sich noch fragte, warum es ihm eigentlich so wichtig war. »Ich *will* es wissen!«

Nachdenklich sah die Frau ihn an. Werding merkte, dass sie langsam ungeduldig wurde. Fortwährend huschte ihr Blick in die Tiefe und er sah so etwas wie Ärger in ihren Augen aufblitzen, sobald die vermeintlich beruhigenden Worte des Polizeipsychologen durchs Megafon rasselten. Er schickte Stoßgebete gen Himmel, dass diese Ansagen aufhörten, zumindest, bis er die Antwort hatte. Irgendetwas ließ ihn glauben, dass die Antwort dieser Frau ihn wirklich auf einen anderen Lebensweg bringen könnte, dass sein Lebensglück von diesen Worten abhinge, dass er künftig ein anderer sein würde. »Bitte!«, wiederholte er ungeduldig und zugleich voller Angst, dass sie dem Druck, der von der Menschenmasse und dem Rettungsdienst unter ihnen ausging, nicht mehr lange standhalten könnte und springen würde, bevor er die Antwort bekommen hatte. Wieder schnellte ihr Blick nach unten. Sie drückte ihre Zigarette aus und fuhr sich mit der Hand durch die Haare.

»Nein, nein, nein!«, rief Werding hektisch. »Sagen Sie es mir!«

Etwas in ihrem Blick hatte sich verändert, als sie fragte: »Sie wollen es wissen? Sie wollen wirklich wissen, wie diese Welt ist – ohne all den Glitter und den Glamour, ungeschminkt, hässlich und vollkommen unverhüllt?«

»Ja!«, rief Werding ihr zu und spürte gleichzeitig, dass ein ungutes Gefühl in ihm hochstieg. Seine Neugierde war allerdings nicht mehr zu bremsen.

»Sind Sie absolut sicher?«, erkundigte sie sich ein letztes Mal.

Ein heißer Schauer überkam Werding, als die Frau ihm direkt in die Augen sah und er nur noch ein kehliges »Ja« hervorbringen konnte.

Eine seltsame Ruhe umspielte ihre Gesichtszüge, als sie gottergeben die Achseln zuckte und die Hände ausbreitete.

Mittlerweile hatte Himfeld der Eifer gepackt. Eva Blessing! Er konnte nicht glauben, dass ihm das vorher keiner gesagt hatte.

Überall standen Journalisten herum und das Leben dieser traurigen Berühmtheit da oben und somit auch seine Karriere hingen von diesem einen Namen ab – und niemand hatte ihm etwas gesagt.

Vor etwa zwei Jahren hatte sich die Dame, die er zuvor für eine klassische, nicht ernst zu nehmende Hilfeschreikandidatin hielt, aufgrund merkwürdiger Umstände zu einer skurrilen Art der Prominenz entwickelt. Wenn er hier versagte, würde das die halbe Welt erfahren und das war das Letzte, was Himfeld gebrauchen konnte. Die Lage sah jedoch nicht besonders gut aus. Mehrfach hatte er versucht, den Kontakt zu ihr wiederherzustellen, doch sie hatte nicht geantwortet. Die Sache wurde langsam ernst.

Himfeld hielt sich das Fernglas vor die Augen und beobachtete mit einem üblen Gefühl in der Magengegend, wie Frau Blessing mit dem Mann vom Balkon redete. Plötzlich holte der Mann aus und warf etwas zu ihr hinüber. Blitzschnell reagierte Himfeld und gab dem Einsatzleiter ein Zeichen, der umgehend sein Funkgerät zückte. Himfeld brauchte einen Augenblick, um seinen Herzschlag zu regulieren, nachdem er beobachtet hatte, wie Eva Blessing beim Versuch, das Päckchen aufzufangen, fast vom Dach gefallen wäre. Doch das Nicken des Einsatzleiters bestätigte ihm, dass die Aktion sich gelohnt hatte. Zwei Beamte des SEK hatten es geschafft, sich unbemerkt aufs Dach zu schleichen und geschützte Positionen einzunehmen.

Nun galt es, Frau Blessing in ein intensives Gespräch zu verwickeln, sodass sie sich an sie heranschleichen und sie überwältigen konnten. Doch sie ging auf nichts ein. Und sie saß viel zu dicht am Rand des Daches, um es auch ohne Ablenkung zu versuchen.

»Frau Blessing!«, brüllte Himfeld ins Megafon. »Ich will Ihre Unterhaltung nicht stören, aber ich wollte Sie fragen, ob Sie mit mir reden würden, wenn ich mich auf einen der Balkone in dem Haus gegenüber stelle. Ich verspreche, dass ich nicht auf Ihr Dach kommen werde. Ich will nur mit Ihnen reden, Frau Blessing.«

Nichts. Keine Reaktion. Himfeld drehte sich zu seinen Kollegen um, um zu fragen, ob jemand wüsste, wer der Typ auf dem Balkon sei. Sein Plan besagte, ihn miteinzubeziehen, doch es war bereits zu spät. Ein einzelner greller Schrei hallte über die Menge der Schaulustigen, gefolgt von einem dumpfen Aufprall. Die Welt schien für eine Sekunde zu verstummen, bevor die Menge auseinanderstob und der gesamte Hof von panischen Schreien erfüllt wurde. Himfelds Kopf fuhr herum. Er hatte das Gefühl, dass seine Knie unter dem Gewicht seines Körpers nachgeben wollten, doch er hielt sich tapfer und schloss sich dem Pulk von Beamten und Rettungssanitätern an, die wie von der Tarantel gestochen auf den leblosen Körper zurannten und ihn umringten.

Völlig außer Atem stieß Himfeld wenig später dazu. Er konnte nichts sehen außer den roten Jacken der Sanitäter, die sich im Kreis versammelt vornüberbeugten. Zwischen ihren Füßen trat Blut hervor. Viel Blut.

»Das gibt es doch gar nicht«, hauchte einer von ihnen und sah fassungslos nach oben.

»Aber ...«, stotterte ein anderer und fuhr sich mit den Händen mehrfach über den Kopf. Ungeduldig trat Himfeld von einem Fuß auf den anderen. »Kann mir mal jemand sagen, was hier los ist?«, raunzte er die Sanitäter an, die sich äußerst merkwürdig verhielten.

Einer von ihnen drehte sich langsam zu Himfeld um. Sein Gesicht war ein einziges Fragezeichen. »Das ist nicht ...«, nuschelte der Sanitäter wie aus weiter Ferne.

»Das ist nicht – *was*?«, herrschte Himfeld ihn an, doch als ein anderer Sani blitzschnell aufsprang, um sich ein paar

Meter weiter zu übergeben, konnte Himfeld einen Blick auf den matschigen Fleck erhaschen, der leblos auf dem Asphalt lag. Er wog schätzungsweise 350 Pfund und trug Feinrippunterwäsche.

Heinrich Himfeld verspürte noch immer gelegentlich einen Hauch von Übelkeit, aber er hatte seine Fassung zurückerlangt.

Nie zuvor hatte er etwas Derartiges erlebt. Er stand förmlich unter Schock, während der Leichenwagen mit dem einst speckigen, nun zermatschten Mann davongefahren war, der sich aus unerklärlichen Gründen vom Balkon des einen Hochhauses gestürzt hatte.

Den Trubel um sich herum hatte Himfeld kaum wahrgenommen, bis der Einsatzleiter ihn in einen Streifenwagen verfrachtete. Wie in Watte gepackt hatte Himfeld sich während der gesamten Fahrt zum Polizeirevier dessen fassungslose Plattitüden angehört, ohne selbst auch nur einen einzigen klaren Gedanken zu fassen. Das Einzige, das er klar und deutlich vor sich sah, waren die stahlgrauen Augen von Eva Blessing, als sie von zwei Beamten des SEK in einen der Streifenwagen gesetzt wurde. Für den Bruchteil einer Sekunde hatten ihre Blicke sich getroffen, doch so sehr er sich auch bemüht hatte, so etwas wie Trauer, Angst oder sogar Zorn in ihren Augen zu entdecken – es war nichts zu erkennen gewesen. Dennoch konnte er sich nicht erinnern, jemals einen solch intensiven Blick gesehen zu haben. Die Frage war nur, *was* er aussagte.

Nach langem Hin und Her auf der Wache, das keinen der Anwesenden auch nur einen winzigen Schritt vorangebracht hatte, beschloss Himfeld, nach Langenhagen in die zuständige Psychiatrie zu fahren, in die Eva Blessing eingeliefert worden war.

Inzwischen war es später Nachmittag und es hatte sich noch immer niemand bemüßigt gefühlt, ihn über den aktuellen

Stand in Kenntnis zu setzen. Er ließ sich von einer Schwester ein paar rezeptfreie Mittelchen für seine Erkältung geben und steckte sein letztes Kleingeld in den Getränkeautomaten. Dieser spuckte gerade einen Plastikbecher mit heißem Wasser hervor, als endlich ein hagerer älterer Mann in einem weißen Kittel um die Ecke bog und auf ihn zusteuerte. Himfeld erkannte Dr. Robeski, hatte er doch nahezu alle seine Vorträge besucht.

»Herr Himfeld, nehme ich an?« Ohne eine Antwort abzuwarten, streckte Robeski seine Hand zum Gruß aus und ging, noch während Himfeld sie ergriff, weiter auf eine der weißen Türen am Ende des Ganges zu, öffnete sie und deutete auf einen ausladenden cognacfarbenen Sessel in dem Raum dahinter. »Bitte.«

Himfeld setzte sich und ließ Robeskis Büro einen Augenblick auf sich wirken. *Steriler Minimalismus,* dachte er halb amüsiert, halb anerkennend. Außer dem wuchtigen Schreibtisch und den noch ausladenderen Sesseln gab es lediglich eine etwas legerer wirkende Sitzecke an der Fensterfront. Außer den Bücherregalen, die in die Wand eingelassen und mit Türen versehen waren, sodass man ihren Inhalt nicht erkennen konnte, gab es nichts mehr zu sehen. Schniefend tunkte Himfeld einen Teebeutel in sein heißes Wasser und drückte drei Aspirin aus der Verpackung. Emotionslos registrierte der ältere Weißkittel sein Tun, setzte sich dann eine Brille auf und betrachtete die vor sich liegende Akte. Er blätterte sie Seite für Seite durch, bevor er die Brille wieder abnahm und sich in seinem Bürostuhl zurücklehnte. »Sie mussten lange warten, darum will ich mich kurzfassen. Eva Blessing, geboren am siebten Dezember '86 in Hannover«, bestätigte er nun endlich den Verdacht der Einsatzcrew. »Mit siebzehn Jahren von der Stadt aufs Dorf gezogen – eher ungewöhnlich –, genauer nach Egestorf am schönen Deister ... kennen Sie die Gegend?«

Irritiert über die Unterbrechung, sah Himfeld auf. »Was? … Egestorf … äh, nein. Das heißt, ja. Es gehört zu Barsinghausen, oder?«

Geduldig wartete Robeski das Gestammel des Polizeipsychologen ab. »Wenn Sie mal den Kopf frei kriegen wollen, gehen Sie einfach im Deister spazieren. In Egestorf hält der Zug quasi direkt im Wald. Wunderbar! Aber wie dem auch sei …«, er wandte sich der Akte zu, »nach einer Ehrenrunde in der siebten Klasse legte sie ein glänzendes Abitur ab und finanzierte sich ihr Philologie-Fernstudium als Hostess deutschlandweit auf Messen. Ich schätze mal, sie ist aufs Land gezogen, weil die Mieten dort einfach günstiger sind. Zumindest erhielt sie keinerlei finanzielle Unterstützung vom Staat, den Eltern oder Ähnliches. Bis 2017 war sie als Lektorin tätig.« Er machte eine kurze Pause, in der Himfeld unschwer erkennen konnte, dass Dr. Robeski nicht halb so viel Interesse an diesem Fall hatte wie er selbst. Robeski griff in die Akte und zückte einen Zeitungsartikel, den er auf den Tisch warf. »Und danach bekannt durch Funk und Fernsehen.« Er lachte kurz tonlos auf, dann glätteten sich seine Gesichtszüge sofort wieder. »Die Geschichte kennen Sie vermutlich.«

Etwas verlegen räusperte Himfeld sich und warf einen kurzen Blick auf den Zeitungsartikel. »Ehrlich gesagt verfüge ich nur über ein gefährliches Halbwissen, was Frau Blessing betrifft. Im Gegensatz zu vielen meiner Kollegen habe ich diesen Fall so gut wie gar nicht verfolgt. Fiel ja auch nicht in meine Zuständigkeit, sie lebte damals ja noch in … äh … irgendwo am Deister. Sie hat …«, fieberhaft kramte er seine Erinnerungen hervor, »hat sie nicht ein Buch geschrieben?«

Robeski hob eine Augenbraue angesichts seines Unwissens und nickte. »Das ist korrekt.«

Erleichtert schnäuzte Himfeld sich die Nase. »Sehen Sie, jetzt erinnere ich mich auch wieder. Die Polizei hatte damals mit dem Fall nichts zu tun, da es sich eindeutig um einen Selbstmordversuch handelte. Und kaum ebbten die Berichte über Blessings Desaster ab, war – zack, zack – auch schon ihr Buch auf dem Markt.« Himfeld schnaubte etwas verächtlich und setzte ein leicht überhebliches Grinsen auf. »Ich habe es immer abgelehnt, ihre Geschichte in den Medien zu verfolgen, weil sie meines Erachtens das Thema Suizid in ihrem Buch verherrlicht hat, und etwas Derartiges kann ich in meiner Stellung und auch aus persönlichen Gründen nicht gutheißen.«

Ungeachtet Himfelds plötzlicher Heiterkeit schürzte Robeski die Lippen und kratzte sich an der Nase, bevor er ihn trocken wissen ließ: »Tja, da liegt der Hund begraben.«

»Wie bitte?«

Robeski begann, sich kaum merklich in seinem Bürostuhl hin und her zu drehen. »Ganz offensichtlich haben Sie das Buch nicht gelesen, was selbstverständlich keine Schande und jedem selbst überlassen ist. Unschön ist, dass Sie über einen Text urteilen, dessen Inhalt sie nicht kennen. Demnach würde ich Ihnen raten: Entweder das Buch lesen und mitreden oder andernfalls schweigen.« Himfeld spürte Ärger in sich aufsteigen, blieb jedoch stumm, als Robeski sich leicht nach vorne beugte und fortfuhr: »Ich weiß nicht, was genau Sie zu Ihrer Ansicht bewogen hat, aber Sie können mir glauben, dass Frau Blessing ihren Selbstmord alles andere als verherrlicht hat. Und schon gar nicht wollte sie andere dazu verleiten, es ihr gleichzutun.« Er stand auf, ging zum Regal und zog ein Buch heraus, das er Himfeld vor die Nase legte. Dann tippte er mit dem Finger darauf. »In diesem Buch werden Sie nicht eine einzige Zeile finden, die sich für oder gegen überhaupt irgendetwas ausspricht. Es ist viel eher ein Auszug assoziativer Gedanken, die einem jeden von uns während des Alltags durch den Kopf gehen, zum Beispiel, während wir im Stau stehen oder in der Warteschleife der Telekom festhängen.«

Himfeld verfluchte sich selbst wegen seines mangelnden Wissens zum Fall Blessing. Dies war der interessanteste Fall der letzten zehn Jahre und er war nicht informiert – aus Bequemlichkeit! Er fühlte sich unterlegen. Ein nahezu unbekanntes Gefühl für ihn. So schnell wie möglich wollte er dieses Gespräch beenden. »Gut«, sagte er darum beherzt, »dann werde ich mir das Buch schleunigst zu Gemüte führen. Doch vorerst benötige ich Akteneinsicht. Wie ich sehe, haben Sie nebst Ihren eigenen Aufzeichnungen auch schon die Akte aus der psychiatrischen Klinik in Wunstorf angefordert, in der Frau Blessing nach ihrem ersten Selbstmordversuch behandelt worden ist. Gibt es noch Unterlagen aus einer fortlaufend ambulanten Therapie?« Himfeld erhob sich und griff nach der Akte, doch Robeski war schneller und drückte sie mit der Hand auf den Tisch zurück. Fragend sah Himfeld ihn an.

»Schweigepflicht«, erinnerte Robeski ihn sachlich. »Ich weiß nicht, was Polizisten permanent dazu veranlasst, zu glauben, sie stünden über dem Gesetz, aber in meiner Klinik nehmen wir die Schweigepflicht sehr ernst.«

Himfeld baute sich vor ihm auf. »Dr. Robeski, bei allem Respekt, aber diese Angelegenheit ist Sache der Polizei. Ich bin nicht hier, um Frau Blessing psychologisch zu betreuen oder zu therapieren. In erster Linie bin ich Vertreter der Polizei, dessen Auftrag es war, einen Selbstmord zu verhindern. Nun hingegen haben wir einen Fall zu lösen und ich hatte bereits Kontakt zu Frau Blessing aufgenommen, als sie auf dem Dach stand. Angesichts ihrer offensichtlich labilen Psyche hielt mein Vorgesetzter es darum für das Beste, mich mit ihr sprechen zu lassen. Denn immerhin gibt es eine Leiche, wie Sie vielleicht wissen.«

Unbeeindruckt zuckte Robeski die Schultern. »Die gibt es jeden Tag. Überall auf der Welt.«

»Ja …«, brachte Himfeld zwischen zusammengebissenen Zähnen hervor, »aber an den anderen Todesfällen war Frau Blessing nicht beteiligt.«

»Nun, an diesem auch nicht«, wandte Robeski ein. »Zugegeben, die Umstände sind ein wenig seltsam, aber Frau Blessing hatte keinerlei Einfluss auf den Tod dieses Herrn. Sie war nicht einmal nahe genug dran, dass man nachprüfen müsste, ob sie ihn vielleicht gestoßen haben könnte. *Sie* hat nur mit ihm gesprochen. *Er* ist gesprungen.«

Energisch schüttelte Himfeld den Kopf. »Er ist gesprungen, aufgrund dessen, was sie ihm erzählt hat. Das ist ein Unterschied.«

Robeski sah auf seine Uhr und stand auf. Er mimte den Beschäftigten. »Tatsächlich? Dann bringen Sie mir eine richterliche Anordnung und ich werde Ihnen Akteneinsicht gewähren. Bis dahin obliegt dieser Fall unserer Zuständigkeit.« Forsch ging er an Himfeld vorbei. »Ich allerdings würde Ihnen raten, nicht Ihre Zeit zu verschwenden. Frau Blessing hat den Mann nicht einmal gekannt.«

»Sie haben schon mit ihr gesprochen?«, fragte Himfeld verblüfft. Normalerweise wurden Menschen nach einem Selbstmordversuch zunächst ruhiggestellt, da sie ohnehin kaum ansprechbar waren.

Robeski blieb an der Tür stehen und nickte. »Sogar sehr lange. Erst, nachdem sie erfahren hat, dass sie vorerst hierbleiben muss, ist sie explodiert. Da mussten wir ihr leider einen leichten Gnadenhammer verabreichen.«

Himfeld platzte fast vor Neugierde. »Was hat sie gesagt? Was geht in ihr vor, nachdem …« Robeski drehte sich zu ihm um und unterbrach ihn mit einer Handbewegung. »Sie können sich Ihre Fragen sparen. Frau Blessing war weder geistig verwirrt noch geschockt. Alles, was ich Ihnen sagen kann, ist, dass ich eine etwas übermüdete Frau mit leichter Unterkühlung vor mir sitzen hatte, die sachlich meine Fragen beantwortet hat.«

Er öffnete die Tür. An seinem Blick sah Himfeld, dass Eva Blessing Robeski offenbar doch mehr Rätsel aufgab, als er sich selbst eingestehen wollte. Er schien mit sich zu ringen, ob er weiterreden sollte, tat es aber schließlich doch: »Wenn es keine Beweise für das gäbe, was sich heute Morgen abgespielt hat, würde ich eher Sie und Ihre Kollegen für verrückt erklären, weil Sie mir eine kerngesunde, geistig vollkommen zurechnungsfähige junge Frau ins Haus geschleppt haben.«

Der utopische Wunsch, seine Frau möge nicht zu Hause sein, blieb unerfüllt. Himfeld vernahm ihre Schritte bereits, als er, von einem Hustenanfall geschüttelt, seinen Schlüsselbund ans Bord hängte und sich aus seinem Mantel schälte. Mental rollte er schon die Augen gen Himmel, noch bevor ihr immer gleiches Begrüßungsritual seinen Lauf nahm, auf das so gut Verlass war wie auf ein Schweizer Uhrwerk: »Weißt du eigentlich, wie spät es ist?«

Himfelds Mantel verfehlte den Kleiderhaken und landete auf dem perfekt polierten Parkett im Flur. Ein pochender Schmerz hinter Stirn und Schläfen ließ den Polizeipsychologen zusammenfahren, als er sich bückte, um ihn aufzuheben. Doch wenigstens ließ das Rauschen in seinen Ohren die Folgefrage »Wo bist du gewesen?« nur gedämpft erklingen, den er mit einem dreifachen Niesen und einem ausgiebigen Schnäuzen der Nase beantwortete. Diese verdammte Erkältung würde ihn noch frühzeitig ins Grab bringen, wenn das hysterische Gekreische seiner Frau dem Virus nicht zuvorkäme. »Wo soll ich denn schon gewesen sein? Bei der Arbeit natürlich.«

»Bei der Arbeit?«, wiederholte sie, allerdings nicht kreischend, sondern eher resigniert, und sah auf die Uhr. »Um diese Zeit? An einem Sonntag?«

Himfeld hängte seinen Mantel nun erfolgreich an den Haken und wickelte den Schal vom Hals. »Du weißt, ich hatte Bereitschaftsdienst, was bedeutet, dass man auch zu unwirtlichen Zeiten *Bereitschaft* zum Dienst zeigen muss«, grummelte er kaum verständlich. Noch bevor sie zu einer weiteren Frage ansetzen konnte, fügte er schnell hinzu: »Falls es dir schon mal aufgefallen sein sollte, bin ich krank und wünsche mir nichts sehnlicher, als mit einem heißen Tee im Bett zu liegen. Wo – außer bei der Arbeit – hätte ich also sonst sein sollen?«

Ilona Himfeld betrachtete ihren Mann nachdenklich, dann wandte sie sich ab. »Es fällt mir zunehmend schwer, dir zu glauben. Zumal dich deine Erkältung letzte Nacht auch nicht sonderlich gestört hat. Geschlafen hast du jedenfalls nicht. Aber warum rede ich überhaupt noch?«

Himfeld setzte zu einer Erklärung an, fühlte sich letztlich jedoch außerstande, eine abzugeben, und winkte antriebslos ab, während er Richtung Badezimmer schlurfte. Ein Blick in den Spiegel verriet ihm, dass er genauso grauenvoll aussah, wie er sich fühlte. Gottergeben ließ er wie aus weiter Ferne das Gezeter seiner Frau über sich ergehen, während er sich mit allem zudröhnte, das eine Linderung von Erkältungssymptomen versprach.

Es war schon weit nach Mitternacht, als Himfeld endlich zur Ruhe kam. Wie ein Schluck Wasser in der Kurve ließ er sich ächzend auf dem kleinen Gästesofa seines Arbeitszimmers nieder. Er hätte es einfach nicht ertragen, neben seiner Frau im Bett zu liegen, sie atmen zu hören, ihre von Eifersucht verseuchte Anwesenheit zu spüren. So hatte er ihr gesagt, er wolle aus Rücksicht auf sie nicht im Ehebett schlafen, er sei schließlich ansteckend.

Himfeld starrte an die Decke, während zum ersten Mal an diesem Tag Wärme in seinem Körper Einzug hielt. Eigentlich hatte er erwartet, umgehend einzuschlafen, sobald er in die Horizontale kam. Doch irgendetwas hielt ihn wach. Er drehte sich nach links. Er drehte sich nach rechts. Auf dem Bauch musste er es gar nicht erst versuchen. Er war kein Bauchschläfer. Nach nicht einmal einer Viertelstunde knipste er das Licht der Schreibtischlampe wieder an und richtete sich auf. Gähnend sah er sich in seinem Arbeitszimmer um. Die Wände mussten unbedingt mal wieder gestrichen werden. Der einstige Cremeton glich inzwischen eher einem verblassten Nikotingelb. Und der Schreibtischstuhl hatte ebenfalls schon bessere Tage gesehen. *Das könnte ich eigentlich in meinem nächsten Urlaub erledigen*, dachte er bei sich, stand auf und schritt durchs Zimmer, um die Wände aus der Nähe zu betrachten. Im eigenen Schatten strich er mit den Händen über die Raufasertapete und ertastete einige ausgefranste Stellen. *Vielleicht wäre ein vollständiger Tapetenwechsel sogar noch angemessener*, grübelte er, sich der Mehrdeutigkeit des Satzes mehr als bewusst, weiter.

In Gedanken versunken taperte er zum Sofa zurück, ohne auf seine Aktentasche zu achten, die ihn um ein Haar zu Fall gebracht hätte. In letzter Sekunde gelang es ihm, seinen Fuß aus dem Trageriemen zu befreien und somit einen Sturz zu verhindern. »Scheiße«, murmelte Himfeld, um den Schreck zu verdauen, und setzte sich auf die Kante des Sofas. Gerade wollte er sich wieder hinlegen, da fiel sein Blick auf eine weiße Plastiktüte, die aus der Tasche gerutscht war. Erst jetzt fiel ihm wieder ein, dass der Einsatzleiter ihm das Buch von Eva Blessing mitgegeben hatte. Himfeld griff danach und betrachtete das Cover. Das Buch wirkte wie in eine Siebzigerjahretapete eingeschlagen – ein florales Muster in Moosgrün, Orange und Gelb. Es erinnerte an einen aus der Bahn geratenen LSD-Trip. Erst bei genauerer Betrachtung fielen Himfeld die beliebig über das Muster verteilten Buchstaben auf, die verschnörkelt mit dem wenig geschmackvollen Hintergrund eine Symbiose eingingen. In der Mitte prangte in dicken schwarzen Lettern der Titel. *Na, da hat sich wohl ein Althippie ausgetobt*, dachte Himfeld nüchtern, doch aus irgendeinem Grund durchfuhr ihn ein Kribbeln.

Es vergingen einige Minuten, bis er laut zu sich sagte: »Was soll's? Ich kann ja ohnehin noch nicht schlafen.« Er schüttelte sein Kissen auf, kuschelte sich unter die Decke und begann zu lesen.

Stell dir vor, du wärst das Dekoobst an einem Cocktailglas.

Wenn es nicht da wäre, würde es jeder vermissen, obgleich es für das eigentliche Vorhaben, den Verzehr einer Flüssigkeit, komplett nutzlos ist. Der Cocktail würde ohne dieses Obst vermutlich aus reiner Einbildungskraft heraus nicht einmal halb so gut schmecken, am Ende jedoch landet es nur achtlos im Aschenbecher.

»Na, das fängt ja schon gut an«, ätzte Himfeld und hob unbeeindruckt die Augenbrauen. Seine Vorliebe für Pseudo-Philosophen, die sich an Banalitäten aufhängten, hielt sich stark in Grenzen. Er war daher vollauf damit beschäftigt, dieses Buch von vornherein furchtbar zu finden. *Ob ich mir wohl noch einen Bronchialtee mache?*, überlegte er, als ein neues Hustengrollen seinen Anfall ankündigte. Er wog noch ab, ob die Aussicht auf einen Tee ihm das Bemühen des Aufstehens, die Kälte des Flurs und das Warten auf das Ploppen des Wasserkochers wirklich wert waren, als er auch schon wie von Zauberhand mit der Nase wieder im Buch versank.

Liebe macht blind. Ein viel zu oft belächelter Satz unter dem Deckmantel gespielter Allwissenheit. Und ebenso sinn- und wirkungslos wie ein Wasserkocher oder Pizzamesser – Erfindungen in einer Welt, die längst keine Erfindungen mehr braucht. Die schon alles erfunden hat und mit derartigem luxuriösem Schnickschnack aufwarten muss, um sich vermeintliche Unannehmlichkeiten zu ersparen. Vor der Erfindung des Pizzamessers hat es niemanden gestört, seine Pizza mit einem normalen Messer zu schneiden. Heute spart man lediglich die Prozedur mit Gabel und Messer ein, sprich: ein Besteckteil weniger, das abgewaschen werden muss. Genauso verhält es sich mit dem Satz »Liebe macht blind«. Erzählt man jemandem, wie bescheuert man sich seinem Auserwählten gegenüber verhalten hat, um seine Aufmerksamkeit zu erregen, oder was für einen Mist man in der Beziehung gebaut hat, um sich seiner Aufmerksamkeit zu vergewissern, spart das Gegenüber sich nachvollziehbare, aber gesellschaftlich verpönte Reaktionen wie: »Ach Mädchen, ich würde dir ja gern etwas anderes sagen, weil ich dich eigentlich ganz sympathisch finde, aber so peinlich, wie du dich aufgeführt hast, möchte ich am liebsten nie wieder mit dir gesehen werden. Sieh zu, dass du dich mal wieder einkriegst und wie ein halbwegs normaler Mensch aufführst, sonst will bald niemand mehr etwas mit dir zu tun haben.«

Nein, dies alles wird mittlerweile ersetzt durch ein mitleidiges, aber wohlwollendes Lächeln und den Satz »Tja, Liebe macht eben blind«, und spräche man laut aus, was einem wirklich durch den Kopf geht, so würde ein »Und nun lass uns das Thema wechseln, ich verfalle ja schon beim Zuhören ins Fremdschämen« folgen.

Und der Satz entspricht nicht einmal der Wahrheit. Liebe macht nicht blind. Liebe macht rotztütendämlich im Kopf. Der eine mag diese vorübergehende geistige Umnachtung mit

Esoterik erklären, der andere mit der Chemie unseres Körpers, aber Fakt ist, dass man sich selbst zum Hampelmann macht. Niemand anderes ist schuld daran: Nicht die Chemie, nicht die Sterne und schon gar nicht der oder die Auserwählte. Für seine Taten ist jeder selbst verantwortlich, was wiederum auch den überaus charmanten Satz »Es gehören immer zwei dazu« relativiert. Schwachsinn! Wenn etwas in meinem Leben nicht so läuft, wie ich mir das wünsche, bin ich allein dafür verantwortlich. Ich bin dafür verantwortlich, in solchen Momenten entweder einen anderen Weg einzuschlagen, der mich zum gewünschten Ziel führt, oder mich mit dem Ist-Zustand zufriedenzugeben.

Wer immer diese Zeilen liest, wird nun sicherlich voll inbrünstiger Weisheit eine meiner weiteren Lieblingsfloskeln zitieren: »Wer so redet, hat noch nie richtig geliebt!«

Doch! Das habe ich. Mit jeder einzelnen Faser meines Körpers habe ich jeden einzelnen verschissenen Schmetterling in meinem von Gefühlen übersäuerten Magen gespürt, bis in meinem Kopf gähnende Leere herrschte. Wie unter einer Tauchglocke wandelte ich mit einem grenzdebilen Grinsen auf den Lippen durch mein rosarotes Dasein, unfähig, zu registrieren, dass ich die richtige Ausfahrt schon vorgestern verpasst hatte. Wäre mir zu jener Zeit eine gute Fee mit drei Wünschen im Gepäck begegnet, hätte ich ihr einen Tee angeboten und gefragt, was *ich* für sie tun kann.

An das schlaue Sprichwort »Je höher der Aufstieg, desto tiefer der Fall« erinnerte ich mich leider erst, als Wolke sieben mich ziemlich uncharmant von sich stieß. Und so musste ich, ganz ohne Hilfsmittel, dafür sorgen, mich in der vermeintlich so beneidenswerten himmlischen Höhe zu halten, als Routine, Alltag und nicht zuletzt Realität Einzug hielten. Somit war meine damals noch vorhandene Fantasie gefragt und ich lernte schnell, mir die Dinge so schönzureden, dass ich mich mit *letzter Kraft in einer gewissen Höhe – meist nur knapp einen Zentimeter über dem staubigen Asphalt, aber immerhin nicht darauf – hielt. Stets in der immer wieder hinausgezögerten Gewissheit, dass der Höhenflug irgendwann wieder ganz von alleine einsetzen würde, machte ich allen etwas vor: meinen Freunden. Meinen Eltern. Meinen Kollegen. Den Nachbarn. Dem Kioskbesitzer an der Ecke. Fremden, die mich gar nicht kannten. Und nicht zu vergessen, mir selbst, die ich auch längst nicht mehr kannte.*

Ja, ich habe geliebt. Und wenn ich etwas daraus gelernt habe, ist es, dass dieses Gefühl das letzte ist, das ich jemals wieder verspüren möchte in meinem Leben. Denn Schmetterlinge sind auch nur verkappte Raupen, Tauchglocken gehören ins Wasser und nicht an Land und rosarot war ohnehin nie meine Farbe. Um es auf den Punkt zu bringen: Das Problem war nicht, dass ich geliebt habe. Die rapide Absenkung meines IQ bestand vielmehr in dem innigen Wunsch, zurückgeliebt zu werden.

»Starker Tobak«, ätzte Himfeld und pfiff einmal kurz durch die Zähne. »Warum müsst ihr Frauen immer so melodramatisch sein? Da schleicht sich irgendwann die Gewohnheit in eure Beziehung und der Kerl himmelt euch nicht mehr so an wie am ersten Tag, und schon wähnt ihr den Weltuntergang herbei – warum nur?« Er verdrehte die Augen, schlug schwungvoll die Decke zurück, stand auf und horchte eine Minute lang durch die geöffnete Tür in den Flur. Alles war still.

Auf Zehenspitzen schlich er zu seinem Schreibtisch und öffnete die unterste Schublade. Ein innerer Jubel stieg in ihm auf, als er die dort vermutete Zigarettenschachtel erblickte. Vor etwa zwei Jahren hatte er Ilona zuliebe mit dem Rauchen aufgehört, aber zeitweise fiel ihm der Verzicht noch so schwer wie am ersten Tag. Sorgsam darauf bedacht, kein lautes Geräusch von sich zu geben, öffnete er das Fenster weit und setzte sich in die Decke eingewickelt auf das klirrend kalte Fensterbrett. Tief sog er die ersten Züge genussvoll ein, dann widmete er sich wieder seiner Lektüre.

Das Fachpersonal der Landesnervenklinik hat erst vor Kurzem begonnen, mich ins Hier und Jetzt zurückzuholen. Zumindest in das, was sie als das Hier und Jetzt bezeichnen. Für mich erschließt sich seit meinem Erwachen die gesamte Welt als eine einzige Lüge. Vielleicht nicht die Welt, wohl aber die Gesellschaft mit ihren selbst gewählten Moralvorstellungen, Regeln, Riten und Strukturen. Warum zum Beispiel sollte ich nachts schlafen, wenn ich doch tagsüber müde bin? Oder mittags essen, wenn ich erst nachmittags Hunger verspüre? Warum sollte ich den Tod meiden, wenn das Leben mich ängstigt?

Weil wir das immer so gemacht haben? Weil es sich so *gehört*?

Weil die Psychologen bezeugen, dass Menschen temporäre Rituale benötigen, um die Seele zu festigen? Oder Psychiater sich aus medizinischer Sicht für einen ausgewogenen Tag-/Nachtrhythmus und feste Essenszeiten aussprechen? Ganz zu schweigen von den Therapeuten, unabhängig mit welchem Schwerpunkt: Verhalten, Gestalt oder Psychotherapeut. Mag ja sein, dass ein ritualisierter Tagesablauf einem Sicherheit schenkt und irgendwie in der Bahn hält. Aber ich halte es nun mal für schwachsinnig, sich ein Steak in die Pfanne zu schmeißen, nur, weil es zwölf Uhr mittags ist, wenn ich keinerlei Appetit verspüre. Und ebenso wenig möchte ich Energie in ein Leben verschwenden, in dem ich ebenso sinn- und nutzlos rumhänge wie in einer öffentlichen Toilette, wenn ich doch gar nicht muss. Noch vor wenigen Wochen hätte ich den Menschen um mich herum all diesen Schmus nur zu gerne abgekauft, ja sogar selbst danach gelebt.

Ich finde es richtig drollig, wie die Ärzte sich freuen und gegenseitig jovial auf die Schulter klopfen, weil sie sogenannte Fortschritte bei mir erkennen. Als Fortschritt bezeichnen sie meines Erachtens den Umstand, dass ich lebe und bislang keine Anstalten gemacht habe, an dieser Situation etwas zu ändern. Ich möchte diesen freundlichen Menschen die Illusion nicht rauben.

Es ist erschreckend, die Welt plötzlich aus meiner Sicht zu sehen, ich würde sie als »ungeschminkt« bezeichnen. Es löst in etwa den ungläubigen Schockzustand aus, den man erreicht, wenn man einen Prominenten ungestylt und ohne versierte Photoshop-Bearbeitung in einem Klatschmagazin sieht. Wobei hier zumindest immer eine kleine Portion Schadenfreude den Schock abmildert. Und apropos Freude: Mein Glück ist, dass ich meinen Humor nicht verloren habe, das macht es erträglich. Mittlerweile bin ich felsenfest davon überzeugt, dass man in seinem Leben alles verlieren darf: seine Zähne, seine Haare, seinen Verstand ... aber geht der Humor flöten, ist Sense! Doch Humor hin oder her, trotzdem bin ich hier gezwungen, mich mit allem auseinanderzusetzen. Mit meiner Vergangenheit, meiner Beziehung, meinem Leben, mit mir. Und da ich nicht vorhatte, mein restliches Leben auf der Geschlossenen zu verbringen, gebe ich mir wirklich alle Mühe.

Dass ich lediglich im Zeitlupentempo mit der Arbeit an mir selbst und meiner Psyche vorankomme, liegt leider nicht an einem mangelnden Erinnerungsvermögen. Zu gerne würde ich behaupten können, vieles unwiderruflich verdrängt und im Unterbewusstsein verschlossen zu haben, doch bedauerlicherweise erinnere ich mich an alles. Nur zu gut! Es ist wirklich schwer, etwas zu vergessen, das man vergessen will.

Es ist eben nur so, dass ich all die Jahre die Geschehnisse in meinem Kopf so lange modifiziert habe, bis sie für mich erträglich wurden. Meine Erinnerungen im ungetrübten Originalzustand würde ich nicht verkraften. Sogar in meinem Tagebuch habe ich mir selbst einen vorgelogen. Die einzigen brauchbaren Hinweise auf die Realität und das, was ich wirklich fühlte, finde ich auf Hunderten kleiner Post-its und Schmierzettel. Eine blöde Angewohnheit, die mich schon mein ganzes Leben lang begleitet. Manchmal, an den unpassendsten Orten und zu den unpassendsten Zeiten, überkommt es mich, und ich greife zu Stift und Papier, um aufzuschreiben, was mir gerade durch den Kopf geht.

Zugegeben, meist ist das nicht besonders viel, eher so etwas wie assoziative Ergüsse, die vermutlich keinen wirklichen Sinn ergeben. Aber was auch immer diese Worte ergeben, sie waren stets ehrlich. Also sitze ich hier Tag für Tag stundenlang vor einem Riesenpappkarton voller Post-its und alter Collegeblocknotizen und versuche, mich zu erinnern, was ich wann und warum vor mich hingesäuselt habe, um hinter das Geheimnis meines Desasters zu kommen. Ich bräuchte dringend Struktur und Übersicht in diesem Papierwulst, traue mich jedoch nicht, den Karton an die Wand zu hängen, meine Gedanken darauf zu ordnen und somit für jedermann lesbar auszustellen. All das kam aus meinem Inneren und dort soll es auch bleiben.

Aufgrund meines kooperativen Verhaltens wurde mir ein Laptop gestattet, in den ich nun all meine Gedanken von den vielen kleinen Merkzetteln übertrage, um Ordnung in mein mentales Chaos zu bringen.

Meine Hoffnung: mich selbst wiederzufinden.

Meine Angst: mich selbst wiederzufinden.

Doch in erster Linie muss ich vermutlich beten, dass die Ärzte dies nie zu lesen bekommen. Vermutlich komme ich dann nie wieder hier raus …

Montag, 4. März 2019

Schnupfen tropfte auf die Seite und weitete sich ein Stück über das Papier aus. *Bäh, pfui.* Angewidert wischte Himfeld die Feuchtigkeit weg, griff nach einem neuen Taschentuch und hielt es sich unter die Nase, während er weiterlas.

Man träumt sein ganzes Leben lang davon, dass eine Veränderung eintritt. Dass von einem Tag auf den anderen etwas passiert, das einem klarmacht, warum man überhaupt auf dieser Erde ist, wofür man geschaffen wurde, und das alles andere, was einem zuvor wichtig war, klein und unbedeutend erscheinen lässt.

Meist tut man nicht besonders viel dafür, dass es eintritt, man sucht nicht danach, weil man überzeugt davon ist, dass die wahre Bestimmung einen finden wird. Wonach sollte man auch suchen? In den meisten Fällen hat man ja gar keine genaue Vorstellung von dem, was es sein sollte. Viel eher glaubt man, dass es einen völlig unerwartet erwischt wie in den Hollywoodstreifen: Ein ganz normaler Mensch wird von einer Spinne gebissen und verwandelt sich in Spiderman, den Retter der Menschheit. Oder ein mysteriöser Fremder verkündet uns plötzlich am Busbahnhof, dass wir der einzige noch lebende Nachkomme von Jesus und Maria Magdalena sind und uns in großer Gefahr befinden, weil diverse Teufelsbruten uns nach dem Leben trachten. Oder aber die einfache Variante: Wir bekommen auf der Arbeit, die uns gerade zum Hals raushängt, einen Anruf und werden zu einer Testamentsverkündung eingeladen, bei der sich herausstellt, dass irgendein reicher Verwandter, den wir gar nicht richtig kennen, uns zum Alleinerben ernannt hat, weil er uns für einen Menschen reinen Herzens hält, der wir ja – zumindest in unserer Vorstellung – auch tatsächlich sind.

So oder ähnlich werden vermutlich viele stille Träume aussehen, während wir tagtäglich morgens aufstehen, uns im Halbschlaf die Zähne putzen, durch den Berufsverkehr quälen, acht Stunden lang unserem Vorgesetzten in den Hintern kriechen und unseren aufgestauten Frust an den Praktikanten auslassen. Nach Feierabend ärgern wir uns über die lange Schlange und die unfreundliche Kassiererin im Supermarkt, der Hunger quält uns, und wir stehen noch eine weitere Stunde im Stau, bevor wir abends müde und kaputt vorm Fernseher einschlafen mit dem guten Vorsatz, am nächsten Tag endlich mal ins Fitnessstudio zu gehen, für das wir schon seit einem Dreivierteljahr den Mitgliedsbeitrag zahlen, ohne es je von innen gesehen zu haben. Am Wochenende geht es dann weiter mit der Jagd nach einem Lebenspartner oder der Planung für den Jahresurlaub oder dem sechzigsten Geburtstag der Großtante, auf den eigentlich keiner – inklusive uns – Lust hat, weil sie ein spießiges, unerträgliches Etwas ist, das im Prinzip ihr Leben darauf ausgerichtet hat, die Nachbarn wegen falscher Mülltrennung anzuschwärzen und die Kennzeichen der Autos zu notieren, die vor ihrem Häuserblock falsch parken.

Aber zwischendrin, sei es während eines wichtigen Kundengesprächs oder in der Warteschleife irgendeiner Beschwerdestelle oder an einer roten Ampel, die nie darauf programmiert gewesen zu sein scheint, grün zu werden, da hängen wir unseren Sehnsüchten nach, der Angst, dass das nicht alles im Leben sein kann, dem unterschwellig oppositionellen Fanatismus, dass man für Höheres geschaffen wurde, während alle anderen Menschen nur wie ein unwissender, wuselnder Ameisenhaufen um uns herumzurennen scheinen, jeder mit seiner eigenen kleinen Aufgabe und ohne den Wunsch, eine neue zu bekommen, oder etwas an dieser Gleichförmigkeit der Hin-und-her-Rennerei ändern zu wollen.

Lässt man eine Ameise inmitten ihres emsigen Tuns auf einen Finger laufen, läuft sie einfach weiter, unfähig, ihr Ziel aus den Augen zu lassen, obwohl sie es auf unserer Hand ohnehin niemals erreichen würde. Und so skurril es auch klingen mag, ist es bei uns Menschen nicht anders. Wir steigen ins Auto, um zur Arbeit zu fahren. Da wir am Vortag jedoch aufgrund der hohen Spritpreise nicht getankt haben, bleiben wir plötzlich auf der Landstraße liegen. Keiner von uns würde in dem Moment denken: »Oh, wo bin ich denn hier gelandet? Was für ein atemberaubender Sonnenaufgang. Ich werd mich mal ein bisschen umsehen.« Nein, wir rufen den ADAC an oder einen Freund oder wir gehen mit unserem Kanister zur nächsten Tankstelle, um unser Ziel trotzdem möglichst schnell zu erreichen. Wir rennen! Immer weiter. Genauso wie die Ameisen. Und fast jeder von uns träumt davon, eines Tages in eine andere unbekannte Richtung zu rennen. Doch manchmal sollten Träume eben besser Träume bleiben.

Ich weiß, wovon ich spreche, denn ich habe meinen sicheren, schon längst durchgetrampelten Pfad verlassen, alles hinter mir gelassen und eine neue Richtung eingeschlagen. Aber ich weiß auch, wovon ich spreche, wenn ich sage, dass man, sobald endlich die langersehnte Veränderung eingetreten ist, sich in Kürze nichts sehnlicher wünscht, als in die Routine zurückzukehren. Routine in Form unseres eigenen persönlichen Ameisenhaufens mit einer Königin an der Spitze, die das strukturelle Denken für uns übernimmt. Man kann sich das Ganze vorstellen wie eine Urlaubsreise. Zunächst mögen die exotischen unbekannten Speisen vielleicht noch spannend sein, aber spätestens am dritten oder vierten Tag bleibt man an der deutschen Currywurst-Schnitzel-Pommes-Bude hängen, um ein Stück Heimat zu konsumieren.

So in etwa hat es sich bei mir ereignet, nur, dass meine Currywurst-Schnitzel-Pommes-Bude als Metapher für Sicherheit und Routine stand. Etwas, das mir zuvor mehr als verhasst war. Sicherheit und Routine waren für mich damals gleichbedeutend damit, lebendig begraben zu werden. Nun sind sie für mich der wichtigste Bestandteil meines Lebens. Sicherheit, Routine, Struktur und ein gesundes Maß an genussvoller Langeweile lassen mich aufblühen und ich bin stolz, mich als Ameise inmitten eines wuselnden Haufens zu sehen, die zwar nur mit einer einzigen winzigen Aufgabe betraut ist, diese aber nie aus den Augen verliert und somit einen kleinen, aber wichtigen Beitrag dazu leistet, dass das systemische Ganze funktioniert. Und ich brauche die Routine, um in der Gewissheit zu leben, mich jederzeit wieder dagegen entscheiden zu können.

Himfeld drückte seine Zigarette aus und zündete sich eine weitere an. »Na, das nenne ich doch mal eine ordentliche Persönlichkeitsstörung«, schoss es ihm durch den Kopf, nicht ohne zu registrieren, dass der mittlerweile überfüllte Aschenbecher ihm als eigentlichen Nichtraucher die gleiche Diagnose offerierte.

Er warf einen Blick auf das Datum des Textes, dann auf seine Notizen. »So so, das hast du also gen Ende deines Psychiatrieaufenthaltes geschrieben«, dachte er laut und zuckte die Achseln. »Und noch immer steckst du voll von Widersprüchen: Erst hasst du Rituale und Strukturen, nun sehnst du dich danach. Und zu Allmachtsfantasien scheinst du auch zu neigen. Siehst du dich insgeheim etwa als Superheldin oder als Erlöserin? Spiderman, Nachkomme von Jesus ... tztztz ... Ich schätze mal, die waren nicht so scharf auf Langeweile, Sicherheit und Routine wie du, Eva.«

Der Kälte trotzend, wickelte er sich enger in die Decke ein und las und las. Er verfolgte Blessings Meinung über das

Rechtssystem, was ihrer Meinung nach bedeutende Lücken aufwies und oft eher die Täter als die Opfer schützte. Er quälte sich durch Tiraden über Hundeerziehung und blumige Thesen über das Dasein und die Intelligenz von Tieren allgemein, versuchte, Blessings Gedankengänge über nichtige Themen nachzuvollziehen, wie beispielsweise die Tatsache, dass es Size-Zero-Models gab und inzwischen auch Curvy-Models, nicht aber Models, die die gängigste Größe 38 trugen. Dann beschäftigte sich das Buch auch mit philosophisch anmutenden Exkursen über die Ironie des Schicksals oder die Einsamkeit im eigenen Kopf. Als Himfeld gerade zu den Ausführungen menschlichen Balzverhaltens gelangte, riss ihn ein unangenehmes, aber wohlvertrautes Geräusch aus seinen Gedanken. Hektisch sah er sich im Zimmer um, bis sein Blick auf den Wecker fiel. Er sprang auf, schaltete ihn aus und starrte ungläubig auf das Display. Es war 6.30 Uhr!

»Das kann ja wohl nicht wahr sein«, murmelte er und sah abwechselnd vom Wecker zum Buch und wieder zurück. So etwas war ihm noch nie passiert. Hatte er wirklich eine komplette Nacht durchgelesen? Und – was viel schlimmer war: Stand ihm gerade allen Ernstes ein Achtstundentag auf der Arbeit bevor, nachdem er nicht nur gesundheitlich angeschlagen war, sondern zudem nicht eine Minute geschlafen hatte?

»Verfluchte Sch…«, entfuhr es ihm aus tiefstem Herzen und er ließ sich auf die Schlafcouch zurückfallen. Ein tiefes Gähnen zwang ihn in die Senkrechte. Wenn er jetzt einschlief, würde er vermutlich bis zum Abend durchschlafen. Himfeld stand auf und ging zur Tür. Er sah sich noch einmal nach dem Buch um, das ihn die ganze Nacht über wachgehalten hatte und nun friedlich auf der Fensterbank ruhte.

»Noch mal passiert mir das nicht«, ließ er das Buch wissen, schüttelte den Kopf und sah zu, dass er unter die Dusche kam.

Mit einem Klemmbrett bewaffnet, bemühte sich Frau Krempel, mit Herrn Himfeld Schritt zu halten, während er durch den Flur des Reviers jagte und auf sein Büro zusteuerte.

»Um zehn Uhr Begleitung eines Mitarbeitergesprächs, um halb zwölf kurzes Briefing zu der Angelegenheit in Misburg und um Viertel nach eins ist Ihre Anwesenheit bei der Vernehmung von den Eheleuten Joscheck gewünscht …«, mit der freien Hand fing sie in letzter Sekunde seinen Mantel auf, den Himfeld sich einfach achtlos abstreifte, »… ach ja, und Einsatzleiter Fenske würde Sie gern noch in eigener Sache sprechen.«

»Wann?«, brummte er und sie überflog rasch ihre Notizen.

»Wusste er noch nicht. Er kommt, wenn er Zeit hat.«

Himfeld öffnete die Tür zu seinem Büro, drehte sich um und wartete, bis Frau Krempel ihm die restlichen Termine offenbart hatte. Als sie fertig war, schnäuzte er ausgiebig seine Nase und erkundigte sich grummelig: »Warum trinke ich noch keinen Kaffee?«

Fragend sah sie ihn an, bis sie verstand und hochfuhr. »Oh, natürlich. Sofort.« Umgehend setzte sie sich in Bewegung, aber kam rasch noch einmal zurück, um die Tür hinter sich zuzuziehen. Er nutzte die Gelegenheit und rief ihr noch »Und nicht wieder den Zucker vergessen« zu.

Selbst durch die geschlossene Tür konnte er das quietschende Geräusch von Krempels Sneakern hören, als sie sich langsam entfernte. Er riss die Tür auf, streckte den Kopf in den Flur und setzte noch einen drauf: »Und bitte heben Sie die Füße beim Gehen an.«

Oder kaufen Sie sich Pumps, das hilft jeder Frau gegen das Schlurfen, dachte er noch gehässig, während er sich stöhnend auf seinem Stuhl niederließ und mit unbewegter Miene den riesigen Stapel Akten, der sich auf seinem Schreibtisch türmte, betrachtete. Er schluckte drei Aspirin und eine Handvoll Vitaminergänzungspräparate, als es an der Tür klopfte.

Statt des erhofften Kaffees erschien Fenskes Kopf im Türrahmen. »Passt es gerade?« Himfeld bedeutete seinem langjährigen Freund einzutreten. Auch wenn sie rein beruflich betrachtet nur wenige Berührungspunkte hatten, sahen sie sich regelmäßig und standen im regen Austausch über ihre jeweiligen Fälle. Genau genommen trafen sie dienstlich nur bei der Deeskalation von Geiselnahmen oder Überfällen aufeinander, wenn Himfeld bei Verhandlungen mit dem jeweiligen Straftäter hinzugezogen wurde – und natürlich bei der Verhinderung von Selbstmorden. Fenske musste immer an vorderster Front agieren, weil er mehr Muskeln als Hirn hatte, wie Himfeld stets zu scherzen pflegte, obwohl er tief in seinem Inneren wusste, dass Fenske einiges auf dem Kasten hatte. Das wusste er nicht zuletzt von den überraschend intelligenten Strategien, die Fenske bei Spieleabenden an den Tag legte.

Fenske ließ sich auf einem Stuhl nieder und betrachtete den Polizeipsychologen ausgiebig. »Du siehst beschissen aus, Hein. Letzte Nacht auch nicht viel geschlafen, was?«

Himfeld antwortete mit einem ohrenbetäubenden Niesen. Fenske nickte verständig und fuhr sich mit der Hand mehrfach über den Kopf, als könne er immer noch nicht glauben, was passiert war. »Was für eine Geschichte! Hast du schon Zeitung gelesen?«

Grimmiges Nicken.

Fenske tat es ihm gleich. »Was zum Teufel ist da oben vor sich gegangen?«

»Ich habe nicht den blassesten Schimmer. Und das wird sich auch kaum ändern, wenn unsere Rechtsabteilung sich weiterhin derart stümperhaft anstellt, und der Psychiatrie keine stichhaltige Grundlage liefert, die mich berechtigt, mit Frau Blessing zu reden. Gibt es da schon was Neues?«

Fenske zuckte die Achseln. »Rein rechtlich betrachtet steht Robeski auf der sicheren Seite. Seine Klinik, seine

Patientin. Im Gegensatz zu uns ist er der festen Überzeugung, dass Blessing nichts mit dem Tod des Mannes zu tun hat, also gibt es auch keinen Grund, sie zu befragen. Für ihn war es ein Selbstmord. Und nur, weil wir vermuten, dass Blessing ihn in den Tod getrieben hat, wird es nicht zu einer Anklage kommen. Das reicht derzeit nicht einmal für eine Anstiftung zum Selbstmord.«

Ärgerlich schlug Himfeld mit der geballten Faust auf den Tisch, erhob sich und sah aus dem Fenster. »Verdammt! Ich würde jeden Eid schwören, dass dieser Mann niemals gesprungen wäre, wenn er nicht mit Frau Blessing gesprochen hätte. Er hätte vermutlich nicht mal daran *gedacht*. Und ich bin sicher, die Öffentlichkeit sieht das genauso. Die verlangen nach Antworten und wir stehen da wie Deppen, weil Professor von und zu uns nicht mit der Hauptzeugin sprechen lässt. Habt ihr schon etwas über den Typen rausfinden können, der gesprungen ist?«

Fenske hielt eine Akte hoch. Erst jetzt registrierte Himfeld, dass er sie schon die ganze Zeit in der Hand gehalten hatte. »Ein asozialer Niemand. Ist schon ein paarmal auffällig geworden wegen sexueller Belästigung und saß einmal in U-Haft wegen Verführung Minderjähriger. Ist aber nie zu einem Prozess gekommen, die Klage wurde noch vor Prozessbeginn zurückgezogen. Diebstahl steht auch auf der Liste.« Fenske blätterte kurz in der Akte und sah Himfeld anschließend vielsagend an. »Ein Sechserträger Oettinger. Der Kerl war so besoffen, dass er mit dem Ding einfach aus der Tankstelle rausspaziert ist, ohne zu bezahlen.«

»Toller Typ«, bemerkte Himfeld herablassend.

»Nicht unbedingt ein Verlust für die Menschheit«, entgegnete Fenske ebenso trocken.

Eine Zeit lang saßen sie sich schweigend gegenüber. Himfeld mit offenem Mund, da er inzwischen keine Luft mehr durch die Nase bekam, und einer Frage im Kopf, die ihm auf der Seele brannte. Sein Stolz jedoch verbot, sie laut auszusprechen. Er griff nach seinen Taschentüchern und war selbst überrascht, als er die nachfolgenden Worte aus seinem eigenen Mund vernahm: »Sag mal, du weißt nicht zufällig ... also, ich muss gestehen, dass ich den Fall Blessing vor zwei Jahren nicht wirklich in den Medien verfolgt habe ...«

Fenske winkte ab. »Geht mir genauso, Hein. Hab es auch nur am Rande verfolgt. So richtig kam man ja nicht drum herum.«

Die Aussage des Einsatzleiters verschaffte Himfeld wenig Erleichterung. Für ihn als Top-Psychologen, der in den wichtigsten Polizeikreisen Rang und Namen pflegte, war es mehr als nur ein Frevel, dass er dem spektakulärsten Selbstmordversuch (so viel hatte er zumindest mitbekommen, ohne sich jedoch um Details zu scheren) der vergangenen Jahre kaum Beachtung geschenkt hatte. »Um es auf den Punkt zu bringen: Ich habe lediglich mitbekommen, dass irgendeine liebeskranke junge Frau wieder mal Aufmerksamkeit durch einen inszenierten Freitod erhaschen wollte. Sie muss ein derartiges Aufhebens darum gemacht haben, dass die Medien davon erfuhren und *rein zufällig*«, Himfeld formte mit den Fingern hämisch Anführungszeichen, »auch noch Aufzeichnungen von ihr gefunden wurden, die umgehend veröffentlicht wurden und einen unerklärlichen Hype ausgelöst haben – vor allem bei debilen Jugendlichen. Ehrlich gesagt bin ich immer davon ausgegangen, dass Frau Blessing auf diese Weise einfach nur Publicity für ihr Buch machen wollte, was ihr ja letztlich auch gelungen ist.«

Nachdenklich sah Fenske ihn an. Sein Blick machte deutlich, dass er gelinde gesagt unangenehm überrascht war ob Himfelds Ahnungslosigkeit. Ganz offensichtlich hatte er dem Psychologen, trotz des bekundeten Desinteresses, deutlich mehr Wissen zugeschrieben. Vorsichtig seine Wortwahl überdenkend, räusperte Fenske sich: »Na ja, Publicity hin oder her … auf mich wirkte es nie so, als hätte sie sich diesen Rummel um ihre Person oder ihr Buch gewünscht. Nicht ein einziges Mal hat sie ein Interview gegeben, sondern sich immer sehr bedeckt gehalten. Abgesehen davon: Ich weiß, heutzutage gibt es viele Verrückte, die für zehn Minuten im Fernsehen ihre Familie verkaufen würden, aber ich denke, es gehört schon etwas mehr dazu, um sich so etwas anzutun.«

Himfeld fühlte sich unwohl, doch seine Neugierde war mittlerweile zu groß. »Um sich *was* anzutun? Wie genau hat sie denn versucht, aus dem Leben zu scheiden?«

Die Stirn in Falten gelegt, lehnte Fenske sich zurück und verschränkte die Arme vor der Brust. »Du hast wirklich gar nichts von dem Fall mitbekommen, oder?« Nach einem Blick in Himfelds Gesicht entschied er sich, ihn nicht weiter zappeln zu lassen. »Sie hat eine Packung Schlaftabletten mit Wodka runtergespült …«

»Ha!«, unterbrach Himfeld ihn nahezu triumphierend. »Also doch die Hilfeschreinummer, wie sie im Buche steht.«

Fenske beugte sich vor und fuhr ungeachtet des Einwands fort: »Dann hat sie noch einen Streifen Paracetamol hinterhergeworfen und sich die Pulsadern aufgeschnitten. Als sie sich zu guter Letzt vom Balkon stürzen wollte, konnte ein Freund sie noch in letzter Sekunde davon abhalten.«

Mit weichen Knien ließ Himfeld die Worte auf sich wirken, während Fenske sich wieder zurücklehnte. »Sie hat sich regelrecht selbst weggemetzelt, Hein. Vor der Einnahme der Tabletten hat sie sich mit einer Rasierklinge ›Keep on rockin' in the free world‹ in den Arm geritzt. Schien wie ein kurzes Statement anstelle eines Abschiedsbriefes.«

»Kein Abschiedsbrief?«, versicherte sich Himfeld nachdrücklich.

Der Einsatzleiter nickte. »Ganz ehrlich: Wenn überhaupt jemals ein Selbstmörder sein Leben ernsthaft beenden wollte, dann diese Frau. Sie hat nichts unversucht gelassen ...«

»... lebt aber noch immer«, ergänzte Himfeld nachdenklich.

»So ist es. Und das erklärt auch die unzähligen Anhänger ihres Buches. Jeder hat gesehen, dass Eva Blessing es mehr als ernst meinte, und dir als Psychologen muss ich nicht erklären, dass die Menschen einem erst dann aufmerksam zuhören, wenn es ernsthaft um das Thema Tod geht. Und da sie wirklich alles gegeben hat, um sich umzubringen, und sich trotzdem bester Gesundheit erfreut, scheint sie auf viele unsterblich zu wirken. Erschwerend kommt hinzu, dass viele sich in den Worten ihres Buches wiederfinden und ... tja, keine Ahnung ... sich wohl irgendwie verstanden fühlen. Scheinbar hat sie einer halben Generation aus der Seele gesprochen. Ich habe in dem Buch nur mal ein bisschen geblättert. Was soll ich sagen? Ist nicht mein Jahrgang, wir sind mit anderen Werten und Problemen aufgewachsen, ich kann mich in diese Generation nicht mehr hineindenken. Meine Frau hat das Buch komplett gelesen. Ihr ging es ähnlich wie mir. Sie konnte nicht gerade behaupten, darin lebensverändernde Weisheiten gefunden zu haben, aber es hat sie zumindest beschäftigt. Das Buch steht noch immer in unserem Regal, obwohl Martina für gewöhnlich nahezu alle gelesenen Bücher in die Bibliothek gibt oder sonstwohin spendet. Ich weiß nicht, ob du schon mal reingeschaut hast ...«

»Bin dabei«, fuhr Himfeld ihm barsch dazwischen und fragte sich, warum er auf einmal das dringende Bedürfnis verspürte, Fenske loszuwerden.

Es klopfte an der Tür und Frau Krempel erschien mit dem Kaffee. Ein Blick auf Fenske ließ sie innehalten. »Oh, Herr Fenske. Kann ich Ihnen auch eine Tasse bringen?«

»Nein«, antwortete Himfeld blitzschnell anstelle des Einsatzleiters und deutete auf den Berg Akten auf seinem Schreibtisch. »Du siehst ja, Frank, ich hab zu tun.«

Fenske verstand den Wink mit dem Zaunpfahl, erhob sich und klopfte zum Abschied auf den Tisch. »Morgen Abend Doppelkopf bei mir?«

Himfeld nickte und massierte sich dann umgehend die Schläfen, um den aufkeimenden Kopfschmerz in Schach zu halten. »Und bis dahin ist unserer Rechtsabteilung hoffentlich eine Begründung eingefallen, die mich zur Befragung von Frau Blessing berechtigt.«

Irrsinn

Es überrascht mich nicht, dass ehemalige Mitschüler beim Klassentreffen nach zwanzig Jahren gewachsen sind. Was ich hochwerfe, kommt wieder runter. Essen verschwindet unter Schimmelkulturen, wenn man es zu lange stehen lässt. Auch der als heilig geltende Papst stirbt irgendwann. Wenn wir Bäume abholzen, bleibt uns die Luft weg. Es liegt in der Natur des Menschen zu lügen. Vielleicht ist die Lüge wichtiger als die Erfindung des Feuers, wahrscheinlich jedoch nicht.

Wer nicht schwimmen kann, geht unter. Schulen lehren. Die Lehre als Geißel der Menschheit. Hätte ich nicht diese Metapher gewählt, wär's eine andere gewesen. Gingen mir die Worte aus, gäbe es diverse Möglichkeiten, mich auszudrücken. Wäre dieser Text gestern entstanden, hätte er einen anderen Inhalt. Der Winter ist kälter als der Sommer. Auf einen Sonntag folgt immer ein Montag. Alles Fakt. Wer nicht duscht, bleibt dreckig. Wer sich nicht die Hände wäscht, überträgt Keime. Ungewaschene Haare werden fettig. Nur den Namen kann man nicht reinwaschen. Sprache als Schlüssel zur Gesellschaft. Doch Sprache verwirrt. Hätte ich etwas Besseres zu tun, würde ich jetzt nicht schreiben. In diesem Augenblick stirbt jemand. Klingelt das Telefon, hat man die Wahl, mit jemandem zu sprechen oder auch nicht. Liebe kann man nicht im Internet runterladen. Vorgestern war meine Stimmung besser. Vorgestern war gestern nichts anderes als morgen. Und morgen wird es vorvorgestern sein.

Kann ich nicht ändern.

Wer immer das gerade liest, macht in diesem Moment nicht das, was er am liebsten tun würde.

Niemand ist in irgendetwas so gut, dass es nicht ein anderer besser kann. Unsere Seelen bluten langsam aus, die Schreie sterben schnell. Ich fürchte, unsere Kultur zu verlieren. Der Mensch soll die intelligenteste Spezies des Planeten Erde sein, aber benötigt Statussymbole, um etwas zu demonstrieren und etwas darzustellen? Planktontierchen, die wir Menschen als niedere Kreaturen bezeichnen, brauchen das nicht. Gewitter reinigen die Luft. Ja. Nein. Vielleicht. Und. Weil. Wenn.

Wintergärten sind sinnlos. Tischläufer auch.

Es gibt keine Worte, das auszudrücken, was ich wirklich meine. Merkt man vielleicht. Hätte ich vorhin nicht einen Umweg fahren müssen, würde ich in diesem Moment vielleicht etwas anderes denken. Darüber schon mal nachgedacht? Denkt überhaupt irgendjemand mit?

Ich fühle mich einsam. Du fühlst dich einsam. Er, sie, es fühlt sich einsam. Wir fühlen uns einsam. Ihr fühlt euch einsam. Sie fühlen sich einsam. Weil wir es sind. Nicht besonders einfühlsam.

Mittwochs und freitags finde ich meine Texte gut. Dienstags, donnerstags und samstags beschissen. Sonntags habe ich frei und montags keine Motivation für eine eigene Meinung.

Meine Gedanken verkümmern mangels Input. Zu viele Wiederholungen im Fernsehen. Macht durch den Verzicht an Interpretationen.

Kaltes Salzwasser ist schwerer als warmes Süßwasser. Eine Stunde hat sechzig Minuten. Ein Jahr zwölf Monate. Ein Tag *zu wenig Stunden. Japan ist eine Insel, die Haut ein Organ und Gefühle sind nichts weiter als eine chemische Reaktion.*

Aber es würde mich wirklich interessieren, wie es mir eigentlich geht.

Verärgert über sich selbst klappte Himfeld das Buch zu und warf es auf den Tisch.

»Das kann doch wohl nicht wahr sein«, brummte er zum wiederholten Male an diesem Tag, nachdem er auf den Aktenberg gelinst hatte, der seit Fenskes Verschwinden noch genauso unberührt und ungelesen dalag wie zuvor.

Kaum dass der Einsatzleiter samt Frau Krempel Himfelds Büro verlassen hatte, steckte der Polizeipsychologe bereits mit der Nase wieder in dem Buch, obgleich er sich eigentlich dringend auf das anstehende Mitarbeitergespräch hätte vorbereiten müssen.

Nachdenklich ließ er nun seinen Blick vom Buch zum Aktenberg und wieder zurück gleiten. »Ich vernachlässige meine Arbeit wegen ... wegen ...«, erstmals besah er sich den Titel des Buches, welcher ihm ein innerliches Grinsen bescherte, »*Sprechdurchfall*!«

Gedehnt verächtlich zog er das Wort wie Kaugummi, bevor er das Buch umdrehte und das kleine Bild der Autorin betrachtete. Ein Blick in ihre grauen Augen versetzte ihn erneut in die Schrecksekunden, die sich am Hochhaus abgespielt hatten. Minutenlang ließ er Blessings unbewegtes Porträt auf sich wirken. Abgesehen von den Augen war nichts Herausragendes an ihr. Mit ihren braunen, mittellangen Haaren, einer Standardnase und weder vollen noch besonders schmalen Lippen würde er sie sogar als unscheinbar bezeichnen. Kaum Wiedererkennungswert und nicht unbedingt das, was Himfeld als sein Beuteschema bezeichnen würde. Generell war blond in seinen Augen ein Muss und wenn die Augen schon nicht blau waren, dann doch zumindest grün. Aber irgendetwas war da an diesem Bild …

»Was stimmt mit dir nicht?«, murmelte er leise zu dem kleinen Foto und verfluchte sich diesmal nicht, als er seinem Bedürfnis nachgab und das Buch wieder aufklappte.

Manchmal frage ich mich, ob ich an dem letzten Schmerz derart ehrgeizig festhalte, um die Leere zu füllen oder die guten Erinnerungen einzuzementieren. Einer von Millionen Gedanken, der auf seinem Weg verhungert. Die Augenblicke verschwinden, und je mehr ich lerne, desto mehr wünschte ich, ich hätte nie gefragt, was ich fürs Leben wissen muss.

Doch das Leben ist keine Hure – es macht auch dann noch weiter, wenn es längst nicht mehr bezahlt wird.

Wir denken, auch wenn wir keine exogenen Anregungen erhalten. Wir spüren uns, selbst wenn wir keine Berührungen konsumieren. Wir können sterben, auch wenn wir nie richtig gelebt haben. Wir leben von den Reaktionen anderer wie ein Auto, das aufgetankt werden muss, um zu fahren. Wie ein Blinder seinen Stock begehrt, tasten wir uns an den Quittungen, die wir für unser Verhalten ernten, vorwärts; hangeln uns von Wort zu Wort, von Blick zu Blick, halten uns kurz an Komplimenten fest, rasten auf Inseln vermeintlicher Erfolge, erfahren Hindernisse durch Nichtachtung, stagnieren an Kritik.

Es fehlt nicht an Zeit. Zeit existiert nicht. Zeit ist eine Erfindung der Menschheit. Genauso wie Religionen, Geld und die Treue. Woran also soll man glauben? Das Recht des Stärkeren? Den Selbsterhaltungstrieb? Ernüchternd, aber wahr. So läuft es seit Jahrmillionen. Warum sollte die Natur bei der Spezies Mensch eine Ausnahme machen?

Das Einzige, woran man zweifellos festhalten kann, ist der Glaube an sich selbst. Nur über sich selbst hat man die volle Kontrolle. Nur sich selbst kann man überwachen und steuern.

So, wie man auch nur sich selbst für alles verantwortlich machen kann.

Somit komme ich zu dem Schluss, dass du, zutiefst in deiner Selbstgerechtigkeit begraben, nie etwas anderes warst als das intelligible Odium meiner Allüren.

Unhöflich, wie das Leben selbst, verschwinde ich nun in mir selbst. Weil ich es kann!

Dienstag, 5. März 2019

Nicht mal der Kreis, in dem ich mich drehe, bewegt sich noch. Um mich herum nur noch blinde und taube Standfiguren aus Wachs. Gedämpfte Worte verzerren ihre Gesten wie hinter Milchglas. Ich wünsche mich zurück in die oberflächliche Welt der Floskeln. Zumindest manchmal. Heute ist so ein Tag.

Vorgestern schienen meine Wege noch wie ein bekanntes Labyrinth, in dem sich der Ausgang mit jedem Schritt darauf zu entfernte. Doch solange ich schweige, wird mir zugehört. Ein echtes Phänomen der modernen Gesellschaft. Sobald ich beginne zu reden, schlägt mir nur mühsam verborgene Langeweile entgegen. Ich spüre es an den Blicken, die im Raum umherirren, dem Räuspern, das meine Sprechgeschwindigkeit unterschwellig beschleunigen soll, sowie dem steten Sitzpositionswechsel meines Gegenübers. Nur wenn ich aufhöre zu reden, erwachen sie wieder aus ihrer Starre und wollen mehr wissen.

Dann jedoch möchte ich nur noch lethargisch rebellierend alte Wunden aufkratzen, um auf Leben zu stoßen und letztlich doch wieder nur in dem langen Moment zu verharren, der sich mein Leben nennt.

Himfeld leerte seinen restlichen Cappuccino mit einem großen Schluck und stellte die leere Tasse auf den Tisch. Im Café war es heute voller als üblich und er war angesichts des Lärms ein wenig unkonzentriert. Nachdenklich betrachtete er die letzten Worte aus Blessings Buch.

Den Milchbart an seiner Oberlippe nicht bemerkend, fragte er sich, ob er diesen Worten ebenso viel Beachtung beigemessen hätte, wenn Blessing sie nicht kurz vor ihrem ersten Suizidversuch geschrieben hätte. Letzte Worte sagten eine Menge über den jeweiligen Menschen aus. Fast genauso viel wie der Mageninhalt oder das Blutbild eines Verstorbenen während einer Obduktion: Man kann tausendmal abstreiten, die Tafel Schokolade oder das Riesenstück Sahnetorte gegessen zu haben, doch der Körper lügt nicht. Ähnlich verhält es sich bei den letzten Worten eines Selbstmörders. Ist der Abschiedsbrief sehr langatmig, unterschwellig vorwurfsvoll und steckt voller Erklärungen und vor allem Schuldzuweisungen, wird zumeist ziemlich schnell deutlich, dass der Selbstmordversuch von vornherein nur halbernst gemeint war. Eine kurze Erklärung hingegen und die üblichen Entschuldigungsfloskeln sind schon eine ganz andere Nummer, hauptsächlich anzutreffen bei Frauen. Männer hinterlassen meist gar nichts, da sie sich für den Grund ihres Freitods derart schämen, dass sie auch die letzte Möglichkeit noch ergreifen, um dieses Geheimnis zu verschleiern, selbst über den Tod hinaus.

So einen surreal anmutenden Text wie den von Eva Blessing findet man eher selten vor. Himfelds Auffassung nach deutete er daraufhin, dass sie wirklich vollends mit allem abgeschlossen hatte und nicht einmal mehr das Bedürfnis verspürte, jemanden an ihren Begründungen teilhaben zu lassen. Vielleicht dachte sie auch, es würde ohnehin keiner verstehen. Ihre letzten Worte schienen gar nicht für die Nachwelt bestimmt zu sein, sondern stellten vielmehr einen letzten gedanklichen Erguss dar, den sie loswerden musste. Offensichtlich hatte sie ja bereits ihr gesamtes Leben lang ständig alles aufgeschrieben, was ihr gerade durch den Kopf ging. Himfeld schnäuzte sich die Nase und warf einen Blick auf seine Uhr. Die Mittagspause war fast vorbei und er musste noch seine Unterlagen für einen Vortrag zusammensuchen. Zum ersten Mal seit Langem hatte er keine Lust, seiner Aufgabe als Gastredner nachzukommen.

Die Studenten nervten ihn zwar, aber eigentlich gefiel er sich in der Rolle des überlegenen Dozenten und renommierten Psychologen.

Eilig notierte er sich einige Anmerkungen zu Blessings letztem Text auf seinem Notizblock, als sich plötzlich ein langes, wohlgeformtes Paar Beine, umhüllt von eng anliegenden Jeans, in sein unmittelbares Blickfeld schoben. Er sah auf und – umgehend war die Arbeit vergessen. »Jasmin«, begrüßte er die junge, ihm als Krokodillederstiefel bekannte Studentin bemüht lässig.

Kurzzeitig erstarb ihr verführerisches Lächeln, als sie ihn korrigierte: »Jessica.«

Verdammt! »Natürlich«, räusperte er sich und deutete auf den Stuhl gegenüber, während er seinen Papierkram zur Seite schob, »*Jessica*. Das ist ja eine schöne Überraschung. Setz dich.« Früher als sonst wechselte er zum Du. Was machte es für einen Sinn, die Farce von gespielter Höflichkeit und professioneller Distanz aufrechtzuerhalten?

Jessicas Lächeln erhielt neues Leben, als sie sich einen ewig wirkenden Moment lang die Jacke von den Schultern streifte und seiner Aufforderung nachkam. Ihr blonder langer Zopf glänzte seidig, die Lippen hatte sie heute mit einem zartrosa Lipgloss gekonnt in Szene gesetzt. Während sie ihre Beine überschlug, bedachte sie den Polizeipsychologen eines Blickes, der keinen Zweifel daran ließ, dass sie nicht zufällig hier aufgetaucht war.

»Du wolltest zu mir?« Er ließ es wie eine Frage klingen.

Die dichten Wimpern gesenkt, blickte sie theatralisch auf den Tisch, dann folgte ein gekonnter Augenaufschlag. Sie nickte. »Irina sagte mir, dass ich Sie mittags hier finden würde.«

Irina ... ein wohliger Schauer überkam Himfeld, als er an die bildhübsche Irina dachte. Ja, er erinnerte sich. Und Irina kannte nicht nur sein Stammcafé, in dem er für gewöhnlich seine Mittagspause verbrachte. Sie hatten sich durchaus etwas intensiver kennengelernt. Blieb nur noch zu hoffen, dass Jessica aus dem gleichen Holz geschnitzt war.

Lässig fuhr er sich mit der Hand durch die Haare und beugte sich ein wenig vor. »Was kann ich für dich tun?«

Ihre langen, feingliedrigen Finger tänzelten auf ihrer Tasche. »Ich brauche dringend Hilfe bei meiner Hausarbeit und … wie soll ich es sagen …« Ihre Blicke waren wesentlich abgeklärter als ihre schüchtern wirkenden Worte. Himfeld gefiel diese Mischung aus Verlegen- und Verschlagenheit und musste sich ein schiefes Grinsen verkneifen. Wie zufällig fuhren Jessicas Finger an ihrem Hals entlang. »Irina meinte, Sie könnten mir vielleicht helfen.«

Volltreffer. Himfeld beugte sich ein wenig weiter vor. Noch ein bisschen weiter und er würde auf dem Tisch liegen. »Da lässt sich sicher etwas machen. Meine Sprechstundentermine sind zurzeit allerdings nahezu ausgebucht.« Aufgesetzt verzweifelt sah sie ihn an in Erwartung dessen, was er ihr auch gleich anbot. »Wenn ich überhaupt noch etwas Zeit finde, dann vorwiegend abends.« Er schrieb seine Handynummer auf die Rückseite seiner Visitenkarte, lehnte sich zurück und streckte sie ihr nur so weit entgegen, dass *sie* zu *ihm* kommen musste. »Am besten rufst du mich an.«

Jessica stand auf und trat direkt vor ihn. Noch einen Millimeter weiter und sie wäre auf seinem Schoß gelandet. Er spürte, wie ihr Knie leicht die Innenseite seines Oberschenkels streifte. Etwas tiefer als nötig beugte sie sich zu ihm herunter, griff nach der Visitenkarte und fuhr unerwartet mit ihrem Daumen über seine Oberlippe. Irritiert sah er sie an.

»Milchschaum«, erklärte sie und leckte die Reste von ihrem Finger, bevor sie ein zartes Wort des Dankes hauchte und das Café verließ.

Robeski knallte das Telefon auf den Tisch, um es gleich darauf wieder aufzunehmen und die Stationsnummer zu wählen.

»Station sieben, Christina Lehndorf«, flötete ihm eine junge Stimme eine Spur zu enthusiastisch entgegen.

»Robeski hier. Ich wollte wissen, ob Sie ebenfalls ständig Anrufe von der Presse erhalten.«

»Ja, hier ist die Hölle los«, entgegnete die Stationsschwester aufgeregt. »Sogar das Fernsehen ... Wir kriegen ständig Anfragen für Interviews und ...«

Mit zusammengekniffenen Augen massierte Robeski sich die Stirn. »Das hatte ich befürchtet. Frau ... äh ...«

»Lehndorf«, half ihm die junge Frau und kicherte leise. »Aber sagen Sie gern Chrissi, Herr Professor Robeski.«

»Was ich sagen wollte, *Frau Lehndorf*«, entgegnete er ihr knapp und hoffte, sie hörte die unmissverständliche Betonung in seinen Worten. »Es ist äußerst wichtig, dass keiner von Ihnen mit der Presse spricht. Bitte teilen Sie das auch Ihren Kollegen mit. Das ist eine dienstliche Anweisung. Sie unterliegen alle der Schweigepflicht und daran möchte ich Sie noch einmal erinnern. Eine Missachtung der Schweigepflicht wird Konsequenzen haben.«

Kurze Stille. »Ähm, ja, natürlich, Herr Professor Robeski.«

»Kann ich mich darauf verlassen?«

Erneute Stille.

Er musste wohl deutlicher werden. »Ich möchte keinen von Ihnen im Fernsehen sehen. Zumindest nicht, was den Fall Blessing betrifft. Für die Zeitung und die«, er seufzte tief auf, diese Worte lösten noch immer ein tiefes Unbehagen in ihm aus, »sozialen Medien gilt natürlich das Gleiche.«

Ein weiteres leises Kichern. »Okay, dann versuche ich es doch eher bei einer Castingshow.«

Robeski befand sich irgendwo zwischen einem Augenrollen und einem Schmunzeln. »Da wünsche ich Ihnen viel

Erfolg, Frau Lehndorf. Hauptsache, der Name Blessing fällt nicht außerhalb dieses Hauses.«

»Prima, Professor. Das kriegen wir hin.«

Robeski beendete das Gespräch, lehnte sich in seinem Bürostuhl zurück, der ein wenig zu wuchtig für seine hagere Gestalt wirkte, und gönnte sich einen Moment der Ruhe. Kurz darauf schoss er wieder nach vorne und schaltete sein Telefon stumm.

Erst jetzt fühlte er seinen Puls langsam runterfahren. Robeski stand auf, schritt zum Fenster und verschränkte die Arme hinter dem Rücken, während er vereinzelte Schneeflocken beobachtete, die von dem kalten Wind hin und her getrieben wurden. Nur noch drei Monate trennten ihn von seinem wohlverdienten Ruhestand. Seine Schreibtischschublade war bereits prall gefüllt mit Prospekten von Häusern in Österreich, von denen er eines käuflich zu erstehen gedachte, um dort seinen Lebensabend friedlich und fernab jeglicher Geisteserkrankungen zu verbringen.

Den Großteil seiner alltäglichen Pflichten in der Klinik hatte er schon vor Wochen an junge, noch überengagierte Berufseinsteiger abgegeben. Die von ihnen vorgeschlagenen Behandlungsmöglichkeiten musste Robeski nur noch absegnen. Da das Ego junger Ärzte allerdings zum Höhenflug tendierte, zogen sie Robeski ansonsten so gut wie gar nicht mehr zurate, wollten sie doch dringend unter Beweis stellen, dass sie ihre Fälle sehr wohl im Griff hatten. Robeski kam das sehr entgegen, er war schließlich mit der Auswahl eines geeigneten Hauses beschäftigt. Und wenn ihn die Tatkraft dann doch noch mal überkam, war sein Wort ohnehin das einzige, das zählte. Niemand zweifelte ihn an, jeder war bedacht auf sein Wohlwollen. Das war wohl auch das Mindeste nach fünfundvierzig Jahren Berufserfahrung ohne auch nur die geringsten Mängel. Robeski war sich seines berechtigten Ansehens durchaus bewusst und genoss seine letzten Monate in der Klinik. Stress war ihm fremd geworden, die Tage gestalteten sich nach seinen Vorstellungen. Bis auf den vorgestrigen.

Warum, ertappte er sich selbst bei der Frage, *musste mir das Schicksal ausgerechnet jetzt diese Psycholotte ins Haus schicken?*

Damals, nach Eva Blessings erstem Selbstmordversuch, hatte er sich einen derartigen Fall noch gewünscht. Eine letzte Herausforderung einer durchaus interessanten oder zumindest nicht alltäglichen Persönlichkeit. Obgleich Frau Blessing damals nicht in den Zuständigkeitsbereich der Landesnervenklinik Langenhagen fiel, hatte er den Fall in den Medien verfolgt und war tatsächlich einer der Ersten, die ihr Buch gelesen hatten. Aber nun brachte das Ganze ihm nichts als eine Menge Stress und Ärger. Der Fall wurde von der Presse noch brisanter dargestellt, als er ohnehin schon war, selbst über die deutschen Grenzen hinaus. Die Journalisten rannten jedem, der nicht schnell genug weglaufen konnte, die Bude mit unqualifizierten Fragen ein, und brachten letztlich, mangels verwertbarer Informationen, nur unbrauchbare, hanebüchene Eigeninterpretationen zustande.

Auch Frau Blessing selbst machte ihm das Leben nicht unbedingt leichter, obgleich er sie nicht mal als unkooperativ bezeichnen konnte. Ganz im Gegenteil. Sie beantwortete seine Fragen geradeheraus, schien viel Wert auf Ehrlichkeit zu legen und hatte sich sogar dafür entschuldigt, ihm so viel Ärger zu bereiten. Das passierte nicht allzu oft in seiner langen Laufbahn. Es war schwierig, zu benennen, was genau sie so anstrengend machte. Und abgesehen von der Blessing und den zahlreichen Journalisten klebte ihm die Polizei am Allerwertesten, allen voran dieser selbstverliebte, gelackte Polizist Tausendschön, der seine psychologische Ausbildung vermutlich im Kindergarten erhalten hatte.

Robeski löste sich vom stärker werdenden Schneetreiben, kehrte zu seinem Schreibtisch zurück und starrte zum wiederholten Male die beiden Blessing-Akten an, sowohl die aus Wunstorf als auch seine eigens angelegte. Er las und blätterte und blätterte und las, während er vor sich hin murmelte: »Keine Schizophrenie und – überraschend, aber eindeutig – keine bipolare Störung ... selbst Depressionen können wir ausschließen, trotz suizidaler Tendenzen ... vielleicht depressive Verstimmungen, aber auch das veranlasst keinen anderen Menschen, an deiner Stelle in den Tod zu springen. Ein kleiner Borderliner ist sicher an dir verloren gegangen und, bei allem nötigen Respekt, Eva, wirkt es manchmal, als hätten sich einige Störungen aus dem autistischen Spektrum in deinen Genen eingenistet ... du hast von allem ein bisschen und doch wieder nichts, das zum Vollbild reicht, nicht mal annähernd ...« Robeski lehnte sich zurück, starrte zur Decke und beendete seine Grübelei, basierend auf Fachwissen wie auch persönlichen Erfahrungen, salopp mit »Also, letztlich so wie jeder andere Mensch auch«.

Hoch konzentriert schloss er die Augen. Minutenlang. Die Ellenbogen auf die Stuhllehnen gestützt, bekamen seine Finger einen Kugelschreiber zu fassen, den er achtlos auf den Schreibtisch fallen gelassen hatte. Robeski drehte ihn, umfasste ihn mal fester, mal lockerer, lies die Mine mit einem Klick ein- und ausfahren, bevor er den Kugelschreiber erneut drehte. Die vereinzelten Schneeflocken hatten sich mittlerweile zu einem kleinen Gestöber vereint, als Robeski endlich wieder kopfschüttelnd seine Augen öffnete und mit einem Blick auf die Akte murmelte: »Was zur Hölle stimmt nicht mit dir?«

Och nee, stöhnte Himfeld innerlich, *nun dichtet sie auch noch*! Er verdrehte die Augen und nahm sich fest vor, die folgenden Zeilen lediglich zu überfliegen. *Ich* hasse *Gedichte. Da hab ich immer das Gefühl, bedeutungsschwanger gucken zu müssen. Als wäre dieser Sprechdurchfall nicht schon anstrengend genug … Lyrik hat in Prosa einfach nichts verloren; ganz gleich, wie surreal sie auch sein mag. Aber vielleicht ist gerade dieses Gedicht wichtig, um den Fall nach vorne zu bringen,* meldete sich leise die Stimme der Vernunft in ihm. *Komm schon, sei ein Profi!* Es brauchte einige Schnäuzer ins Taschentuch, einen Hustenanfall und den Einsatz vom nahezu aufgebrauchten Nasenspray, bis Himfeld sich dazu überwinden konnte weiterzulesen.

Schneewittchens Rausch
Deine Nähe, niemals nah genug.
Nicht nehmend, sondern gebend
Mit liebevoller, blanker Wut
Die wahre Welt erlebend.
Du schenkst die wahre Illusion,
Verschonst für kurze Stunden,
Mich rettend vor dem sich'ren Hohn
Des Lebens vieler Wunden.
So weiß wie Schnee, das Blut fließt rot,
Aus Ebenholz der Sarg,
Seh ich dich in Schneewittchens Tod
Und dem, was er verbarg.
Hast mehr zu sagen als and're,
Verlierst doch nie ein Wort,
Gedanken, auf denen ich ewig wandle,
Sind plötzlich einfach fort,
Sind leicht und schweben über mir,
Verschwinden nach Belieben.
Von ganzem Herzen dank ich dir,
Denn du hast sie vertrieben.
Ohne dich ist alles grau und trist,
Mein Atem ein Gewehr.

Wenn du besonders grausam bist,
Genieß ich dich noch mehr.
Verliere mich, kenn' kein Zurück,
Die Grenze längst passiert,
So ist das Leben, Stück für Stück:
Man gewinnt und man verliert.
Ich hab dir nicht mehr viel zu geben,
Nur noch das letzte Stück von mir,
Das ich jedoch voll Überzeugung
Gern in deinem Rausch verlier'.

»Ha!«, entfuhr es Himfeld lauthals triumphierend. *Wie gut, dass ich weitergelesen habe.* »Drogen! Dachte ich es mir doch!«

Die Menschen in der brechend vollen Bahn drehten sich nach ihm um. Verlegen steckte er Blessings Buch zurück in die Tasche. Zum Glück waren Selbstgespräche in öffentlichen Verkehrsmitteln keine Seltenheit, und schon wenige Sekunden später wandten sich die Fahrgäste wieder ihrem eigenen Leben zu. Dennoch atmete Himfeld auf, als er seine Station erreichte und sich durch die Menschenmenge hindurch zur Tür und in die Kälte hinaus bewegte.

Ein rauer Wind ließ seinen Kopf schildkrötenartig im Mantelkragen versinken, während er sich ärgerte, die Einladung zur Vernissage angenommen zu haben. Wären die quirligen Studentinnen, die ihn, um seine Anerkennung ringend, eingeladen hatten, nur nicht so verdammt entzückend gewesen, dann müsste er sich nun nicht selbstverliebter Wegwerfkunst zum Thema *Art is Us* herumschlagen, sondern würde dick eingemummelt auf der Couch vorm Inhalationsgerät sitzen und Blessings Buch lesen. *Blessings Buch?* Er fühlte sich beim Gedanken daran, mit Neugier auf die nächste Lektüresession zu blicken, ertappt. *Ich meinte natürlich irgendein gutes Buch. Ich könnte auch fernsehen. Oder schlafen.*

Aber so spielte das Leben nun mal, und eine Stunde in Gesellschaft von kleinen, knackigen Hintern würde ihn schon nicht umbringen, selbst wenn deren Trägerinnen sich vermutlich an pseudo-intellektuellem Künstlergefasel gegenseitig übertreffen wollten. Er hatte schon Schlimmeres erlebt.

Während Himfeld den Maschsee hinter sich ließ und auf die Aula der Waldorfschule zusteuerte, wurden Stimmen und Gelächter lauter und er wunderte sich, warum die Vorfreude auf seine Paraderolle – der Hahn im Korb zwischen langbeinigen Studentinnen – sich nicht einstellte. Musste wohl an der Erkältung liegen. Der eisige Wind trieb Himfeld Tränen in die Augen, blind tastete er in seiner Tasche nach den Tempos. Sein Wühlen blieb erfolglos. Stattdessen identifizierte sein Tastsinn abwechselnd das Buch, das ihm fortwährend in die Hände fiel, sowie eine gerade gekaufte Schachtel Zigaretten. Abrupt sah Himfeld sich um. Niemand zu sehen, der ihn kennen könnte. Eiligen Schrittes stellte er sich schützend an eine Bushaltestelle und zündete einen Glimmstängel an. Nachdem der erste Hustenreiz sich gelegt hatte, griff er, ohne es wirklich gewollt zu haben, wieder nach Blessings Buch.

Eigentlich habe ich sehr gerne Spaß. Warum habe ich dann so wenig davon? Sehe ich den Spaß nur nicht? Gehe ich ihm absichtlich aus dem Weg? Gönne ich ihn mir nicht? Oder finde ich mich in melancholischen Phasen einfach besser zurecht und habe Angst, mich im Spaß zu verirren? Das wäre schade, denn ich habe tatsächlich viel Spaß am Spaß. Es gibt so vieles, worüber ich herzhaft lachen kann. Warum gestehe ich mir das einfach nicht zu?

Früher dachte ich, es wäre eine Todsünde, Spaß zu haben, während überall auf der Welt Menschen leiden. Also hatte ich Spaß und dabei ein schlechtes Gewissen, was mir wiederum ein besseres Gefühl gab. Ich feierte, tanzte, spielte und trank, vergaß jedoch nie, dabei meinen demonstrativ bedeutungsschwangeren Blick aufzusetzen, der andere wissen ließ: *Ich kann nicht wirklich glücklich sein, wenn es anderen mies geht.* Heute sehe ich das anders: Es macht keinen Sinn, beispielsweise das Essen zu verweigern, weil man im Fernsehen Berichte über hungernde Kinder sieht. Was hat das hungernde Kind davon, wenn ich, im Überfluss badend, abmagere? Wenn ich wahres Mitgefühl verspüre und helfen möchte, ist es dann nicht viel eher so, dass ich selbst bei Kräften bleiben muss, um mich für andere einzusetzen? Oder wenn ich Bilder von Kriegen sehe, von Menschenrechtsverletzungen, Folter oder Mord. Wer profitiert davon, wenn ich zu Hause mit einer Flasche Rotwein in Selbstmitleid versinke und andere, die das nicht machen, innerlich verdamme? Ist es nicht effizienter, die Kriege um mich herum, auf die ich Einfluss nehmen kann, zu beenden? Und sei es nur ein banaler Streit zwischen Nachbarn, der lediglich einen Schlichter benötigt. Ganz zu schweigen von dem – manchmal ebenso trivialen – Krieg in meinem Inneren. Ich muss nicht gleich an die Decke gehen, weil mir jemand die Vorfahrt nimmt oder mir den letzten Parkplatz vor der Nase weggeschnappt hat oder einfach schlauer und schöner ist als ich. Ich kann nicht die Welt retten, aber ich kann bei mir anfangen. Ganz still und heimlich nur für mich selbst lernen, abends in den Spiegel zu schauen und zufrieden zu sein, ohne gleich in Vollzeit die Mutter Theresa zu spielen und damit herumzuprahlen. Denn die selbst ernannten manischen Weltverbesserer mit ausgeprägter Doppelmoral machen mich aggressiv. So viel übrigens dazu, nicht immer gleich an die Decke zu gehen.

Es wäre so einfach, wenn jeder lediglich auf sich selbst schauen würde, anstatt mit dem Finger auf andere zu zeigen, zumal man selbst ohnehin das Einzige ist, das man zuverlässig und dauerhaft kontrollieren kann. Doch vermutlich ist das des Pudels Kern: Es ist zu einfach. Das macht es schwer. So schwer, *dass ich fast nicht bemerkt hätte, dass ich soeben dasselbe gemacht habe – mit dem Finger auf die anderen zeigen und meckern, anstatt einfach mal die Klappe zu halten und es somit besser zu machen.*

»Herr Himfeld, Sie rauchen?«

Erschrocken ließ Himfeld die Zigarette auf den Boden fallen, wo sie zischend in einer Pfütze verglühte.

»Nein! Ich ... eigentlich ... ähm, hallo Nadine!«

»Nadja«, verbesserte ihn ein kleiner Mund mit glitzerndem Piercing in der Lippe. Vorwurfsvoll sah sie ihn an.

Himfeld fuhr so schnell herum, dass ein stechender Schmerz durch seine Schläfen fuhr – ein weiteres wunderbares Beiwerk seiner Erkältung. »Nadja. Natürlich. Entschuldigung.«

»Was lesen Sie denn da?« Unschuldig deutete sie auf das durchgeweichte Buch in seiner Hand. »Ah! Die Blessing.« Verheißungsvoll kichernd zwinkerte sie ihm zu. »Sagen Sie nicht, Sie sind an dem aktuellen Fall dran?«

»Nein! Gott, nein«, entfuhr es Himfeld, doch zu seinem Erstaunen wirkte Nadja enttäuscht. Schnell fügte er hinzu: »Der Fall wurde mir natürlich angeboten, aber solche Medienfanatiker wie diese Frau fallen nicht in meinen Interessenbereich.« Das war immer noch besser, als zuzugeben, dass die Psychiatrie ihn wie einen nichtsnutzigen Anfänger abwies und er einfach nicht vorankam. Wenn irgendwann doch herauskommen sollte, dass er den Fall übernommen hatte, müsste Himfeld sich eben eine neue Ausrede einfallen lassen.

Nachdenklich zog Nadja ihre Augenbrauen zusammen, als wäre sie nicht sicher, ob sie Blessings Buch fehlinterpretiert hatte oder der allseits hochgelobte Polizeipsychologe. »Warum lesen Sie ihr Buch, wenn es Sie nicht interessiert?«, nuschelte sie, während sie mit ihrer Oberlippe gedankenverloren mit dem Lippenpiercing spielte.

Nachsichtig lächelnd setzte Himfeld zum Sprechen an, stockte dann jedoch. Eine gute Frage! »Es ist kalt, Nadja. Wollen wir reingehen?«

Strahlend hakte sich die Erstsemesterin in den dargebotenen Ellenbogen ein und stolzierte an seiner Seite wie die First Lady in die Aula. Auch Himfeld genoss diesen Auftritt, als Nadja quiekend zu ihren Freundinnen hüpfte, die sie umgehend ausquetschten, wie sie es geschafft hätte, mit Himfeld hier zu erscheinen. Und langsam, aber stetig kehrte auch sein Jagdtrieb zurück und Himfeld freute sich, zu den jungen Frauen zu stoßen.

In aller Ruhe brachte er seinen durchnässten Mantel in die Garderobe, legte noch etwas Nasenspray nach und näherte sich auch schon den kichernden Studienanfängerinnen. Smart wie eh und je stieg er umgehend in ihre Gespräche ein, nippte gelegentlich an seinem Sekt, verteilte an den richtigen Stellen versteckte Komplimente und hatte schon fast vergessen, was ihm neben einem Pfund Schnodder seit Tagen Kopfschmerzen bereitete, als ihm plötzlich ein hagerer Mann ins Auge fiel.

Robeski.

Mit einem Schlag waren die Ereignisse wieder präsent und nicht zuletzt auch die Demütigung, die er durch diesen Mann erfahren hatte. Wie hatte dieser Typ es wagen können, ihn abzubügeln wie einen dahergelaufenen Praktikanten? Es war wirklich eine Frechheit, aber es bereitete Himfeld eine gewisse Genugtuung, dass Robeski ihm hier, außerhalb der schützenden Mauern der Landesnervenklinik, auf neutralem Terrain, weit unterlegen war. Während der Polizeipsychologe von einer Traube schöner junger Frauen umgarnt wurde, die ihm an den Lippen hingen, stand der dürre Doktor wie ein Schluck Wasser in der Kurve zwischen zwei ebenso alten wie unansehnlichen Männern und verzog keine Miene.

Viel zu laut lachte Himfeld über eine gar nicht so komische Bemerkung seiner Studentin, um Robeskis Aufmerksamkeit zu erregen, und kaum dass er dessen Blick auf sich spürte, startete er seine One-Man-Show, stolzierte smart von Bild zu Bild, von Kunstwerk zu Kunstwerk und versprühte sein gesamtes Repertoire an Witz, Intelligenz und Charme, sodass sich die Anzahl seiner Anhängerinnen im Laufe der folgenden Stunde nahezu verdoppelte. Nur peripher registrierte der Psychologe in ihm, dass seine Aufmerksamkeit während dieser Darbietung hauptsächlich Robeski galt – dieser wiederum würdigte Himfeld kaum eines Blickes. Mit keiner Faser seines Körpers vermittelte der arrogante Psychiater auch nur einen Hauch von Neid oder den Wunsch, sich der Gruppe um Himfeld nur zu gern anschließen zu wollen. Nicht mal ein Ansatz von leichtem Interesse oder gar Neugier war auf seinem faltigen Gesicht zu erkennen. Himfeld bemerkte, dass es ihn anstrengte, den Entertainer zu spielen. Er war gesundheitlich viel zu angeschlagen und aus irgendeinem Grund hatte er urplötzlich auch gar keine Lust mehr, sich so zu bemühen, nur um angehimmelt zu werden.

Verdammt, was ist nur mit mir los?, hämmerte es durch seinen Kopf. *Ich muss dringend zu einem Arzt. Diese verfluchte Erkältung macht mich wirklich fertig.*

So versprach er der beachtlichen Horde an Verehrerinnen, bald zu der geplanten After-Art-Party nachzukommen, zu der sie aufbrechen wollten, und verzog sich auf die Toilette, wo er zwei Aspirin mit dem Rest Sekt herunterspülte und erneut zum Nasenspray griff. Ein kurzer Blick in den Spiegel ließ Himfeld erstarren. Tiefe, dunkle Augenringe, eine Folge akuten Schlafmangels, sahen ihm entgegen, und die roten Flecken auf seiner Stirn ließen den Verdacht in ihm aufsteigen, dass er Fieber hatte. Er fühlte sich merkwürdig empfindsam, vor allem, wenn er Temperaturänderungen erfuhr. Und dann waren da noch die schweren Glieder und die müden, überreizten Augen, die danach schrieen, sich schließen zu dürfen ...

Weder das kalte Wasser in seinem Gesicht noch das Richten seiner vom Wind zerzausten Haare konnten an seinem ramponierten Äußeren etwas ändern, somit beschloss er, die Party sausen zu lassen und stattdessen nach Hause zu fahren. Während Himfeld seinen Mantel überwarf und überlegte, welche charmante Ausrede er den Studentinnen für sein Fernbleiben auftischen konnte, bemerkte er, dass die Aula inzwischen fast leer war. Er hörte seine dumpfen Schritte bereits nachhallen, als er sich der Glastür näherte, in der er ein wohlbekanntes Spiegelbild sah. Himfeld drehte sich um und betrachtete Robeski, der mittlerweile alleine vor einem etwas abseits ausgestelltem Bild stand und es offensichtlich missbilligend musterte.

Himfeld ballte seine Hände in den Manteltaschen zu Fäusten, öffnete sie und schloss sie erneut; er wusste nicht, was er tun sollte. Im zwanglosen Privatgespräch konnte man manchmal mehr erreichen als mit jedem noch so raffinierten beruflichen Geschick. Es war einen Versuch wert. Sobald Robeski ihn als gleichwertig erachtete, merkte, dass sie Gemeinsamkeiten hatten, und sich eine Form der Sympathie entwickelte, würde er sicher zugänglicher werden.

Himfeld trat, um Gelassenheit bemüht, neben den Psychiater und verweilte einen Moment, um ebenfalls das Bild zu betrachten. Dann, ohne den Blick vom Gemälde abzuwenden, konstatierte er trocken: »Wie sagt man so schön? Ist das Kunst oder kann das weg?«

Aus den Augenwinkeln nahm er wahr, dass Robeski sich langsam zu ihm drehte. Selbstgefällig verschränkte Himfeld die Arme hinter dem Rücken und wippte ein paarmal auf den Zehenspitzen vor und zurück, bevor er sich mit einem gönnerhaften Grinsen Robeski zuwandte. »Schön, einen

Sinnesgenossen hier zu treffen. Ist Ihnen auch schon ganz schwindelig davon, zu jedem dieser Kleckse eine professionelle Analyse abgeben zu müssen?«

Unbewegt starrte ihn das Gesicht des Psychiaters entgegen, bis Himfeld versuchte, den Knoten platzen zu lassen, herzhaft über seinen eigenen Witz lachte und Robeski die Hand entgegenstreckte. »'n Abend, Herr Robeski.«

Eisige Sekunden lang starrte Robeski ihn an, schüttelte wortlos seine Hand und wandte seine Aufmerksamkeit dann wieder dem Gemälde zu. *Ein harter Brocken also*, dachte Himfeld, ließ sich aber nicht von Robeskis abweisender Art einschüchtern.

»Tja«, räusperte Himfeld sich, »mit Ihnen hätte ich hier nicht gerechnet.«

Schweigen vom Gegenüber.

»Also, ich meine, wo Sie doch an diesem delikaten Fall arbeiten.«

Weiteres Schweigen.

»Die Presse macht Ihnen doch sicher gerade das Leben zur Hölle ... mir ja auch. Obwohl ich bei Weitem nicht so involviert bin wie Sie.« Himfelds Lachen klang nervös. Da Robeski es noch immer vorzog, nicht mit ihm zu sprechen, hatte Himfeld genügend Zeit, seine Taktik zu überdenken und schließlich abzuändern. »Aber ich finde es wirklich toll, dass Sie trotz allem noch Zeit für diese Vernissage finden. Man muss sich ja auch mal den schönen Dingen des Lebens widmen ... also, sofern man das schön findet zumindest. Ich persönlich fand es jetzt nicht so ... aber je länger ich es mir ansehe ... ja, doch. Es hat schon was.«

Mit konzentriert zusammengekniffenen Augen starrte Himfeld auf den asymmetrischen grünen Kreis auf blauem Grund und legte noch schnell beflissen Zeigefinger und Daumen ans Kinn, wie er es oft bei Kunstkennern beobachtet hatte.

»Sie haben sich in der letzten Minute viermal selbst widersprochen«, meldete sich Robeski erstmals zu Wort und sah den Psychologen an, der prompt rot anlief.

»Ähm, ja. Das stimmt wohl.«

Als keine weitere Erklärung folgte, wandte Robeski sich wieder von ihm ab. »Danke, dass Sie mich an Ihren Gedanken teilhaben ließen«, entgegnete er ebenso geringschätzig wie trocken und schürte damit Himfelds Ärger.

»Herr Robeski ...«

Wortlos hielt Robeski einen mahnenden Zeigefinger in die Luft, der umgehend Wirkung zeigte.

»Herr *Professor* Robeski«, verbesserte Himfeld sich zähneknirschend, »wir sind hier nicht in der Klinik. Lassen Sie uns bitte von Mann zu Mann sprechen, von Kollege zu Kollege. Wir wollen doch beide das Gleiche.«

Zu dem erhobenen Zeigefinger gesellten sich nun auch die restlichen Finger, die Himfeld sofort zum Schweigen brachten. Endlich drehte Robeski sich zu dem Psychologen um und sah ihm direkt in die Augen. »Ehrlich gesagt habe ich nicht die geringste Ahnung, was Sie wollen, Herr ... ähm«, es war ihm nicht mal unangenehm, dass er Himfelds Namen nicht mehr wusste, »ich mache meine Arbeit. Zum Wohle der Patienten. Und unter Berücksichtigung der Gesetze, die auch die Schweigepflicht einschließen. Darum tritt in Kraft, was ich Ihnen bereits sagte. Bringen Sie mir eine Anordnung des Gerichts und Sie ...«

Ohne es beabsichtigt zu haben, fiel Himfeld ihm ins Wort: »Sie ist drogenabhängig.«

Robeski hob schweigend die Augenbrauen weit über die Brillenränder und Himfeld jubelte innerlich.

»Frau Blessing«, fuhr Himfeld fort, »sie ist drogenabhängig. Allein das ist ein Grund, sie von der Polizei verhören zu lassen. Wer weiß, wie tief sie bereits in die Drogenszene verstrickt war. Und der Mann, der sich vom Haus gestürzt hat, war aktenkundig, unter anderem wegen des Verstoßes gegen das BtMG.« Robeski entfuhr ein freudloses Lachen, woraufhin Himfeld siegessicher die Hände in die Hüften stemmte. »Sie glauben mir wohl nicht, hm?« Mit einer schnellen Bewegung zog er Blessing Buch aus seiner Manteltasche hervor. »Da!«, sagte er und deutete mit dem Zeigefinger auf das Buch, »dadrin steht es. Vielleicht nicht gleich für jeden erkennbar, aber in einem dieser ... dieser ... ich nenn' es mal Texte – gibt es eindeutige Hinweise auf einen Drogenexzess. Wie konnten Sie das übersehen?«

Robeski schüttelte langsam den Kopf, während er sich ganz nah vor Himfeld stellte. »Abgesehen davon, dass ich Ihrer Dienststelle melden sollte, wie unprofessionell Sie mit Ihrer Schweigepflicht gegenüber dem verstorbenen Herrn Werding umgehen, muss ich Sie enttäuschen. Eva Blessing ist nicht drogenabhängig und sie ist es auch nie gewesen. Das Gedicht *Schneewittchens Rausch* ist entstanden, als sie ihren ehemaligen Partner im Drogenrausch beobachtet hat.« Für einen kurzen Moment zuckten seine Mundwinkel amüsiert. »Aber es freut mich, dass Sie mittlerweile das Buch gelesen haben.« Damit klopfte er Himfeld jovial auf die Schulter und zog seinen Mantel über. Er enfernte sich von ihm – nicht nur psychisch, sondern auch physisch.

»Herr ... Professor Robeski!«, rief Himfeld und versuchte sich zur Abwechslung in Ehrlichkeit. »Geben Sie mir eine Chance.«

Umgehend wirkte Robeski weniger distanziert – warum auch nicht? Himfeld hatte Schwäche gezeigt. »Das tue ich, Herr Himfeld. Mit dem Gerichtsbeschluss. Aber bis dahin tun Sie sich bitte selbst einen Gefallen und stellen sich die Frage, warum Ihnen das eigentlich plötzlich so wichtig ist.«

Aufrichtig ahnungslos sah Himfeld ihn an. »Wie meinen Sie das? Ich habe lediglich einen Fall zu klären und möchte meine wichtigste Zeugin befragen.«

»Ich glaube nicht, dass es gut für Sie wäre.«

Für sein Dafürhalten mimte Robeski ein bisschen zu sehr den selbstlosen Seelenklempner. Eine harmlose Befragung konnte seiner Patientin kaum schaden – zumindest nicht mehr, als sie sich selbst bereits geschadet hatte. »Bei allem nötigen Respekt, Professor, aber wir haben hier einen Todesfall, der völlig unerklärlich ist. Da kann ich wirklich keine Rücksicht darauf nehmen, ob eine Befragung gut für meine einzige brauchbare Zeugin ist oder nicht.«

Robeski zog den Gurt seines Mantels enger und ging noch einmal auf Himfeld zu. »Ich habe von Ihnen gesprochen, nicht von Frau Blessing.«

Entgeistert starrte Himfeld in Robeskis Gesicht, auf dem sich erstmals ein wohlwollender Ausdruck befand. »Schönen Abend noch«, verabschiedete sich der Arzt und verschwand.

»Krempel?«, drang eine verschlafene Stimme durch Himfelds Mobiltelefon, kurz bevor er die Haustür erreicht hatte.

»Frau Krempel, wunderbar, dass Sie noch im Büro sind«, flötete er ihr entgegen.

»Bin ich nicht. Ich liege im Bett und schlafe.«

»Oh«, erwiderte Himfeld ungerührt und kramte in seiner Manteltasche nach dem Hausschlüssel, »warum gehen Sie ans Telefon, wenn Sie bereits schlafen?«

Umgehend klang Frau Krempels Stimme etwas wacher und eine Spur schärfer. »Es ist gleich Mitternacht. Wenn mein Handy um diese Zeit klingelt, gehe ich davon aus, dass es sich um einen Notfall handelt, Herr Himfeld.« So viel Schneid hatte Himfeld ihr gar nicht zugetraut.

»Ja …« Nach einem kurzen Blick auf die Uhr kniff der Polizeipsychologe beschämt die Augen zusammen, bevor er fortfuhr: »Ja, in gewisser Weise ist es das auch. Frau Krempel, es geht um die Blessing-Akte.«

»Sie haben die Unterlagen aus der Psychiatrie bekommen?«

»Äh, nein, das nicht.«

»In unserer steht nämlich noch nicht viel drin außer dem Bericht über die Vorkommnisse auf dem Hochhaus vor zwei Tagen. Und den haben Sie selbst verfasst«, belehrte sie ihn nach einem tiefen Gähnen.

»Ich …« Langsam bemerkte Himfeld, dass es eine Schnapsidee gewesen war, seine Sekretärin mitten in der Nacht wegen einer Belanglosigkeit anzurufen, aber blitzartig hatte sich dieser eine Gedanke in seinen Kopf geschlichen und nun wurde er ihn einfach nicht mehr los. Vielleicht war Blessings Buch schon lange vor dem ersten Selbstmordversuch fertiggestellt worden und gammelte seitdem in einer Schreibtischschublade vor sich hin … bis zu ihrem spektakulären Selbstmordversuch. Ihre vorgebliche Verzweiflungstat war also vielleicht nichts anderes als eine Promoaktion, um ihrem Verlag den Aufhänger schlechthin zu geben, ihr Buch herauszugeben. Und wenn das schon wahrscheinlich war, konnte es dann nicht auch sein, dass Blessings Verlag eingeweiht war in ihren Plan? Himfeld straffte seine Schultern und schöpfte neuen Mut. »Ja, ich weiß. Danke fürs Mitdenken, Frau Krempel. Aber es geht um das Buch. Hat Frau Blessing es in dem gleichen Verlag veröffentlicht, in dem sie zuvor als Lektorin gearbeitet hat?«

Kurzes Schweigen, gefolgt von der ungläubigen Frage: »Sie rufen mich mitten in der Nacht an, um …?« Er hörte ein kurzes Rauschen in der Leitung, vermutlich hatte Frau Krempel sich gerade aufgesetzt. Als sie fortfuhr, klang ihre Stimme klarer, wacher, aber auch schneidender: »In der Akte steht nichts über ihr Buch. Wie bereits erwähnt, enthält die Akte lediglich ...«

»Frau Krempel, glauben Sie mir, ich habe auch Besseres zu tun. Ich hätte nicht angerufen, wenn es nicht wichtig wäre«, unterbrach Himfeld sie, gereizt wegen seiner eigenen Lüge, denn prinzipiell war es alles andere als wichtig. Wichtig wäre, sich auszukurieren, um seiner eigentlichen Arbeit wieder konzentriert nachgehen zu können, anstatt irgendwelchen impulsiven Geistesblitzen hinterherzujagen, nur um die eigene Neugier zu befriedigen.

»Schon gut. Ja, ich erinnere mich dunkel, irgendwo gelesen zu haben, dass das Buch im gleichen Verlag herausgebracht wurde, bei dem sie arbeitete. *Bookish* heißt er. Er hat seinen Sitz in einer Villa im Zooviertel, der Verleger ist irgendein reicher Spross, der das Geld gar nicht schnell genug aus dem Fenster werfen kann. Anscheinend hat dem Verlag das bisher nie was gebracht, denn er ist kaum bekannt gewesen, bis Blessing ihr Buch dort veröffentlicht hat.«

Aha! »Wunderbar. Dann sind Sie morgen Vormittag freigestellt für einen Außentermin. Fahren Sie zum Verlag und befragen Sie Blessings Vorgesetzte und vor allem ihre engsten Kollegen.« Himfeld entging das leise Stöhnen, das als Reaktion auf seine Anweisung folgte, nicht.

»Wie soll ich da so schnell einen Termin bekommen? Ich bin doch gar keine Beamtin. Und gibt es überhaupt eine Anordnung von offizieller Seite?«

»Nein. Aber Sie arbeiten bei der Polizei. Lassen Sie sich etwas einfallen. Ist doch nur ein lockeres Geplänkel. Ich schätze, dass sie ständig auf ihr Goldeselchen angesprochen werden. Wenn alle Stricke reißen, werde ich mich selbst darum kümmern, aber es wäre wirklich schön, wenn Sie mir diesen einen Weg abnehmen könnten. Sie wissen, wie tief ich in Arbeit stecke. Morgen Nachmittag erwarte ich einen ausführlichen Bericht.« Himfeld war klar, dass dieser Auftrag den eigentlichen Aufgabenbereich seiner Sekretärin auf eine unzulässige Art und Weise überschritt, aber er wusste sich nicht anders zu helfen.

»Morgen Nachmit–«, wiederholte Frau Krempel entgeistert, aber sie traute sich offensichtlich nicht, Himfeld noch einmal zu widersprechen. »Wonach soll ich den Verlag denn überhaupt fragen?«

»Bringen Sie in Erfahrung, wie es zu der Veröffentlichung gekommen ist. Ob Frau Blessing ausdrücklich darum gebeten hat oder sogar dafür bezahlen musste. Vielleicht auch nach Auffälligkeiten in Blessings Verhalten wie Stereotypien, Fehlzeiten, Arbeitshaltung, eventuelle Stimmungsschwankungen und so weiter. Ich zähl' auf Sie. Gute Nacht.«

Noch bevor Himfeld sein Handy in die Tasche und den Schlüssel ins Loch stecken konnte, wurde die Haustür bereits aufgerissen, um das übliche Abendspektakel einzuläuten. »Wo bist du gewesen?«, zeterte Ilona. Wütend schnürte sie ihren Bademantel enger um den Körper.

Mit gottergebener Miene betrat Himfeld das Haus. »Ich wünsche dir auch einen schönen guten Abend, mein Schatz.« Er beugte sich zu einem Begrüßungskuss vor, doch seine Frau hielt ihn mit einer abwehrenden Geste zurück.

»Du stinkst ja schon wieder nach Alkohol.«

Nur mit äußerster Mühe widerstand Himfeld dem Drang, die Augen zu verdrehen. »So ein Unsinn. Das sind die Erkältungsmittel. Je intensiver sie riechen, umso besser helfen sie.«

»Erkältungsmittel?«, echote sie, während ihre Augenbrauen drohten aus ihrem Gesicht zu springen, so hoch hatte sie sie gezogen. »Ich erkenne wohl noch den Unterschied zwischen Eukalyptus und Bier.«

»Sekt«, schoss es unbeabsichtigt aus ihm heraus und er verfluchte sich für diesen untypisch impulsiven Ausbruch an

Ehrlichkeit. Seit Jahren hatte er sich selbst dazu konditioniert, bei seiner Frau auf Durchzug zu schalten, genau das zu sagen, was sie hören wollte, und sie so zum Schweigen zu bringen. Was war nur los mit ihm? Seine Hoffnung, sie möge es nicht gehört haben, erstarb, als sie ihm polternd durch den Flur folgte.

»Wie bitte? Sekt? Du warst nicht bei der Arbeit, sondern hast dich vollaufen lassen? Und waren deine feinen Studentinnen auch dabei?«

Himfeld winkte kopfschüttelnd ab, als sei sie nicht ganz bei Trost, und flüchtete ins Badezimmer. Doch Ilona lief ihm weiter nach, riss die Tür auf und holte tief Luft für die unausweichlich folgende Strafpredigt, der er jedoch mit einem letzten kläglichen Versuch zu entgehen versuchte. »Ilona ... *Loni*, ich bin seit Wochen erkältet und ich glaube, jetzt kommt auch noch Fieber dazu. Glaubst du ernsthaft, ich würde mich mitten in der Nacht freiwillig irgendwo herumtreiben, wenn ich es nicht müsste? Mir ist nur nach Bett und Ruhe, und die Arbeit macht mich fertig, aber einer von uns beiden muss ja das Geld verdienen, hm?«

Er drückte seiner Frau herablassend einen Kuss auf die Stirn, der sie endgültig explodieren ließ. »Du hältst dich wohl für ganz schlau, was? Glaubst du wirklich, ich merke nicht, was du treibst? Du bist fast jeden Abend unterwegs, kommst spät nachts mit einer Fahne wieder und nach Rauch stinkst du übrigens auch.«

»Was auch immer du dir einbildest zu riechen, meine Liebe, es spielt sich nur in deinem Kopf ab. Ich habe vor zwei Jahren mit dem Rauchen aufgehört. Es ist also ziemlich unwahrscheinlich, dass ich noch immer nach Qualm stinke. Wenn du dann so gut wärst und mich allein lassen würdest. Ich möchte ein Erkältungsbad nehmen und dann nur noch ins Bett.«

Sie ignorierte seine Worte. »Hast du dir mal überlegt, wie ich mich dabei fühle? Ich bin fix und fertig, weil ich kaum eine Nacht mehr als drei oder vier Stunden schlafe.«

»Warum das denn?«, fragte Himfeld, plötzlich tatsächlich interessiert, und Ilona stutzte.

»Na … wei– wa–warum wohl?«, stotterte sie und schien mit einmal den Faden verloren zu haben, »weil ich bis spät in die Nacht auf dich warten muss.«

»Warum musst du das? Du kannst gerne ins Bett gehen, Liebes. Ich kann mir schon allein die Zähne putzen und unter die Decke schlüpfen«, widersprach er ihr zwischen zusammengepressten Zähnen so freundlich wie möglich und konnte kaum glauben, was er da sagte. »Wenn es dir aber ein Bedürfnis ist, auf mich zu warten, dann schlaf doch einfach morgens länger. Da du ja bereits seit über einem Jahrzehnt deine Tätigkeiten aufs Haus beschränkt hast, gibt es keinen Grund, früh aufzustehen, wenn du zu wenig geschlafen hast. Denn ich bin auch imstande, mir mein Frühstück selbst zu machen. Verrückt, oder?«

Mit weit geöffnetem Mund starrte Ilona ihn an. Scheinbar ebenso erstaunt wie er selbst über seine ungewöhnlich deutlichen wie auch wahren Worte, hüllte sie sich in Schweigen. Zufrieden nickend setzte Himfeld noch einen drauf: »Und wo wir gerade beim Thema sind: Ich werde dir heute deinen kostbaren Schlaf nicht rauben, denn ich schlafe wieder im Büro auf der Gästecouch.«

Ilona schnappte nach Luft. »Sag mal, bist du volltrunken, oder was?«

Genervt rieb Himfeld sich die Schläfen und atmete mehrmals tief durch. Er hatte keine Energie mehr für diesen Mist. Die Wahrheit hatte sie schon einmal zum Schweigen gebracht, vielleicht klappte es ja ein weiteres Mal. »Ja«, entgegnete er ihr seufzend. »Ja, ehrlich gesagt bin ich ganz schön angetrunken, was vermutlich an den diversen Gläsern Sekt liegt, die ich auf einer Vernissage getrunken habe. Gemeinsam mit einigen Studentinnen.«

Verblüfft rang Ilona um Fassung. »Du gibst das auch noch zu?«

Himfeld zuckte die Achseln und lachte verzweifelt. »Ja, nun. Was soll ich tun? Wenn ich lüge, meckerst du. Und wenn ich die Wahrheit sage, auch. Was willst du denn von mir?«

Tränen der Wut blitzten in den Augenwinkeln seiner Frau auf, aber immerhin verließ sie wortlos das Badezimmer. Ungläubig blickte Himfeld in den Spiegel. Hatte er das wirklich gerade alles gesagt? Und warum? Wollte er sich das Leben schwerer machen? Würde es Konsequenzen nach sich ziehen? Quatsch, welche denn? Und selbst wenn, im Moment fühlte er lediglich Erleichterung über die Ruhe. Schnell entledigte er sich seiner klammen Sachen, schnappte sich die Zeitung und stieg in die Wanne.

Wie gefährlich ist diese Frau wirklich?
Auch Tage nach der Selbstmordtragödie um Rainer W. (48) werden die Fragen nicht weniger. Was passierte auf dem Dach des Hochhauses? Warum sprang der Mann in den sicheren Tod und was hat die Bestsellerautorin Eva Blessing damit zu tun? Bringt sie den Tod mit sich? Derzeit in der geschlossenen Abteilung der Landesnervenklinik in Lagenhagen sicher verwahrt, wagt sich nicht einmal die Polizei an sie heran. Aus sicherer Quelle haben wir erfahren, dass noch keine Vernehmung stattgefunden hat. Einzig Blessings behandelnder Psychiater, Professor Robeski, darf in die Nähe der Frau, die nun ein zweites Mal ganze Menschenmassen zu wilden Diskussionen anregt. Hat sie Herrn W. animiert, zu springen? Und wenn dem so ist - warum? Hat sie inzwischen eine Bewegung von Selbstmördern ins Leben gerufen? Wurde sie von

anderer Stelle instruiert, den Mann in den Tod zu treiben? Oder hat sie doch eher versucht, ihn vom Sprung abzuhalten? Wir wissen es nicht. Fakt ist, dass diese Frau nach wie vor ein Mysterium ist und ihre Medienpräsenz mittlerweile sogar die deutschsprachigen Grenzen passiert hat. Fortwährend um ein Gespräch mit Professor Robeski bemüht, werden wir weiter an der Geschichte dranbleiben.

Stöhnend ließ Himfeld die Zeitung neben die Wanne sinken und äffte den Reporter nach: »*Nicht einmal die Polizei wagt sich an sie heran* ... Ich würde ja gerne, ihr Schlauscheißer!« Nach einem weiteren genervten Stöhnen schloss Himfeld die Augen und ließ seinen Kopf unter Wasser gleiten, die absolute Ruhe genießend, bis ihm die Luft wegblieb. Er tauchte auf und beschloss, dass es höchste Zeit fürs Bett war.

Mittwoch, 6. März 2019

Trotz nicht abklingen wollender Erkältungssymptome fühlte sich Himfeld an diesem Morgen irgendwie besser. Er war vergleichsweise gut aus dem Bett gekommen und hatte in Ruhe gefrühstückt. Erst beim zweiten Brötchen fiel ihm der Ehestreit vom Vorabend wieder ein, und er nahm beiläufig verwundert wahr, dass Ilona wie gewöhnlich zeitgleich mit ihm aufgestanden war und den Tisch gedeckt hatte. Nicht ein Ton bezüglich seiner gestrigen Worte kam über ihre Lippen. Fast kam es ihm vor, als hätte er die Auseinandersetzung nur geträumt. Ilona verhielt sich ganz genauso wie immer. Redete nur das Nötigste, war weder besonders freundlich noch in irgendeiner Weise unfreundlich, gab ihm eine Lunchbox mit und erinnerte beim flüchtigen Abschiedskuss noch an das geplante Abendessen mit den Rebmanns am folgenden Tag.

Eigentlich war es merkwürdig, doch Himfeld selbst hegte ebenfalls keine großen Ambitionen, am derzeitigen Zustand seiner Ehe etwas zu ändern. Was auch immer zwischen ihnen gesagt wurde, so war diese Ambitionslosigkeit – oder vielmehr das Festhalten am Vertrauten – offenbar auf beiden Seiten stärker als das Bedürfnis, daran etwas zu ändern. Der Alltagstrott war eben doch der bequemste Weg, sein Leben außerhalb der Beziehung so zu gestalten, wie es ihm gefiel. Ob seine Frau ebensolche Gewohnheiten pflegte, war ihm dabei eigentlich egal.

Einigermaßen konzentriert, da unbeschwert, widmete er sich deshalb auch dem aufgetürmten Aktenberg auf seinem Büroschreibtisch, nur gelegentlich fiel sein Blick auf die Uhr über der Tür und er fragte sich, wann Frau Krempel wohl vom Verlag zurückkommen würde. Und als hätte er geahnt, dass dieser Tag ihm Gutes bringen würde, klopfte es gegen Mittag an seine Bürotür.

»Entschuldigen Sie, Herr Himfeld.« Ein noch jugendlich wirkender Beamter trat ein, ein verlegenes Grinsen auf dem Gesicht. »Eine junge Dame ist hier und möchte Sie sprechen. Sie lässt sich beim besten Willen nicht davon abbringen.«

Verwundert sah Himfeld von seiner Arbeit auf, als auch schon Jessica an dem Beamten vorbei durch die Tür glitt. Atemberaubender denn je zog sie sich ein Stirnband vom Kopf und wischte sie sich den Schweiß vom Gesicht. In einem wunderbar eng anliegenden Sportdress bewegte sie sich auf Himfelds Schreibtisch zu, der erstmals bemerkte, dass ihre Oberschenkel sich in der Mitte nicht berührten. Er genoss den neidvollen Blick des jungen Beamten, der sich nicht sattsehen konnte.

»Herr Himfeld, ich weiß, Sie haben sicher sehr viel zu tun und ich sollte Sie vermutlich nicht hier an Ihrem Arbeitsplatz aufsuchen, aber ich bin gerade zufällig hier vorbeigejoggt und da dachte ich ...« Sie schniefte und drehte sich zu dem Beamten um, der noch immer geifernd im Türrahmen stand. Letztlich hätte Jessica weitersprechen können, denn der junge Mann war vermutlich so sehr in seine anzüglichen Fantasien vertieft, dass er ohnehin nicht zuhörte, doch Himfeld spielte gern den rettenden Gentleman: Er räusperte sich und gab dem Beamten mit einem Wink zu verstehen, dass er nun gehen könne. Als die Tür endlich zufiel, ließ Jessica ihren falschen Tränen freien Lauf. Himfeld reichte ihr ein Taschentuch und sie bedankte sich schniefend. »Ich bin Ihnen so dankbar, dass Sie sich Zeit für mich nehmen«, leitete sie zwischen zwei Schluchzern ein. »Es ... es geht um meine Hausarbeit. Und Sie hatten gesagt, Sie könnten mir helfen.«

»Das ist richtig.« Himfeld genoss die Szene, die sich ihm gerade darbot, und er lehnte sich in seinem Bürostuhl zurück. »An welcher Stelle hakt es denn?«

»Na ja … also, eigentlich habe ich noch gar nicht angefangen. Es ist nämlich so, dass mein Freund … genauer gesagt mein Ex-Freund …« Himfeld horchte gespannt auf, während Jessica ein erneuter Tränenschwall übermannte. *Ex? Na, sieh an.*

»Ich habe mit ihm Schluss gemacht. Ich konnte seine ewige Eifersucht nicht mehr ertragen. Zum Schluss wollte er sogar, dass ich das Studium aufgebe, weil er meinen männlichen Kommilitonen gegenüber immer misstrauischer wurde. Aber ich weiß, dass ich Psychologin werden will. Ich hatte nie einen anderen Berufswunsch und ich weiß, dass ich es kann. Es ist nur so, dass … durch die Trennung bin ich wieder gezwungen, zu arbeiten und habe keine Zeit, um die Hausarbeit zu schreiben. Und nun habe ich Angst, dass ich es nicht schaffe.«

Himfeld beobachtete, wie eine kleine Träne sich mit dem Schweiß auf ihrer Wange vermischte, und musste sich eingestehen, dass er gedanklich leider abgeschweift war und somit nicht detailliert auf Jessicas Ausführungen eingehen konnte. Mit stechendem Blick, wie er ihn bei Richard Gere in *Zwielicht* abgekupfert hatte, lehnte er sich in seinem Stuhl vor. »Und wie genau kann ich dir helfen, Jessica?«

Die Tränen versiegten und Jessica legte gekonnt eine Hand auf den Schreibtisch, sodass nur noch wenige Millimeter sie von Himfelds Händen trennten. »Ich weiß auch nicht. Wie ich schon einmal sagte, erwähnte meine Freundin Irina, dass Sie … ähm … sehr verständnisvoll wären. Ich habe bereits Schwierigkeiten mit dem Aufbau der Arbeit und das Thema *Deeskalationsstrategien in Menschensansammlungen* ist unendlich spannend, doch leider auch sehr umfangreich. Es fällt mir schwer, Schwerpunkte zu setzen. Meinem Dozenten Herr Henze war das Thema bisher zu allgemein gefasst.«

Der Psychologe jubelte innerlich, wobei er nicht genau sagen konnte, von welcher Region seines Körpers das wohlige Gefühl ausging. »Ja, Irina. Eine wirklich vielversprechende Studentin. *Operative Fallanalysen*, ich erinnere mich an ihre Arbeit. Sie hatte es verdient, dass man ihr hilft. Allerdings ist Ihnen sicherlich auch bekannt, dass ich ein gewisses Risiko eingegangen bin, da Ihre Freundin eher, na sagen wir mal, marginalen Anteil an ihrer eigenen Hausarbeit hatte. Verstehen Sie mich nicht falsch, sie war in einer Notlage. Jeder braucht mal jemanden, der einem hilft. Ich möchte nur, dass Sie sich des Risikos bewusst sind.«

Endlich glitt ihre Hand in seine. »Ich wusste, dass Sie ein Mann sind, der die Gefahr nicht scheut, Herr Himfeld. Ich weiß gar nicht ...«, abrupt stand Jessica auf und setzte sich rittlings auf seinen Schreibtisch, »oder doch: Ich denke, ich weiß, wie ich Ihnen danken kann.« Schweigend ließ er einen Finger über den glänzenden Stoff ihres wohlgeformten Hinterns gleiten und Himfeld merkte die berstende Veränderung in seiner Hose. Als Jessica sich zu ihm herunterbeugte, sodass sich ihre Gesichter plötzlich ganz nah waren, ließ er seine gesamte Hand ihre Rundungen umfassen und sie hauchte: »Und ich bin Ihnen wirklich *sehr* dankbar.«

Schauer überkamen ihn, während sein konstruktives Denkvermögen stagnierte. Seine gesamte Welt spielte sich gerade in dem ab, was er zwischen seinen streichelnden Händen hielt, als es an die Tür klopfte und Jessica zügig von seinem Tisch hüpfte.

Den ganzen Vormittag hatte er auf Frau Krempels Rückkehr gewartet – warum zum Teufel erschien ausgerechnet jetzt ihr Kopf in der Tür? Himfeld merkte, wie ein Schweißtropfen über seine Stirn lief, als er so professionell wie möglich zu Jessica sagte: »Gut, ich würde sagen, Sie stellen alle Unterlagen zum Thema zusammen und melden sich bei mir, wenn Sie so weit sind.«

»Ich werde mich auf jeden Fall noch diese Woche bei Ihnen melden«, entgegnete sie etwas zerknirscht, schenkte ihm aber ein bezauberndes Lächeln und zwinkerte ihm noch schnell zu, bevor sie an Frau Krempel vorbei zur Tür herausschuschte.

»Soll ich vielleicht später ...?« Unsicher hielt seine Sekretärin einen Notizblock hoch, kaum, dass die Tür ins Schloss gefallen war.

Himfeld hätte gut noch ein paar Minuten brauchen können, um für Ruhe in seinem Körper zu sorgen, aber diese Blöße wollte er sich nicht geben. »Nein, warum? Kommen Sie her damit, ich warte schließlich schon den ganzen Tag.«

Stirnrunzelnd sah Frau Krempel auf die Uhr. Es war noch nicht mal Mittag. Sie lag deutlich vor seinen Zeitvorgaben. Himfeld schien es ebenfalls zu bemerken, denn er wies schnell auf den freien Stuhl vor seinem Schreibtisch. »Bitte, ich höre!« Aber Himfelds Bedürfnis, Recht zu behalten, ließ ihn, noch bevor Krempel etwas sagen konnte, siegesgewiss herausposaunen: »Blessing hat ihrem Verlag das fertige Manuskript schon lange vor ihrem Selbstmordversuch angeboten, nicht wahr?«

Krempel folgte seiner ersten Aufforderung und versuchte, sich zu sortieren, indem sie hastig ihre Notizen durchging. »Also, ich habe zunächst mit dem Verleger gesprochen. Und nein, es war wohl etwas anders, als Sie vermuteten, Herr Himfeld. Das Buch hat vor dem Selbstmordversuch so quasi noch gar nicht existiert, lediglich als private und zusammenhanglose Textsammlung von Frau Blessing. Sie musste nichts für die Veröffentlichung bezahlen und sie musste auch nicht nachdrücklich darum kämpfen. Ganz im Gegenteil. Ihr bester Freund ... Moment ... ein Herr Nick Siska hat das Manuskript von Frau Blessing, das zu diesem Zeitpunkt wie gesagt noch ein Zettelkonvolut war, im Verlag eingereicht, etwa zwei Wochen, nachdem sie in die Klinik eingewiesen worden war.

Aufgrund des Pressewirbels um Blessings ersten Selbstmordversuch ergriffen zwei der Lektoren umgehend die Gelegenheit und brachten das Manuskript binnen drei Monaten in Form, ohne Zustimmung von Frau Blessing. Sie hofften wohl, dass sie diese bekommen würden, sobald sie in einer besseren psychischen Verfassung war. Rechtlich also alles höchst fragwürdig. Einen Monat verwehrte Frau Blessing die Freigabe zur Veröffentlichung, bis sie letztlich doch zustimmte und das Buch quasi über Nacht zu einer – ich zitiere: ›Bibel für selbstzerstörerische Narzissten und zu einer Goldgrube für den Verlag‹ wurde.«

Himfeld grinste angesichts dieser Formulierung, in Gedanken war er jedoch immer noch halb bei Jessicas Gesäß. »Hat das der Verleger so formuliert?«

»Nein, das war der Pressesprecher, scheinbar kein großer Fan von Blessings Buch. Mit ihm hatte ich kurz geredet, als ich auf den Verleger gewartet habe. Der erklärte, dass er sich anfangs ärgerte, dass Frau Blessing grundsätzlich jede Presse- und Öffentlichkeitsarbeit ablehnte. Es hätte den Gewinn noch um ein Vielfaches in die Höhe getrieben, aber sie weigerte sich strikt, Interviews zu geben, Lesungen zu halten oder in irgendeiner anderen Form an die Öffentlichkeit zu treten. Letztendlich hat aber wiederum genau das einen Großteil des ungewöhnlich lang anhaltenden Erfolges ausgemacht.«

Himfeld starrte an die Decke und bemühte sich, mit nachlassendem Druck in der Hose, den Ausführungen seiner Sekretärin aufmerksamer zu folgen. »Hat er gesagt, was Eva Blessing trotz anfänglichen Widerstandes schließlich dazu bewegt hat, der Veröffentlichung zuzustimmen?«

Frau Krempel zuckte mit den Schultern. »Der Verleger sei dem Rat von Herrn Siska gefolgt. Frau Blessing brauchte Geld. Offensichtlich sehr dringend und nicht gerade wenig. Möglicherweise hatte sie Schulden, da ist jeder Euro wertvoll.

Darum zog vermutlich der Klassiker bei ihr: Man machte ihr ein Angebot, das sie nicht ablehnen konnte.« Sie gestattete sich ein kleines Schmunzeln angesichts ihrer kleinen Filmreferenz, das jedoch sofort erstarb, als Himfeld es nicht erwiderte.

»Aha«, murmelte der Psychologe. *Geldsorgen sind natürlich auch immer ein plausibles Handlungsmotiv.* Er musste also seine These um diesen Aspekt erweitern. »Langsam ergibt alles Sinn. Lassen Sie mich raten. Frau Blessing ist mal wieder pleite und hat auf dem Dach eine Promoaktion gestartet, weil sie ein weiteres Buch veröffentlichen wird.«

Frau Krempels Mimik arbeitete, während sie ihren Vorgesetzten betrachtete. »Das weiß ich nicht. Aber Fakt ist, dass Blessings Verlag wegen der neuesten Ereignisse bereits angefragt hat, ob sie ein weiteres Buch machen könne. Sie hat abgelehnt.«

»Vielleicht war der gebotene Betrag nicht hoch genug?«, mutmaßte Himfeld.

»Also, in meinen Verhältnissen ausgedrückt: Richtig angelegt würde es reichen, um eine ganze Weile ein entspanntes Dasein zu fristen. Wenn Sie mich fragen, gäbe es nur sehr wenige Menschen, die so ein Angebot abgelehnt hätten.«

Herablassend winkte er ab. »Ich habe Sie aber nicht gefragt. Was haben Sie sonst noch herausbekommen? Irgendwelche Skandale? Atypische Verhaltensweisen? Dramen?«

»Nein.« Krempels Zopf schwang synchron zu ihrem Kopfschütteln hin und her. »Sie scheint recht beliebt gewesen zu sein, nicht unbedingt Everybody's Darling, aber keine auffälligen Macken, Launen, Verspätungen oder Ähnliches. Eine ganz normale Angestellte mit erstaunlich wenig Fehltagen, die nur auf die Zeit ihres Psychiatrieaufenthaltes fielen. Ansonsten war sie nicht einen Tag krank. Sie ließ sich sogar des Öfteren ihren Urlaub auszahlen, anstatt ihn zu nehmen.«

Beim Geld müssen wir also schauen, dachte Himfeld diesmal nur für sich. *Da scheint irgendwo ein Haken zu sein*. Aber darüber würde er nachdenken, wenn er sich von Jessicas Auftritt erholt hatte. »Nun, Frau Krempel, das war ja ganz ordentlich. Lassen Sie die Unterlagen bitte hier. Und bringen Sie mir einen Kaffee.«

Krempel sah ihn lange an. Es war offensichtlich, dass sie auf ein Wort des Dankes wartete, doch Himfeld wandte seine Aufmerksamkeit stattdessen einigen Unterlagen zu.

»Ist noch was?« Er sah von seiner Akte auf.

»Äh nein«, endlich erwachte die Sekretärin aus ihrer Lethargie und schrak angesichts seiner harschen Worte auf, »der Kaffee kommt sofort.«

Gönnerhaft nickte er ihr zu und sie verließ gewohnt schlurfend das Büro.

Eine halbe Stunde später überlegte Himfeld noch immer, ob es nicht besser wäre, seine Bürotür zu verschließen und sich mithilfe eines kleinen Filmchens selbst Erleichterung zu verschaffen. Sein Blick fiel auf den Computer, der in der hintersten Ecke seines Schreibtisches stand und von Papierstapeln überwuchert wurde. Er hasste das Ding. Es machte nie, was er wollte. Außerdem war es für sein aktuelles Vorhaben zu riskant. Aber irgendetwas musste er tun. Jessicas Aufmachung hatte volle Wirkung gezeigt und es schien ihm nahezu unmöglich, sich auf die Arbeit zu konzentrieren. Wie konnte man nach dem Sport so verdammt sexy aussehen? Vielleicht hatte sie ihm ja bereits einen Terminvorschlag geschickt? Eilig zog er sein Handy aus der Tasche. Nur eine Nachricht von Ilona: »Denk an das Essen mit den Rebmanns morgen. Heute Abend gibt es Kohlrouladen.«

»Herrgott«, nuschelte Himfeld verärgert in sich hinein und registrierte umgehend die sich anbahnende Flaute in der

Hose, »ich denke an nichts anderes als das Essen mit den Rebmanns. Mann, Mann, Mann.«

Schnell öffnete er Google, gab einige Stichworte ein und binnen einer halben Sekunde lachte ihn unter den Suchergebnissen eine Seite an, die er bereits mehrfach besucht hatte, obgleich er genau genommen eher ein Fan von den guten altmodischen Zeitschriften war. Seinen Computer nutzte er nur, wenn es sein musste, da dieser sich oft seinen Befehlen verweigerte. Himfeld war ein Papiermensch durch und durch, doch zur Not frisst der Teufel bekanntlich Fliegen, also ... Ein Blick auf die Uhr verriet ihm, dass die Mehrzahl seiner Kollegen Mittag machte und die anderen hatten dementsprechend viel zu tun. Nach einem kurzen Zögern fuhr er mit dem Finger auf die Youporn-Adresse und klickte darauf. Als die Seite zu laden begann, stand er zügig auf und ging zur Tür, um sie zu verschließen.

Der Schreck traf ihn daher völlig unerwartet, als Einsatzleiter Fenske atemlos in sein Büro gestürmt kam. Fast wäre ihm das Handy aus der Hand gefallen. Während Himfeld noch eilig auf seinem Smartphone herumdrückte, bevor das Gestöhne begann, knallte Fenske ihm einen Brief auf den Schreibtisch. »Da ist es, Hein!« Seine Wangen färbten sich vor Aufregung rot.

»Ähm, grüß dich, Frank.« Auch Himfeld lief feuerrot an, allerdings aus einem anderen Grund. Schnell schaltete er sein Handy komplett aus.

»Mensch, nun hör doch mal auf, mit deinem Handy rumzuspielen«, fuhr Fenske ihn überdreht an, nahm den Brief wieder vom Schreibtisch und hielt ihn hoch in die Luft. »Wohl dem, der über eine gute Rechtsabteilung verfügt. Du darfst zu ihr.«

Himfeld kämpfte noch immer mit seiner inneren Erregung und hoffte nur, Fenske würde den Raum so schnell wie möglich wieder verlassen. »Das ist wirklich prima, Frank. Ich schau mir das Schreiben später an. Wollte eigentlich gerade Mittag machen.«

Fenskes freudige Miene versteinerte sich. »*Prima*? Du findest das *prima*? Sag mal, hast du Fieber oder so? Hast du gehört, was ich gerade gesagt habe? Ich habe hier die offizielle Erlaubnis, Eva Blessing zu verhören. Natürlich nur in Bezug auf diesen Affenarsch Werding. Ihre eigenen Ambitionen gehen uns nichts an. Aber jetzt hast du endlich die Chance, Klarheit in die Sache zu bringen. Scheiße, Hein, mach es richtig und du wirst der Gott für die Medien sein. Räum endlich auf mit diesem Hexenhokuspokus.«

Himfelds Stimmung änderte sich schlagartig. »Du machst Witze!« Ungläubig deutete er auf den Brief und Fenskes Strahlen erblühte von Neuem.

»Jawohl, so sieht das aus. Natürlich wurde Frau Blessing nahegelegt, einen Anwalt hinzuzuziehen, damit wir nicht übers Ziel hinausschießen. Du solltest also auf so'n blutsaugenden Rechtsverdreher gefasst sein. Das Übliche eben.«

Vergessen war jegliche Scham, Erregung und was ihm sonst noch so an Gefühlsregungen widerfahren war binnen der letzten 24 Stunden.

»Hat Robeski also endlich zugestimmt?«

Fenske schüttelte den Kopf. »Nee, der liebe Herr Professor blieb bis zur letzten Instanz stur. Aber gesetzliche Anordnung ist eben gesetzliche Anordnung.«

»Wann?«, brachte Himfeld nur noch hervor, bemüht, seine Aufregung zu verbergen.

Fenske sah auf die Uhr. »Wie lange brauchst du, um dich vorzubereiten?«

Verächtlich schnaubte Himfeld und klopfte dem Einsatzleiter freundschaftlich auf die Schulter.

Himfelds aktuelle Gefühlslage ließ sich wohl nur mit dem Wort Genugtuung beschreiben, als er erhobenen Hauptes an Robeski vorüberschritt, sich zum Gruß mit dem Finger kurz an die Stirn tippte und sich keine Mühe gab, das breite Grinsen auf seinem Gesicht zu verstecken. Es ärgerte ihn nicht einmal, dass es Robeski scheinbar nicht tangierte. Ausdruckslos führte er Himfeld durch die langen Gänge der Nervenklinik, bis er stehen blieb und mit einer auffordernden Geste auf eine der Türen deutete. Wenn es ihn ärgerte, dass Himfeld seinen Willen bekommen hatte, so ließ er es sich tatsächlich nicht im Geringsten anmerken. Himfeld hingegen wollte den Moment noch ein wenig auskosten, sah auf seine Armbanduhr und erkundigte sich, ob Frau Blessings Anwalt bereits anwesend sei.

»Sie verzichtet auf die Anwesenheit eines Anwalts, Herr Himfeld.«

»Ach, tatsächlich?« So viel Glück konnte man doch gar nicht haben. *Man nicht*, korrigierte Himfeld sich in Gedanken selbstgefällig, *ich schon*.

»Ja, tatsächlich«, bestätigte Robeski trocken. »Sie sagte, es wäre nicht notwendig, da sie sich in Bezug auf Herrn Werding nichts habe zuschulden kommen lassen. Und nur darum geht es ja wohl, nicht wahr?«

Gemessen an Robeskis üblicherweise eher monotonen Stimmlage klang der letzte Satz beinahe wie eine Drohung. Jovial lächelte Himfeld ihn an und nickte. »Natürlich, Herr Ro– Entschuldigung, ich meinte: Herr *Professor* Robeski.« Himfelds unbändige Schadenfreude konnte Robeski unmöglich entgangen sein, dennoch verharrte dieser in stoischer Ruhe. Er nickte lange und gedehnt, bevor er die Hand an den Türgriff legte. Völlig unerwartet sah Robeski Himfeld intensiv an.

»Denken Sie an meine gestrigen Worte, Herr Himfeld. Und überlegen Sie sich gut, was Sie fragen. Seien Sie ein Profi und richten Sie Ihre Fragen nicht nach dem aus, was Sie persönlich wissen wollen, sondern was Sie für die Akten wissen *müssen.*«

Ein klein wenig brachte Robeskis eindringlicher Appell den Psychologen tatsächlich ins Wanken. *Blödsinn*, dachte er und straffte sich, *er ist nur ein schlechter Verlierer.*

Robeski schien keine Entgegnung zu erwarten, denn er öffnete die Tür und bedeutete Himfeld einzutreten.

Und dort stand Himfeld dann. In einem spärlich eingerichteten Raum mit weißen und mintfarbenen Wänden, zwei obligatorischen Claude-Monet-Reproduktionen, lichtdurchflutet von vier großen, aber vergitterten Fenstern und der Person, die ihn seit Tagen nicht losließ. Deren Geschichte ihn viel mehr interessierte, als er sich selbst eingestehen konnte. Da saß der Grund, weshalb er sich seit Tagen so merkwürdig verhielt. Und nun, da Himfeld sie erstmals richtig betrachten konnte, glaubte er es noch viel weniger als zuvor, dass dieser Mensch für derart viel Aufsehen sorgen konnte. Langsam ging er auf den Tisch zu, hinter dem die Auslöserin einer Massenhysterie von Möchtegern-Borderlinern saß.

Kaum zu glauben. Eva Blessing wirkte viel kleiner und schmaler, als Himfeld sie in Erinnerung hatte. In einfachen Shorts und einem weiten Shirt saß sie im Schneidersitz auf dem Stuhl am Besprechungstisch und sah aus dem Fenster zu ihrer Rechten. Erst beim Anblick ihrer sommerlichen Kleidung registrierte Himfeld, wie überheizt der Raum war, und öffnete seinen Mantel. Blessings dunkelbraune Haare waren notdürftig hochgesteckt, nur ein paar widerspenstige Kringel hatten sich darüber hinweggesetzt. Mit einem davon spielte versonnen ihr Zeigefinger.

Nein, sie entsprach wirklich nicht Himfelds Vorstellung von einem Männertraum, der Massen bewegen konnte.

Mitten in dieser Überlegung drehte sie ihren Kopf in seine Richtung, sah ihn direkt an. Himfelds Atem stockte eine beklemmende, peinliche Sekunde lang. Fast hatte er diese stahlgrauen Augen vergessen. Er wusste nicht mal, ob er sie als schön bezeichnen würde. Sie waren zu beängstigend, um schön zu sein, aber wiederum auch zu schön, um ihn zu ängstigen. *Herrje, was sind das nur für Gedanken?*, wies er sich unwirsch zurecht und legte Mantel und Aktentasche ab. Frau Blessing stand auf. Trotz dieser höflichen Geste spürte er, dass sie ihm nicht gerne die Hand geben wollte, also beließen sie es bei einer kurzen gemurmelten Begrüßung und setzten sich wieder.

»Frau Blessing, mein Name ist Heinrich Himfeld. Ich bin Polizeipsychologe.« Er stoppte und kramte nach seinem Dienstausweis.

»Ich weiß, wer Sie sind«, erwiderte Blessing. »Was macht die Erkältung?«

»Die ...?« Himfelds suchende Hand hielt mitten in der Bewegung inne. Fragend sah er sie einen Moment an, dann fiel der Groschen. Er versuchte das, was Eva Blessing ihm mit dieser einfachen Antwort über sich verraten hatte, richtig einzuordnen, und die merkwürdigenden Empfindungen, die sie in ihm auslöste, zu verdrängen. Es war unüblich, dass sich potenzielle Selbstmörder nach dem Wohl anderer erkundigten, und erstaunlich, dass sie sich überhaupt gemerkt hatte, dass er erkältet war.

»Es wird besser. Danke der Nachfrage.« Himfeld holte seine Notizen aus der Tasche und ordnete sie vor sich, während er sich vorsichtshalber rückversicherte: »Sie wurden in Kenntnis gesetzt, dass Sie das Recht auf einen Anwalt haben?«

»Wurde ich.«

Er nickte. »Sie können auch während Ihrer Aussage jederzeit von Ihrem Schweigerecht Gebrauch machen und einen Anwalt hinzuziehen.«

Schweigen. Normalerweise hätte er Schweigen als Zustimmung interpretiert, aber da er sich selbst bei dieser Frau, diesem Fall nicht ganz vertrauen konnte, räusperte er sich und hob fragend eine Augenbraue.

»Das ist mir bewusst, Herr Himfeld«, entgegnete sie ihm, als sie verstand.

»Gut, Frau Blessing. Ich habe einige Fragen an Sie und hoffe sehr, dass Sie mir weiterhelfen können. Es geht um den Fall Rainer Werding, der uns mehr als nur ein paar Rätsel aufgibt«, leitete Himfeld ein. Seine Taktik war folgende: Er würde ihr das Gefühl geben, sie ernst zu nehmen, indem er sie um Hilfe bat, tat, als ob nicht nur er, sondern der gesamte Polizeiapparat ohne ihre Hilfe aufgeschmissen wäre. Himfeld stellte ein Diktiergerät auf den Tisch und schaltete es ein. »Ich würde unser Gespräch gerne aufnehmen. Bitte sagen Sie mir, ob Sie damit einverstanden sind.«

»Ich bin damit einverstanden«, stimmte Blessing zu, ohne ihre Position zu ändern. Die meisten Menschen beugten sich reflexartig zu dem Aufnahmegerät vor, vor allem, wenn sie aufgeregt waren. Eva Blessing hingegen blieb mit dem Rücken an die Lehne gedrückt sitzen, winkelte lediglich die Beine vor dem Oberkörper an und umschlang sie mit den Armen.

Eine kleine Barrierenbauerin, merkte der Psychologe im Hinterkopf vor. »Also, wie Sie wissen, geht es um die Ereignisse am Morgen des 3. März, als Rainer Werding beim Sturz von seinem eigenen Balkon ums Leben kam. Sie waren nach unserem Kenntnisstand die Letzte, die mit ihm gesprochen hat. Warum befanden Sie sich an diesem Tag auf dem Dach des Hochhauses gegenüber?«

»Ich bin morgens aufgewacht, hatte eine gute Idee und wollte sie dort umsetzen«, antwortete Blessing ihm geradeheraus.

»Sie hatten eine gute Idee?«, hakte Himfeld nach, unfähig, die Ironie vollständig hinter einer fachmännischen Miene zu verbergen.

Nicken.

»Frau Blessing, Sie waren im Begriff, sich über elf Stockwerke in die Tiefe zu ...«

»Zwölf«, unterbrach sie ihn.

»Wie bitte?«

»Es waren zwölf Stockwerke.« Sie deutete auf seine Akte. »Vielleicht sollten Sie das der Ordnung halber berichtigen.«

Nach einem kurzen Zögern ignorierte er ihre Korrektur, widmete sich stattdessen ihrer skurrilen Formulierung. »Sie wollten sich über zwölf Stockwerke in die Tiefe stürzen, was unweigerlich den Tod zur Folge gehabt hätte, Frau Blessing. Halten Sie das noch immer für ›eine gute Idee‹?«

Frau Blessing sah aus, als würde sie ernsthaft über diese Frage nachdenken, bis sie noch immer grübelnd von sich gab: »Es ist eine gute Idee, wenn man seinem Leben endgültig ein Ende setzen will.« Sie überlegte noch einmal, dann wandte sie sich wieder Himfeld zu und ergänzte mit fester Stimme: »Ansonsten würde ich davon abraten.«

In Himfelds Kopf rotierten die Gedanken. Er war unschlüssig, ob er sich verkaspert, interessiert oder amüsiert fühlen sollte. Prinzipiell war ihre Antwort logisch. Sie wirkte nur so eigenartig, weil Eva Blessing die emotionale Komponente dieser Angelegenheit komplett umging. Ein äußerst atypisches Verhaltensmuster, insbesondere bei Frauen. Er musste spezifischer vorgehen. »Hielten Sie das für die Lösung Ihrer Probleme?«

»Welche Probleme?«, entgegnete sie derart verständnislos, dass er es ihr einen Moment lang sogar abkaufte.

»Sie müssen schließlich einen Grund für Ihr Vorhaben gehabt haben.«

»Muss ich das?«

Himfeld atmete einmal tief durch und beobachtete sie eine Weile schweigend, bevor er tonlos erläuterte: »Frau Blessing, ein Mensch, der in der Blüte seines Lebens steht und ernsthaft in Erwägung zieht, sich von einem Hochhaus zu stürzen, muss einen triftigen Grund dafür haben.«

Blessing veränderte ihre Sitzposition. Sie ließ ihre Beinbarrikade fallen, stattdessen saß sie nun im Schneidersitz auf dem Stuhl. Erneut ließ sie ihren Blick aus dem Fenster schweifen und kaute an dem Nagel ihres Daumens. *Na, ist das dein Ventil, um mit der Anspannung fertigzuwerden?*, sinnierte er automatisch, während es ihm nur mit Mühe gelang, seine Ungeduld zu unterdrücken. Da hatte er so lange gebraucht, um endlich mit ihr reden zu können, und nun fühlte er sich wie ein Dilettant. Es fiel ihm schwer, einzuschätzen, ob Eva Blessing noch offen für seine Ansprache war oder gedanklich bereits abgeschweift war.

Er räusperte sich geräuschvoll und versuchte, den Faden wieder aufzunehmen. »Oder meinen Sie nicht?«

Sie reagierte verzögert auf seine Worte. Einen Moment noch starrte sie aus dem Fenster, dann erst schien in ihrem Kopf anzukommen, was Himfeld gesagt hatte. Endlich konnte sie sich von dem losreißen, was sie ihm Fenster beobachtet hatte, und sah Himfeld an. Ihr Blick wirkte keinesfalls abgeneigt, nur leider schien er auch nicht gerade vor Interesse zu glühen, als sie achselzuckend von ihrem Daumennagel abließ und mit beiden Händen auf Himfeld zeigte. »Keine Ahnung, ich kenne nicht besonders viele Selbstmörder. Sie sind der Experte.«

An Letzterem zweifelte Himfeld gerade ganz gewaltig. Und er sah seine beruflichen Selbstzweifel bestätigt, als Eva Blessing hinzufügte: »Und darum möchten Sie jetzt bestimmt auch Ihrem eigentlichen Anliegen nachkommen: den Tod von Herrn Werding aufzuklären.«

Es kostete den Psychologen einige Mühe, seinen aufsteigenden Unmut zurückzuhalten. Er ärgerte sich über Blessings merkwürdiges, absolut anormales Verhalten, aber am meisten ärgerte Himfeld sich über sich selbst: Anstatt die Befragung auf den Fall Werding zu beschränken, hatte er seine Neugier siegen lassen und das Mysterium Eva Blessing aufklären wollen – das hatte er nun davon. Robeskis Worte hallten in seinem Kopf nach: *Seien Sie ein Profi und richten Sie Ihre Fragen nicht danach aus, was Sie persönlich wissen wollen, sondern was Sie für die Akten wissen müssen.*

Um eine reglose Miene bemüht, besann er sich seines Auftrags. »Sie standen also auf dem Dach eines Hochhauses gegenüber von Herrn Werdings Balkon. Kannten Sie Herrn Werding persönlich oder durch Hörensagen?«

»Nein.«

»Weder persönlich noch durch Hörensagen?«, hakte Himfeld nach.

»Richtig.«

»Haben Sie ihn zuvor schon einmal irgendwo gesehen?«

»Nein.«

»Haben Sie je etwas über ihn gehört, von anderen Personen zum Beispiel?«

»Das hat doch Ihre Frage nach dem Hörensagen bereits eingeschlossen, und die habe ich Ihnen beantwortet.« Himfeld hob nur eine Augenbraue an. Er musste wohl einschüchternder ausgesehen haben, als er gedacht hatte, denn kurz darauf präzisierte Blessing: »Wie gesagt, nein.«

»Wann ist er Ihnen an jenem Morgen erstmals aufgefallen?«

»Die genaue Uhrzeit weiß ich nicht. Es war irgendwann, kurz nachdem Sie angefangen hatten, ins Megafon zu husten.«

Warum nur fühlte er sich ständig vorgeführt von dieser Frau? Himfeld atmete tief durch und fuhr fort: »Hat er Kontakt zu Ihnen aufgenommen?«

»Nein. Ich fühlte mich irgendwie beobachtet, während ich in mein Buch schrieb, und als ich aufblickte, sah ich Herrn Werding auf seinem Balkon. Als er bemerkte, dass ich ihn gesehen hatte, versuchte er, sich schnell hinter der Balkontrennwand zu verstecken.«

»Offensichtlich nicht schnell genug«, merkte Himfeld an.

»Er war nicht gerade als agil zu bezeichnen«, bestätigte sie nüchtern, was bei Himfeld einen Anflug von Belustigung auslöste.

»Was passierte dann?«

»Ich fragte ihn nach einer Zigarette.«

»Hat er sie Ihnen gegeben?«

»Nicht sofort. Er hat erst so getan, als würde er mich nicht hören oder als wäre er nicht da.«

»Wie sind Sie trotzdem ins Gespräch gekommen?«

»Ich machte ihm klar, dass es keinen Sinn hätte, sich zu verstecken, da ich ihn schon gesehen hätte. Als Beweis beschrieb ich ihm sein Erscheinungsbild.«

Als Himfeld sich an das wenig attraktive Äußere von Werding erinnerte, verzerrte sich seine Miene etwas. »Und wie haben Sie sein Äußeres beschrieben?«

Leicht fragend zuckte Blessing die Achseln. »Na, so, wie es eben war. Unrasiert, verschmutzter Feinripplook und sehr fett.«

Himfelds Gesicht verzerrte sich noch mehr und er kam nicht umhin, sich mit der Hand einige Male über die Stirn zu streichen, auf der sich vor Anstrengung, das Lachen zurückzuhalten, Schweißtropfen gebildet hatten. »Und daraufhin ist er vom Balkon gesprungen?«

»Nein.« Wieder dieser fragende Unterton. »Warum sollte er?«

»Weil es mit Sicherheit sehr verletzend ist, auf diese Weise beschrieben zu werden.«

»Er muss doch gewusst haben, wie er aussieht. Wie hätte ich ihn anders beschreiben können? Ich hatte nicht vorgehabt, jemanden zu verletzen.«

»Was hatten Sie denn vor?«, konterte Himfeld blitzschnell.

Während sie einmal tief durchatmete, wechselte Blessing erneut ihre Position auf dem Stuhl in eine andere unbequem aussehende Pose: ein Bein angewinkelt unter den Po geschoben, das andere senkrecht angewinkelt, um ihr Kinn darauf abzulegen, während die Hände den Fuß umfassten. »Ich wollte nur eine Zigarette von ihm, mehr nicht.«

»Hat er Ihnen schließlich eine Zigarette gegeben?«

Sie nickte.

»Und darüber sind Sie ins Gespräch gekommen?«

»Gespräch würde ich es nicht nennen. Ich wollte in Ruhe schreiben, aber er fing plötzlich an, irgendein wirres Zeug zu quatschen.«

»Können Sie das wirre Zeug etwas näher erläutern?«

Blessing blickte schräg nach oben an die Decke, als versuchte sie, sich zu erinnern. »So ähnlich abgedroschene Phrasen, wie Sie sie immer zu mir hoch gebrüllt haben. Dass es sich zu leben lohnt et cetera. Klang wenig authentisch, als hätte er es mal in einem schlechten Film gehört und nun versucht, den heroischen Hauptdarsteller nachzuahmen. Sehr kläglich und abgedroschen. Dagegen waren Ihre Aussagen nahezu einfallsreich.« Sie sagte es, als wäre es tatsächlich als Kompliment gemeint, und langsam ebbte Himfelds Wut ab. Nicht, weil er es wirklich als Kompliment aufgefasst hatte, sondern weil ihn ihre merkwürdige Art irgendwie amüsierte. Hatte er anfangs noch gedacht, sie wolle ihn provozieren oder gar beleidigen, kam er nach und nach dahinter, dass Eva Blessing ihm merkwürdig wertfrei gegenüberstand. Noch nicht einmal die beinahe alltägliche Abneigung, die er sonst als Polizist bei Befragungen erfuhr, brachte sie ihm entgegen. Himfeld war ihr einfach egal.

Ein Grinsen unterdrückend, nickte Himfeld. »Und dass Sie für solche Ansprachen wenig empfänglich sind, brauchen wir an dieser Stelle wohl nicht mehr zu thematisieren. Haben Sie Werding ignoriert oder in die Schranken gewiesen?«

»Sowohl als auch. Ich habe versucht, ihn zu ignorieren, aber das war gar nicht so einfach, da ihn aus irgendeinem Grund der Ehrgeiz gepackt hatte und er ziemlich hartnäckig wurde. Ich habe ihn mehrmals wissen lassen, dass ich an Konversation nicht interessiert bin und gern meine Ruhe hätte.«

»Ist Herr Werding gesprungen, weil Sie ihn zurückgewiesen haben?«

»Nein.« Blessings Blick machte deutlich, wie weit er danebenlag. »Plötzlich wollte er wissen, warum ich springen will.«

»Wundert Sie das?«

»Ganz und gar nicht. Aber er konnte nicht akzeptieren, dass ich es ihm nicht sagen wollte.«

»Und ich nehme an, Sie haben ihm das nicht gerade behutsam mitgeteilt?«

Konzentriert zog Blessing die Augenbrauen zusammen. »Wie meinen Sie das?«

»Sie verwenden ungewöhnlich deutliche Worte. So deutlich, dass sie verletzend sein können. Dazu kommt noch Ihr Männerhass, der …«

Erstmals ließ Blessing ihre Füße auf den Boden sinken, als sie sich aufrichtig überrascht zu Himfeld vorbeugte. Das erste Anzeichen von Interesse während ihres Gesprächs. »Mein … *was*?«

Es war schön, wenigstens einen Hauch von Betroffenheit bei ihr erkennen zu können. »Ihr Männerhass, Frau Blessing. Ich vermute, dass Sie vieles an Herrn Werding ausgelassen haben, was sich schon lange bei Ihnen aufgestaut hatte.«

Verblüfft lehnte sie sich wieder in ihrem Stuhl zurück. »Wie um alles in der Welt kommen Sie darauf, dass ich einen Männerhass haben könnte?«

Nun war es Himfeld, der sich, ohne es überhaupt zu bemerken, nach vorne lehnte. Er zückte seine Notizen, um die nachfolgende Passage aus Blessings Buch zu zitieren: »*Ich habe heute wieder zu viel mit mir selbst geredet. Alles synthetische Worte – wie deine. Ich kann nur noch in deinen Worten sprechen, deine Gedanken denken. Die Verantwortung für dein Leben hat zu viel Raum eingenommen, als dass noch Platz für* mich *wäre. Ich sehe unsere Beziehung wie ein wenig unterhaltsames Fernsehprogramm, eine Sendung, die man ewig schaut, weil die Energie fehlt, umzuschalten und wegen der Gewissheit, dass auf den anderen Kanälen, die du noch zu bieten hast, auch nichts Besseres läuft. Ich frage mich, warum deine manipulative Stille noch immer Wirkung erzielt, obwohl ich sie doch längst durchschaut habe. Ich versuche, mich an ein Leben ohne dich,* mein *Leben zu erinnern, das längst hinter dem Spiegel liegt, in dem ich immer nur dein Gesicht sehe, wenn ich hineinschaue. Und ich frage mich, ob ich nicht endlich loslassen soll und mein Leben als deines akzeptiere.*«

Himfeld ließ Blessings Worte einen Augenblick auf sie wirken, ohne eine große Veränderung in ihrer Mimik feststellen zu können. Es fiel ihm nicht schwer, Mitgefühl vorzuheucheln, das hatte er sich jahrelang antrainiert. »Klingt nach einer äußerst unschönen Beziehung.«

Schweigen.

»Sie müssen mir darauf keine Antwort geben«, bestätigte er ihr Schweigen einfühlsam, um wieder Vertrauen aufzubauen. Viel wichtiger war es Himfeld jedoch, wieder die Oberhand im Gespräch zu gewinnen. Und er wähnte sich auf der Zielgeraden.

Gleich darauf allerdings wurde er eines Besseren belehrt. »Ich *kann* Ihnen darauf keine Antwort geben, Herr Himfeld. Sie haben keine Frage gestellt.«

Eva Blessing war von ihren eigenen Worten ganz offensichtlich weitaus weniger bewegt als Himfeld. Dennoch musste er ihr zugestehen, dass sie recht hatte. Ohne Frage keine Antwort. »Bezieht sich dieser Text auf eine gescheiterte Beziehung?«

»Bei dieser Auffassungsgabe wundert es mich nicht, dass Sie bei der Polizei gelandet sind«, merkte Blessing trocken an und deutete fragend auf ihr Päckchen Zigaretten, das zwischen ihnen auf dem Tisch lag. Gönnerhaft nickte Himfeld. Eigentlich war ihm selbst gerade nach Rauchen zumute, aber das wäre unangemessen gewesen. Ein dünner Rauchfaden durchzog den Raum, während Eva Blessing nun beide Beine eng an den Körper zog. »Es ist zwar schwer zu glauben, weil ich mich gerade in der Klapse befinde, aber ich bin nicht bescheuert, Herr Himfeld. Was ich damals geschrieben habe, bezog sich auf *eine* Person, nicht auf die gesamte Männerwelt. So klar bin ich noch, dass ich das trennen kann. Also vergeuden Sie nicht Ihre Zeit, indem Sie dem Motiv Männerhass hinterherjagen. Genau genommen habe ich Ihnen die Antwort auf Ihre Frage, warum ich und somit auch Herr Werding springen wollte, bereits gegeben.«

Trotz einer gewissen Enttäuschung, nichts Genaueres über die Buchpassage erfahren zu haben, blieb Himfeld professionell. »Helfen Sie mir auf die Sprünge. Ich habe noch keinen erkennbaren Ansatz gefunden, warum Herr Werding vom Balkon sprang.«

»Er hat so lange genervt, bis ich ihm gesagt habe, warum ich springen möchte.«

Beidseitiges Schweigen, während Himfeld gebannt Blessing ansah, die ihrerseits hingegen wirkte, als sei sie bereits an das Ende ihrer Ausführungen gelangt.

»Er setzte seinem Leben ein Ende, nachdem Sie ihm den Grund genannt haben, warum Sie es tun wollten?«, fragte Himfeld gedehnt.

»Ganz genau«, bestätigte Blessing, führte die Zigarette zum Mund, überlegte es sich dann anders und ergänzte stattdessen: »Glauben Sie mir, ich habe ihm deutlich gesagt, dass es besser ist, wenn er es nicht weiß. Aber er hat darauf bestanden. Er war nahezu besessen von dem Wunsch, es zu erfahren.«

Himfeld starrte sie noch immer an. »Frau Blessing, Herr Werding ist also Ihrer Meinung nach vom Dach gesprungen aufgrund dessen, was sie selbst dazu bewegt hat, springen zu wollen, verstehe ich das richtig? Ein Mensch, den Sie nicht kannten, der Sie nicht kannte, hatte also zufällig genau den gleichen Trigger, der gedrückt werden musste, um seinem Leben ein Ende zu setzen? Das klingt mehr als unwahrscheinlich. Glauben Sie das wirklich oder möchten Sie es mich nur glauben machen? Vielleicht haben Sie auch nur Angst, mir Ihre Beobachtungen mitzuteilen? Werden Sie bedroht oder erpresst? Vielleicht stand ja noch eine andere Person auf dem Balkon, die Herrn Werding gestoßen hat?«

Blessing richtete sich auf. Ruhig, aber nachdrücklich sagte sie: »Ich sage Ihnen, was passiert ist, Herr Himfeld. Herr Werding wollte unbedingt erfahren, warum ich mich umbringen will. Ich habe ihn mehrfach gewarnt, letztlich nachgegeben und es ihm gesagt. Kurz darauf war er nur noch ein Fleck auf dem Asphalt. Und nein, er wurde nicht gestoßen.«

Angespannt ließ Himfeld sich gegen die Rückenlehne sinken, ohne sein Gegenüber aus den Augen zu lassen. Nachdenklich spielte er mit seinem Kugelschreiber. »Das ist etwas schwer nachzuvollziehen.«

Unbeeindruckt zuckte Blessing die Achseln und machte eine Handbewegung, als ob sie ihm den metaphorischen Ball zurückspielen würde. »Ihre Entscheidung.«

Nach einem kurzen Zögern schnalzte Himfeld bedauernd mit der Zunge. Er wusste, dass er so nicht weiterkam.

Deswegen fing er seelenruhig an, seine Sachen zusammenzupacken. Vielleicht half es, wenn er ihr seine Aufmerksamkeit entzog. »Gut möglich, dass ich Sie noch öfter belästigen muss, Frau Blessing. Aber ich muss die Wahrheit kennen.«

»Sie kennen die Wahrheit.«

Träge lächelte er in sich hinein, sah sie aber nicht an. »Die richtige Wahrheit, meine ich.«

»Es gibt nur die eine.«

Wie Inspektor Columbo aus der uralten Krimiserie, der nach Verlassen eines Raumes immer noch einmal zurückkam, um eine entscheidende Frage zu stellen, setzte auch Himfeld zu einem letzten Versuch an. »Dann sagen Sie mir, was Sie ihm gesagt haben. Sagen Sie mir, warum Sie springen wollten.«

Die Beine wieder wie zu einer Barriere angezogen, sah sie dem Psychologen fest in die Augen. »Das kann ich nicht.«

Wenig überrascht blickte Himfeld sie an. Er glaubte nicht eine Minute daran, dass Worte – Worte! – Rainer Werding dazu gebracht hatten, sich in den Tod zu stürzen. Auch nicht, wenn sie so drastisch und schonungslos ehrlich waren wie die von Eva Blessing. »Ach nein? Und warum nicht?«

Die eisigen grauen Augen, mit denen Blessing ihn ansah, ließen alles in seinem Inneren gefrieren, als sie leise und kehlig antwortete: »Sie haben doch gesehen, was passiert, wenn ich es ausspreche.« Unbemerkt schüttelte Himfeld den kalten Schauer von sich ab und verspürte plötzlich den Drang nach frischer Luft. »Wenn Sie dabei bleiben, kann ich jetzt genauso gut gehen.« Blessing drückte ihre Zigarette im Aschenbecher aus, stand auf und ging an Himfeld vorbei, jederzeit darauf bedacht, einen möglichst großen Abstand zu ihm beizubehalten. Als sie fast an der Tür war, drehte sie sich noch einmal zu ihm um. »Tschüß, Herr Himfeld.«

Und aus irgendeinem Grund kam ihm diese halbe Portion Mensch plötzlich sehr groß vor.

Schnellen Schrittes war Himfeld auf den Ausgang der Klinik zugesteuert, bis er den Pressetrubel draußen wahrnahm und sich auf das WC in der Empfangshalle verdrückte.

Was wollte die Schar sensationsgeiler Affen da draußen? Woher hatten sie die Information, dass die Polizei sich nun doch endlich an Eva Blessing heranwagte?

Himfeld erleichterte sich, klappte anschließend den Toilettendeckel herunter und setzte sich darauf. Nachdem er seine Tasche durchwühlt und nur eine aufgebrauchte Packung Aspirin sowie eine leere Flasche Nasenspray gefunden hatte, musste er sich wohl oder übel der Tatsache stellen, dass die Drogen ihm ausgegangen waren. Ausgiebig schnäuzte er sich, während ihm die Frage durch den Kopf schoss, warum ihn die Anwesenheit der Presse derart nervte. Generell war er ein Mann der großen Auftritte und immerhin wusste keiner der Journalisten, dass er nicht das Geringste erreicht hatte. Er würde lediglich der Polizist sein, der sich trotz aller Gerüchte um Todgeweihte zu der pseudo-mysteriösen Eva Blessing gewagt hatte.

Mysteriös, verächtlich schnaubte er in sich hinein, *wir sind doch hier nicht bei Akte X.*

Er verließ die Kabine, stellte sich vor den Spiegel, wusch sich die Hände und versicherte sich mit einem Rundumblick, allein zu sein. Dann zückte er das Make-up-Döschen seiner Frau, das er heimlich mitgenommen hatte für den Fall, dass ein spontanes Treffen mit Jessica stattfinden würde. Diese hartnäckige Erkältung hatte ihn ganz schön mitgenommen. Großzügig verteilte er die hautfarbene Pampe um die wunde Schnupfnase herum und kleisterte auch gleich die dunklen Schatten unter den glanzlosen braunen Augen ein. Die leicht ergrauten Schläfen in den ansonsten haselnussbrauenen Haaren brachte er wie gewohnt mit einem Kamm in Form und betrachtete das Resultat der Restaurierung.

Warum nur sah er noch immer so scheußlich aus? Gegen die vom Schnupfen verquollenen Augen konnte er ohne Nasenspray auf die Schnelle nichts ausrichten, aber wo kamen nur die ganzen Falten auf einmal her? Und warum hingen seine einst kantigen Gesichtszüge schlaff herunter? Auf seiner männlich-markanten Nase, die laut Google den perfekten Winkel zur Oberlippe hatte, entdeckte er vermehrt Mitesser. Er musste dringend eine Kosmetikerin aufsuchen. Aber selbst, wenn man sich die Mitesser wegdachte … er wirkte fahl und … Verdammt, er sah alt aus. Diese Erkenntnis traf ihn wie ein Vorschlaghammer. Sekundenlang starrte er in den Spiegel. Unsinn. Das musste am Licht liegen. Wenn er wirklich alt aussähe, würde sich wohl kaum die heißeste Studentin der Uni mit ihm treffen wollen. Man selbst nahm sich ja immer kritischer wahr, anderen würde es sicher nicht auffallen. Schwungvoll trat er aus der Klinik, um sofort von mehreren Journalisten belagert zu werden.

»Herr Himfeld«, rief einer von ihnen, »was können Sie uns über den Zustand von Frau Blessing sagen?«

»Und über Ihren eigenen?«, rief ein weiterer. »Sie sehen reichlich mitgenommen aus.«

Himfeld verharrte in seiner Bewegung. So viel zum Thema: *Man sieht sich selbst immer kritischer als andere*. Das konnte er nicht auf sich sitzen lassen. Wahllos suchte er sich ein Mikrofon – genug Auswahl gab es ja –, in das er höflich sagte: »Ich kann Ihnen Folgendes sagen: Sie alle verschwenden hier Ihre Zeit. Ich habe Frau Blessings Zeugenaussage aufgenommen und ich kann Ihnen versichern, dass Sie nicht der Teufel ist und auch kein übermotivierter Sensenmann hinter ihr stand.«

Eine Handvoll Reporter lachten mit Himfeld gemeinsam, eine kräftige Stimme dröhnte von links: »Warum sehen Sie dann aus, als hätten Sie ein Gespenst gesehen?«

Mit einem breiten Grinsen unterdrückte Himfeld charmant seinen aufsteigenden Ärger. »Ein wochenlanger grippaler Infekt wirkt nicht unbedingt wie ein Jungbrunnen. Darum haben Sie Verständnis, wenn ich mich nun entschuldige.« Um Gelassenheit bemüht, drängte Himfeld sich an der Pressemeute vorbei.

»Ist Werdings Tod nun aufgeklärt?«

»Wird weiter gegen Frau Blessing ermittelt?«

»Wird es ein weiteres Buch von Frau Blessing geben?«

Die Fragen verfolgten den Polizeipsychologen wie das Summen eines Bienenschwarms. Hastig sprang er in sein Auto und fuhr los. Der Stadtverkehr schlich träge dahin, ganz im Gegensatz zu seinen Gedanken, die so unaufhörlich wie auch leider vollkommen ziellos in seinem Kopf rumorten. Erschöpft und aufgewühlt zugleich tastete Himfeld in seinen Manteltaschen nach der Zigarettenschachtel, fand sie aber nicht. Verdammt, hatte er die Schachtel wirklich bereits geleert? Egal, schließlich war er Nichtraucher. Seine Finger begannen, auf das Lenkrad zu trommeln, während ihm ein langsam aufsteigender Nieser Tränen in die Augen trieb. Das Apothekenschild hatte seinen Thalamus gerade mal gestreift, als er auch schon beherzt auf die Bremse trat, mangels weiterer Möglichkeiten einen Behindertenparkplatz vereinnahmte, und auf die Apotheke zustürmte. Nachdem er mehrere Male an der geschlossenen Tür gerüttelt hatte, fiel sein Blick auf das Schild mit den Öffnungszeiten an der Tür – das Geschäft hatte seit einer halben Stunde geschlossen.

»So ein verdammter Mist!«, fluchte Himfeld ungehalten und wollte schon zu seinem Auto zurück stürmen, als er einen Kiosk direkt nebenan erblickte. Ohne nachzudenken, kaufte er sich eine Schachtel Lucky Strikes und zwei kleine Jägermeister – natürlich der Kräuter wegen –, setzte sich ins Auto und rauchte aus der weit geöffneten Tür heraus gleich drei Zigaretten hintereinander. Nachdenklich starrte er auf den dreckigen Fußraum der Beifahrerseite, in dem sich der Müll gestapelt hatte, und bemühte sich, seine Hustenanfälle zu ignorieren. Irgendetwas lief in eine ganz falsche Richtung. Diese Blessing benahm sich nicht nur für eine Selbstmordkandidatin merkwürdig, sondern handelte auch jedem klassischen weiblichen Verhaltensmuster zuwider. Ach was ... im Grunde agierte sie entgegen menschlichen Verhaltensmerkmalen per se. Oder kam ihm das nur so vor, weil er selbst sich seit Tagen wie ein Idiot aufführte?

Ein grelles Blitzen holte ihn aus seinen trüben Gedanken. Auf der gegenüberliegenden Fahrbahn sah er einen breit grinsenden Mann schnell in einen schäbigen Volvo steigen und davonfahren. Der Keilriemen quietschte, als der Wagen viel zu rasant um eine Kurve bog. Himfeld schüttelte den Kopf. »Idioten gibt's ...« Seine Hand tastete nach der Zigarettenschachtel auf dem Beifahrersitz, fand jedoch etwas anderes. Die Aufzeichnungen von Frau Krempel. Gerade wollte Himfeld sie zurückwerfen, als ihm etwas einfiel.

»Nick Siska ...«, nuschelte er gedankenverloren, während er bereits die Nummer seiner Sekretärin wählte.

Ausdruckslos sah Robeski der Aspirintablette zu, wie sie sich sprudelnd im Wasserglas auflöste. Etwa eine halbe Stunde, nachdem dieser aufdringliche Polizist die Klinik verlassen hatte, waren auch die Reporter endlich abgezogen. Nur ein paar ganz Hartgesottene verweilten stur in der Kälte, um ... ja, um was? Was erhofften sie sich zu sehen?

Wie die Geier lauerten sie auf ein selbst geschaffenes Phänomen, mit dem sie die abgeholzten, zu Papier gepressten Bäume besudeln konnten, die sie selbst als Zeitung, als Medium des Wissens titulierten. Und ihre Worte auf diesen geopferten Bäumen würden sich wie Pollen im Wind in die

Köpfe der Menschen verstreuen, um sich dort mit hanebüchenen Eigeninterpretationen zu vereinen und die perfekte Illusion von einem Menschen zu schaffen, dessen Todeswunsch eine tiefere Bedeutung hat. Ja, der erste Selbstmordversuch von Frau Blessing war schon schockierend. Sich selbst derart zu quälen und dann zu überleben ... da ist es nicht verwunderlich, dass es der Gesellschaft im Gedächtnis bleibt. Doch warum fasziniert die Menschheit der Freitod überhaupt? Weil der Tod beziehungsweise das, was danach kommt, nahezu das Einzige ist, was wir noch nicht wirklich erklären können? Was wir nicht kennen, fürchten wir! Macht das automatisch Selbstmörder zu mutigen Menschen? Wohl kaum. Prinzipiell laufen sie ja eher davon. Und was sie über den Tod erfahren, können sie der Nachwelt ohnehin nicht mitteilen. Robeski seufzte. Vermutlich würde er diese Form der Verehrung und Faszination nie verstehen können, ebenso wie er die unzähligen Anhänger von Bloggern, die ein Bild von ihrem Essen ins Netz stellten, oder Superstar-Bewerbern, die völlig talentfrei waren und ihren Lebensunterhalt künftig trotzdem im Fernsehen verdienten, nicht verstand. Ganz zu schweigen von Leuten, die den ganzen Tag nichts anderes taten, als sich vor laufenden Kameras Implantate einsetzen zu lassen, um immer weniger menschlich auszusehen. Wofür genau wurden diese Personen in den Himmel gehoben? Derartige Phänomene hatte Robeski bis dato erfolgreich ignoriert, doch nun stand er mittendrin in einem solchen Hype, der auf einem nicht alltäglichen Zwischenfall und einer etwas merkwürdigen Frau basierte, die von der Presse als personifizierter Tod dargestellt wurde. Dabei war das Einzige, was wirklich tot war, die Bäume, die für diesen Schund abgeholzt und für diese Gehirnwäschen instrumentalisiert wurden. Na ja, und Herr Werding natürlich. Zugegeben, der war auch tot. Aber so etwas passierte.

Da unten gäbe es für mich eine Menge zu tun, schoss es Robeski durch den Kopf, während er die rauchenden, abgehalfterten Fotografen beobachtete, die bei jeder kleinsten Regung hinter den Fenstern der Klinik aufgeregt ihre Kameras zückten und geifernden Blickes auf eine neue Katastrophe hofften.

Vielleicht sollte sie mal jemand wissen lassen, dass Eva Blessing in dem anderen Krankenhausflügel verweilt, schmunzelte er in sich hinein, schloss die Jalousien, was ein erneutes Blitzlichtgewitter auslöste, und ließ sich in seinen Sessel sinken. Das Glas Aspirin in einem Zug geleert, setzte er seine Brille ab, lehnte sich zurück und begann, seine Schläfen zu massieren.

Seit er heute Morgen den absoluten Wahnsinnshype um Frau Blessing im Internet entdeckt hatte, wurde er von vernichtenden Kopfschmerzen gequält. Gern hätte er seinen Computer einfach ausgestellt, aber es war wie ein Verkehrsunfall: schrecklich, aber man konnte einfach nicht wegschauen. Diverse Foren waren errichtet worden: Von Otto Normalverbrauchern, die einfach mal ihren Senf dazugeben wollten, über Möchtegern-Satanisten bis hin zu World-sucks-(warum auch immer)-Anhängern war alles dabei. Desillusionierte Jugendliche sahen in Blessings verworrenen Worten die Antwort, die sie immer gesucht hatten, obwohl die adäquaten Fragen prinzipiell nie gestellt wurden. Es erinnerte Robeski an einen Song mit den Worten: »I found it hard, it's hard to find, oh well, whatever, nevermind.« Übersetzte man es auf Deutsch, ließ den Gesang und die Instrumente weg und betrachtete nüchtern diese Zeile, machte sie nicht den geringsten Sinn, und doch wurden diese Worte vergöttert. Warum? Sind alle so perspektivlos geworden, dass sie nur noch in der Resignation Erfüllung finden? Empfinden sie alles andere als Heuchelei? Einige christliche Vereinigungen vermuteten in Blessing sogar die Reinkarnation von Gottes Sohn, die mit ihrem Tod die Menschheit erlösen möchte. Dem stimmten ausnahmsweise auch mal die Emanzen zu, war es ihnen schon immer ein Dorn im Auge gewesen, dass in der Bibel nur Männer verherrlicht wurden. Und dann waren da natürlich noch die Frauenvereinigungen: Natürlich wurde Blessing auch von denen auf ein Podest gestellt, weil sich durchaus herumgesprochen hatte, dass Herr Werding zu sexuellen Übergriffen neigte und Blessing die Frauenwelt von ihm befreit hatte. Dann gab es natürlich auch die Anti-Blessing-Stimmen, aber selbst die schrieben sich mit eigenen Thesen und Vermutungen die Finger wund, gerieten in Streit, verstrickten sich in wilden Widersprüchen und beschimpften sich gegenseitig. Und schließlich fand man zunehmend auch Äußerungen sexueller Natur von Männern, die *niemanden lieber mal richtig rannehmen würden als die Blessing, dieses Teufelsweib.*

Die einzige Person, die nicht vollkommen durchdrehte, war Eva Blessing selbst.

Robeski hatte sie informiert, dass ein neuer Medienwahn um sie ausgebrochen war und zwar noch wesentlich ausschweifender und intensiver als zwei Jahre zuvor. Täglich erreichten Dutzende E-Mails und Anrufe aus Italien, Belgien, England und Spanien die Klinik – sie alle hatten eins gemeinsam: Man wollte sich Frau Blessing mitteilen oder sie selbst befragen. Von den verrückten Holländern – pardon: Niederländern – mal ganz zu schweigen, von denen ein kleines Grüppchen stundenlang vor der Klinik gesungen und getanzt hatte, bis sie polizeilich entfernt werden mussten.

Blessing blieb davon völlig unberührt. Es war offensichtlich, dass sie den Rummel um ihre Person nicht wollte und sich nur zu gern in Luft aufgelöst hätte. Na ja, und deswegen war sie ja letztlich auch hier. Diese nicht ganz unbedeutende Tatsache wurde bei all dem Desaster gern mal übersehen.

Robeski ließ von seinen Schläfen ab und suchte in seiner Schreibtischschublade nach etwas Stärkerem als Aspirin.

Was war nur passiert? Er wollte doch einfach nur in Frieden seinem Ruhestand entgegentreten. Stattdessen wurde er von Reportern verfolgt, von Schlafstörungen heimgesucht und nun auch noch von immens starken Kopfschmerzen geplagt. Er drückte zwei Ibuprofen aus der Verpackung, als er plötzlich innehielt und seine Gedanken Revue passieren ließ: die abgerodeten Bäume, die zu Papier verarbeitet wurden, auf denen Zeitungen ihren Schund verbreiten konnten, die Diskussionen im Netz von Menschen, die nur ein Gesprächsthema hatten, der labile, sexuell gestörte Werding, die nervigen Reporter … ein Geistesblitz erhellte Robeskis trüb-wässrige Augen und ließ ihn für eine Sekunde den Kopfschmerz vergessen. Eine Stunde verbrachte er über den beiden Blessing-Akten, bevor er zufrieden seine Lampe ausknipste und die Klinik verließ. Bei dem Gedanken an seine morgige Sitzung mit Eva Blessing wurde ihm nicht mehr mulmig zumute, sondern er fiel in einen tiefen, erholsamen Schlaf.

»Das«, der junge Mann deutete auf Himfelds gezückten Dienstausweis, »heißt dann wohl, dass ich mich mit Ihnen unterhalten muss, richtig?«

Nickend steckte Himfeld seinen Dienstausweis wieder ein und folgte dem Mann in dessen Wohnung. Lustlos deutete dieser auf diverse Sitzgelegenheiten, auf denen jedoch ausnahmslos irgendein Kleidungsstück oder Musikinstrument lag.

Himfeld entschied sich für einen Sessel und nahm das darauf befindliche, noch oder schon wieder feuchte Handtuch in die Hand. Er wartete darauf, dass Nick Siska es ihm abnahm, aber der ließ ihn warten. Dann, allerdings nicht ohne einen Ton des Widerstrebens von sich zu geben, streckte er gönnerhaft die Hand danach aus. Himfeld übergab ihm das Handtuch und Siska trocknete sich das Haar damit ab. Erst jetzt fiel Himfeld auf, dass sein Gegenüber wohl gerade aus der Dusche kam, was auch erklärte, warum er nur mit einer einfachen Jogginghose bekleidet war. Lässig schlang Siska sich das Handtuch um die nackten Schultern und setzte sich Himfeld gegenüber auf seinen Schreibtisch. Hinter ihm stand ein Computer, auf dem irgendein Programm zum Musikproduzieren lief.

Nun, da Himfeld hier saß, wurde ihm bewusst, dass er sich auf ganz dünnem Eis bewegte. Auch wenn Siska dankenswerterweise das Vorzeigen seiner Dienstmarke dahingehend interpretiert hatte, dass er im Auftrag der Polizei bei ihm war, so war dies doch ein Trugschluss. Wie also sollte er vorgehen? Und was machte er hier überhaupt?

Das Gleiche schien Siska sich mittlerweile auch zu fragen – er eröffnete selbst das Frage-Antwort-Spiel. »Also, was ist mit Ivi?«

»Mit wem bitte?«

Nur mühsam konnte Siska sich das Augenrollen verkneifen, korrigierte sich aber: »Eva ... Eva Blessing.«

»Woher wissen Sie, dass es um Frau Blessing geht?«

Siska entwich ein freudloses Lachen. »Ich kenne nicht so viele andere, die seit Tagen eine ganze Nation mit ihren kranken Ideen beschäftigen.«

Himfeld hob eine Augenbraue an. *Kranke Ideen?* »Dann wussten Sie von ihrem Vorhaben?«

Siska wandte sich von ihm ab und dem Computer zu, um etwas abzuspeichern. »Nein, nicht direkt. Aber es war nur eine Frage der Zeit.«

Hellhörig lehnte sich Himfeld vor. »Sie hat es Ihnen gegenüber geäußert?«

»Sie hat es nicht ›geäußert‹, nein«, äffte Siska ein wenig überzogen Himfeld nach.

»Aber?«

Siska schien in sein Musikprogramm versunken – ob absichtlich, um ihm auszuweichen, oder, weil die Angelegenheit ihn schlichtweg überforderte, konnte Himfeld noch nicht sagen. Er räusperte sich und half ihm auf die Sprünge. »Hatte sie es irgendwo aufgeschrieben? Oder in einem Liedtext verschlüsselt?« Er deutete auf den Computer.

Ein Grinsen huschte über Siskas Gesicht, dann schloss er das Programm. »Ivi ... Eva Blessing ist vermutlich der unmusikalischste Mensch der Welt.«

Als Himfeld nicht reagierte, wandte er sich ihm endlich wieder zu. »Nein, sie hat nichts geschrieben, nichts gesagt und – Gott sei Dank – schon gar nichts gesungen.« Schweigend sah er den Polizeipsychologen an, bevor er fortfuhr: »Wenn man sie kennt, merkt man ...« Sein Blick senkte sich kurz gen Boden, bevor er sich wieder fasste. »Man musste kein Psychologe sein, um zu ahnen, dass sie es wieder tun würde.«

»Wieder?« Himfelds Stimme klang lauter als beabsichtigt.

Fragend sah Siska ihn an. »Ja, wieder. Sie wissen doch, dass sie vor zwei Jahren schon mal an der Schwelle zum Tod stand, oder nicht?«

»Ach«, entfuhr es Himfeld beinahe enttäuscht, als er sich wieder zurücklehnte. »Sie sprechen von ihrem Selbstmordversuch. Mir geht es um den Mann, den sie mutmaßlich mit ihren Worten in den Tod getrieben hat.«

Starr blickte Siska ihn an, bevor er aufrichtig anfing zu lachen. »Und ich dachte, das sei nur so eine bescheuerte Verschwörungstheorie aus dem Netz!« Theatralisch hob er die Hände und ahmte gekonnt effekthaschend die Medien nach: »*Die Frau, die den Tod bringt!* Sorry, aber mir war nicht klar, dass die Polizei ebenfalls an so einen Spuk glaubt.«

Himfeld fand Siskas Reaktion überaus interessant – abgesehen davon, dass er es nicht leiden konnte, im Zentrum des

Spotts zu stehen. Bemüht lässig entgegnete er: »Wir ermitteln in unterschiedliche Richtungen.«

Siska hörte auf zu lachen, die Grimasse, die sich daraufhin auf seinem Gesicht abzeichnete, befand sich irgendwo zwischen Verzweiflung und Wut. »Ermitteln Sie in eine andere Richtung. Was auch immer den Fettsack getötet hat – Eva war es nicht.«

»Ja, sehen Sie«, Himfeld legte ein ähnliches Lächeln auf, »in meinem Job habe ich es immer nur mit Leuten zu tun, die mir versichern, sie seien reinen Herzens und zu keiner Straftat fähig. Meine Aufgabe ist es, zu differenzieren, auf wen diese Aussage tatsächlich zutrifft.«

Behände hüpfte Siska vom Schreibtisch, lehnte sich dagegen und kratzte sich die trainierte Brust. »Also, das mit dem reinen Herzen trifft auf Ivi sicher nicht zu. So viel kann ich Ihnen versichern.«

»Ach?«, hakte Himfeld nach. »Und was macht Sie dann so sicher, dass Frau Blessing nichts mit dem Tod von Herrn Werding zu tun hatte? Waren Sie dabei?«

Siska stütze sich mit den Händen am Schreibtisch ab. Erst jetzt entdeckte Himfeld darauf ein gerahmtes Foto, das Siska mit Blessing und einigen anderen Leuten zeigte. »Ich muss nicht dabei gewesen sein. Ivi würde …« Er suchte nach Worten. »Wie soll ich es sagen? Sie hat einfach nicht genug Interesse an anderen, um sie in irgendeiner Form zu manipulieren, geschweige denn umzubringen.« Kurz überlegte er, die Augen gen Decke gerichtet, ehe er nickte, um seiner Formulierung Nachdruck zu verleihen.

Himfeld hob die Augenbrauen. »Frau Blessing würde niemanden umbringen, weil andere Menschen ihr gleichgültig sind?«

Siska zuckte die Achseln. »Wenn Sie es so überspitzt darstellen wollen …«

»Wie soll ich Ihre Antwort denn sonst verstehen? Nebenbei bemerkt ist das kein Argument, das für die Ermittlungen verwertbar wäre.«

Nachdrücklich sah Siska auf die Uhr. »Gut, was möchten Sie von mir hören? Soll ich irgendetwas erfinden? Eine rührselige Kindheitsgeschichte, die sie von allen Missetaten freispricht?«

Für Himfeld war es ziemlich offensichtlich, dass Siska etwas an Blessing lag. Nicht umsonst wurde er stetig redseliger, argumentierte emotionaler. »Ich kann Ihnen nur sagen, was ich weiß, und es ist nun mal eine Tatsache, dass Evas Sozialleben nicht besonders ausgeprägt ist. Entgegen dem Großteil der Bevölkerung lehnt sie diesen ganzen permanenten Austauschmist via Facebook oder Instagram komplett ab. Teilweise bleibt sie wochenlang allein zu Hause. Und selbst in Phasen, in denen sie viel unterwegs ist, Spaß hat, von allem und jedem umschwärmt wird ... ja, selbst dann ist sie eigentlich nur bei sich.«

»Sind Sie ein Paar?«, fragte Himfeld geradeheraus.

Siska sah ihn aus großen Augen an, bevor er erneut in Gelächter ausbrach. »Haben Sie mir gerade zugehört? Es ist unmöglich, mit Ivi zusammen zu sein. Sie hat etwas ...«, seine Augen suchten im Raum nach Worten, »... Autistisches. Auch wenn man glaubt, ihr nahe zu sein, ist sie meilenweit weg, selbst wenn sie direkt neben einem liegt.«

»Sie haben ein sexuelles Verhältnis?«

»Gelegentlich.«

»Und Sie sind in sie verliebt?«

Diesmal ließ Siska sich nicht von Himfelds direkten Frage überrumpeln und zu einer schnellen Reaktion verleiten. »Kann es sein, dass *Sie* in sie verliebt sind, Herr Himfeld? Das alles hat doch nichts mit dem Fall zu tun.«

Das hatte gesessen. Himfeld kämpfte verbissen seine Röte aus dem Gesicht. »Ich verstehe, dass Sie emotional aufgewühlt sind, aber lassen Sie uns sachlich bleiben.«

Umgehend war Siska so unterkühlt wie zu Beginn ihres Gespräches. »Sachlich bleiben, ja? Dann gehen Sie doch mal mit gutem Beispiel voran.«

Himfeld schnalzte mit der Zunge und zeigte sich betont nachsichtig. »Meine Befragung mag etwas merkwürdig gewirkt haben, aber Sie müssen auch zugeben, dass dieser Fall äußerst ungewöhnlich ist. Darum versuche ich, mir ein umfassendes Bild von Frau Blessing zu machen. Einen anderen Ansatz habe ich derzeit leider nicht.«

»Ach so, ›ein Bild machen‹«, echote Siska und formte ironisch Anführungszeichen mit den Fingern, dann entnahm er dem Bilderrahmen auf dem Schreibtisch das Foto und hielt es Himfeld vor die Nase. »Hier haben Sie Ihr Bild. Ist geschenkt. Und was Ihren ungewöhnlichen Fall angeht – welcher Fall denn? Sie haben keinen. Also gehen Sie und kümmern Sie sich um die Falschparker und die Verletzungen der Anschnallpflicht oder was Sie sonst so tun.«

Himfeld klopfte sich mit beiden Händen auf die Knie und erhob sich aus dem Sessel. »Gut, ich habe vorerst auch keine weiteren Fragen.«

Er ignorierte das Bild in Siskas Hand, stampfte geradewegs auf die Haustür zu, machte aber auf dem Absatz kehrt, als er unerwartet noch einmal Siskas Stimme vernahm.

Herausfordernd stand der junge Mann am anderen Ende des Flurs. »Ich hätte noch eine Frage: Wo waren Sie und Ihre Leute eigentlich damals, als Ivi Sie gebraucht hätte? Oder haben Sie da auch gerade Ihren Hirngespinsten hinterhergejagt?«

Zwei Kneipengänge und vier Stunden später ließ Himfeld erschöpft seine Haustür hinter sich zufallen. Er folgte dem Stimmengewirr ins Wohnzimmer und blieb hinter der Couch stehen, auf der Ilona mit einer Flasche Rotwein saß. Sie bedachte ihn eines kurzen Blickes und deutete dann auf die Talkshow, in der irgendwelche C-Promis ihre vom Management produzierte und auswendig gelernte Meinung zu Themen, von denen sie keine Ahnung hatten, in die Kamera säuselten. All das in der Hoffnung, endlich das Publikum für sich zu gewinnen, das sie im *Dschungelcamp*, beim *Bachelor* oder wo auch sonst immer zutiefst verprellt hatten.

»Ich finde sie beängstigend«, piepste gerade ein kleines blondes Mäuschen, das in der Bauchbinde als Youtuberin betitelt wurde, ins Mikrofon.

»Aber sie hat was«, ergänzte ein junger Typ, mit Ketten behangen wie ein Weihnachtsbaum, zwinkernd in Richtung Publikum, das daraufhin quietschte und kicherte vor Begeisterung über diesen kecken, lustigen Burschen, der sein antrainiertes Image vertrat. »Also, isch würd' sie nisch von der Bettkante werfen, weißt du? Ist 'ne süße Maus.«

Fröhlicher Beifall. Es folgte ernstes Nicken, als die Moderatorin einwarf: »Wir dürfen bei all dieser Faszination für Eva Blessing bitte nicht vergessen, dass es bereits ein Todesopfer gegeben hat. Darum zurück zu der Frage ...«, bedeutungsschwer blickte sie von ihren Kärtchen hoch in die Kamera, »Eva Blessing – Messias oder Mörderin? Mehr dazu nach einer kleinen Unterbrechung.«

Erschöpft stützte Himfeld sich mit den Händen an der Sofakante ab und schüttelte den Kopf. »Messias oder Mörderin«, nuschelte er ungläubig und lachte verbittert.

»Ist sie es?«, vernahm er die Stimme seiner Frau wie aus der Ferne.

»Hm?«

Erneut deutete Ilona mit der Fernbedienung Richtung Flachbildschirm. »Ob sie es ist.«

»Ist sie ... was?« Himfeld rieb sich mit den Händen über das Gesicht. »Jetzt fang du nicht auch noch an mit diesem

Mist. Frau Blessing ist weder eine Mörderin und schon gar kein Messias. Sie ist einfach nur ...«

»Ob sie es ist, mit der du schläfst?«, fiel Ilona ihm ins Wort.

Fassungslos blickte Himfeld seine Frau an, als sähe er sie das erste Mal seit einer Ewigkeit. »Ob ich mit ihr ... bitte was? Fragst du mich gerade allen Ernstes, ob ich mit dieser Person ins Bett gehe? Mit dieser Frau ...«, Himfeld deutete auf den Fernseher, in dem just ein Bild von Blessing eingespielt wurde, »... die nichts im Kopf hat, außer sich umzubringen? Abgesehen davon, dass sie auf der Geschlossenen verweilt, wo es nebenbei bemerkt recht schwierig wäre, unbemerkt Sex zu haben.«

Als hätte Ilona seinen Ausbruch gar nicht mitbekommen, sah sie ihn weiterhin fragend an. Himfeld hatte keine Ahnung, warum, aber er spürte, dass er rot wurde, was ihn noch mehr aufregte.

»Ich kann nicht glauben, dass du mich das fragst. Was denkst du denn eigentlich? Und warum sollte ich dich überhaupt betrügen? Ich bin glücklich verheiratet, wenn ich dich daran erinnern darf, *mein Schatz*!« Die letzten beiden Worte kamen einer Ohrfeige gleich.

Ilona nickte und stand von der Couch auf. »Schön, dass du mich mal wieder bemerkt hast«, entgegnete sie zu Himfelds Erstaunen, der sich mental bereits auf einen stundenlangen Zoff eingestellt hatte. Sie verließ das Wohnzimmer und drehte sich nicht mehr um, als sie ihn erinnerte: »Vergiss das Essen morgen Abend nicht.«

Sprachlos ließ Himfeld sich auf die Couch sinken und starrte auf den Fernseher.

»... ist doch völlig egal, ob der fette Typ vom Balkon ein Arschloch war oder nicht, trotzdem hatte die Eva nicht das Recht, ihn umzubringen.«

»Hat sie doch gar nicht. Was kann sie dafür, wenn er einfach springt?«

»Sie hat ihn doch dazu gebracht.«

»Man bringt niemanden dazu, vom Hochhaus zu springen, wenn derjenige das nicht selber will.«

»Sie hat ihn mit Worten dazu gebracht.«

»Woher willst du das wissen, hä? Warst du dabei?«

»Leute, die Frage ist doch eigentlich: Was genau ist Blessings Plan? Möchte sie wirklich eine neue Religion erschaffen?«

»Ich habe keinen *blessing* Schimmer«, versuchte sich irgendein Schwachkopf in einem Wortspiel, was ihm grölende Lacher bescherte.

»Das ist überhaupt nicht komisch. Ich bin sicher, sie verfolgt einen Plan, aber ob wir immer noch darüber lachen werden, wenn sie damit fertig ist, möchte ich bezweifeln.«

»Ich kann mir vorstellen, dass sie die Welt nur vom Schlechten reinigt und dann Ruhe gibt.«

»Nur vom Schlechten? Hm. Dann bleibt ja nicht mehr viel übrig. Definier doch mal gut und schlecht. Sind wir nicht alle schlecht? Zumindest im Ansatz?«

»Also, isch finde, sie ist escht 'ne heiße Braut und sollte wieder freikommen.«

Lachen und Applaus.

Kraftlos hob Himfeld die Fernbedienung an und schaltete ab. Am liebsten hätte er das Ding in den Fernseher geschmissen. »Ihr habt doch alle 'ne Vollmeise«, murmelte er vor sich hin und ging ins Bad.

Donnerstag, 7. März 2019

Endlos lange Krokodillederstiefel umschlungen seine Hüften, während manikürte Nägel sich in seinen Rücken bohrten. Zischend sog Himfeld die Luft ein.

»Danke, dass Sie mir mit meiner Arbeit geholfen haben«, vernahm er ein Säuseln und biss sich im zarten Fleisch ihres Halses fest. An seiner Zunge spürte er das beschleunigte Pochen ihrer Hauptschlagader. Er zog sie näher an sich heran, roch an ihrer blassen Haut. Ihre Erregung in sich aufsaugend, fuhren seine Hände über ihren Rücken und ihren straffen Po. Immer schneller kreisten ihre Hüften an seinem Schoß und ebenso beschleunigte sich Himfelds Atmung. Seine Hände fuhren durch ihr braunes Haar und – *braun? Jessica ist blond.* Himfeld stutzte in seiner Bewegung, zog ihren Kopf an den Haaren nach hinten und erschrak. Das war nicht Jessicas Gesicht, in das er schaute. Stahlgraue Augen, umringt von dichten schwarzen Wimpern, sahen ihn ausdruckslos an.

Ein Schrei stieg in Himfelds Kehle hoch, als er aufschreckte und sich umsah. Schweißgebadet starrte er in die Dunkelheit seines heimischen Büros. Er brauchte einige Sekunden, um zu registrieren, dass er nur geträumt hatte. Mit rasendem Puls tapste er in die Küche, öffnete den Kühlschrank und lehnte sich gegen die kalten Fächer, während er eine Dose Cola in einem Zug leerte. Hatte er soeben wirklich von Eva Blessing geträumt? Und vor allem – in dieser Form? Dass sie ihn beschäftigte, war nachvollziehbar, es gab schließlich seit Tagen kein anderes Thema mehr. Aber doch nicht *so*.

»Oh Gott«, ächzte Himfeld, von Scham überwältigt. Sein Körper begann allmählich auszukühlen. Er schloss die

Kühlschranktür und sah auf die Uhr. Viertel nach fünf. Eine blöde Zeit. Sollte er sich wieder hinlegen? Nein, er würde die Zeit sinnvoll nutzen. Er würde Frau Blessing heute einen weiteren Besuch abstatten. Nur diesmal würde er vorbereitet sein. Es war schon längst Zeit für ein Comeback seines inneren Profis. Jetzt war Schluss mit lustig. Wie von einer unsichtbaren Macht angetrieben, dröhnte Himfeld sich mit Erkältungsmedikamenten und Vitaminpillen zu, gönnte sich eine ausgiebige Dusche und füllte eine Schale mit Ilonas Biomüsli. Er war fest entschlossen, endlich gesund zu werden und zu seiner alten Form zurückzufinden, sowohl beruflich als auch physisch. Sobald er diesen nervenzerfetzenden Fall hinter sich gebracht hatte, würde er wieder mit dem Sport anfangen. Am besten morgens vor der Arbeit. Er hatte mal einen durchtrainierten Körper gehabt, ähnlich dem von Herrn Siska. Na ja, vielleicht nicht ganz, aber immerhin war er ein gutes Jahrzehnt älter. Fit und frisch würde er dann bei der Arbeit erscheinen, wo er sich ausschließlich mit seinen Fällen beschäftigen – und diese seriös bearbeiten würde. Abends könnte er sich dann nach all der Professionalität gelegentlich mal etwas Entspannung mit Jessica oder wem auch immer gönnen. Und da er immer gut gelaunt wäre, würde sich automatisch auch seine häusliche Situation wieder entschärfen. Ilona wäre sicher viel zufriedener, wenn er ein paar Renovierungen am Haus vornehmen würde, allen voran das Büro. Und der Garten ... ein Pool würde seine Nachbarn sicher vor Neid erblassen lassen. Er könnte – *Patsch*!

Himfeld schreckte aus seinen Gedanken hoch und blickte von seinem Müsli auf. Ilona hatte ihm die Illustrierte auf den Frühstückstisch geknallt. Er sah auf das Titelblatt und bekam einen Hustenanfall. »Was ...?«, stotterte er, dem herausfordernden Blick seiner Frau schutzlos ausgeliefert.

Generell war er ein großer Fan von seinem eigenen Antlitz auf der Titelseite, doch in diesem Fall war es, als würde er Bekanntschaft mit einem Sargnagel machen – und dieser Sargnagel war besonders schief, spitz und verrostet. Wie hatte das passieren können? Wie versteinert starrte Himfeld auf das Foto. Da saß er in seinem Auto auf einem Behindertenparkplatz, die Tür weit geöffnet, eine Zigarette in der einen, den Jägermeister in der anderen Hand, das Gesicht: die Hinterlassenschaft eines besonders verheerenden Krieges.

Der Typ in dem Volvo, schoss es ihm durch den Kopf, als er die gestrige Situation Revue passieren ließ, *verdammter Paparazzo*!

Trifft es nun auch ihn?
Das Drama um Eva B. und den zu Tode gekommenen Rainer W. spitzt sich immer weiter zu. Nachdem die Polizei in diesem Fall seit Tagen noch keinen Schritt vorangekommen ist, wollte sie gestern wohl ihre Geheimwaffe ins Spiel bringen. Bericht siehe **Seite 3**.

Mit zitternden Fingern blätterte Himfeld weiter. Dort prangte zunächst ein älteres Foto von ihm, auf dem er siegessicher in die Kamera lachte. Er erinnerte sich, dass es geschossen wurde, als er vor etwa fünf Jahren bei einem Überfall mit anschließender Geiselnahme erfolgreich vermittelt hatte und von der Presse zum Helden ernannt worden war. Unter dem Foto las er den Vermerk:

Einst ein strahlender, ehrgeiziger Ausnahmepsychologe mit beeindruckenden Resultaten - jetzt nur noch ein Schatten seiner selbst: Heinrich Himfeld.

Obgleich er die Zeitung am liebsten in der Luft zerrissen hätte, folgten Himfelds Augen dem weiteren Textverlauf.

Der angesehene stadtbekannte Polizeipsychologe Heinrich Himfeld scheint der Einzige zu sein, der sich noch an Eva B. heranwagt.

Gestern Nachmittag fand das erste Verhör statt. Himfeld verbrachte nicht mal eine Stunde in der geschlossenen Abteilung der Landesnervenklinik Langenhagen. Doch was ist mit ihm in dieser kurzen Zeit geschehen? Schon als er sein ausführliches Statement vor der Klinik abgab, wirkte er angespannt und ausgelaugt, obwohl er beteuerte, eine ganz normale Befragung durchgeführt zu haben. Business as usual? Wohl kaum. Seine Versuche, die Situation mittels Komik zu entschärfen, scheiterten kläglich. Wenige Minuten später dann der Schock.

Das Foto von der Titelseite prangte hier erneut, vermutlich, um den entsetzlichen Kontrast zum alten Bild aus besseren Zeiten zu verdeutlichen. Vorher, nachher. Nur diesmal waren seine Hände, in denen er Zigarette und Jägermeister hielt, rot umrandet. Ebenso rote Pfeile wiesen auf die leeren Flaschen, die auf dem Parkplatz herumlagen – mit denen hatte er aber tatsächlich nichts zu tun gehabt.

Heinrich Himfelds echte Gemütslage zeigt sich nur wenig später: Es braucht harte Spirituosen und Nikotin, um ihn für einen Moment vergessen zu lassen, was er in der Psychiatrie erlebt haben muss. Hat Eva B. ihn in die Sucht getrieben? Spielt sie mit ihm das gleiche Spiel wie mit dem verstorbenen Rainer W.? Himfelds Gesicht zumindest wirkt gezeichnet. Er scheint instabil und emotional am Ende zu sein. Wird er den Fall abgeben müssen? Doch - wer würde seine Nachfolge antreten? Derzeit ist der behandelnde Psychiater Professor

Robeski einer der wenigen, der die direkte Konfrontation mit Frau B. nicht scheut. Leider ist er nach wie vor nicht zu einer Stellungnahme bereit.

»Jetzt nicht!«, hielt sich Himfeld vehement alle Kollegen vom Leib, die auf ihn zugestürmt kamen, nachdem er es endlich geschafft hatte, sich durch den Journalistendschungel vor der Polizeiwache durchzukämpfen. Seine Blicke schossen derart giftige Pfeile, dass tatsächlich niemand es wagte, einen weiteren Ton von sich zu geben. Zu Salzsäulen erstarrt, gewährten sie ihm den Zugang zu seinem Büro. Als die Tür hinter ihm ins Schloss fiel, atmete er zum ersten Mal wieder tief durch. Dann fuhr er seinen Computer hoch, nahm einen kräftigen Stoß Nasenspray und begann, fieberhaft zu recherchieren.

Zwei volle Stunden suchte, telefonierte, las und schrieb er hoch konzentriert, ohne auch nur ein einziges Mal aufzublicken. Als er fertig war, sah er eine Tasse mit kaltem Kaffee vor sich stehen – wann seine Sekretärin ihn dort hingestellt hatte, wusste er nicht. Himfeld besah sich seine zusammengestellten Unterlagen, ordnete sie sorgsam und warf sich bereits im Gehen den Mantel über.

»Frau Krempel«, rief er in den Flur, als er den typischen schlurfenden Gang vernahm, der soeben an seiner Tür vorbeizog. »Kündigen Sie meinen Besuch in der Landesnervenklinik an. Ich will mit Eva Blessing sprechen. Sofort!«

Es war schwer zu sagen, ob es der morgendliche Schock war, der Himfeld derart selbstbewusst auftreten ließ, oder der nicht zu unterschätzende Antrieb des unverbesserlichen Fanatikers in ihm, der darauf drängte, Antworten zu bekommen. Natürlich stand das Reinwaschen seines Namens an erster Stelle, doch vor allem war im Kopf des Polizeipsychologen irgendetwas ins Rollen gekommen, dem er selbst hilflos ausgeliefert war. Etwas, das er nicht greifen oder erklären konnte, ihn aber wissen ließ, dass er auf etwas Bedrohliches zusteuerte. Doch aus irgendeinem Grund dachte er nicht darüber nach, auf die Bremse zu treten.

»Ich habe einen Besuchstermin bei Frau Blessing«, blökte er ohne Umschweife in das Stationszimmer, in dem eine Schar junger Frauen kichernd um einen Tisch saß. Als sie Himfelds Stimme hörten, zuckten sie offensichtlich ertappt zusammen.

Verunsichert erhob sich schließlich ein junges Mädchen. »Ich weiß nicht, also …«

Himfeld zückte seinen Dienstausweis. »Ich bin befugt und habe nicht den ganzen Tag Zeit. Wenn Professor Robeski ein Problem damit hat, soll er sich bitte selbst herbemühen.«

»Professor Robeski ist noch gar nicht im Haus, der kommt heute erst nach dem Mittag«, antwortete sie ihm zögerlich. Bevor Himfeld sie erneut anblaffen konnte, fuhr sie schnell fort: »Es ist nur so, dass ich noch in der Ausbildung bin und nicht entscheiden darf, wer zu Frau Blessing darf.« Ihre Wangen färbten sich tiefrot, während sie zwischen dem Dienstausweis und Himfeld hin und her schaute.

»Gut«, entgegnete Himfeld in einem Anflug von Übereifer, »nennen Sie mir bitte Ihren Namen. Sie behindern die polizeilichen Ermittlungen.«

»Herr Himfeld, nehme ich an?« Ein Weißkittel erschien hinter ihm und wandte sich an das Rotbäckchen, das kurz davor schien, in Ohnmacht zu fallen. »Schon gut, Esther. Ich übernehme das.«

Während die Schwesternschülerin sich eilig davonmachte, hielt Himfeld nun unbeirrt dem Weißkittel seinen Ausweis vors Gesicht. Er war nicht zu stoppen.

»Ihre Dienststelle hat gerade angerufen. Ich weiß, wer Sie sind«, winkte dieser ab und fügte blasiert hinzu: »Habe Ihr Foto heute Morgen in der Zeitung gesehen.«

Zutiefst entschlossen, den letzten Satz zu überhören, deutete Himfeld auf die Tür, die zur Geschlossenen führte. »Na, dann …«

Ohne sein Grinsen abzulegen, öffnete der Arzt die Tür und ließ Himfeld mit einer Handbewegung den Vortritt. Er wollte ihn also begleiten. Ein zweites Mal passierte Himfeld den langen mintfarbenen Flur. Sie gingen am Besprechungsraum vorbei und hielten drei Zimmer weiter.

»Besprechungen mit Frau Blessing finden nur noch in unserem Vorrats- und Pausenraum statt. Sie raucht wie ein Schlot, das können wir im Besprechungsraum nicht mehr ertragen. Und der Pausenraum wird ohnehin nur von den Rauchern genutzt.« Die Hand an der Klinke ließ er Himfeld noch wissen: »Nicht länger als eine Stunde. Heute Nachmittag hat Professor Robeski eine Sitzung mit ihr, von der er ausgeht, dass sie recht brisant werden könnte. Er besteht darauf, dass Frau Blessing vorher eine ausreichende Ruhephase bekommt.«

»Ich bin fertig, wenn ich fertig bin«, entgegnete Himfeld ihm scharf, »und wenn es länger als eine Stunde dauert, dann ist das so.«

Das Grinsen des Weißkittels wurde breiter. »Wir können auch gerne mit Frau Blessings Gesundheitszustand argumentieren, wenn Sie sich nicht an diese Anordnung halten. Vernehmungsunfähig ist vernehmungsunfähig. Ist ein Klacks für uns.« Er schnalzte mit der Zunge, während er Himfeld herablassend zuzwinkerte.

Dieser entschied sich, seine Wut später an irgendeinem Boxsack auszulassen, um sich vorerst auf die Vernehmung konzentrieren zu können.

Er atmete tief durch, bevor er die Tür öffnete und sich in einem Raum mit mehreren Spinden auf der einen Seite und mindestens dreißig gestapelten Wasserkisten auf der anderen

Seite wiederfand. In der Mitte stand ein aufgebauter Klapptisch mit einem vollen Aschenbecher darauf und zwei Stühlen drum herum. Eva Blessing saß auf der Fensterbank. Erneut empfand er ihr gegenüber ein Gefühl, mit dem er wohl zumindest im Augenblick vollkommen alleine dastand. Wie sie dasaß, mit baumelnden Beinen, Plüschpuschen an den Füßen und einem Ausdruck, der an Unschuld kaum zu übertreffen war, wirkte sie viel jünger und fast schon zerbrechlich. Vehement wehrte er sich gegen das Bedürfnis, sich väterlich vor sie zu stellen, um sie vor der geifernden Welt da draußen zu beschützen. Gestern hatte sie ihm noch beinahe Angst eingejagt. »Guten Tag, Frau Blessing.« Er bedeutete ihr, am Tisch Platz zu nehmen, bevor er sich selbst setzte. »Tja, da bin ich schon wieder.«

Er stellte fest, dass ihre Huskyaugen keinesfalls an Faszination einbüßten, je öfter man sie sah. Es war ihm unmöglich, sie länger anzusehen. Fast kam es ihm vor, als durchschauten diese Augen ihn und wüssten, dass – und in welcher Form – er letzte Nacht von ihr geträumt hatte.

Mit einem Räuspern stellte er das Diktiergerät auf den Tisch und sah fragend zu ihr hinüber, nachdem sie sich ebenfalls gesetzt hatte. Sie nickte und er schaltete das Gerät an. »Frau Blessing, ich habe lange nachgedacht und möchte sichergehen, Sie richtig verstanden zu haben. Darum korrigieren Sie mich bitte, wenn ich falschliege. Ihrer Aussage nach ist Herr Werding vom Balkon gesprungen, nachdem Sie ihm sagten, warum Sie Ihrem Leben ein Ende setzen wollten. Und nun trauen Sie sich nicht, diesen Grund noch einmal zu wiederholen, aus Angst, damit weitere Menschen in den Tod zu treiben. Ist das so weit korrekt?«

»Das ist es.«

Himfeld lehnte sich zurück. »Dann möchte ich mich zunächst dafür entschuldigen, dass ich gestern so unsensibel nachgebohrt habe. Immerhin handelten Sie in guter Absicht.«

Ein kleines Schmunzeln auf den Lippen, legte Blessing den Kopf etwas schief. »Sie haben Ihre Taktik geändert, hm?«

Trotz eines kurzen Stutzens ließ Himfeld sich nicht beirren. Wie Blessing konnte auch er eine klare Linie fahren und sich selbst nicht so ernst nehmen: »Gut, oder?«

»Keine Einwände«, bestätigte Blessing. »Entschuldigung angenommen. Und nun?«

»Nun ist es aber so, dass ich ohne Ihre Aussage den Fall Werding nicht aufklären kann. Es ist sozusagen eine Zwickmühle. Ich brauche Ihre Aussage.«

»Was Sie brauchen, ist die Wahrheit. Herr Werding hat aus eigenem Willen den Freitod gewählt. Ich war nachweislich nicht nahe genug bei ihm, um ihn zu stoßen oder davon abhalten zu können.«

»Mittlerweile glaube ich Ihnen das sogar. Aber bei dem Medienrummel können Sie davon ausgehen, dass dieser Fall nicht als Selbstmord abgehakt wird, sondern vor Gericht geht. Und das würde bedeuten, dass die Staatsanwaltschaft Sie anklagt.«

Wenig beeindruckt umspielte ein sarkastischer Zug ihre Mimik. »Wegen Mordes?«

»Nein, das wohl nicht. Aber unterlassene Hilfeleistung wäre sicher noch das Angenehmste, das auf Sie zukommen würde.«

Nachdenkliches Nicken.

Himfeld beugte sich vor. »Frau Blessing, ich gebe zu, dass meine Beweggründe gestern noch etwas andere waren, aber – ich möchte Ihnen helfen.«

Blessings Blick zeugte von tiefem Misstrauen. »Warum?«

Wieder überkam Himfeld das ungute Gefühl, vollkommen durchschaut zu werden. *Wenn ich es nicht besser wüsste, könnte ich schwören, dass sie weiß, was ich in meinem Traum mit ihr gemacht habe.* Die aufsteigende Röte ignorierend, hielt Himfeld ihrem forschenden Blick unter höchster Konzentration stand.

Sie lehnte sich zurück, zog die Beine dicht an ihren Körper und umschlang sie mit den Armen. »Wenn Sie mir helfen möchten, weil Sie mein Buch gelesen haben und meine Sichtweisen teilen, ist es bereits zu spät. Dann müssen Sie jetzt sofort gehen.«

Der Polizeipsychologe zog die Augenbrauen zusammen und hoffte, bei seiner Lüge nicht ertappt zu werden. Aber der Zweck heiligte schließlich die Mittel und er wollte ihr wirklich helfen, warum auch immer. »Ehrlich gesagt habe ich Ihr Buch nicht zu Ende gelesen, weil es ... einfach nicht mein Thema ist. Ich kann diese Art des Denkens nicht nachvollziehen. Tut mir leid.«

Nach langen Sekunden des skeptischen Musterns schien Blessing ihm schließlich zu glauben. Sie setzte sich wieder in den Schneidersitz und löste so nicht nur die körperliche Barrikade, die sie zwischen ihnen errichtet hatte, auf. Sie beide schienen von einem Moment auf den anderen seltsam erleichtert zu sein.

»Was mich veranlasst hat, Ihnen zu helfen, war nicht die Lektüre Ihres Buches, sondern einige Recherchen, die ich betrieben habe.«

»In welche Richtung gingen denn Ihre Recherchen?«

»Sagen wir mal, ich habe einen Tipp erhalten, der mich auf die Spur brachte, dass Sie von der Polizei schon einmal hängen gelassen wurden, als Sie sich um Hilfe bemüht hatten. Meines Erachtens hätte eine ... andere Reaktion meiner Zunft Ihren ersten Selbstmordversuch verhindern ...«

»Nick!«, fiel sie ihm genervt ins Wort und verdrehte die Augen.

Himfeld winkte ab. »Er hat nichts gesagt, sondern lediglich einen Hinweis gegeben.«

»Ja! Nick und seine Hinweise ...« Blessing winkte ebenfalls ab. »Herr Himfeld, es ehrt Sie ja, dass Sie die Fehler Ihrer Kollegen wiedergutmachen wollen, aber dafür machen Sie im Fall Werding ganz viele neue. Wenn Sie wissen wollen, was Herrn Werding zum Springen getrieben hat, sollten Sie im Hier und Jetzt forschen, nicht in der Vergangenheit. Ich nehme mal an, wir reden von meiner desaströsen Beziehung zu Sven Liebig. Ich kann Ihnen versichern, dass das eine mit dem anderen nicht ansatzweise in Verbindung steht. Ferner mache ich keinem Ihrer Kollegen einen Vorwurf. Sie waren einfach nicht besonders motiviert, aber für mein Handeln bin nur ich verantwortlich. So, wie Herr Werding für seins.«

»... sofern Herr Werding nicht manipuliert wurde zu springen«, ergänzte er mahnend.

»Und selbst dann war es an ihm, sich darauf einzulassen oder eben nicht«, konterte Blessing, stand auf und ging zu einem Stapel von Wasserkisten, in der sie anscheinend eine Flasche ohne Kohlensäure suchte. Eine nach der anderen hob sie an, stellte sie zurück und fing an, die Kisten umzustapeln, um ihre Suche fortzuführen.

»Wissen Sie, es gibt wirklich Millionen Dinge, für die ich Sven verantwortlich machen kann«, erklärte sie währenddessen, »und das mache ich sogar mit Vorliebe, weil es mir eine ebenso unfaire wie auch sinnlose Genugtuung bereitet.« Blessing tastete auf Zehenspitzen nach der obersten Kiste des Stapels, ohne sie zu fassen zu bekommen, bis ihre Arme lahm wurden. Während sie sie kurz ausschüttelte, um gleich darauf einen neuen Versuch zu starten, sprach sie unbeirrt weiter. *Sie ist nicht in der Lage, mich um Hilfe zu bitten,* notierte Himfeld sich kurz im Hinterkopf. »Aber was das Spektakel um mich und Herrn Werding auf dem Hochhaus angeht, trifft ihn ausnahmsweise mal keine Schuld. Und was mich als Verbindungsstück betrifft: Wie Sie wissen, habe ich Herrn Werding nicht gekannt und Sven seit meinem Psychiatrieaufenthalt 2017 auch nie wieder gesehen.«

Als Blessing Anstalten machte, auf eine der Wasserkisten zu steigen, um die oberste Kiste zu erreichen, stand Himfeld unwillkürlich auf und stellte sich daneben.

»Ich weiß, dass Herr Liebig nichts mit dem Fall Werding zu tun hat.«

Erschreckt darüber, dass die Stimme des Polizeipsychologen so dicht neben ihr erklang, schaute Blessing ihn mit großen Augen an. »Warum wollen Sie dann so viel über Sven wissen?«

Offensichtliches Unwohlsein durch so viel Nähe verleitete Blessing dazu, sich eine Flasche mit Kohlensäure zu nehmen und von der Kiste herunterzusteigen. Himfelds zur Hilfe dargebotene Hand ignorierte sie, kehrte zum Tisch zurück und begann, die Kohlensäure nach und nach aus der Flasche zu schütteln.

»Weil ich überzeugt bin, dass Herr Liebig der Grund Ihres Selbstmordversuchs war.« Himfeld lehnte sich an die Fensterbank »Und genau das ist es, was ich brauche, um Sie bei den Ermittlungen zu entlasten: einen – *Ihren* – Grund.«

»Denn damit wüssten Sie auch, warum Werding gesprungen ist, denken Sie?« Es klang wie eine Frage, aber Himfeld war sich sicher, dass Eva Blessing nicht einen Moment daran zweifelte, dass sie richtig lag. Goldrichtig.

Der Polizeipsychologe zuckte die Achseln, er fühlte sich vorgeführt. Er glaubte, der Lösung des Rätsels so nah zu sein, aber diese Frau gab ihm das Gefühl, nie weiter davon entfernt gewesen zu sein.

»So einfach ist das nicht, Herr Himfeld«, erklärte sie ihm beinahe einfühlsam und schüttelte den Kopf. »Jeder hat seinen eigenen Grund. Ich weiß auch nicht, mit welcher meiner

Aussagen ich Werdings wunden Punkt getroffen habe, aber mit mir, mit meinem Grund hatte das nichts zu tun. Und abgesehen davon: Ich stand nicht wegen Sven Liebig auf dem Dach des Hochhauses.«

»Aber damals, vor zwei Jahren, da war er der Grund?«

Sichtlich unruhig spielte Blessing mit dem überschüssigen Plastik des Flaschendeckels. »Was heißt ›der Grund‹?« Suchend irrten ihre grauen Augen umher. »Ihnen als Psychologen muss ich, glaube ich, nicht erklären, dass es nicht gerade zum Seelenheil beiträgt, mit dem Vollbild eines klassischen Narzissten zusammen zu sein. Wenn Sie unbedingt wissen wollen, wie es zu diesem Desaster kam, würde ich sagen, ich habe nicht früh genug den Absprung geschafft. Ist nicht seine Schuld, dass ich mich nicht schon viel früher von ihm getrennt habe. Denn das hätte ich definitiv tun sollen«, ihr Blick suchte seinen, »hab ich aber nicht.«

»Ist ja auch nicht so leicht.« Dieses Mal hielt Himfeld ohne Probleme ihrem eindringlichen Blick stand. »Narzissten haben es perfektioniert, anderen Menschen ein unerträglich schlechtes Gewissen zu suggerieren. Viele nehmen lieber die Strapazen auf sich, weiterhin mit dieser Person zusammenzubleiben, als an ihrem Schuldgefühl zugrunde zu gehen. Leicht beeinflussbare Menschen verlieren sich quasi in dieser Manipulation. Sie denken, wenn sie den Partner, den sie einst geliebt haben, verlassen, wären sie schuld, wenn dessen Leben den Bach runtergeht. Dabei ist es völlig nebensächlich, was dieser ihnen angetan hat. Erklärungen findet man immer: ›Er hat mich nur so schlecht behandelt, weil er eine schlechte Kindheit hatte.‹ Der Gedanke, dass man selbst nicht für diese schlechte Kindheit verantwortlich ist und dem Typen rein gar nichts schuldet, existiert, wenn überhaupt, lediglich unterbewusst. Das nennt man emotionale Erpressung. Gibt es nicht nur in Partnerschaften.

Besonders häufig tritt es bei narzisstischen Müttern auf, die ihre Kinder nicht ausziehen lassen wollen. Da gibt es zum einen die aktive Variante: ›Wenn du die Mama verlässt, hat ihr Leben keinen Sinn mehr.‹ Oder, noch viel perfider, die versteckte emotionale Erpressung: ›Sicher, geh nur, Kind. Zieh aus und führe dein eigenes Leben. Finde dein Glück. Die Mama kommt schon zurecht. Ich hab es ja auch überlebt, als dein Vater ausgezogen ist und ich dich allein durchbringen musste mit drei Jobs und keinerlei Zeit für mich selbst. Sorge dich nicht um mich, ich komme schon irgendwie zurecht, denke ich. Hauptsache, du bist glücklich.‹«

Blessing sagte nichts, betrachtete ihn jedoch ausnahmsweise erwartungsvoll.

»Gleiches«, fuhr Himfeld fort, dessen Rederausch noch nicht vollends abgeklungen war, »gilt übrigens auch für Suchtkranke jeglicher Genese: Drogenabhängige, Alkoholiker, Spielsüchtige. Katastrophal, wenn all diese Krankheitsbilder bei ein und derselben Person auftreten.«

Nun war es sein Blick, der sie vielsagend durchbohrte, bis sie wegschauen musste.

»Sie haben gut recherchiert«, entgegnete Blessing tonlos.

Bescheiden zuckte Himfeld die Schultern. »Es gab einige Einträge über Herrn Liebig. War nicht so schwer. Wobei er des Drogenhandels oder -konsums nie überführt werden konnte. Es gibt lediglich den Vermerk ›Drogen‹ mit einem Fragezeichen dahinter.«

»Tauschen Sie es einfach gegen ein Ausrufezeichen aus.« Blessing klang gleichermaßen trocken wie auch verbittert. »Falls er überhaupt noch lebt.«

»Ich weiß nicht, ob es Sie freuen wird, aber er lebt durchaus noch. Er ist nur nirgends gemeldet, aber er wird wegen diverser Delikte gesucht.«

»Ich weiß auch nicht, ob ich mich darüber freuen soll, dass er noch lebt.« Kurz blitzte etwas Hilfesuchendes in Blessings klaren grauen Augen auf.

»Das ist normal«, versicherte Himfeld ihr, »man kann seine Gefühle Narzissten gegenüber nicht rational greifen, dafür sorgen sie durch das permanente Aufdrängen ihrer eigenen Wahrheit.«

»Klingt, als hätten Sie viel Erfahrung mit narzisstischen Störungsbildern. Trifft diese Diagnose auch auf viele Selbstmörder zu, mit denen Sie in Ihrer Laufbahn zu tun hatten?«

»Meist nur auf die, die definitiv gerettet werden wollen, um anschließend noch zerstörerischer weiterzuleben – der klassische Hilfeschrei«, platzte es sarkastisch aus Himfeld heraus. Scheinbar hatten er und Blessing eine kleine Gemeinsamkeit gefunden: eine tiefe, aufrichtige Abneigung gegen dieses Krankheitsbild. Interessant, wo Himfeld sie doch genau in diese Kategorie einsortiert hatte.

Blessing dachte kurz über seine Worte nach. »Ja, toll«, merkte sie dann lediglich freudlos an. Als sie sich ansahen, mussten beide kurz lachen. Doch gleich darauf war es ihnen unangenehm.

»Gut, so viel dazu«, bemerkte Himfeld, um Professionalität bemüht, hölzern. Er hatte noch einen weiteren Überraschungsangriff in petto. »Herr Liebig hatte also nichts mit Werdings Tod zu tun. Hab ich verstanden. Glaube ich Ihnen.« Blessings Mimik entspannte sich, sodass es Himfeld fast leidtat, sie nun wieder zu überrumpeln. »Aber mich würde wirklich interessieren, ob Herr Liebig Sie nur verprügelt hat, wenn er voll war, oder auch nüchtern.«

»Meist war er so voll, dass er sich hinterher nicht daran erinnern konnte und mich fragte, woher ich die Wunden hätte.« Blessing zuckte vor ihren eigenen Worten zusammen. Ganz offensichtlich hatte sie ihr Martyrium noch nie laut ausgesprochen. Teils verärgert, auf Himfelds Strategie hereingefallen zu sein, teils erschrocken, so explizit darüber gesprochen zu haben, saß sie versteinert da und blickte auf den Boden.

Himfeld setzte sich wieder ihr gegenüber hin. »Und es wurde schlimmer, nachdem Sie ihn rausgeschmissen haben, stimmt's? Er fing an, Sie zu stalken, Ihnen aufzulauern. Sie hatten keine Möglichkeit wegzuziehen, weil er Sie in Ihrer Beziehung finanziell ruiniert hatte mit seiner Sucht. Und als Sie sich nicht mehr anders zu helfen wussten, sind Sie zur Polizei gegangen, die jedoch nichts gemacht hat.«

Blessing hatte sich inzwischen eine Zigarette angezündet und blies Himfeld verärgert den Rauch mitten ins Gesicht. »Doch, sie schauten einmal kurz von ihren Kaffeetassen auf und rieten mir, mich von ihm fernzuhalten, wenn er getrunken hatte. Einer lachte sogar und sagte, dass er eben unter der Trennung leide und versuche, seinen Kummer zu ertränken.«

Himfeld nickte. »Kann ich mir gut vorstellen. Die Kollegen, ohne sie verteidigen zu wollen, hatten keine Handhabe. Denn Sie, Frau Blessing, haben dort nur die halbe Wahrheit erzählt, immer noch aus schlechtem Gewissen heraus, weil Liebig Ihnen leidtat. Kein Wort haben Sie über seine Gewalttätigkeit verloren, seinen Drogenkonsum, seine ominösen Geschäfte. Herr Liebig hat diesbezüglich ganze Arbeit geleistet, wenn ich das mal anmerken darf. Lassen Sie mich raten: Er warf Ihnen vor, sein Leben zerstört zu haben, als Sie sich trennten, und hat Ihnen Tag und Nacht demonstriert, wie sehr er litt, aber dass er das heldenhaft hinnehme, in der Hoffnung, Sie zurückzugewinnen. Und als er merkte, dass Sie standhaft blieben, hat er Ihnen eingeredet, wie grausam und eiskalt Sie seien. Und dass niemand außer ihm jemals mit Ihnen zusammen sein wolle. Aber ihm wäre das egal, er würde Sie bedingungslos lieben. Habe ich recht?«

Blessings Augen waren glasig, in den Augenwinkeln glitzerte es verräterisch, doch sie weinte nicht eine einzige Träne. Ihre Miene blieb versteinert. »So ausführlich ist das im Polizeicomputer vermerkt?«

»Wie gesagt, ich habe viel Erfahrung mit Narzissten«, erinnerte er sie ruhig. »Und auch wenn sie anfangs auf andere Menschen wahnsinnig aufregend und mitreißend wirken mögen, folgen sie alle einem ganz bestimmten Schema, was sie paradoxerweise zu genau dem macht, was sie eigentlich nicht sein wollen: berechenbar.« Himfeld merkte, dass Blessing nicht in der Lage war, zu antworten, darum fügte er auflockernd hinzu: »Und natürlich langweilig.«

Endlich sah Blessing ihn wieder an, das Grau ihrer Augen wirkte durch die verkniffenen Tränen noch klarer, strahlender.

»Meine bescheidene Meinung«, beendete er seinen Kommentar alles andere als bescheiden, was den zaghaften Ansatz eines Lächelns bei seinem Gegenüber zur Folge hatte.

»Sie waren das Sonnenscheinchen Ihres Studienganges, richtig?«, riet Blessing, keine Sekunde später erstarb ihr Lächeln. »Sie sind besser in Ihrem Job, als ich dachte.«

Entgegen seinem Willen fühlte Himfeld Stolz in sich aufsteigen. Vergessen war der Spott, der ihn außerhalb dieses Gebäudes – der Morgenzeitung sei Dank – verfolgte. Dieses Lob von dieser Frau war es ihm wert. *Warum eigentlich?*, fragte er sich, während er im Grau ihrer noch immer etwas feuchten Augen versank.

»Warum haben Sie eigentlich mit Nick gesprochen?«, wollte Blessing plötzlich wissen.

»Hm?« Das kam ein wenig unerwartet. *Bleib bei der Wahrheit, damit bist du bislang am besten gefahren. Alles andere durchschaut sie ohnehin.* Himfeld räusperte sich und sah sie herausfordernd an. »Weil Sie Zeugin in einer Mordermittlung sind. Weil die halbe Stadt glaubt, dass Sie Herrn

Werding mit Ihren Worten in den Tod getrieben haben. Und weil Sie trotz alledem nicht mit mir sprechen wollten.«

»Was ist aus der empathischen Grundregel geworden: Wenn jemand nicht sprechen will, wird er seinen Grund dafür haben? Gilt das für Psychologen nicht? Stellen Sie sich vor, ich würde ohne Ihr Wissen zu Ihrer Frau gehen und sie über Details Ihres Lebens ausfragen.«

»Woher wissen Sie, dass ich verheiratet bin?«

»Sie meinen, obwohl Sie keinen Ehering tragen?« Offenbar hatte sie seine Herausforderung angenommen. Selbstsicher erklärte sie: »Man sieht an dem hellen Streifen um Ihren rechten Ringfinger, dass Sie ihn gelegentlich tragen, zumindest im Solarium.« Schweigend sah sie ihn an, bevor sie ohne jeden Vorwurf in der Stimme ergänzte: »Und wenn Ihnen sonst so danach ist.«

Das läuft in die falsche Richtung. Himfeld stand auf und ging zum Kaffeeautomaten. »Sie auch?« Er deutete auf die Maschine, aber Blessing schüttelte den Kopf. Während die dünne Macchiato-Plörre in den Plastikbecher lief, nahm er wieder Kurs auf Blessings Geschichte. »Warum stellen Sie Herrn Siska mit meiner Frau gleich? Sind Sie beide etwa doch liiert?«

»Nein«, antwortete Blessing unverwandt, »ich hielt es nur für die naheliegendste Assoziation.«

»Hmm.« Mit den Fingerspitzen versuchte Himfeld, den randvollen Becher aus der Halterung zu lösen, ohne sich zu verbrühen. »Sie scheinen schon eine innige Bindung zueinander zu haben.«

»Er ist mein bester Freund und ja, wir haben eine ganz besondere Bindung zueinander.«

»Wie kann ich mir die vorstellen?«

»Wir lachen, wir reden, wir teilen alles miteinander«, erklärte sie, »ein klassischer bester Freund eben. So wie das etwas gängigere Modell der besten Freundin, nur eben mit einer männlichen Komponente.«

»Und mit dem Unterschied, dass Ihr Leben vor zwei Jahren wortwörtlich in seiner Hand lag.«

Schweigen.

Ja, klar: keine Frage, keine Antwort. »Was empfinden Sie für diesen Menschen? Lieben Sie ihn oder sind Sie zumindest in ihn verliebt?«

»Falls Sie darauf hinauswollen, ob wir im Begriff sind, ein Paar zu werden, ist die Antwort ein definitives Nein. Wir sind uns in vielerlei Hinsicht zu ähnlich und Nick ist außerdem ziemlich abgedreht. Wir tun einander oft nicht gut. Wir würden uns sozusagen in Grund und Boden lieben.« Blessing trank einige große Schlucke aus der Wasserflasche, während Himfeld an seinem Kaffee nippte und sich wunderte, dass sie derart offen über dieses Thema sprach. Das hatte er sich schwieriger vorgestellt.

»Ich liebe Nick auf eine andere Art. Ich möchte ihn nicht an mich binden, sondern wissen, dass es ihm gut geht, wie auch immer und mit wem auch immer. Ich will ihn nicht für mich, sondern seine einzigartige Persönlichkeit erhalten. Wer ihn im Leben zeitweise enger begleitet, ist mir egal, solange es ihm guttut und ihn glücklich macht. Das ist meine Auffassung von Liebe.« Sie zuckte abschließend die Achseln und Himfeld verspürte plötzlich den Drang, darüber nachzudenken, ob das nicht eigentlich sogar die einzig vernünftige Auffassung von Liebe war. Er kannte nicht eine einzige Ehe, in der so gedacht wurde, dabei war es doch völlig logisch: Wenn ich jemanden liebe, möchte ich, dass es ihm gut geht und er ein glückliches Leben führen kann, ob mit mir oder jemand anderem.

Darüber lässt sich nachdenken. Himfeld machte sich Notizen, als Blessing unerwartet sagte: »Ich dachte mir schon, dass Ihnen diese These gefallen würde.«

Überrascht sah er auf und sah sie schmunzeln. Himfeld fühlte sich ertappt, entgegnete jedoch sachlich: »Mir gefallen einige Ihrer Thesen, Frau Blessing. Kommen wir zurück zu Herrn Siska: Sind Sie ihm dankbar?«

Der Triumph, ihn durchschaut zu haben, stand ihr noch immer ins Gesicht geschrieben, dennoch beantwortete sie nüchtern seine Frage: »Klar bin ich ihm dankbar. Ich bin all meinen Freunden dankbar. Das Leben mit mir ist nicht immer ein Zuckerschlecken. Ich bin froh, dass sie immer für mich da sind.«

Himfeld räusperte sich, er musste konkreter werden. »Ich meine, ob Sie ihm dankbar sind, dass er Ihnen an jenem Tag das Leben gerettet hat?«

»Ja«, erwiderte sie, ohne zu zögern.

Damit hatte er nicht gerechnet, denn es ergab keinen Sinn. Wenn sie froh war, dass er ihr Leben gerettet hatte, warum hatte sie dann erneut versucht, es zu beenden? Angespannt beugte er sich vor und fragte noch einmal deutlich: »Sie sind also froh, dass er Ihnen das Leben gerettet hat?«

Blessing leerte die Wasserflasche und verneinte die Frage zu Himfelds Überraschung.

Ratlos lehnte Himfeld sich zurück. »Frau Blessing, eben haben Sie noch gesagt, dass …«

»Ich weiß, was ich gesagt habe«, gab sie ruhig zurück. »Sie müssen lernen, richtig zuzuhören.« Als sich Verwirrung in seinem Gesicht breitmachte, fuhr sie ohne Nachfrage fort: »Ich bin ihm nicht dankbar, *dass* er mir das Leben gerettet hat. Ich bin ihm dankbar, dass er es an *jenem* Tag gemacht hat!«

»Also, das Sterben an sich ist okay, aber an dem Tag vor zwei Jahren wäre es im Nachhinein betrachtet doch nicht gut gewesen?«

Sie nickte, während er sie skeptisch musterte.

»Versteh ich nicht.«

»Können Sie auch nicht«, ließ sie ihn nachsichtig wissen, »ist aber auch egal. Hat mit dem Fall Werding nichts zu tun.«

Mist, ich hab mich wieder verleiten lassen, abzuschweifen. Himfeld lehnte sich zurück und betrachtete Frau Blessing erstmals seit langer Zeit wieder als das, was sie war: eine Zeugin. Die einzige Zeugin, die den Fall aufklären konnte.

»Frau Blessing, verstehen Sie das bitte nicht als Kritik. Je mehr ich mit Ihnen spreche, desto weiter entferne ich mich davon, auch nur das Geringste zu verstehen. Sie geben mir immer neue Rätsel auf.«

Aufrichtig betroffen sah sie ihn an. »Das tut mir leid.«

Himfeld konnte sich ein kleines, verzweifeltes Lachen nicht verkneifen. »Das glaub ich Ihnen sogar. Darum müssen wir einen Weg finden, wie Sie mir anvertrauen können, was Sie zu Werding vor dessen Tod gesagt haben. Was könnte Ihnen helfen?«

Unerwartet verfinsterte sich ihr Blick. Sie beugte sich vor. »Das hat nichts mit Hilfe zu tun oder mit Vertrauen.«

»Sondern?«

Sie suchte nach dem richtigen Wort. »Rücksicht.«

»Rücksicht?«

»Ganz genau«, bestätigte sie beängstigend glaubhaft und zündete sich eine Zigarette an. »Vielleicht sollten Sie lieber mir vertrauen, wenn ich Ihnen sage, dass es besser ist, meine Begründung nicht zu hören.«

»Frau Blessing, mir ist durchaus bewusst, dass Sie viel durchgemacht haben. Weit mehr, als ich auch nur ahne. Ich glaube Ihnen, dass Sie nach bestem Wissen und Gewissen handeln. Und ich kann Ihnen versichern, dass kein weiterer Mensch durch das, was Sie sagen, zu Schaden kommen wird.«

»Ach ja? Haben Sie mal meinen Namen gegoogelt? Verstehen Sie mich nicht falsch, wenn ich sage, ich bräuchte nur mit dem Finger zu schnippen, und ein Dutzend Menschen würde sich auf mein Kommando hin umbringen. Ich bin weder stolz darauf noch hab ich es je darauf angelegt. Ich will das nicht, aber es ist nun mal Fakt.« Schweigend sahen sich Polizist und Zeugin an und Himfeld musste sich eingestehen, dass Blessing nicht ganz unrecht hatte. »Denken Sie nur an Ihr Bild heute in der Zeitung. Die Leute da draußen drehen gerade komplett durch.«

Himfeld blickte eine verschämte Sekunde zur Seite, bevor er seinen verständnisvollsten Tonfall anschlug. »Ja, die Leute da draußen drehen durch. Und das muss gestoppt werden. Dazu sind aber nur Sie in der Lage und zwar, indem Sie diesen Fall aufklären. Ich weiß, dass es viel verlangt ist, mir zu vertrauen, nachdem meine Kollegen Sie im Regen stehen ließen ...«

»Vertrauen, Vertrauen ... ich höre immer nur Vertrauen«, platzte es aus Blessing genervt heraus.

Über jede Gefühlsregung erfreut, ging Himfeld in die Offensive. »Na, da hab ich wohl einen wunden Punkt getroffen.«

Ungerührt sah sie ihn an, bis ihn wieder dieser seltsame Schauer durchfuhr. »Bei Ihnen oder bei mir?«, fragte sie, drückte ihre Zigarette aus und stand auf.

An der Tür drehte sie sich zu Himfeld um und ließ ihn noch wissen: »Ich muss Ihnen nicht vertrauen, Herr Himfeld. Sie sollten lernen, mir zu vertrauen, denn ich versuche nur, Sie zu schützen.«

»Frau Blessing«, sagte Himfeld ernst, stand auf und ging auf sie zu. Ihre Mimik bedeutete ihm deutlich, ihr nicht zu nahe zu kommen, somit hielt er einen respektvollen Abstand zu ihr ein. »Wenn Sie nicht kooperieren, könnte sich Ihr Status ganz schnell von Zeugin in Tatverdächtige ändern und ich müsste Sie vorladen.«

»Prima«, erwiderte sie ungerührt nach einem kurzen Moment, »dann käme ich ja endlich hier raus.«

»Sie würden es wieder tun, oder?« Die Frage presste sich ohne Zutun aus Himfelds Mund, er hatte nicht beabsichtigt, sie zu stellen.

Die Hand am Türgriff, hielt Blessing inne. Mit fragendem Blick sah sie ihn an.

»Wenn Sie hier rauskämen«, erläuterte der Polizeipsychologe seine Frage, obwohl er das für eine reine Formsache hielt, »würden Sie es zu Ende bringen, hab ich recht?«

»Zu Ende bringen?« Ein verbittertes Lachen folgte, das Himfeld verdeutlichte, dass er offenbar nichts verstanden hatte. »Es wäre erst der Anfang. Das ist ja die Tragödie.«

Falten, war das Erste, das Himfeld durch den Kopf schoss, nachdem er sein Gesicht gewaschen hatte und sich im Spiegel betrachtete. *Falten und Augenringe.* Er zückte seine eigens zusammengestellte Kosmetiktasche. Diesmal würde er etwas großzügiger mit deren Inhalt sein, um nicht auszusehen wie der Tod auf Latschen. *Falten, Augenringe und spröde Lippen.* Er versorgte seine gereizte Nase mit Spray, nahm eine Zinktablette und cremte sich das Gesicht ein. *Falten, Augenringe, spröde Lippen und …* Ungläubig wandte Himfeld seinen Blick vom Spiegel ab und betrachtete seine Hand. Gelbe Nikotinflecken. Angewidert seifte er seine Finger ein und schrubbte sie unter dem Wasserstrahl so lange, bis sie wund und rot waren. Immerhin nicht mehr gelb. Himfeld verteilte eine dicke Schicht Vaseline auf seinen aufgesprungenen Lippen.

Ich bin ihm nicht dankbar, dass *er mir das Leben gerettet hat. Ich bin ihm dankbar, dass er es an* jenem Tag *gemacht hat … Was zur Hölle meinte sie damit? – Egal, das hat mit dem Fall Werding nichts zu tun!* Geräuschvoll schnäuzte Himfeld sich die Nase und begann, sein Gesicht mit Concealer zu restaurieren. In dicken Streifen verteilte er die beigefarbene Masse an den Schwachpunkten, die zunehmend mehr wurden. *Falten, Augenringe, spröde Lippen, Nikotinfinger und …* Er hielt inne. Was war es noch, das es zu beseitigen galt? Den Concealer griffbereit, suchte er im Spiegel nach dem Makel. Minutenlang. Dann, ganz langsam, ließ er seine Hand mit dem Kosmetikstift sinken. Nach und nach wurde es ihm bewusst. Das, was ihn störte, ließ sich nicht abdecken. Es war er selbst.

Bin das wirklich ich?

Himfeld ging näher an den Spiegel heran, dann weiter weg, ohne sich selbst aus den Augen zu lassen.

Ich hatte mich ganz anders in Erinnerung.

Weder den ergrauten Schläfen noch den Falten oder der hartnäckigen Erkältung konnte er die Schuld dafür geben, dass er mit sich selbst fremdelte. Der Blick in die eigenen Augen glich dem Gefühl, als stünde er an einem Fenster und betrachte einen unbekannten Passanten, der flüchtig vorbeilief und nie wieder eine Rolle in seinem Leben spielen würde. Der Mann dort im Spiegel war nicht mal als veraltete Kopie seiner selbst zu bezeichnen. Himfeld glich einem verhunzten Abziehbild des Mannes, der er gerne gewesen wäre. Die Erkenntnis traf ihn wie ein kleiner Stich mit einer Nadel: Beim erstem Mal noch sanft genug, um es ignorieren zu können, aber wenn er sich häufiger stach, verursachte es konstanten Schmerz.

Ich bin nicht der verdammte Richard Gere, wurde ihm leidlich bewusst. Er hatte bestimmt mal ganz passabel ausgesehen und ein gewisser Charme war ihm durchaus erhalten geblieben, aber wann hatte er eigentlich aufgehört, sich weiterzuentwickeln? An einem bestimmten Punkt seines Lebens hatte er begonnen, sich auf früheren Lorbeeren auszuruhen und sich darauf konzentriert, sich Mimik, Gestik und eine

Sprechweise anzueignen, die ihn glanzvoller erscheinen ließen. Feinheiten, die er sich von Stars oder namhaften Kollegen abgeschaut hatte. Himfelds gesamtes Denken drehte sich um seine Außenwirkung, sein Aussehen, seinen Status, sein Ego, schlicht: ihn selbst. Und nun passte eins nicht mehr zum anderen, zumindest nicht so, wie *er* es in Erinnerung hatte.

Nach seinem Studium hatte er hart dafür gearbeitet, sich zu etablieren, sich einen guten Namen zu machen, ein gewisses Image zu profilieren. Mit Erfolg! Bis er sich selbst interessanter fand als das, was er tat.

Wann hatte er aufgehört, sich für seine Fälle wirklich zu interessieren? Ehrgeizig war er schon immer gewesen, doch irgendwann hatte der Schwerpunkt seines Ehrgeizes sich verschoben. Auf seine eigene Person. Er wollte nicht seine Arbeit perfektionieren, sondern sich selbst. Er wollte Aufmerksamkeit. Und nach der Aufmerksamkeit wollte er noch mehr Aufmerksamkeit. In Form von Bewunderung, Neid und Anerkennung. Und je weniger er leistete, desto mehr gierte er danach. Nicht nur beruflich, auch privat.

Er hatte Ilona bereits während der Flitterwochen das erste Mal betrogen und auch nie damit aufgehört. Um seinen Marktwert zu testen? Aus Langeweile? Oder um das eigene Ego zu streicheln?

Wenn ich jemanden liebe, möchte ich, dass es ihm gut geht und er ein glückliches Leben führen kann, ob mit mir oder jemand anderem. Liebte Ilona ihn vielleicht so tief und innig, dass sie lediglich zu seinem Wohl über seine zahlreichen Affären hinwegsah? Oder hatte sie gar selbst eine?

Nein, beantwortete Himfeld sich die Frage, noch bevor er sie zu Ende gedacht hatte, zweimal Nein, *wohl kaum.* Sie wusste einfach nichts davon. Zumindest hatte er immer geglaubt, ihre Zweifel an seiner Treue konsequent im Keim erstickt zu haben. Aber warum war sie dann chronisch unzufrieden? Ahnte sie, dass sie immer nur die zweite bis fünfte Geige spielte? Verflucht, er war in der Tat sehr unaufrichtig. Was hieß unaufrichtig? Er war ein Lügner. Er log ihr etwas vor, er log seinen Kollegen etwas vor, seinen Klienten und last but not least vor allem sich selbst.

Aber würde er noch geachtet, beneidet und beruflich so erfolgreich sein, wenn er wie Eva Blessing stoisch die Wahrheit sagte, ungeachtet dessen, was die Konsequenzen wären? Und warum dachte er über all das nach, wo er doch – apropos Blessing – dringend einen Fall aufzuklären hatte?

Himfeld betrachtete seine Kosmetiktasche, als plötzlich die Tür geöffnet wurde und ein Pfleger in der Toilettenkabine verschwand.

Weiter im Plan, dachte er bei sich, *mein Leben kann ich auch später noch überdenken. Ist ohnehin alles Schwachsinn. Ich hätte niemals so lange durchgehalten, wenn wirklich alles so schlimm wäre, wie ich es mir gerade einrede.*

Somit vollendete er die Restaurierung seines Gesichts und packte seine Sachen zusammen. Nach einem tiefen Atemzug öffnete er schwungvoll die Tür und wäre beinahe mit Robeski zusammengestoßen, der offenbar gerade im Begriff war, seinen Dienst anzutreten. Himfeld stutzte und wappnete sich innerlich gegen einige herablassende Bemerkungen bezüglich seines Fotos in der Zeitung. Doch nichts dergleichen geschah. Stattdessen nieste Himfeld einmal kräftig, dann überkam ihn ein weiterer Hustenanfall. Mit einem kurzen Nicken schob er sich an Robeski vorbei.

Himfeld glaubte fast, davongekommen zu sein, als der Arzt das Wort an ihn richtete: »Sobald dieser Fall abgeschlossen ist, und das wird er in Kürze sein, werden Sie sich verfluchen, dafür Ihre Gesundheit aufs Spiel gesetzt zu haben. Die Lösung ist es nicht wert. Gehen Sie zum Arzt und kurieren Sie sich aus.« Sein Tonfall war unverändert monoton und doch klang darin etwas beinahe Wohlwollendes mit.

»Das hätten Sie wohl gerne«, fauchte Himfeld unbeabsichtigt schrill, setzte ein süffisantes Grinsen auf und verließ die Klinik.

Was tun, was tun, was tun? Ich kann nicht die ganze Nacht mit meiner Zigarettenspitze Löcher in meine Unterhosen brennen. Obwohl ich es schon fast perfektioniert habe. Seide brennt anders als Polyester. Wenn ich durch die Löcher hindurchsehe, wirkt die Welt anders. Zentrierter. Übersichtlicher. Sie birgt eine gewisse Struktur. Es fällt leichter, nur noch das zu sehen, was ich sehen möchte. Und es hilft. Immerhin bin ich noch nicht Amok gelaufen.

Morgen um diese Zeit werde ich sicher etwas anderes machen. Ich spüre meinen Atem zu sehr, wenn ich mir die Höschen direkt vors Gesicht halte, um durch die Löcher zu schauen.

Ich fixiere das Glas Eistee, das ich mir vor Stunden eingeschenkt habe, unfähig, mich aufzuraffen, daraus zu trinken. Die Kohlensäure scheint schon fast raus. Aus meiner begrenzten kreisrunden Perspektive heraus sehe ich keinen Sprudel mehr. Habe ich Durst? Ich sehe nichts anderes als das Glas, umrahmt von dem, was das kleine Loch in meinem Slip noch miteinfängt, während ich meinen Kopf langsam von rechts nach links, hoch und wieder runter bewege: ein paar Blätter meines Drachenbäumchens im Hintergrund und einen Teil der Küchentür. Sonst sehe ich nichts.

Nicht meine horrend hohe Kreditkartenabrechnung, die du vor mir in deiner Schublade versteckt hast, nicht mein leeres Portemonnaie, das heute Mittag noch voll war, und auch nicht die gähnende Leere in meinem Geheimversteck, in dem bis vor Kurzem noch hart ersparte siebenhundert Euro Notreserve den Raum füllten.

Ich sehe nur das Glas Eistee und wie du dir, überraschend neu eingekleidet, deinen heutigen Casinobesuch und die anschließende Sauftour mit deinen Kumpels finanzieren kannst. Und den einst feuchten Rand, den das Glas auf dem Tisch hinterlassen hat, aus längst vergangenen Zeiten, als dessen Inhalt noch kalt und frisch war.

Ich drehe den Kopf, fixiere nun einen Ausschnitt der Balkontür durch das kleine Loch und bin gespannt auf deine Ausreden, wenn ich dich damit konfrontiere, dass du mich eiskalt abgezogen hast. Wieder einmal.

Der Himmel ist dunkel und es ist mir unmöglich zu erkennen, ob der kleine gelbe Punkt, den ich sehe, ein Stern ist oder eine Lichtreflexion in der Scheibe. Spielt wohl aber letztlich auch keine Rolle.

In der Scheibe erkenne ich schemenhaft mein eigenes Spiegelbild. Eine Karikatur dessen, was ich mal war. Wer ich mal war. Eine Satire auf die Person, die ich eines Tages gern gewesen wäre.

Lächerlich.

Alles umsonst. Abgesehen von dem Preis, den ich dafür bezahlen muss.

Es muss anders sein. Ich träume das alles nur. Lass mich nicht aufwachen. Bitte! Der Fall wäre zu tief. Ich weiß nicht, was ich mehr fürchte: die Wahrheit, oder mein ganzes Leben lang weiterhin belogen zu werden. Ich hoffe auf eine glaubhafte Erklärung von dir, damit ich nicht an der Enttäuschung, der Verbitterung, meinem Hass und meiner Verzweiflung ersticken muss.

Besser, du lügst mich weiter an, denn ich kann mein Gejammer und die Vorwürfe dir gegenüber nicht mehr ertragen. Aber trotz dieser Tatsache, deiner Lügen, deines Stehlens und deiner Angriffe jeglicher Art bin ich nicht in der Lage, angemessen zurückzuschießen. Etwas hält mich noch immer zurück.

Irgendwie befinde ich mich in einer Grauzone zwischen Mitleid und der immensesten Wut, die ich jemals empfunden habe, resultierend aus Angst.

Bete, dass es so bleibt!

»Würdest du es wohl dieses eine Mal zustande bringen, pünktlich zu sein?« Ilonas Stimme hallte durchs Treppenhaus, aber Himfelds Augen konnte sie damit nicht von Blessings Buch lösen. Er saß bereits fertig eingekleidet am Küchentisch und wollte eigentlich nur die Zeit totschlagen, bis seine Frau abfahrbereit war. Doch binnen weniger Minuten des Lesens liefen seine Überlegungen schon wieder auf Hochtouren. *Dein Ex war ein echter Vorzeigenarzisst, Eva,* grübelte er vor sich hin, ohne zu registrieren, dass er in seinen Gedanken seine Zeugin bereits duzte, *und ein egozentrischer Scheißkerl.* Mit dem Stift spielend, starrte er auf seine Notizen. *Und er hat dich mit einem Riesenberg Schulden belastet.*

Verbissen knabberte Himfeld am hinteren Ende des Kugelschreibers, bis der kleine Druckknopf abbrach. Beiläufig warf Himfeld einen Blick darauf, bevor er den Stift gegen sein Handy austauschte. »Frau Krempel, ich hätte da noch einige Aufgaben für Sie …«

Wenn ich auch nur noch einen Funken Humor in mir hätte, würde ich mich abends bei ein paar Gin Tonics mit Freundinnen, die ich nicht habe, sicher totlachen über deine vollkommen konträr zu deinem Verhalten ausfallenden Äußerungen. Eigentlich ist es so komisch, dass es, übertragen auf einen Film mit der jungen Katja Riemann und Uwe Ochsenknecht in den Hauptrollen, ein Anwärter auf die preisgekrönte Komödie des Jahres werden könnte.

Gestern, zum Beispiel. Da du, wie immer, seit Tagen unterwegs und nicht auffindbar warst, lieh ich mir eine Multifunktionsleiter, um die Hecke zu schneiden. Der Auslöser dafür war, dass unser Nachbar mich frühmorgens geweckt und mit einer Anzeige gedroht hatte, wenn die Hecke nicht heute noch geschnitten würde.

Nachdem ich die Multifunktionsleiter zu Fuß von Döhren nach Ricklingen geschleppt hatte (da mir leider das Geld für Sprit oder Öffis fehlte), schnappte ich mir die Benzinheckenschere und stieg wacklig auf die Arbeitsbühne. Ich fragte mich noch, ob ich das Klicken der Leiter beim Einrasten vernommen hatte ... mein ungutes Gefühl bestätigte sich rasch, als ich nach nur wenigen Minuten des Schneidens ein Knacken unter mir vernahm, die Leiter zusammenkrachte und mich regelrecht verschluckte, um nicht zu sagen, einquetschte.

Ich hatte Glück im Unglück. Die Heckenschere konnte ich weit von mir werfen, nachdem sie lediglich eine kleine Schmarre im Oberschenkel hinterlassen hatte. Als die Leiter jedoch mit mir in ihrer Mitte umfiel, brach ich mir das Handgelenk, holte mir zahlreiche blaue Flecken und Schürfwunden.

Da die Benzinheckenschere zu schwer war, um sie noch mit einer Hand zu halten, griff ich zu der kleinen Handschere und verbrachte den ganzen Tag damit, die Hecke zumindest so weit zu stutzen, dass unser Nachbar Ruhe gab. Anschließend beseitigte ich einhändig die Sauerei, die ich im Garten veranstaltet hatte.

Als ich spät abends aus der Dusche kam, war meine Hand so geschwollen und verfärbt, dass ich nicht mehr ignorieren konnte, dass sie gebrochen war. Just in dem Moment kamst du nach Hause. Du warst stark alkoholisiert, zugedröhnt mit irgendetwas Aufputschendem, aber immerhin fröhlich, ebenso wie deine Freunde, die du alle mitgeschleppt hattest und die nun mein Wohnzimmer belagerten. Ich berichtete dir, was passiert war, und fragte mich noch, warum du so untypisch lieb und fürsorglich warst und dich erkundigtest, was du für mich tun könntest. Als ich sagte, ich bräuchte ein paar Anziehsachen, eine Kühlsalbe und einen Verband für meine Hand, bist du gleich losgegangen. Zwanzig Minuten später saß ich noch immer im Badezimmer, während die Musik und die Gespräche im Wohnzimmer lauter und ausgelassener wurden. Da ich lediglich in ein Handtuch gewickelt war, wollte ich nicht aus dem Badezimmer rauskommen, solange deine Freunde da waren.

Also wartete ich weitere zwanzig Minuten. Du kehrtest tatsächlich ins Badezimmer zurück. Erleichterung machte sich breit, bis mir deine leeren Hände auffielen. Mein Blick wanderte zu deinem Gesicht, auf dem sich Überraschung widerspiegelte. Du hattest mich total vergessen und wolltest vermutlich nur pinkeln gehen. Natürlich hattest du aber sofort wieder eine gelungene Ausrede parat: »Schatz, deine Klamotten hole ich gleich. Ich wollte dir nur sagen, dass es so lange gedauert hat, weil ich die ganze Wohnung abgesucht habe, aber weder Salbe noch einen Mullverband gefunden habe.«

»Im Medizinschrank?«, entgegnete ich nur tonlos, doch du schütteltest vehement den Kopf.

»Glaub mir, da ist nichts«, versichertest du mir mit überzeugendem Vorwurf in der Stimme. »Ich weiß nicht, was *du* damit gemacht hast, aber wir haben nichts mehr.«

Was sollte ich sagen? Ich nickte und forderte dich auf, mir wenigstens die Kleidung zu bringen. *Jetzt* und nicht irgendwann. Du und deine Alkoholfahne habt mich innig umarmt und gesäuselt: »Natürlich, mein Schatz. Ich würde alles für dich tun. Aber, weißt du was? Ich und die Jungs würden heute Abend noch so gerne feiern gehen. Niels hat geerbt, das wollen wir begießen, aber das Geld wird ihm erst später ausgezahlt. Kannst du uns bis dahin was leihen? Kriegst es mit Zinsen zurück.«

Nicht, dass ich dir auch nur ein Wort geglaubt hätte. Daran konnte auch dein »Komm schon, ich hab dir immerhin gerade erste Hilfe geleistet und dich gut versorgt« nichts ändern, obwohl du vermutlich wirklich felsenfest davon überzeugt warst, etwas Gutes und Selbstloses getan zu haben.

Alles, was ich wollte, war, dass du mit deiner zugedröhnten Mischpoke meine Wohnung verlässt, damit ich mir eine Handvoll Schmerzmittel einwerfen und mich von dem Tag erholen konnte. Also sagte ich nur: »Schlafzimmer, Nachtschrank, erste Schublade oben. Nimm bitte nicht alles, maximal einen Hunderter.«

Du überhäuftest mich mit Küssen, versichertest mir, dass ich die Beste sei, doch als ich einwarf, dass ihr auf dem Weg in die Stadt die geliehene Leiter wieder zurückbringen könntet, hast du dich sofort zurückgezogen, mich vorwurfsvoll angesehen und gesagt: »Ich verstehe es einfach nicht. Warum bist du so? Warum musst du immer alles kaputt machen und mich instrumentalisieren? Ich habe Wochenende und möchte *einmal* das Leben genießen und ein bisschen feiern, da kommst du gleich wieder mit irgendwelchen Aufträgen. Weißt du, ich mache und tue ... alles immer nur für dich. Vielleicht kannst du deinen dicken Arsch ja mal selbst in Bewegung setzen und die Leiter zurückbringen. Ich kann schließlich nicht alles alleine machen.«

Ich sah zu, wie du kopfschüttelnd auf den Flur hinausgingst. »Denk an meine Klamotten«, rief ich noch hinterher und hörte dich gen Schlafzimmer stolpern.

Zwei Stunden später hörte ich endlich die Haustür ins Schloss fallen und plötzlich war es gespenstisch ruhig. Mir war kalt. Auf Zehenspitzen trat ich, noch immer in mein Handtuch gewickelt, in den Flur und sah mich um.

Endlich allein.

Ich ging ins Schlafzimmer und öffnete die oberste Schublade des Nachtschranks. Leer. Natürlich. Als ich reflexartig vor Wut die Fäuste ballte, schmerzte meine Hand so sehr, dass ich Sterne vor den Augen sah. Wie gern hätte ich sie ruhiggestellt, aber da du ja die ganze Wohnung nach etwas zum Fixieren abgesucht hattest, ohne fündig geworden zu sein, konnte ich mir das Suchen auch sparen und mich stattdessen ausruhen. Ich fühlte mich zu erschöpft, um ins Krankenhaus zu fahren und beschloss, es am nächsten Morgen nachzuholen.

Ich legte mich vor den Fernseher, konnte jedoch vor Wut und vor Schmerz nicht abschalten und beschloss, ein paar Schmerztabletten zu nehmen. Ich ging zum Medizinschrank, öffnete ihn schwungvoll und duckte mich, als mir etwas entgegenflog. Ich sah auf den Boden und befand mich irgendwo zwischen Lachen und Weinen. Dort lagen doch tatsächlich eine Mullbinde und eine fast leere Tube Kühlsalbe. Offensichtlich befanden sie sich ganz vorne im Schrank. So viel dazu, du hättest die *ganze* Wohnung abgesucht.

Im Kino hätten sich die Zuschauer über diese Szene kaputtgelacht. Und ich habe nicht die geringste Ahnung, warum ich dieses perfide Spiel mitspiele, anstatt dich in den Wind zu schießen und selbst zu lachen.

»Wenn du nicht zugucken willst, wie dein Buch zum Fenster rausfliegt, dann leg es *jetzt* weg!«

Himfeld folgte Ilonas Anweisung, schmiss das Buch, das er überflüssigerweise tatsächlich mit ins Auto genommen hatte, auf die Rückbank und schnäuzte sich gedankenverloren die Nase, während er sich fragte, warum sie eigentlich nach Lauenau fuhren, anstatt ein Restaurant vor Ort zu besuchen. Sicher, das Plaza war etwas ganz Besonderes, aber es war eben auch ganz besonders weit weg. Da er jedoch wusste, dass seine Frau dieses Restaurant liebte, enthielt er sich einer Bemerkung und schnitt ein anderes Thema an »Sag mal, was hältst du eigentlich von einem Pool?«

Mit gerümpfter Nase brachte Ilona an der orangen Ampel den Wagen zum Stehen. »Was für einen Pool?«, entgegnete sie nach wie vor gereizt.

»Na, einen Pool eben; Becken, Wasser, Spaß. Bei uns im Garten. Direkt hinter der Veranda, dachte ich.«

Sie wartete, bis die Ampel auf Grün sprang, und fuhr an. »Bisschen kalt, oder?«

In dem Versuch, seine Frau milde zu stimmen, lächelte er sie aufrichtig an. »Nicht im Sommer.«

Das gewünschte Lachen blieb aus. Mit fest aufeinandergepressten Lippen blickte sie stur auf die Straße, die eine Hand auf das Lenkrad gelegt, die andere in den Sitz gekrallt.

»Und manchmal auch im Frühling«, bemühte er sich weiter, Zugang zu ihr zu finden, »oder Anfang Herbst ... mit einem Neoprenanzug.«

Keine Reaktion.

»Im Winter könnten wir uns darin abkühlen, wenn wir uns zusätzlich eine Sauna gönnen würden.«

Noch immer mit einem breiten Lächeln auf dem Gesicht, sah er sie fragend an. Er legte seine Hand auf ihre. »Also, was meinst du?«

Ilona warf ihm einen kurzen Blick zu, der ihr beleidigtes Verhalten der letzten Tage widerspiegelte, bevor sie ihm vehement ihre Hand entzog und sie ebenfalls ans Lenkrad legte. »Ich meine dazu, dass du einfach mal wieder ein Ehemann sein könntest.«

Himfeld ließ von ihr ab und sah der Landschaft zu, wie sie im Dunkeln an ihm vorüberglitt. Er war nicht genervt von Ilonas Äußerung. Bis gestern war er schon genervt von ihr, ohne dass sie überhaupt etwas gesagt hatte. Doch letztlich hatte sie vollkommen recht. Ein Ehemann war Himfeld tatsächlich nicht. Er hatte viel zu ihrer chronischen Unzufriedenheit beigetragen. Er hatte gelogen. Er hatte betrogen. Er hatte sich nicht die Bohne für seine Frau interessiert. Genau genommen hatte er nicht die geringste Ahnung, was sie eigentlich den ganzen Tag tat. Verdammt, was machte sie, wenn er morgens das Haus verließ? Einkaufen, putzen, kochen … und dann? Telefonieren? Fernsehen? Auf ihn warten? Verstohlen betrachtete er Ilona von der Seite. Für ihr Alter hatte sie sich gut gehalten, und wenn sie sich herausputzte, war sie durchaus eine ansehnliche Frau. Aber für wen putzte sie sich heraus? Für ihn, der sie schon seit Jahren nicht mehr richtig angeschaut hatte?

Wie elendig, schoss es ihm durch den Kopf. Das hatte sie nicht verdient. Er musste etwas ändern. *Und dann?,* fragte eine ganz zarte, leise Stimme in seinem Hinterkopf, bevor das wilde Gewinke seiner Frau ihn aus seinen Gedanken riss. Die beleidigte Grimasse gegen ein aufgesetztes Lächeln ausgetauscht, fuhr sie an ihren Freunden vorbei auf den Parkplatz. Hand in Hand standen die Rebmanns vorm Restaurant und warteten auf sie.

Kaum ausgestiegen, griff Ilona ebenfalls nach Himfelds Hand, obwohl sie ihm dies gerade noch verwehrt hatte.

Vielleicht hat sie sich inzwischen eingekriegt, dachte er und schlenderte optisch frisch verliebt zum Eingang.

Während die Frauen sich aufgeregt rechts und links Küsschen gaben und sich, ohne einander zuzuhören, versicherten, wie gut sie aussahen, belächelten die Männer die Szenerie und begrüßten sich mit einem kräftigen Händedruck.

»Hein, alter Freund! Heute wird mal wieder geschlemmt, was?«

»Theodor.« Himfeld schlug seinem Gegenüber jovial auf die Schulter. »Wie Gott in Frankreich. Dann wollen wir mal, was?«

Lachend verschwanden sie im Restaurant.

Wenn das deine Art von Aufmerksamkeit ist, verschone mich bitte künftig damit. Deine anfänglichen Höflichkeiten gingen spätestens vor zwei Jahren zwischen zahlreichen Casinobesuchen und diversen Alkoholräuschen verloren, seither kreuze ich nur noch hin und wieder dein Image.

Mit deiner unbeständigen Instantleidenschaft fürs Leben nährst du eine Persönlichkeit, von der du denkst, sie zu besitzen. Dabei bist du eigentlich nur ein zusammengewürfeltes Konstrukt aus bestimmten Launen der Mode: Die Mädels stehen auf Skater? Du bist ein Skater! Die coolsten Typen sind Raver? Keine Technoparty ohne dich! Der Pokerhype kommt auf? Du bist der größte Pokerspieler, den die Erde je hervorgebracht hat. Je nach Tagesform warst du heute ein Geschäftsmann, morgen ein verkannter Fußballstar und übermorgen ein zwielichtiger Gangster. Du warst so ziemlich alles – außer authentisch.

Du sagtest, du würdest alles für mich tun; dir einen Arm ausreißen, um mich zu halten. Aber einfach mal die Wasserkisten in die Wohnung tragen, mich nach meinem Tag zu fragen oder mich anderweitig zu unterstützen, war nicht möglich?

Berge von Floskeln hast du für mich versetzt, mir deine gesamte Ignoranz zu Füßen gelegt, Liebesschwüre ins Gesicht gespuckt und mich mit Gleichgültigkeit umgarnt. Ist dir eigentlich jemals in den Sinn gekommen, dass in meinen Worten Aussagen stecken könnten? Anregungen und Inhalte, die mir weiterhelfen, dein Verhalten zu verstehen? Die dir weiterhelfen, dein Leben auf die Reihe zu kriegen? Die die Zerfahrenheit unserer Beziehung zu kitten versuchen, die längst keine mehr ist? Du hast mich niemals gesehen, wie ich wirklich bin. Nicht mal so, wie du mich gern gesehen hättest. Nicht mal das.

In deinem geleasten Leben war ich nichts weiter als ein Allzweckmittel. Das kann ich nun nicht mehr sein, denn obwohl ich überall gesucht habe, ich konnte dein Leben nicht mehr finden. Nur ein zerrissenes Etwas lag hier noch herum, klein und mickrig. Es könnte dein Gewissen gewesen sein, das du bereits vor Jahren verloren hast.

Also sage mir, jetzt, da ich weg bin, wer wird den Rest deines Lebens für dich weiterleben?

Kraftlos ließ Eva ihr eigenes Buch sinken und betrachtete die Zeilen, ohne sie erneut zu lesen. Eigentlich wollte sie schreiben, aber Professor Robeski hatte in der letzten Sitzung mit ihr in ihrem Buch geblättert und es ihr anschließend mitgegeben mit der Anweisung, sich Schritt für Schritt klar darüber zu werden, welchen Schuldanteil sie an dieser katastrophalen Beziehung hatte. Doch das war ihr längst klar und wenn es nicht so traurig und peinlich gewesen wäre, hätte sie sich mittlerweile totgelacht über ihre abscheulich devote Dummheit. Über diese Form der Selbstreflexion war sie längst hinweg. Nun schwirrte einzig und allein ein Wort durch ihren Kopf: *Gewissen!* Ein kurzes Lachen drang aus ihrer Kehle, irgendwo zwischen verächtlich und verzweifelt. *Gewissen.*

Sie stand auf, ging zum Fenster und schaute in den Klinikpark. Die große Standuhr neben den Holzbänken verriet ihr, dass es 20.17 Uhr war. In Blessings Leben war es bereits viel später.

Keine fünf Stunden war es her, dass Robeski ihr mitgeteilt hatte, dass sie in Kürze entlassen werden sollte. Und nun saß sie noch immer hier, in ihrem kleinen, eintönig weißen und kahlen Zimmer im zweiten Stockwerk der Landesnervenklinik. Allein. Ihre Bettnachbarin hatte die Erlaubnis erhalten, ein anderes Zimmer zu beziehen. Die Pfleger hatten Verständnis für diesen Wunsch gezeigt und auch für die Begründung: Angst. Todesangst.

Gewissen.

Eva wickelte sich in ihren dicken Poncho ein und quetschte sich auf das schmale Fensterbrett. Wie hatte das alles nur so ausufern können? Sie war mal ein so nettes Kind gewesen. Süß, begabt, wissbegierig, manchmal vielleicht etwas wild.

Ihre Familie war ein Traum mit allen Ecken und Kanten und hatte sie mit liebevoller Strenge durch ihre Pubertät begleitet. Alles ganz normal. Sie hatte ein wunderschön anonymes Leben geführt. Unspektakulär. Unbekannt. Ungesehen. So wie Millionen anderer. Wie sie einst schrieb: eine Ameise unter Tausenden, emsig ihr Ziel verfolgend, ohne bedeutend davon abzuweichen. Und wie Millionen vor ihr hatte sie sich unglücklich verliebt. Das war nicht weiter bemerkenswert. Passierte jeden Tag. So wie anderen auch Tag für Tag schusselige Missgeschicke passierten. Warum nur hatte es bei ihr derartige Wogen schlagen müssen? Und vor allem, warum nahm es kein Ende?

Vor wenigen Stunden war sie während eines kurzen schwachen Moments fast schon selbst der Ansicht gewesen, die Medien hätten recht mit ihren Anschuldigungen. Selbstverständlich war sie von diesem Gedanken wieder abgekommen, doch letztlich hatte das nur eine noch größere Ratlosigkeit in ihr hinterlassen.

Vollkommen reglos betrachtete Eva das spärliche Treiben im Park. Wie eine Statue thronte sie auf der kalten Fensterbank und verfolgte den Regen, der seit einer Stunde auf den Boden prasselte, als gäbe es kein Morgen. Der Park war menschenleer.

Eigentlich eine nette Abwechslung, dachte sie. Wann immer Eva am Fenster stand, schaute irgendjemand tuschelnd zu ihr empor. Für gewöhnlich Patienten, die Besuch von Freunden oder Angehörigen hatten und mit der großen Sensation Eva Blessing von ihrer eigenen Geisteskrankheit ablenken wollten. *Nicht unbedingt ein Kompliment, wenn Verrückte in einem einen noch Verrückteren sehen.* Sie konnte sich eines inneren Schmunzelns nicht erwehren, ihre Miene blieb jedoch teilnahmslos.

Gewissen. Verdammt noch mal!

Wann würde sie endlich über all das lachen können? Denn genau das stand ihr zu. Es war doch auch zum Schreien komisch. Das war ja das Traurige an der Sache.

Ein hungriger Spatz flatterte in Blessings Blickfeld und bahnte sich seinen Weg durch den Regen zu einem halb abgefressenen Meisenknödel, den vermutlich irgendwelche Patienten in der Beschäftigungstherapie zusammengematscht hatten. Vertieft in den Gedanken, wie ein Haufen Durchgeknallter aus einer unendlichen Langeweile heraus irgendwelche Körner miteinander verquirlte, entging der kleine aufkeimende Tumult draußen Evas Aufmerksamkeit. Zwei Paparazzi hatten es geschafft, in den Park vorzudringen. Eva bemerkte sie erst, als ihre Kameras bereits mehrfach ausgelöst hatten. Erschrocken sprang sie vom Fensterbrett auf und ging einen Schritt nach rechts, um ihrem Sichtfeld zu entfliehen.

Auf Zehenspitzen und den Kopf leicht vorgebeugt, beobachtete Eva, wie zwei Pfleger hinter ihnen herrannten, doch die beiden waren bereits ins andere Ende des Gebäudes entwischt. So weit waren sie noch nie vorgedrungen. Man hatte Eva absichtlich in ein Zimmer auf der Innenseite der Klinik verlegen lassen, um sie zu schützen und den Aufruhr vor der Klinik einzugrenzen. Wenn die Reporter nun einen Weg gefunden hatten, in den umzäunten Park zu gelangen, konnte das nur bedeuten, dass ihr Anreiz noch größer geworden sein musste.

Dann wissen sie es bereits, dachte Eva trocken, *woher auch immer, aber sie wissen es.*

Sie verkroch sich in ihr Bett, wickelte sich in die Decke ein und griff zu Buch und Stift. *Gewissen. Mein Gewissen.*

Lachend blickte Theodor Rebmann von seinem Teller auf und ergänzte die Ausführungen seiner Frau: »Mal ehrlich, was haben die sich gedacht? Bali–Frankfurt … einen so langen Flug in der zweiten Klasse? Seh ich aus wie ein Gummimensch?

Keine drei Stunden würde ich es so eingepfercht wie in einer Sardinenbüchse aushalten.«

Wissend, obwohl selbst noch nie erste Klasse geflogen, nickte Himfeld und lachte der Höflichkeit halber. Ilonas Lachen hingegen schmetterte durch das halbe Restaurant, sodass einige Gäste sich zu ihr umdrehten. Den ganzen Abend schon war sie überdreht, sprach enthusiastisch bei Themen mit, von denen sie überhaupt keine Ahnung hatte, und turtelte mit Himfeld, als seien sie frisch verlobt. Himfeld hingegen fand die einzige Erfüllung in dem überdurchschnittlich guten Essen, ansonsten fühlte er nur so etwas wie eine nachdenkliche Leere in sich.

Ob meine Worte im Auto Ilona so belebt haben?, mutmaßte der Polizeipsychologe. *Vielleicht hat sie gemerkt, dass mir ein Licht aufgegangen ist. Und Einsicht ist bekanntermaßen der erste Schritt zur Besserung.*

»Schau mal!«, Stina Rebmann streckte ihre Hand mit weit gespreizten Fingern von sich, als ob man den funkelnden Klunker sonst nicht sehen könnte. »Theo hat sich nicht lumpen lassen.«

»Oooh.« Überzogen riss Ilona die Augen auf, griff nach der Hand, um den Ring genauer zu betrachten, und quietschte: »Ist der echt?«

Gönnerhaft lächelte Theodor Rebmann Himfeld zu. »Man kann auch mit kleinen Dingen den Frauen eine Freude machen, was?«

Himfeld stimmte in sein machohaft-arrogantes Gebaren ein, während er sich fragte, ob seine Freunde eigentlich schon immer so oberflächliche Angeber gewesen sind. Doch da war noch etwas anderes, das ein noch undefiniertes Unbehagen in ihm auslöste.

Mit halbem Ohr folgte er Rebmanns Monolog zu einem neuen Auftrag – Himfeld hatte vergessen, womit Theodor sein Geld verdiente –, seine eigentliche Aufmerksamkeit jedoch galt dem Gespräch der Frauen. Es ging um Handtaschen, Rückenschmerzen und diverse Restaurants, in denen man unbedingt gewesen sein musste. Nur, dass die beiden Damen sich nicht unterhielten. Sie versuchten, sich gegenseitig zu überbieten. Und wann immer Ilona Himfelds Namen bei ihren Ausführungen erwähnte, tätschelte sie seine Hand und strahlte über das ganze Gesicht.

Als sie den Hauptgang beendet hatten, merkte Himfeld, dass seine Nase wieder verstopft war, er entschuldigte sich und ging in Richtung Toilette. Als er wieder aus den Örtlichkeiten heraustrat, empfing ihn seine Frau wartend vor der Tür. Angenehm überrascht legte er ihr eine Hand um die Hüften, um an ihre kleinen liebevollen Gesten am Tisch anzuknüpfen.

Heftig wehrte sie seine Hand ab. »Wo bist du?«, zischte sie durch die Zähne.

Verwirrt über ihren plötzlichen Geisteswechsel verengte er die Augen zu schmalen Schlitzen. »Bitte was? Ich war auf der Toilette.«

»Wir sitzen hier mit unseren besten Freunden«, sie betonte jedes Wort. »Und du weilst geistig im Nirwana. Könntest du bitte wenigstens so tun, als würdest du den Abend genießen, anstatt misanthropisch daneben zu sitzen und uns die Laune zu verderben?« Brüsk schob sie sich an ihm vorbei Richtung Damentoilette und ließ ihn stehen.

Himfeld brauchte eine Weile, bis er sich von dieser unerwarteten Attacke erholt hatte.

Als er zurück an den Tisch kam, verkündete Theodor ihm mit großer Geste, dass er noch eine Flasche Wein geordert hätte und darauf bestünde, diese zu zahlen. *Ja, wenn du sie geordert hast, wirst du sie auch zahlen müssen*, schwirrte es unbeeindruckt durch Himfelds Kopf und er wurde das Gefühl nicht los, dass Eva Blessing genauso darauf reagiert hätte. Allerdings hätte sie es laut ausgesprochen. Himfeld hingegen klopfte Rebmann auf die Schulter und setzte sich auf seinen Stuhl, als hätte er vor, es sich für etliche Stunden darin bequem zu machen. Als Ilona zurückkehrte, lag ihr Lächeln wieder perfekt im Gesicht.

»Ach«, empfing Stina sie umgehend mit der nächsten grandiosen Nachricht, »wir planen übrigens, im Sommer nach Lissabon zu fliegen.«

»Nein!?«, entgegnete Ilona ungläubig. »Darüber haben wir auch schon nachgedacht. Neulich erst sprachen wir darüber.«

Himfeld stutzte. *Haben wir?* Das war ihm gänzlich neu.

»Na, wie wäre es denn, wenn wir zusammen die Stadt unsicher machen würden?«, mischte sich Theodor ein, während Himfeld noch immer versuchte, zu rekonstruieren, wann Lissabon Thema in seinem Haus gewesen war. »Hein, was meinst du?«

Alle Blicke waren auf ihn gerichtet, obwohl der Kellner wartend neben dem Tisch stand, um die Bestellung fürs Dessert aufzunehmen. *Ich meine, ich bin gerade im falschen Film*, flüsterte seine innere Stimme ihm zu, die sich während dieses Abendessens in eine soufflierende Eva Blessing verwandelt zu haben schien.

»Bist du dabei?«, setzte Theodor nach und hielt auffordernd sein Glas hoch.

»Ob ich dabei bin?« Himfeld zog die Augenbrauen empor. »Ich bin euch weit voraus. Auf nach Lissabon!«

Alle lachten und stießen an.

In Himfelds Kopf lief alles durcheinander. Was war hier los? Vier Leute an einem Tisch und keiner war beim anderen, jeder nur bei sich und seinen eigenen Gedanken. Nein, nicht mal in den eigenen. In den Gedanken, in denen sie so waren, wie sie gerne sein wollten. Ein weiteres Mal fragte Himfeld sich: Ist das schon immer so gewesen? Und wenn ja, warum hatte er das nie gemerkt? *Weil ich keinen Deut besser bin.* Aber warum fiel ihm das Theaterspielen dann heute so schwer? Was war passiert?

Um mich herum nur noch blinde und taube Standfiguren aus Wachs. Gott, siehst du so *die Welt, Eva?!*

Himfeld schüttelte den Gedanken an Blessing ab und orderte als Letzter ein Dessert. »Das geht dann aber auf meine Kappe«, ließ er die Anwesenden wissen.

Theo klopfte auf den Tisch. »Hört, hört!« Laut lachend hob er erneut das Glas und die Frauen stiegen ein.

Was für eine Scheiße, dachte Himfeld, *was gibt es denn da so blöd zu lachen?* Obwohl er seine eigenen Gedanken nicht mehr verstand, musste er sich eingestehen, dass er keine Möglichkeit sah, diese in absehbarer Zeit wieder zu ändern. Die gesamte Szenerie war absurd. Und leider auch zum Kotzen falsch und verlogen.

Ich habe heute wieder zu viel mit mir selbst geredet. Alles synthetische Worte ... »Synthetische Worte« bringt es auf den Punkt, Eva!

Was war überhaupt mit seiner Frau los? Litt sie seit Neuestem unter Schizophrenie oder hatte sie Hormonschwankungen im Minutentakt? Und warum zur Hölle kam dieses laienhafte Plagiat eines netten Abends mit Freunden nicht endlich mal zu einem Ende?

Es dauerte eine gefühlte Ewigkeit, bis die hübsche blonde Geschäftsführerin persönlich das Dessert servierte. Die Frauen unterbrachen ihr Getratsche über eine korpulente Dame aus ihrem Pilateskurs an der Volkshochschule, die scheinbar jede Woche fülliger wurde, um sich über die süßen Köstlichkeiten herzumachen. Zum ersten Mal an diesem Abend verstummten alle, um ihrem Genuss Nachdruck zu verleihen. Stina machte eine komplette Show in mehreren Akten daraus. Sie ließ sich ein kaum sichtbares Mikrogramm ihrer Welfencreme auf der Zunge zergehen, die Augen genussvoll geschlossen, tupfte sich mit der Spitze der Serviette die Lippen ab, ohne diese wirklich zu berühren, und aß in genau diesem Tempo weiter.

Wenn sie alles aufessen will, sitzen wir übermorgen noch hier, dachte Himfeld, genoss jedoch den kurzen Moment der Ruhe, da Ilona sich umgehend dem Essverhalten ihrer Freundin anpasste und auch nicht zu Potte kam. Fast schien es, als wetteiferten sie, wer langsamer essen konnte.

Theodor Rebmann hingegen hielt die Stille nicht aus. »Also, Hein«, leitete er noch kauend das nächste Thema ein, »ich bin ja doch neugierig. Wie ist sie so, diese ... Bessing, Bressing ... also, die Frau vom Hochhaus?«

Stille. Stina stieß ihren Mann unterm Tisch an und schüttelte drohend den Kopf. Ilona starrte auf ihren Teller, als wünschte sie, er würde sie in Gänze verschlingen. Himfeld wurde klar, dass die Rebmanns den desaströsen Zeitungsartikel über ihn gelesen und sich aus Gründen der Höflichkeit dagegen entschieden hatten, ihn darauf anzusprechen. Mit steigendem Alkoholpegel musste Theodor diese Absprache entfallen sein und nun herrschte eisiges Schweigen am Tisch.

Um Zeit zu schinden, richtete Himfeld sich in seinem Stuhl etwas auf. »Nun«, ausgiebig räusperte er sich, »ich unterliege natürlich der Schweigepflicht.«

Theodor beugte sich zu ihm rüber, knuffte ihn mehrfach mit dem Ellenbogen in den Arm und zwinkerte ihm mindestens genauso oft zu. »Aber wir sind ja hier unter uns.«

Schallend lachend sah er, nach Unterstützung lechzend, Stina und Ilona an. Stina lächelte höflich, doch ihre Augen durchbohrten ihren Mann warnend. Ilona lachte mit vor Scham geröteten Wangen gekünstelt mit. Es dauerte eine Weile, bis Theodor sich wieder beruhigt hatte. Währenddessen konnte Himfeld sich jedoch ein paar Sätze zurechtlegen.

Doch das war gar nicht nötig. Denn kaum angesetzt, wurde er unvermittelt von seiner Frau unterbrochen. »Ist schon gut, Hein. Mit den Rebmanns können wir ganz offen und ehrlich reden.« Sie tätschelte seine Hand, während Himfeld sie verständnislos ansah. »Wisst ihr«, begann sie theatralisch und eigentlich fehlte nur noch melancholische Klaviermusik im Hintergrund, »Heinrich hat in den letzten Monaten sehr viel gearbeitet. Er hat seit Wochen eine hässliche Erkältung und macht dennoch Überstunden. Wir haben uns kaum noch gesehen. Er ist momentan gefragt wie nie. Selbst Dienststellen aus anderen Bundesländern erbitten seine Hilfe.« Mit offenem Mund beobachtete Himfeld seine Frau dabei, wie mühelos ihr die Lüge über die Lippen glitt. Mit der Serviette tupfte sie sich wie zuvor Stina auf eine Weise den Mund ab, mit der sie nicht mal zufällig einen einzigen imaginären Essensrest hätte entfernen können. Wie in Zeitlupe blickte sie wieder auf und fuhr fort: »Ihr kennt Heinrich, er kann nicht Nein sagen, wenn es darum geht, anderen zu helfen.«

Kollektives Nicken nebst bedeutungsschwangeren Blicken am Tisch.

»Und gerade, als er an dem Punkt war, die Reißleine zu ziehen, kam die Anfrage für diese ... diese ... *Wahnsinnige*. Heinrich hatte kein Interesse daran, doch man hat ihm quasi die Bude eingerannt. Niemand anderes wagt sich an sie heran. Und vermutlich ist auch sonst niemand kompetent genug für diesen Fall.« Sie warf ihrem Mann ein mitfühlendes Lächeln zu, legte ihre Hand auf seine und drückte sie, als wollte sie damit ausdrücken, wie sehr sie hinter ihm stand. Gebannt sahen die Rebmanns sie an, sodass Ilona sich aufgefordert fühlte, ihren Hirngespinsten weiterhin freien Lauf zu lassen. »Na ja, und abgesehen davon, dass mein Heinrich scheinbar der Einzige ist, der dieser Person helfen kann, und sich dementsprechend natürlich verpflichtet fühlt, wurde ihm im gleichen Atemzug auch ein stattlicher Bonus angeboten.«

Die Rebmanns starrten stumm ins Leere, bis Stina anfing, verlegen in ihrem Essen zu stochern.

»Ein stattlicher Bonus?«, wiederholte Theodor steif. »Habt ihr Geldproble–«

»Nein!«, versicherte Ilona, noch bevor ihr Gegenüber den Satz vollendet hatte, und lachte eine Spur zu laut. »Nein, ganz im Gegenteil. Es geht uns finanziell ganz hervorragend. Aber deine Frage ist durchaus berechtigt, Theo.«

Gespannt, was seine Frau sich als Nächstes einfallen ließ, hob Himfeld die Augenbrauen. Ginge es nicht um ihn, könnte er das kleine Theater, das Ilona so glaubwürdig spielte, sogar amüsant finden. Es war wie im Film.

»Wisst ihr«, fuhr sie herablassend mit ihrer Lieblingsfloskel fort, »ich habe mich selbst gefragt, warum der Heinrich sich quasi halb zu Tode schuftet, und als ich dann das Foto in der Zeitung sah ...«, mit geschlossenen Augen hielt sie einen Moment inne und legte beide Hände auf die Brust, als schwelge sie in den Erinnerungen ihrer grenzenlosen Sorge, »... ich meine, ihr habt es ja auch gesehen ... es war erschütternd. Da habe ich den Heinrich zur Rede gestellt. ›Hein‹, habe ich gesagt, ›deine Aufopferung in allen Ehren, aber du kannst nicht die ganze Welt retten.‹ An jenem Abend, als das Foto gemacht wurde, hatte er bereits am Morgen 39 Grad Fieber.« Sie machte eine kurze rhetorische Pause, die die Rebmanns mit entsetztem Kopfschütteln füllten. »Jedenfalls sagte ich ihm, dass es so nicht weitergehe und er sich zum Wohl anderer kaputtmache. Es geht uns doch gut, wir haben mehr, als wir brauchen. Ihr kennt mich, ich mache mir nichts aus Geld. Es dauerte eine Weile, bis mein lieber Gatte mit der Sprache herausrückte, weil es eigentlich eine Überraschung sein sollte ...« Himfeld sah seine Frau, die erneut seine Hand fest drückte, ebenso gespannt an wie die Rebmanns. »Heinrich lässt mir einen Pool bauen samt Sauna und Workoutbereich.«

Diesmal war es an Stina, vor Überwältigung zu quietschen. Die beiden Frauen fingen sofort an, wild aufeinander einzureden, dass sie ihr Training nun bald privat fortsetzen könnten, dann müssten sie sich auch nicht mehr mit dieser unansehnlichen Dicken aus dem Pilateskurs abgeben, sondern könnten unter ihresgleichen bleiben und nach ihrer Fasson trainieren. Theodor stand es ins Gesicht geschrieben, dass ihn ein wenig der Neid plagte. Seine Mundwinkel nach unten verzogen, bemühte er sich, Anerkennung zu heucheln: »Chapeau, mein Lieber. Chapeau!« Mit der Hand deutete er an, den Hut vor ihm zu ziehen, bevor er wieder lauthals über einen seiner vermeintlichen Witze lachte und den Kellner heranwinkte.

Na super, eine weitere Runde, dachte Himfeld, immer noch entgeistert wegen des hanebüchenen Märchens seiner Frau. Aber ein Gutes hatte das Ganze: Der entsetzliche Zeitungsbericht war komplett vergessen.

Sie hatten nicht einmal angeklopft. Sie waren einfach in ihr Zimmer gekommen, hatten eine knappe Erklärung abgegeben, die diese Bezeichnung nicht verdiente, und ihr den Notizblock entrissen. Ihr anschließender Wutanfall hatte ihr nichts weiter gebracht als eine Beruhigungsspritze.

Eva Blessing wusste, dass genau das nicht hätte passieren dürfen. Nun hatte sie sich wirklich wie eine Irre aufgeführt. Aber es war ihr unmöglich gewesen, sich zu beherrschen, als diese verdammten Halbgötter in Weiß, vor Selbstgerechtigkeit triefend, wie selbstverständlich ihr Buch konfiszierten. *Ihr* Buch. Ihre Gedanken, ihr Inneres, ihr Leben. Was war eigentlich aus dem guten alten »Die Gedanken sind frei« geworden? Aus der Mode gekommen oder nicht cool genug in Zeiten von Twitter und Facebook, in denen die Menschen sich am liebsten von innen nach außen richteten, um Likes zu ergattern?

Trotz des Diazepams spürte Blessing erneut Wut in sich aufsteigen. Allerdings nicht mehr genug, um einen weiteren Tobsuchtsanfall zu veranstalten. Sie ging zum Fenster und legte ihre Stirn gegen das kühle Glas. Die kleine Parkanlage lag im Dunkeln, nur im Block gegenüber waren noch vereinzelt Lichter zu sehen, ebenso im langen Gang, der die Krankenhausflügel miteinander verband. Dunkle Wolken zogen über die Klinik hinweg. Sterne waren nicht zu sehen. *Kaum zu glauben, dass dort welche sind*, sinnierte Blessing mit Blick in den Himmel trotz des Nebels in ihrem Kopf. Andererseits kam es vermutlich häufiger vor, als man dachte, dass man etwas nicht sehen konnte, aber definitiv wusste, dass es da war. Oder auch andersherum: Dinge sehen oder fühlen, obwohl sie eigentlich nicht da waren. Oasen in der brennend heißen Wüste, Monster in schottischen Seen, Schneemenschen im Himalaja, die Liebe eines Narzissten, Freunde in der Einsamkeit, Idole, die einem den Weg durchs Leben wiesen, wenn man ihnen nur ausdauernd genug hinterherhechelte ...

Traurig lächelnd setzte Blessing sich auf die Fensterbank, kaute an ihrem Daumennagel und ließ ihre vernebelten Gedanken durch die Dunkelheit des Parks streifen. Inzwischen war es nach elf, Stille hatte Einzug gehalten, wenn man das gedämpfte Treiben der Nachtschichten auf den Fluren ignorierte.

Eigentlich merkwürdig, dass der Psychobulle hier noch nicht aufgelaufen ist, kam es ihr plötzlich in den Sinn, *mit ihm hätte ich als Erstes gerechnet. Vielleicht hat er ja jetzt auch kalte Füße bekommen und sie schicken einen anderen? Nein. Im Leben nicht würde er vor der gesamten Presse zugeben, dass ihm der Arsch auf Grundeis geht. Außerdem ist er viel zu neugierig.*

Blessing legte ihre Hand mit dem Gipsverband gegen die Fensterscheibe, in der Hoffnung, lindernde Kälte zu verspüren.

Ob er wohl trotzdem Angst vor mir hat? Ich hoffe, ich habe ihm nicht schon zu viel erzählt. Er wirkte das letzte Mal bereits etwas verändert. Er wird wohl künftig ein schlechtes Gewissen haben, wenn er seine Frau betrügt, schätze ich. Irgendeine Synapse wurde stimuliert und hat Empathie freigesetzt. Wenigstens ein bisschen. Für seine Verhältnisse vermutlich schon eine ganze Menge. Sollte er vielleicht doch die Wahrheit erfahren? Bringt es ihm Gutes oder Schlechtes? Würde er es verstehen? Und wie überlebt man überhaupt eine Kindheit mit einem so bescheuerten Namen ... Heinrich Himfeld?

Ein leichtes Lächeln huschte über Evas Gesicht. Sie hatte ihre Gedanken noch nie lange beisammenhalten können, ohne abzuschweifen.

Vielleicht ist er ja auch noch gar nicht informiert worden. Was er wohl gerade macht? Ein Erkältungsbad könnte ihm nicht schaden ...

Himfeld sah aus dem Fenster der Beifahrerseite, ließ den Deister zu seiner Linken vorbeiziehen, und fragte sich, ob er sich noch ein Erkältungsbad gönnen sollte, wenn sie nach Hause kamen, oder ob er besser direkt ins Bett ging.

Sein Blick wanderte verstohlen zu seiner Frau, die scheinbar unbeschwert den Wagen Richtung Heimat steuerte. *Ob sie wohl auch noch an ihren Lügengeschichten zu knabbern hat*? Himfeld zumindest war noch immer aufgewühlt. Hatte sie gelogen, um ihn zu schützen? Oder, und Letzteres kam Himfeld wesentlich wahrscheinlicher vor, wollte sie einfach nur gut dastehen? Was heißt ›gut dastehen‹? Wenn jemand einen solchen Haufen Unwahrheiten um seinen Partner herumstrickte, konnte das eigentlich nur bedeuten, dass er sich für ihn schämte.

Oh Gott, meine eigene Frau schämt sich für mich?! Himfeld musste sich eingestehen, dass er ihr mit dem Zeitungsartikel einen nicht unerheblichen Grund dafür geliefert hatte. *Und trotzdem steht sie zu mir – auf ihre verquere Weise – und hat mir eben ganz schön aus der Patsche geholfen. Abgesehen davon, dass sie eine verdammt talentierte Schauspielerin ist.* Er erinnerte sich, dass Ilona damals, als sie sich kennenlernten, in einem Improtheater mitgespielt hatte. Sie war einfach umwerfend! Sie hatte tatsächlich die Gabe besessen, Menschen mitzureißen. Warum sie damit aufgehört hatte, war ihm schleierhaft. Ihr jahrelanger Kinderwunsch war unerfüllt geblieben, sie hätte also alle Zeit der Welt gehabt. Was hatte sie nur abgehalten? Sie war wirklich verdammt gut und ein solches Talent löste sich nicht einfach wieder in Luft auf. Doch eben im Restaurant hatte sie derart dick aufgetragen, dass Himfeld befürchtete, dass mehr als ein unausgelebtes schauspielerisches Talent und dieser einmalige Ausrutscher mit dem Paparazzo dahintersteckte.

Nein, es hatte sich definitiv nicht um eine kleine Notlüge gehandelt. Ilona schwindelte mit System. Ohne rot zu werden. Als ob sie eine Profilügnerin in Vollzeitanstellung wäre – mit Diplom! Ja, genau, das war es, was Himfeld wirklich zum Grübeln brachte: Ilona schien Übung darin zu haben. Hatte er sich nicht vor ein paar Stunden noch gefragt, was sie eigentlich den ganzen Tag machte? *Lügen*, schoss es ihm wie eine Kugel durch den Kopf. Es ging ihr schon lange nur noch darum, wie sie sich und ihre Ehe nach außen hin möglichst vorteilhaft präsentieren konnte. Aber warum? War ihr langweilig? Oder hatte sie vielleicht … *nein, das kann nicht sein* … einen Liebhaber? Eine Affäre?

Die Erkenntnis schlug bei Himfeld wie ein Blitz ein. Er spürte, wie sich Schweiß unter seinen Achseln bildete und sein Hemd durchnässte. *Lebte sie schon seit Jahren an ihm vorbei und log sich die Welt zurecht, wie es ihr gerade in den Kram passte, während sie mit irgendeinem dahergelaufenen Typen ins Bett sprang? Womöglich noch in sein Ehebett? Unter seiner Decke, neben seinen Pantoffeln?*

Er beugte sich vor, um den Regler für die Sitzheizung herunterzudrehen, was Ilona lediglich mit einem ausdruckslosen Blick zur Kenntis nahm, bevor sie sich wieder der Straße zuwandte.

Das wäre ja der Gipfel der Frechheit! Konnte ein Mensch so abgebrüht sein? Er durfte das Geld anschleppen, während sie sich nur um sich selbst und ihren Macker kümmerte, ohne sich auch nur die Bohne für ihn zu interessieren?! Nein, das wäre mehr als frech, das wäre ... das wäre ...

Himfelds aufkeimende Wut erlosch so schnell, wie sie gekommen war, als er sich der Ironie bewusst wurde. *Das wäre ... nur ausgleichende Gerechtigkeit. Nichts anderes hatte er getan. Er war auch nur an sich interessiert, an seiner Karriere und nicht zuletzt an seinen Affären. Der einzige Unterschied bestand darin, dass Ilonas Karriere sich aufs häusliche Umfeld bezog.*

Himfeld wurde schlagartig klar, welch ein Armutszeugnis dies für sie beide war. Inständig hoffte er, unrecht zu haben, die Zeichen falsch zu deuten. Vermutlich war Ilona nur deshalb so still, weil sie sich selbst schämte. Mit Sicherheit fühlte sie sich schlecht, weil sie gelogen hatte, aber sie hatte sich nicht anders zu helfen gewusst. Er war schließlich stumm geblieben, hatte sie die Karre aus dem Dreck ziehen lassen. Himmel, er hatte sie in diese Lage gebracht wegen des dämlichen Zeitungsartikels! Es war seine Schuld.

»Ist irgendwas?«, riss Ilonas gereizte Stimme ihn aus seinen Gedanken.

Himfeld hatte gar nicht bemerkt, dass er sie bereits einige Sekunden lang anstarrte, und ließ seinen Blick schnell zur

Windschutzscheibe gleiten. »Nein«, sagte er langsam, noch immer zerstreut. »Nein, ich war nur in Gedanken.«

Sie nickte stumm vor sich hin, bevor sie einen Gang hochschaltete.

Beiläufig sagte sie: »Stina hat ganz schön zugelegt. An den Hüften und am Po. Findest du nicht?«

Freitag, 8. März 2019

Himfeld fühlte sich eigenartig, als er am nächsten Morgen ins Auto stieg. Noch gestern Abend war er der felsenfesten Überzeugung, dass ihn die Gedanken über das merkwürdige Verhalten seiner Frau und seiner Freunde noch Stunden wachhalten würden. Doch je intensiver er das Abendessen Revue passieren ließ, desto mehr wurde ihm klar, dass alles ganz normal verlaufen war.

Kein Abendessen mit den Rebmanns war je anders gewesen. Mit zwei kleinen Abweichungen: Zum einen hatte Himfeld erstmals nicht aktiv mitgewirkt, als Theodor Rebmann in seinen Überbietungswahn verfiel und sich manisch darin verstrickte, darzulegen, warum er der Wohlhabendste, Klügste und Erfolgreichste war. Na ja, zumindest für seine Verhältnisse. Zum anderen, so traurig diese Erkenntnis auch war, hatte er zuvor nie den Gesprächen der Damen gelauscht und somit nie auch nur erahnt, dass Ilona unter dem immensen Druck stand, mit Stina mithalten zu müssen beziehungsweise diese zu überbieten. Denn er war ja immer viel zu beschäftigt damit gewesen, mit allem, was er selbst erzählte, Theodor zu übertrumpfen.

Mit anderen Worten: Der Abend war tatsächlich ein Abend wie jeder andere gewesen. Was ihn so irritierte, war seine veränderte Sicht darauf. Bei den Vernehmungen von Eva Blessing war ihm irgendwann bewusst geworden, was die Kommunikation mit ihr so anders machte, so speziell, und warum er sich so veräppelt gefühlt hatte. Sie hörte wirklich zu und antwortete direkt auf die gestellten Fragen, ohne Schnörkel oder Floskeln. Plattitüden ignorierte Eva Blessing einfach und sie ließ sich durch keinen von Himfelds rhetorischen Kniffen dazu verleiten, etwas zu sagen, was sie eigentlich nicht wollte. Sie versuchte nicht, mit Sprache zu manipulieren, Dinge zu verschleiern, sondern sich mit ihrer Hilfe klar und deutlich verständlich zu machen. Und dabei war sie stets ehrlich, manchmal auch verletztend, aber völlig wertfrei.

Wenn Blessing beispielsweise das Fenster geschlossen haben wollte, machte sie es selbst oder sagte: »Bitte schließen Sie das Fenster« anstelle der weitaus gängigeren Phrasen »Brrr, ist mir kalt« oder »Ist Ihnen nicht auch kalt?«. Im Prinzip müsste es also ein Leichtes sein, sie zu befragen. Warum war es dann nur so schwer? *Weil die Menschen darauf trainiert sind, um den heißen Brei herumzureden. Und weil wir Floskeln, Phrasen und manchmal eben auch Lügen der Höflichkeit halber nutzen, um es uns leichter zu machen.*

Wir bewerten alles automatisch, noch bevor wir es richtig erfasst haben. Und dafür können wir nicht mal etwas. Unser Gehirn nimmt einen Gesprächsfetzen wahr, kramt in der Erinnerung, womit man ihn in Verbindung bringen könnte, und bastelt sich daraus ein Bild. Insofern ist es also eigentlich eine Kunst, so unvorbelastet einer Situation oder einem Menschen entgegenzutreten. Respekt, Eva, du scheinst genau das zu leben. Aber nach dem gestrigen Abend beneide ich dich nicht darum.

Himfeld kramte nach seinem Handy und registrierte verwundert, dass es aus war.

»Dämlicher Akku«, raunzte er, schnäuzte sich die Nase und steckte das Handy in die Freisprechhalterung und schloss es an den Strom an, bevor er es wieder einschaltete. Kaum ins Leben zurückgerufen, informierte es den Polizeipsychologen über sämtliche verpasste Anrufe. Aus verengten Augen betrachtete Himfeld das Display. Drei Anrufe kamen aus seinem Büro, einer von Frau Krempels Handy. Er arbeitete sich zur Voicemail seiner Sekretärin durch: »Herr Himfeld, ich habe die von Ihnen angeforderten Informationen über Frau Blessing. Ich denke, das eine oder andere wird Sie interessieren. Es ist jetzt 22.05 Uhr und ich möchte gerne Feierabend machen. Ich ... ähm, ich habe morgen meinen freien Tag. Ich lege Ihnen alles mit einigen Anmerkungen auf den Schreibtisch. Da ich heute den ganzen Tag unterwegs war, um diese Infos zu bekommen, ist leider eine Menge anderer Arbeit liegen geblieben ... aber ... aber meinen freien Tag brauche ich bitte trotzdem. Ja? Also, wir sehen uns dann. Gut. Danke.«

Was für ein Gestotter, dachte Himfeld bei sich, *und wegen dieser dussligen Unterlagen machen die alle so einen Telefonterror?*

Er hustete, setzte den Blinker und hielt kurz am Kiosk. In Gedanken vertieft orderte er eine Tageszeitung, eine Schachtel Zigaretten und ein Päckchen Kaugummis.

Als er wenig später die Wache betrat, herrschte eine verhaltene Stimmung. Ach was, *verhalten* ... alle benahmen sich noch bescheuerter als am Morgen zuvor. Jeder Einzelne schien etwas von ihm zu wollen, doch keiner wagte es, auch nur einen Ton von sich zu geben. In erwartungsvoller Tarnhaltung zogen sie ab, während er durch den Flur zu seinem Büro schritt.

Fenske kam gerade aus dem Zimmer ihres gemeinsamen Vorgesetzten Wiegand und eilte schnellen Schrittes auf seinen Freund zu, als er ihn erblickte.

»Mensch, Hein. Ein Glück, dass du endlich da bist.« Er quasselte weiter, während er Himfeld in dessen Büro folgte: »Die Jungs haben seit Stunden versucht, dich zu erreichen ...« Sein Blick fiel auf die Zeitung, die Himfeld noch immer zusammengerollt in der Hand hielt. »Ah, verstehe.« Unaufgefordert ließ er sich auf einem Stuhl nieder und fuhr sich mit der Hand über den Kopf. »Hein, mal ehrlich: Du weißt, ich bin kein Schisser, aber langsam wird's echt unheimlich. Ich habe eben schon mit Wiegand gesprochen. Er will dich gleich in seinem Büro sehen. Niemand würde es dir übelnehmen, wenn du für die Befragung Verstärkung anforderst.«

Verständnislos sah Himfeld den Einsatzleiter an. »Welche Befragung?« Ein leichtes Schmunzeln bereitete sich auf seinen Lippen aus. »Und wovor hast du Schiss?«

Fenske blickte von Himfeld zu der Zeitung und von der Zeitung wieder zu Himfeld. »Na, der Artikel … Gott, Hein, jeder hier hat Verständnis, dass Eigenschutz vorgeht.«

Himfeld hob die Augenbrauen. »Herrje, ist schon wieder so ein abstruser Artikel von mir in der Zeitung?«

Fenske deutete auf die Zeitung in Himfelds Hand. »Ich dachte, du …«

Himfeld schüttelte den Kopf. »Hab ich bislang nur in der Hand gehalten. Man kommt ja hier zu nichts.«

Fenske wurde rot. »Dann weißt du es noch gar nicht? Die Presse bezeichnet Blessing mittlerweile als ›Endzeit-Eva‹. Guck nicht so amüsiert, so langsam glaube ich den Scheiß.« Genervt von dem Drama um den Fall Blessing pellte Himfeld sich aus seinem Mantel und hing ihn an die Garderobe.

»Professor Robeski …«, begann Fenske, nach Worten suchend.

Himfeld verdrehte schon im Vorfeld die Augen und unterbrach seinen Freund: »Du willst mir jetzt nicht ernsthaft erzählen, dass er wieder irgendwas unternommen hat, um die Vernehmung zu behindern. Wozu haben wir eigentlich eine Rechtsabteilung? Ständig werde ich mit diesem Firlefanz aufgehalten. Ich kann dir sagen, es steht mir hier!« Mit der flachen Hand markierte er eine imaginäre Grenze über seiner Stirn.

Fenske, der während Himfelds Monolog unentwegt den Kopf geschüttelt hatte, sagte schließlich beinahe kleinlaut: »Er … er ist tot.«

Die Hand noch immer erhoben, verharrte Himfeld in dieser Position, als wäre er von Zement übergossen worden. Er konnte noch nicht einmal blinzeln. »Bitte was?«, brachte er nach einer gefühlten Ewigkeit heraus.

»Professor Robeski hat die letzte Sitzung mit Eva Blessing nicht überlebt.«

Von einem heftigen Adrenalinstoß erfasst, befürchtete der Psychologe, dass seine Knie gleich nachgeben würden. Er stützte sich mit einer Hand am Schreibtisch ab, bis er seinen Bürostuhl erreicht hatte und sich im Schneckentempo ins kalte Leder sinken ließ. Sein Vorhaben, die Fassung nicht zu verlieren, drohte zu scheitern. »Was hat sie ...« Es dauerte etwas, bis er zumindest wieder stammeln konnte. »Wie ist es passiert?«

Fenske wollte gerade zum Sprechen ansetzen, als die Tür geöffnet wurde und ihr Vorgesetzter mit einem Stapel Unterlagen in der Hand eintrat. »Herr Fenske, als ich eben sagte, ich würde Herrn Himfeld gerne in meinem Büro sprechen, war das kein vertrauliches Geplänkel.«

Fenske stand auf. Die Antipathie zwischen Fenske und Wiegand war ein offenes Geheimnis. Verlegen senkte er den Blick und hob entschuldigend die Hand. »Ich wollte ihn nur vorbereiten. Er war noch nicht informiert.«

»Nun, dann danke ich Ihnen für die Vorarbeit.« Gewohnt ausdruckslos sah Wiegand ihn an. »War sonst noch etwas?«

»Äh ... nein.« Kleinlaut ging der groß gewachsene, stattliche Einsatzleiter zur Tür. »Hein?« Beim Rausgehen streckte er aufmunternd beide Daumen in die Luft, was Himfeld mit einem schwachen Nicken kommentierte.

»Wir können auch gleich hier reden«, kam Wiegand umgehend zur Sache, öffnete den obersten Knopf seines Jacketts und setzte sich mit einer Pobacke auf den Rand des Schreibtischs. »Trauen Sie sich das weiterhin zu, Herr Himfeld?«

Himfeld starrte noch immer auf einen unbestimmten Punkt direkt an seinem Vorgesetzten vorbei. »Wenn Sie mir erst mal erläutern würden, auf was genau ich mich da einlasse …«

Abwartend sah Wiegand ihn an. »Eigentlich hatte ich von Ihnen eine andere Reaktion erwartet.«

Nun blickte Himfeld ihm direkt ins Gesicht. »Ich hätte auch vieles anders erwartet.« Im gleichen Moment hätte er sich ohrfeigen können. Es ging hier schließlich auch darum, seinen guten Ruf wiederherzustellen. Unter größter Anstrengung setzte er ein etwas schiefes Grinsen auf. »Kleiner Scherz am Rande. Bringen Sie mich auf den neuesten Stand und ich bin weiter mit an Bord.«

Noch etwas zweifelnd, aber sichtlich erleichtert, hob Wiegand die Augenbrauen. »›Mit an Bord‹ ist wohl der falsche Ausdruck. Sie stehen ziemlich alleine da. Niemand reißt sich darum, in den Fall Blessing involviert zu werden.«

»Wie praktisch, ich arbeite ohnehin am liebsten allein.«

Das war die Antwort, die Wiegand gefiel. Zufrieden nickend sah er auf seine Unterlagen. »Wie der liebe Herr Fenske, der mit dem Fall nicht das Geringste zu tun hat, Ihnen bereits anvertraute, ist Professor Robeski gestern von uns gegangen«, informierte Wiegand ihn emotionslos. »Am späten Nachmittag hatte er eine Sitzung mit Eva Blessing. Nach circa 35 Minuten wurde er im Behandlungszimmer bewusstlos aufgefunden und in die Notaufnahme gebracht, wo er einige Stunden später …«, er blätterte eine Seite weiter, »um exakt 22.58 Uhr verstarb. Die Todesursache ist noch nicht geklärt. Gängige Toxide können vorerst ausgeschlossen werden.«

»Sie haben gedacht, Frau Blessing hätte ihn vergiftet?«

Wiegand blickte von seinen Unterlagen auf. »Zumindest gibt es keine Anzeichen äußerer Gewalteinwirkung.«

Trotz seiner Allgemeinverfassung musste Himfeld lachen. Erst nur verhalten, bis es dann richtig aus ihm herausplatzte.

Wiegand legte den Kopf schief und die Stirn in Falten. »Und der Grund für Ihren Heiterkeitsausbruch ist …?«

Himfelds Lachen ging in einen Hustenanfall über. Zwischen seinen Belllauten erklärte er: »Herr Wiegand, haben Sie Frau Blessing mal gesehen?« Mit seinen Händen versuchte er, Blesings Statur und Körpergröße zu demonstrieren, und ließ sie wohl etwas zu klein und schmächtig wirken. Wiegands Stirn blieb jedenfalls faltig.

»Ihnen als Psychologen brauche ich nicht zu erklären, dass Irre bisweilen überdurchschnittliche Kräfte abrufen können, wenn sie richtig getriggert werden.«

»Sie ist nicht irre!« Himfeld stutzte – mit dieser prompten und ungestümen Reaktion hatte er selbst nicht gerechnet. Verteidigte er gerade Eva Blessing?

Die Falten auf Wiegands Stirn vertieften sich. »Na, wenn Sie das sagen …« Sein Tonfall sprach für sich und ließ Himfeld schleunigst seine Fassung zurückerlangen.

»Also, sie ist nicht irre *genug*, um derartige Kräfte freizusetzen. Sie würde … sie hat eher …« *Ja, was würde sie eigentlich?*

Wiegand sah Himfeld noch eine Weile zu, wie er um Worte rang, bevor es ihm zu viel wurde. Er stand auf. »Wie dem auch sei. Der Fall obliegt weiterhin Ihrer Zuständigkeit. Ich würde es allerdings begrüßen, wenn Sie Ihren Stressausgleich künftig fernab der Presse betreiben würden, wenn Sie verstehen, was ich meine …«

Vor Himfelds inneres Auge schob sich augenblicklich wieder das schreckliche Bild aus der Zeitung; er, müde und abgeschlagen, umringt von Alkoholflaschen und Zigaretten. Er errötete leicht, setzte zu einer Erklärung an, beließ es letztlich jedoch bei einem nüchternen »Ja, das ist auch in meinem Sinne«.

Wiegand nickte und ging auf die Tür zu. Kurz bevor er sie erreicht hatte, blieb er jedoch stehen, drehte sich langsam um und schlenderte zurück zum Schreibtisch, wo er vor den

Fallunterlagen stehen blieb. »Auch auf die Gefahr hin, dass Sie mich wieder belächeln, sollte ich Sie darauf hinweisen, dass Frau Blessing gestern Abend noch selbst behandelt werden musste.« Eindringlich bohrte sein Blick sich in Himfelds Schädel. »Zwei Fingerknöchel der rechten Hand unserer Endzeit-Eva sind gebrochen.« Er tippte auf die Unterlagen. »Steht alles hier drin.«

Himfeld atmete hörbar aus, als Wiegand sein Büro verließ. Eine halbe Minute erlaubte er sich, mit geschlossenen Augen die Geschehnisse auf sich wirken zu lassen, bevor er begann, die Unterlagen zu sichten. Als er auf die handschriftlichen Informationen von Frau Krempel stieß, verspürte er plötzlich einen unbändigen Drang nach Kaffee. Reflexartig griff er zum Telefon, da fiel ihm ein, dass sie heute ihren freien Tag hatte.

Leicht schmollend überlegte er einen Moment, wie er dennoch zu seinem Kaffee gelangen könnte, als er auf eine interessante Anmerkung in seinen Unterlagen stieß.

Dieser Morgen sollte entkoffeiniert verstreichen.

»Wie geht es Ihnen?«

Bei näherer Betrachtung ihres Gesichtsausdrucks und ihrer Körperhaltung wurde Himfeld klar, dass er eigentlich nicht zu fragen brauchte. Er wusste, dass Blessing seit dem Vorabend medikamentös eingestellt war; umso mehr erstaunte ihn der offensichtliche Zorn, der ihr ins Gesicht geschrieben stand. Valium hin oder her, aber in dieser Frau steckte eine ganze Menge Leben. Eva Blessings gesamte Erscheinung – von ihrer verkniffenen Miene bis zu ihren Beinen, die sie wie eine Mauer hochgezogen hatte und mit ihrem Arm umschlungen hielt – strahlte ein Übermaß an Verschlossenheit aus und sie schien alles andere als kooperativ gestimmt zu sein.

»Da haben wir wohl ein neues Problem«, fuhr Himfeld sogleich fort, weil er wusste, dass sie seine Höflichkeitsfrage zu ihrem Gemütszustand nicht beantworten würde. Manchmal vergaß er noch immer, dass Eva Blessing selbst an ihren besten Tagen nicht auf Small Talk einging, oder zumindest auf das, was sie als Small Talk betrachtete, denn eigentlich war seine Frage ernst gemeint gewesen – und heute war definitiv keiner ihrer besten Tage. Himfeld entledigte sich seines Mantels und setzte sich ihr gegenüber hin. Während er routiniert sein Diktiergerät auf dem Tisch positionierte, glich ihr Blick dem eines Tigers im Käfig, der nur auf einen Fehler seines Wärters wartete, um auszubrechen und ihn mit Haut und Haaren zu verschlingen. Ganz unrecht hatte Wiegand mit seiner Warnung nicht gehabt. »Wollen wir gleich zur Sache kommen?«

Ohne ihren Ausdruck zu ändern, zuckte Blessing mit den Schultern und deutete stumm auf das Diktiergerät, was Himfeld als Zustimmung verstand.

»Ich brauche sicher nicht zu erwähnen, was da draußen los ist.« Er deutete mit dem Finger unbestimmt aus dem Fenster. »Die Presse hat dummerweise irgendwie von Professor Robeskis Tod erfahren.«

»Ach was«, merkte sie scharf an und zeigte auf die Zeitung, die zwischen ihnen auf dem Tisch lag. Auf dem Titelblatt sah man den Schnappschuss eines Papparazzos vom Vorabend: Eva Blessing, wie sie auf der Fensterbank saß und scheinbar emotionslos aus dem Fenster starrte. Zu allem Überfluss waren ihre stahlgrauen Augen auch noch nachbearbeitet – oder zumindest betont – worden, sodass ihr Blick an gefühlloser Erhabenheit kaum zu überbieten war. Das Ganze wurde reißerisch gekrönt mit dem Titel: »Diese Augen bringen den Tod!«

Offensichtlich hatte es sich das Boulevardblatt diesmal sogar erspart, auch nur einen Hauch journalistischer Glaubwürdigkeit zu heucheln, und die Worte gleich als Aussage statt als Frage formuliert.

»Möchten Sie mir etwas dazu sagen?«

»Nein.«

Himfeld nickte. »Gut. Dann werde ich Fragen stellen müssen.«

Schweigend sah sie ihn an. Himfeld wollte es nicht, aber er merkte, dass ihr Blick ihm einen Schauder über den Rücken laufen ließ. Einen Augenblick wartete er, ob sie vielleicht doch noch von sich aus beginnen würde zu erzählen.

Fehlanzeige.

»Gut«, wiederholte er, »dann bin ich leider gezwungen, unsere Unterhaltung als Verhör zu gestalten. Sie hatten gestern eine Sitzung bei Herrn Professor Robeski. Wo hat diese stattgefunden?«

»In seinem Behandlungszimmer.«

»Wann?«

»Am Nachmittag.«

»Konkret?«

»Keine Ahnung.«

»Um welche Uhrzeit hatte er sie einbestellt?«

»Um fünfzehn Uhr, aber er kam zu spät. Ich weiß also nicht genau, wann wir angefangen haben.«

»Wissen Sie, warum der Professor verspätet erschien?«

»Nein.«

»Worüber haben Sie in Ihrer Sitzung gesprochen?«

»Über meine Entlassung.«

Himfelds Kopf fuhr ungläubig hoch, er bemühte sich aber sofort wieder, die Fassung zu bewahren. »Über Ihre Entlassung ... so so.« *Ich bin froh, dass sie kein Tiger ist*, erinnerte sich Himfeld an seinen Vergleich zu Beginn des Gesprächs, *sonst läge ich bereits zerfleischt am Boden.*

Es war ja nicht so, dass Eva Blessing sich ihm gegenüber jemals zugewandt verhalten hätte, aber eine derartige Feindseligkeit in Mimik und Tonfall war ihm neu.

Ist es bei Robeski genauso gewesen?

Nicht einmal drei Stunden zuvor hatte er über die Vorstellung gelacht, dass diese Person – oder besser gesagt: dieses Persönchen – jemandem Gewalt antun könnte. Nun aber überkam ihn aus irgendeinem Grund ein mulmiges Gefühl. Hatte Robeski ihr etwa gesagt, dass ihre Entlassung sich noch lange hinziehen könnte, woraufhin ihr die Sicherungen durchbrannten?

»Und als Sie beide darüber sprachen, über Ihre Entlassung ... inwiefern haben Sie dies thematisiert? Haben Sie gefragt, wann Sie entlassen werden, und Professor Robeski hat Ihnen erklärt, dass es noch eine Weile dauern würde?«

»Nein.«

Wie leidig es war, ihr alles aus der Nase ziehen zu müssen. Innerlich stöhnte Himfeld auf, riss sich jedoch zusammen. »Würden Sie bitte erläutern, wie es sich stattdessen zugetragen hat?«

»Er hat mir meine Diagnose gestellt und gesagt, dass er mir den Entlassungsbericht morgen aushändigen würde, wenn ich die Einrichtung verlasse.«

Hä? »Die Einrichtung verlassen?«, wiederholte Himfeld misstrauisch und Blessing nickte.

»Und wie lautete die Diagnose, die er Ihnen gestellt hat?« Erstmals, seit Himfeld das Zimmer betreten hatte, kam Blessing hinter ihrer Beinbarrikade hervor, indem sie sich in den Schneidersitz setzte. Ein süffisantes Lächeln breitete sich auf ihrem Gesicht aus – ihr Blick aber blieb beängstigend.

»Es gibt keine. Ich bin normal. Deswegen ja auch die Entlassung.«

Geräuschvoller als geplant legte Himfeld seinen Stift auf den Tisch und rieb sich mit beiden Händen über das Gesicht. »Frau Blessing, bislang war ich sehr beeindruckt von der Tatsache, dass Sie stets ehrlich zu mir waren. Warum fangen Sie jetzt an, mir so einen Schund zu erzählen? Ob Sie es glauben oder nicht, ich will Ihnen helfen. Aber das geht nur, wenn Sie ehrlich zu mir sind. Himmel!« Er schämte sich nicht mal für den unprofessionellen kleinen Gefühlsausbruch. Seine Hände ließen von seinem Gesicht ab, er beugte sich vor und sah sie direkt an, als er nachsetzte: »Ich meine es nur gut mit Ihnen.«

»Das ist sehr nett«, entgegnete sie ihm mit eiskalter Miene.

Seine Stimme erhob sich von allein. »Wir haben inzwischen zwei Todesopfer binnen weniger Tage! Beide starben in Ihrer unmittelbaren Nähe einen unerklärlichen Tod. Angesichts dessen, dass die halbe Welt denkt, dass Sie sie ermordet haben und vor Ihnen vermutlich die einzige Person sitzt, die an Ihre Unschuld glaubt, finde ich es mehr als unverschämt, sich derart unkooperativ zu zeigen.« Sein scharfer Tonfall erzielte nicht die geringste Änderung ihrer trotzigen Haltung. Er hob den Stift an und ließ ihn wieder fallen. »Wenn Sie doch ach so normal sind, dann sollten Sie langsam anfangen, Ihren Kopf aus der Schlinge zu ziehen, und reden.«

Schweigen.

Keine Frage, keine Antwort. So würden sie nie fertig werden.

Dann eben Plan B. Himfeld drückte auf den Pausenknopf des Diktiergeräts und sprang auf. »Du kotzt mich heute wirklich an!«

In der ersten Schrecksekunde sprang Blessing ebenfalls auf und ging unwillkürlich ein paar Schritte zurück. Sie stellte sich hinter ihren Stuhl, bevor sie zurückfeuerte: »Das beruht auf Gegenseitigkeit. Und seit wann sind wir überhaupt beim Du? Wenn Sie mich so unerträglich finden, dann bleiben Sie doch einfach weg.«

»Das kann ich nicht. Ich habe hier einen Job zu machen. Sie – und für das Du entschuldige ich mich – sind die Einzige, die dieses Desaster hier beenden können. Für Sie und für mich. Und für die ganzen Wahnsinnigen da draußen. Also kommen Sie mir nicht mit ›Ich bin ja so normal und sollte entlassen werden‹.«

»Wer von uns beiden ist eigentlich verrückt?« Aus Blessings Augen sprühten förmlich Funken und plötzlich hielt er sie für zu jeder Tat fähig. »Sie spielen sich auf wie mein persönlicher Retter und quatschen mich voll von wegen Ehrlichkeit. Nicht ein einziges Mal habe ich Sie angelogen. Nicht mal die Wahrheit verdreht habe ich. *Sie* lassen sich nur zu sehr von den Medien oder Ihren eigenen vorurteilbeladenen Gedanken oder von was auch immer manipulieren. Sie spinnen sich in Ihrem Kopf irgendeine absurde Geschichte zusammen und wenn Sie dann von mir die Wahrheit hören, glauben Sie sie nicht. Aber das ist nicht meine Schuld. Ich kann nicht mehr machen, als ehrlich Ihre Fragen zu beantworten. Was Sie daraus machen, liegt allein bei Ihnen.« Einen Moment ließ sie ihre Worte auf ihn wirken. Ein Moment, in dem sie selbst ein wenig runterfuhr und etwas ruhiger weitersprach: »Ich lebe einfach nur mein Leben. Ich arbeite, ich esse, ich trinke, ich schreibe, treibe Sport, treffe Freunde, schlafe. Bis auf ein paar Geschwindigkeitsübertretungen dann und wann halte ich mich an das Gesetz. Ich nutze keine sozialen Netzwerke, weil es mir fernliegt, andere an meinem Leben teilhaben zu lassen oder am Leben anderer teilzuhaben. Es ist nicht meine Schuld, dass gelegentlich seltsame Sachen passieren, wenn Menschen auf mich treffen. Ich habe nichts dazu beigetragen, dass sie mich spannend finden. Ich weiß ja nicht einmal, warum sie mich spannend finden.« Sie lachte verzweifelt auf. Mit einer Hand umklammerte sie fest die Stuhllehne. Himfeld betrachtete den anderen Arm, der eingegipst war. *Ist sie Robeski wirklich angegangen? Genügend Wut kann sie immerhin entwickeln, so viel steht fest.*

»Seit Tagen sitze ich hier fest und muss allen Rede und Antwort stehen und tatenlos mitansehen, wie wilde Theorien über mich verbreitet werden. Und das mache ich. Ich habe niemanden gebeten, Interesse an mir zu zeigen. Schauen Sie mich an.« Ihre Stimme wurde wieder lauter und der Zorn kehrte in ihre Augen zurück. »Hier stehe ich. Ich habe zwei Arme, zwei Beine und einen Kopf. Der absolute Prototyp einer Frau. Nichts an mir sticht irgendwie hervor oder eckt an oder was auch immer. Und ich erzähle nicht mal viel oder zumindest nichts Spektakuläres. Glauben Sie mir, ich will gar nicht, dass man mir zuhört. Oder mich ansieht. Das alles ist so verlogen. Egal, was ich sage oder tue, es wird etwas anderes daraus gemacht. Also erzählen Sie mir nicht, ich sei nicht kooperativ. Was kann ich denn für diese ganzen dämlichen Interpretationen, die auf mich projiziert werden?«

Jetzt wollte Himfeld es wissen und ging auf Konfrontationskurs. »Was glauben Sie denn, warum die Menschen so viel Interesse an Ihnen zeigen und so viel in Sie hineinprojizieren?« Fast unmerklich ging er ein paar kleine Schritte auf sie zu. *Zeig mir, wie wütend du werden kannst, Eva.*

»Das war Frage und Antwort in einem, Herr Himfeld«, entgegnete sie sichtlich erzürnt. »Die Leute finden mich spannend, weil sie etwas in mir sehen wollen, das da gar nicht ist. Ich habe keine Ahnung, warum sie das machen. Fragen Sie sich selbst. Warum tun Sie es?«

Irre können überdurchschnittliche Kräfte entwickeln, wenn man den richtigen Trigger findet ... Himfeld ging einen weiteren Schritt auf sie zu. »Vielleicht finden die Leute ja auch Ihre Geschichte spannend. Das arme schwache Mädchen, verliebt in einen Typen, der sie nur ausnutzt; einen Säufer, einen Spieler, der sich einen Scheiß um sie geschert hat.«

Zu der Wut in ihren Augen gesellte sich nun Fassungslosigkeit. Ihr ganzer Körper spannte sich sichtbar an, ihre Zähne mahlten, doch ihre Worte blieben nüchtern. »Erstens habe ich nicht nur über Sven geschrieben, sondern über alles Mögliche, die Liebe zu Tieren, falsche Idole, eben das Leben an sich mit allem Süßen und dem vielen Saurem. Zweitens ahnt die Öffentlichkeit vielleicht, in was für einen Schlamassel ich da geraten bin, doch niemand weiß, wie es wirklich gewesen ist. Wie ich Tag für Tag ein Stück weiter in den Strudel geraten bin, der mich in die Tiefe gerissen hat. Diese Texte sind nur winzige Sequenzen aus einem sechsjährigen Krieg zwischen dem Wissen, dass ich diese Beziehung beenden muss, und meiner Unfähigkeit, es zu tun. Die Öffentlichkeit weiß einen Scheiß! Und wenn Sie nicht so neugierig wären, könnten Sie das Buch auch getrost links liegen lassen. Meine schrottreife Beziehung hatte keinen Einfluss auf das, was mit Werding oder Professor Robeski passiert ist.«

Nun registrierte auch Blessing, dass Himfeld sich ihr näherte. Es war offensichtlich, dass es ihr nicht gefiel. Kaum merklich zog sie sich zurück. Nur noch wenige Schritte rückwärts und sie stünde an der Wand – wörtlich wie im übertragenen Sinn.

»Vielleicht nicht auf Werding oder Robeski, aber an *Ihnen* nagt diese Beziehung noch immer. Und dann sind da noch Ihre todbringenden Augen.«

Sie zog die Brauen zusammen. Sie bebte vor Zorn. »Jetzt fangen Sie nicht auch noch an mit diesem Mist. Ich kann nichts für meine Augenfarbe. Ich hätte auch lieber braune Augen gehabt, so wie neunzig Prozent der Weltbevölkerung. Andersfarbige Augen sind ein Gendefekt. Also verklagen Sie meine DNA.«

Himfeld ließ sich nicht beirren, ging weiter auf sie zu. »Zu schade, dass diese todbringenden Augen bei Ihrem Ex-Freund wirkungslos geblieben sind, hm? Müssen Sie sich deshalb an anderen Männern austoben?«

»Hören Sie doch auf mit dieser Männerhassnummer. Ich habe Ihnen schon mal gesagt …«

Himfeld war nur noch wenige Schritte von ihr entfernt, als er sie unterbrach: »Ich an Ihrer Stelle würde mich vermutlich auch von Männern fernhalten. Sven hat sie belogen, betrogen und ausgenommen wie eine Weihnachtsgans.«

Ihre Augen wurden feucht, sie setzte zum Protest an, blieb jedoch stumm.

»Und er hat Ihnen wehgetan«, fuhr Himfeld unverwandt fort, »wieder und wieder und wieder. Körperlich und seelisch. Und die seelischen Narben tragen Sie noch immer. Die waren schlimmer als die Schläge, stimmt's?« Innerlich wappnete er sich für den finalen Akt. Die letzten Schritte ging er sehr schnell auf Blessing zu, brachte den Stuhl, der zwischen ihnen stand, mit einem Tritt zu Fall und sprach sehr laut, als er schließlich direkt vor ihr stand: »Es waren die Schläge auf die Seele, die noch schlimmer waren als die Schläge ins Gesicht.« Er hob die Hand nur ein wenig an und erzielte den gewünschten Effekt. Reflexartig hob Eva Blessing beide Hände über ihren Kopf und nahm eine geduckte Haltung ein, in der sie hektisch atmend verweilte.

Himfeld spürte, wie ihn Erleichterung überkam. *Du bist viel zu traumatisiert, um jemandem Gewalt anzutun. Der einzige Mensch, den du vorsätzlich verletzen würdest, bist du selbst.*

Einige Sekunden verweilte Himfeld noch in seiner Position, bevor er sich zurückzog und wieder an seinen Platz setzte. Nur langsam löste Blessing ihre Schutzhaltung, ihr Blick ein Abbild ihrer Verunsicherung. Wenn man genau hinschaute, sah man sie zittern. Ihr Fluchtreflex riet ihr, die gefährliche Umgebung so schnell wie möglich zu verlassen, doch dafür hätte sie an ihm vorbeigemusst. Bedächtig hob sie den Stuhl hoch, zog ihn zu sich heran und setzte sich darauf, die Beine vor dem Körper mit den Armen umschlungen. Ihre typische Schutzhaltung.

Oje, dachte Himfeld und widerstand nur schwer dem Verlangen, sein Gegenüber zu trösten. *Das war hart für dich, Eva, aber glaube mir, es war nötig.* Für einen Sekundenbruchteil rang er noch mit sich, ihr in Gesten oder Worten sein Wohlwollen auszudrücken. Er wusste, dass er ihr Trauma gegen sie verwendet hatte, aber anders ging es nicht. Himfeld räusperte sich. »Danke, mehr wollte ich nicht wissen.«

Aus verengten Augen sah sie ihn verständnislos an. »Und was meinen Sie jetzt zu wissen?«

»Dass Ihr Gewaltpotenzial nicht ausreicht, um Robeski getötet zu haben.«

Blessings Augen weiteten sich. »Sie dachten, ich hätte ...? Und deshalb führen Sie sich auf wie der Exorzist? Warum haben Sie nicht einfach gefragt?«

»Ich musste mich einfach selbst überzeugen.«

Blessings Augen waren wieder weit aufgerissen, als sie ihn ungläubig ansah. Sie schien weitere Fragen zu haben, doch sie war noch immer zu aufgewühlt, um zu sprechen.

»Sie können sich jetzt wieder entspannen. Ich bin überzeugt. Und ich werde Ihnen nichts tun. Wollen wir dann mit der Befragung fortfahren?« Himfeld hatte das Gefühl, endlich mal wieder die Oberhand zu gewinnen, was ihn mutiger und selbstsicherer machte. Er war zufrieden mit dem aktuellen Zustand seines Gegenübers: Noch immer irritiert, jedoch ohne diese blockierende Trotzhaltung vom Anfang, die jegliche Befragung schier unmöglich machte, starrte sie ihn an.

Ohne sich erneut bei Blessing rückzuversichern, dass sie damit einverstanden war, nutzte er die Gunst der Stunde und schaltete das Diktiergerät wieder an. Dann fuhr er fort, als wäre nichts passiert: »Was geschah während der Sitzung mit Professor Robeski?«

Blessings Blick schnellte vom Diktiergerät zu Himfeld, sie lag gedanklich noch einen Schritt zurück.

»Er sprach mit Ihnen über Ihre Entlassung«, half Himfeld ihr auf die Sprünge. »Wie genau lief das ab?«

Blessings Blick schweifte aus dem Fenster, jedoch nicht aus Ignoranz, wie Himfeld erfreut zur Kenntnis nahm. Vielmehr schien sie ernsthaft in ihren Erinnerungen zu kramen. »Professor Robeski entschuldigte sich für seine Verspätung und kam dann, wie gewohnt, gleich zur Sache. Er teilte mir mit, dass er meine Entlassungspapiere vorbereitet hätte.«

Mit Zeigefinger und Daumen massierte Himfeld nachdenklich seine Stirn. »Es fällt mir immer noch schwer, das zu glauben. Hat er Ihnen einen Grund genannt, ich meine, er …«

»Merkwürdig, das hat er gestern auch die ganze Zeit gemacht«, fiel Blessing ihm ins Wort.

»Was?«

»Na, das«, sie deutete auf Himfelds Finger, die seine Stirn bearbeiteten, »was Sie da gerade machen. Normalerweise saß er stocksteif da.«

»Versuchen Sie gerade, vom Thema abzulenken?« Mit einem verhaltenen Schmunzeln ließ der Polizeipsychologe von seiner Massage ab. »Wir waren bei der Begründung …«

Blessing verweilte noch einen Augenblick bei ihrer Erinnerung, bevor sie fortfuhr: »Seine Begründung war, dass er keine psychische Erkrankung feststellen konnte.«

»Frau Blessing, Sie wollten von einem Hochhaus springen!«, erinnerte Himfeld sie mit nachdrücklicher Miene.

»Ich weiß.«

»Gut.« Wieder rieb Himfeld sich die Stirn und es war deutlich zu erkennen, dass Blessing noch immer über Robeskis Geste nachdachte. »Er hat also keine psychischen Auffälligkeiten feststellen können. Und er sah in Ihnen auch keine Gefahr für sich selbst und auch nicht für andere?«

»Für andere nicht, nein.«

»Aber für Sie selbst schon?«

»Er sagte, er befürchte, ich würde es wieder versuchen, aber das reiche nicht als Grundlage, um mich hierzubehalten, ich könne schließlich nicht mein ganzes Leben lang unter Beobachtung stehen.«

»Und ob das geht!«, dementierte Himfeld, aber Blessing schüttelte nur den Kopf.

»Die Zeiten sind vorbei, Herr Himfeld. Heutzutage können Menschen, die nur sich selbst schaden, mehr oder weniger eigenständig entscheiden, ob sie sich helfen lassen wollen oder nicht.«

»Hat Robeski Ihnen nahegelegt, freiwillig hierzubleiben?«

Diesmal nickte Blessing.

»Hat Sie das verärgert?«

Gleichgültig pustete sie Luft aus und zuckte die Achseln. »Er kann mir raten, was immer er möchte. Warum sollte mich das verärgern?«

»Haben Sie darüber diskutiert?«

»Nein, gar nicht.« Blessing stand auf und holte sich eine Wasserflasche. »Er hat mir einen Rat gegeben und ich habe ihn nicht angenommen.«

Kann ich mir lebhaft vorstellen, dachte Himfeld amüsiert. *Armer Robeski. Ob er auch so genervt war von ihren einsilbigen Antworten?* Er wartete einen Moment und beobachtete, wie Blessing sich abmühte, mit ihrem Gips den Deckel von der Flasche zu drehen. Offenbar saß er sehr fest auf. Doch obgleich man bereits beim Sprechen hörte, dass ihr Mund staubtrocken war – eine Nebenwirkung des leichten Beruhigungsmittels –, kam sie nicht auf die Idee, ihn um Hilfe zu bitten.

»Hat er versucht, Sie umzustimmen?«

»Nein«, erklärte sie, ohne ihre Tätigkeit zu unterbrechen, »über diesen Punkt waren wir schon lange hinweg.«

»Was passierte dann?«

Einen Moment schien Blessing ernsthaft zu überlegen, doch ihre Aufmerksamkeit galt noch immer der geschlossenen Wasserflasche. Ohne darüber nachzudenken, nahm Himfeld sie ihr ab, löste den Deckel und stellte die Flasche zurück auf den Tisch. Verblüfft über dieses unerwartet schnelle Vorgehen stutzte sie einen Augenblick, bevor sie die halbe Flasche in einem Zug leerte. Es funktionierte. Blessing konnte sich wieder auf das Gespräch konzentrieren. »Er erläuterte mir, was mich draußen erwarten würde.«

»Der Medienrummel?«

Sie nickte. »Er gab mir einige verwertbare Tipps, wie ich mich am besten verhalte. Was ich tun und was ich vermeiden sollte.«

»Zum Beispiel?«

»Er legte mir beispielsweise nahe, mir eine neue Wohnung zu suchen oder zunächst bei jemand anderem unterzukommen.«

»Und werden Sie das tun?«

Schweigend ruhten ihre Augen auf ihm, bis sie den Blick abwandte.

Himfeld glaubte zu verstehen. »Ich werde Sie jetzt nicht fragen, ob Sie überhaupt vorhaben, Ihre Wohnung lebend zu erreichen. Deshalb bin ich froh, dass Sie unter den gegebenen Umständen noch ein wenig länger hierbleiben müssen.«

»Wollen wir uns jetzt wieder den Todesfällen widmen?«

Schon komisch, dass ich mir bei einer Mordermittlung ständig das Lachen verkneifen muss, dachte er und verwarf den Gedanken sofort wieder, da er sein makabres Amüsement ohnehin nicht wirklich greifen konnte. »Wollen wir«, stimmte er Blessing stattdessen zu. »Professor Robeski bereitete Sie also darauf vor, was Sie außerhalb dieser schützenden Wände erwarten würde, und gab Ihnen Ratschläge für den

Umgang mit den Medien. So, wie ich ihn erlebt habe, war er ein sehr direkter und gradliniger Mensch. Ich denke, es wird einiges Hilfreiches dabei gewesen sein.« Langsam nickte sie und Himfeld dachte schon, er müsste ihr wieder jedes Wort einzeln entlocken. Doch diesmal war es anders. Blessing schien ernsthaft zu grübeln. Sie setzte sich in den Schneidersitz.

»Entschuldigen Sie, ich hänge gerade an dem Wort ›gradlinig‹ fest. Gestern war es mir gar nicht so bewusst, aber Professor Robeski war irgendwie anders als sonst. Irgendwie ... unruhig ... oder nein, fahrig. Er war fahrig. Ich dachte, er wäre vielleicht im Stress oder hätte Zeitdruck.«

»Können Sie das näher beschreiben?«

Angestrengt zog sie die Augenbrauen zusammen und starrte nach Worten suchend ins Leere. »Er war wie immer gut vorbereitet. Hat nicht um den heißen Brei herumgeredet. Dennoch wirkte er unkonzentriert, verlor gelegentlich den Faden ...« Sie grübelte weiter. »... Und er hat sich eben ständig an die Stirn gefasst. So, wie Sie es vorhin getan haben.« Blessing imitierte die Geste. »Ich bin kein großer Freund von Interpretationen ins Blaue hinein, aber er wirkte, als habe er etwas vergessen oder als wäre er eben mit den Gedanken überall und nirgendwo ...« Nochmals überlegte sie, hob dann jedoch entschuldigend die Hände. »Ich weiß nicht, wie ich es anders beschreiben soll. Vielleicht war es auch eher so was wie Nervosität.« Mit einem Schulterzucken beendete sie ihre Mutmaßungen. Himfeld kritzelte noch etwas auf seinem Notizblock herum, bevor er aufsah und sein Gegenüber ermunterte fortzufahren. »Irgendwann ist er aus unerfindlichem Grund – wie es schien – abrupt aufgestanden und eilig Richtung Tür gegangen.«

»Hat er etwas gesagt?«

»Nein, er brach mitten im Satz ab und sprang auf. Auf dem Weg zur Tür fing er plötzlich zu zucken an und brach zusammen.«

»Er brach einfach zusammen?« *Ist das glaubwürdig?*

Blessing nickte langsam. »Er brach einfach zusammen.« Sie setzte die Wasserflasche an, ließ sie dann jedoch unverrichteter Dinge wieder sinken.

Schweigen erfüllte den Raum, bis Himfeld seinen Stift zückte, etwas notierte und das Gespräch wieder aufnahm. »Wo haben Sie sich zu dem Zeitpunkt befunden?«

»Während er zusammenbrach?« Sie überlegte kurz. »Ich hatte ihm gegenübergesessen, auf der Armlehne des Sessels. Kennen Sie Professor Robeskis Arbeitszimmer?«

Himfeld erinnerte sich an die schwere dunkle Ledergarnitur in Robeskis Arbeitszimmer, die offensichtlich für Patientengespräche diente. Und er verstand auch Blessings Frage. Offensichtlich wollte sie ihm klarmachen, dass sie sich zum Zeitpunkt des Zusammenbruchs einige Meter entfernt von Robeski befunden hatte ... *je nachdem, wie weit er bis zur Tür gelangt war.*

Himfeld erwischte sich immer wieder bei Skepsis und Zweifeln an ihren Worten, obwohl er es nicht beabsichtigte. Normalerweise würde er sein Urteil nicht so anzweifeln, vor allem nicht nach der Szene, die sich zwischen Frau Blessing und ihm abgespielt hatte. Unbewusst wanderte sein Blick zu ihrem Gipsarm. Blessing bemerkte es und nahm umgehend eine andere Haltung ein: Die Beine dicht an den Körper gezogen, versteckte sie unsinnigerweise den Gipsarm dahinter und umschlang mit dem anderen Arm ihre Beine.

Was ist wirklich passiert?

»Ich war nur einmal kurz in Professor Robeskis Zimmer. Konkret hab ich es nicht mehr vor Augen, nein«, schwindelte er halb. »Was taten Sie, als Professor Robeski zusammenbrach?«

Nach kurzem Überlegen antwortete sie etwas stockend: »Ich bin zu ihm gelaufen ... nein, Moment. Ich glaube, ich habe erst ein paarmal seinen Namen gerufen … was natürlich vollkommen sinnlos war.« Nachdenklich richtete sie ihren Blick gen Decke. »Ich meine, mir hätte klar sein müssen, dass irgendetwas passiert und er nicht bei Bewusstsein war. Warum sollte er sich einfach auf den Boden schmeißen? Mitten in einer Sitzung? Also, ich …«

»Kaum jemand handelt in einer solchen Ausnahmesituation rational«, kam Himfeld ihr zur Hilfe. »Versuchen Sie bitte nur, sich so detailliert wie möglich zu erinnern.« Eigentlich hatte er einen trockenen Spruch erwartet, warum, wusste er nicht, doch stattdessen schien Blessing tatsächlich ermutigt, die Details zu rekonstruieren. Sie nickte und kniff angestrengt die Augen zusammen. »Ich rief erst seinen Namen, vielleicht zwei- oder dreimal. Warum ich zu dem Zeitpunkt noch sitzen geblieben bin, kann ich Ihnen nicht sagen.« Sie wirkte beschämt. »Dann habe ich gesehen, dass seine Gliedmaßen angespannt waren und ihm Schaum aus dem Mund lief … vielleicht war es auch nur Speichel. Irgendwas lief ihm zumindest anormal aus dem Mund. Ich bin zu ihm gerannt und weil mich das Ganze irgendwie an einen epileptischen Anfall erinnerte, habe ich schnell alle möglichen Gegenstände um ihn herum weggeräumt, damit er sich nicht verletzt. Als ich gerade zur Tür laufen wollte, kamen auch schon zwei Pfleger und kurz darauf der Stationsarzt, Herr …«

Sie überlegte, doch Himfeld winkte ab. »Unwichtig. Ich kann mir die ganzen Namen hier auch nicht merken. Hat Robeski geschrien?«

»Nein, er gab nur so angestrengte Geräusche von sich wie ein Gurgeln.«

»Haben Sie geschrien?«

Blessing zuckte die Achseln.

»Wenn Robeski nicht geschrien hat und Sie auch nicht, wie kommt es dann, dass die Pfleger hereinstürmten?«

Sie wirkte leicht gereizt, als sie ihren Kopf schief legte und betonte: »Ich sagte nicht, ich hätte nicht geschrien. Ich kann mich nicht erinnern. Möglicherweise habe ich geschrien, vielleicht rief ich auch schon vorher sehr laut seinen Namen, als ich noch saß. Warum die Pfleger in diesem Moment reinkamen, müssen Sie die betreffenden Personen schon selbst fragen.« Nachdrücklich sah sie den Polizeipsychologen an und zog an ihrem Ohr, als wolle sie ihn erinnern, besser zuzuhören.

»Gesetzt den Fall, es handelte sich wirklich um einen epileptischen Anfall ... hat Robeski nach Ihnen gegriffen?«

»Nein, dafür war ich gar nicht nah genug dran.«

»Auch nicht, als Sie die Gegenstände wegräumten?«

Nach einem kurzen Zögern schüttelte sie den Kopf. »Da hätte er wohl ein- oder zweimal die Möglichkeit gehabt, nach mir zu greifen, aber ich habe aufgepasst. Im Erste-Hilfe-Kurs haben wir gelernt, dass Epileptiker während eines Anfalls wahnsinnige Kräfte aufbringen und einen stark verletzen können, wenn sie einen zu fassen bekommen ...« Sie hielt inne und sah auf ihren Gips. »Fragen Sie wegen meines Gipsarms?«

»Genau deshalb frage ich, ja.«

»Das ist Stunden später passiert. Professor Robeski war zu diesem Zeitpunkt schon lange tot. Er hatte mit alledem nichts zu tun.«

»Schon komisch, dass bei Ihnen nie irgendjemand etwas mit irgendeiner brisanten Situation zu tun hat«, merkte Himfeld herausfordernd an. »Sven Liebig hatte nichts mit Ihrem ersten Selbstmordversuch zu tun, Sie nichts mit Herrn Werdings Tod und Robeski nichts mit Ihrem gebrochenen Arm, nachdem er in Ihrer unmittelbaren Nähe den Tod fand ...« Er hatte nicht wirklich mit einer Entgegnung oder gar Rechtfertigung gerechnet und winkte lediglich ab, als er ihr eisiges Schweigen bemerkte. »Weiter im Text.« Er warf einen Blick auf seine Notizen. »Ich frage mich, wie es zu Ihrem

Armbruch kam, wenn es erst ›Stunden‹ nach diesem Desaster passierte.« Süffisant sah er sie an – er hatte ihr zugehört. Als sie ihm weiterhin nur vereiste Blitze aus ihren Augen entgegenschoss, fiel ihm auf, dass er keine direkte Frage formuliert hatte, und räusperte sich, um dies nachzuholen.

Doch Blessing fiel ihm unerwartet schroff ins Wort. »Mal abgesehen davon, dass nicht mein Arm gebrochen ist, sondern meine Fingerknöchel …«, schwungvoll fuhr sie sich mit der Hand durch die wilden Haare, »… wollen Sie wissen, was *ich* mich frage? Warum Sie mir überhaupt Fragen stellen, wenn Sie von dem, was ich sage, ohnehin nichts glauben. Stellen Sie sich vor, ich würde hier sitzen und jedes Ihrer Worte so zurechtbiegen, dass es meiner Sicht auf Sie entspricht. Kein schöner Gedanke, oder?«

Himfeld freute sich still. Wenn Blessing wütend wurde, bekam man viel mehr aus ihr heraus. Somit blieb er ruhig und lehnte sich zurück. »Das käme wohl ganz darauf an, wie diese Sicht aussehen würde.«

Blessing lehnte sich nun ebenfalls zurück und betrachtete ihn so aufmerksam, wie ihre Medikation das zuließ. Irgendetwas ließ Himfeld abrupt bereuen, dass er ihr zugestand, sich über ihn zu äußern, sich selbst zur Angriffsfläche zu machen. In dem eisigen Grau ihrer Augen sah er nur zu gut, wie sie ihn sah. Leider nicht so, wie er sich selbst gerne präsentierte.

»Ich glaube …«, begann sie und Himfeld konnte sich nicht entscheiden zwischen dem Wunsch, ihren Gedankengängen neugierig zu lauschen, und dem innigen Drang, einmal laut »Scheiße« zu rufen, »… Sie waren ein mittelmäßiger Schüler, der aber immer durchgekommen ist. Sie waren eher der Redner, weniger der emsige Lerner, weil Sie gelernt haben, mit viel Geschnacke und einer tadellosen Außenwirkung mehr zu erreichen als durch Fleiß. Ihre Eltern lebten die klassische, altmodische Rollenverteilung. Sie sind Einzelkind und es hat

Ihnen an nichts gemangelt, zumindest an nichts Materiellem. Nachdem Sie sich durch die Schulzeit gewurschtelt haben, entwickelten Sie im Studium dann tatsächlich Ehrgeiz ... sofern die Partys und Dates es zuließen. Sie waren nie unbeliebt, hatten immer jede Menge Leute um sich herum, jedoch niemanden nahe bei sich. Ihre Freundschaften verliefen eher oberflächlich. Ebenso Ihre Beziehungen. Nichts war wirklich intensiv und das wollten Sie auch nicht. Sie hatten einen Plan. Und nur der zählte. Sie wollten einen guten Abschluss, einen ehrbaren Job mit Aufstiegschancen, Karriere machen, einen Namen haben. Eine Frau, die Ihnen für Ihre Karriere den Rücken freihält, ein Haus ... ich würde auf ein Fertighaus tippen, das seinerzeit höchst innovativ war und für neidische Blicke gesorgt hat. Mit Automarken kenne ich mich nicht aus, aber Ihre Frau hat ein eigenes Auto, Sie hingegen haben einen Leasingwagen, um sich bloß nicht festzulegen. Ich bin überzeugt, dass Sie in Ihrem Job zumindest fachlich sehr versiert sind, aber Sie gehen emotional nie in die Tiefe. Das halten Sie für Ihre Stärke, ist aber eine Schwäche. Sie leben nach einem Schema und reagieren nach einem Schema, aber Sie haben nicht die geringste Ahnung, wie sich beispielsweise eine Depression anfühlt. Denn Sie fühlen auch nach Plan: Heute muss ich traurig sein, weil eine Beerdigung ansteht; heute bin ich fröhlich, weil wir einen Geburtstag feiern.

Sie haben das Glück, mit ansehnlichen markanten Zügen ausgestattet worden zu sein, und genossen viele Jahre die Vorzüge eines attraktiven Mannes. Allerdings haben Sie sich darauf immer verlassen und wenig dafür getan, Ihre Attraktivität zu erhalten. Ich wette, Sie spielen seit etwa einem Jahr mit dem Gedanken, endlich mal wieder Sport zu treiben. Doch die jungen Frauen um sie herum streicheln, aus welchen Gründen auch immer, noch ausreichend Ihr Ego. Darin aalen Sie sich und ersparen sich somit den Blick in den Spiegel.

Bitte nicht negativ auffassen, ich möchte damit nicht sagen, dass Sie unansehnlich sind. Ich denke lediglich, dass Ihr Selbstbild mit dem Fremdbild schon etwas länger nicht mehr übereinstimmt oder wie auch immer man das in Ihrer Branche nennt. Ich schätze, dass Ihnen Ihr Ansehen und Ihre Außenwirkung weit wichtiger sind als Ihr eigentliches Glück, und ich vermute, dass Ihre Frau Ihnen diesbezüglich in nichts nachsteht. Hauptsache, nach außen hin ist alles repräsentabel!«

Blessing legte ihren Kopf schief und sah Himfeld direkt in die Augen, der in diesem kurzen Moment etliche Stoßgebete gen Himmel schickte, er möge nicht rot anlaufen, sondern seine teilnahmslose Miene weiterhin aufrechterhalten können.

»Und das ist auch der Grund, warum sie Ihre Affären duldet: Solange sie für andere eine Vorzeigeehe führen, ist auch tatsächlich alles super. So geht es vermutlich dem Großteil der Bevölkerung: Man lebt einfach von den Impulsen und Emotionen, die andere einem entgegenbringen.

Verstehen Sie mich nicht falsch, ich verurteile das nicht. Ganz im Gegenteil, ich wünschte, bei mir wäre es genauso. Und ich hoffe für Sie, dass diese Alles-bestens-Luftblase, in der Sie sich befinden, niemals platzen wird, denn das wäre hart.«

Das ist sie bereits ... spätestens jetzt, dachte der völlig versteinerte Himfeld, der erst jetzt bemerkte, dass sein gesamter Körper mit einer Gänsehaut überzogen war. Er spürte, wie selbst die Haare seines Hinterkopfes zu Berge standen. Blessing stellte ihre Beine auf den Boden, gab somit ihre Barriere auf. *Warum auch nicht?*, dachte Himfeld bitter. Sie *wird ja nicht mehr angegriffen und sie liegt goldrichtig.*

Himfeld bemühte sich, ein entspanntes und gleichzeitig interessiertes Lächeln aufzulegen, als wolle er sie animieren weiterzumachen. Leider schien es zu funktionieren, denn sie fuhr fort: »Kinder haben Sie definitiv keine. Bei Haustieren bin ich mir unsicher. Wenn, dann einen Hund, aber aus irgendeinem Grund meine ich zu wissen, dass Ihre Frau keinen möchte, weil es ihr zu viel Arbeit machen würde. Die ganzen Haare im Haus …!

Ihr Beuteschema ist blond, jung und langbeinig, all das war irgendwann einmal auch Ihre Frau, wobei sie nicht die klassische Schönheit war, eher unscheinbar und verschlossen, kein Partyluder. Doch das war es, was Sie damals reizte. Denn in Ihrer Jugend waren Sie mit Sicherheit der T-Rex unter den Aufreißern. Und falls Sie nie *Jurassic Park* gesehen haben – der T-Rex will nicht gefüttert werden, er will jagen.« Sie konnte sich ein kleines Lächeln nicht verkneifen, frech, aber irgendwie auch freundlich. »Heute möchten Sie lieber gefüttert werden, nehme ich an … doch ab und zu flammt Ihr Jagdtrieb wieder auf, so beiläufig, dass Sie es selbst kaum merken.

Ihre Freizeit füllen Sie vermutlich bis zum Anschlag aus. Vor allem mit Sehen und Gesehen-Werden. Sie sind überall dort, wo man gewesen sein *muss,* und führen mit wichtigen Leuten unwichtige Gespräche. Selbst mit Ihren sogenannten Freunden besprechen Sie nicht, was Sie wirklich bewegt. Das können Sie auch nicht, denn Sie wissen es selbst nicht.«

Bei den letzten Sätzen war plötzlich all ihre Feindseligkeit aus ihrem Gesicht gewichen. Was sie stattdessen ausstrahlte, war nicht einzuordnen. Ihr war klar, dass sie richtig lag, aber sie triumphierte nicht. Genau genommen wirkte sie eher resigniert, als bedauere sie, ein weiteres Mal recht zu haben. Und hatten Himfelds Gedanken sich eben noch überschlagen, so hatte er in diesem Moment alle Fragen aus seinem Kopf verbannt und konzentrierte sich das erste Mal seit einer Ewigkeit nur auf das Hier und Jetzt.

Die Tatsache, dass die Befragung eine solche Wendung erfahren hatte, war mehr als befremdlich und machte es unerlässlich, seine Professionalität hervorzukramen. Wenn er es jetzt nicht schaffte, das Verhör wieder in die richtige Richtung zu lenken, würde Eva Blessing ihn quasi nackt ausziehen – zumindest emotional.

Was er dann sagte, klang ruhig und besonnen, als hätte er intensiv darüber nachgedacht, was allerdings nicht zutraf. Es war lediglich das Erste, was ihm einfiel. »Ich bin überrascht.«

Fragend sah Blessing ihn an.

»Ich bin überrascht, wie viel am Stück Sie reden können, Frau Blessing.«

Nach einigen Sekunden des Schweigens überzog plötzlich ein Grinsen ihr Gesicht. Ein ziemlich ansteckendes Grinsen. Beide kamen nicht umhin zu lachen. Aufrichtig zu lachen. Aufrichtig und irgendwie blöd. Und es war vollkommen unangemessen.

»Ich hatte ernsthaft geglaubt, Sie haben die Gabe, Menschen vollkommen wertfrei zu betrachten.«

»Niemand ist wertfrei. Ich habe nur gelernt, meine Prioritäten richtig zu setzen: nämlich bei den Fakten. Sie wären überrascht, wie viel freier man sich fühlt, wenn man seinen Interpretationen keine allzu große Bedeutung beimisst.«

»Manchmal hat man keine andere Wahl, als zu interpretieren, um näher an die Wahrheit zu kommen.«

Ein kaum hörbares verächtliches Schnaufen kam aus Blessings Mund. »Meinen Sie?«

Aufrichtig überzeugt nickte Himfeld. »Was wäre denn die Alternative?«

Kaum gefragt, ahnte er auch schon ihre Antwort. »Richtig zuhören, zum Beispiel.«

»Ich habe Ihnen zugehört, Frau Blessing«, erneut schmunzelte er leise. »Wir haben uns heute gegenseitig fast ins Nirwana interpretiert, was?«

Blessing schmunzelte mit ihm, doch ihre Antwort ließ ihn erneut erstarren. »Haben wir. Mit einem Unterschied: Meine Interpretationen entsprachen der Wahrheit.«

Stocksteif starrte Himfeld in ihre grauen Augen. *Endzeit-Eva …*

Einen kurzen Augenblick spielte er ernsthaft mit dem Gedanken, ob es so etwas wie übernatürliche Fähigkeiten gab, was er natürlich umgehend wieder verwarf. Aber wie konnte sie so viel über ihn wissen? Oder war es eher wie bei Horoskopen, die extra so allgemein und verschnörkelt formuliert waren, dass sie auf jede Lebenssituation zutrafen?

Interpretieren …

Nein, Eva hatte nicht verschnörkelt gesprochen. Das machte sie nie. Sie ließ keinen Platz für Interpretationsspielraum …

Abgesehen davon heißt sie Frau Blessing und nicht Eva … Reiß dich, verdammt noch mal, zusammen!

Blessings Blick fiel auf das Diktiergerät, das immer noch lief. Als sie wieder hochsah, sah sie aus, als hätten die letzten Minuten nie stattgefunden. Als hätten sie eine normale Befragung geführt, ihr Blick frei von Wertung und trotz Desinteresses aufmerksam wie in der ersten Sitzung. »Meine Fingerknöchel …«, setzte sie zu Himfelds Überraschung bei seiner ursprünglichen Frage an, »… habe ich mir übrigens gebrochen, als zwei Pfleger kamen und mir meine Notizen weggenommen haben.«

Um sich zu sammeln und den Anschluss zu kriegen, schüttelte der Polizeipsychologe kurz mit geschlossenen Augen den Kopf. »Ihre … Ihre Notizen … Ihre Tagebücher?«

»Wenn Sie es so nennen wollen.«

»Sie haben hier weitergeschrieben?«

»Ich schreibe immer, Herr Himfeld. Immer und überall. Das ist alles, was ich mache. Ich schreibe. Und drum herum passieren merkwürdige Dinge.« Ihre Stimme wurde beängstigend leise.

Bitte nicht weinen. Himfeld war gerade derart aufgewühlt, dass er womöglich mitgeweint hätte. *Bleib sachlich!* »Und wie ist es zu der Verletzung gekommen?« Mit dem Kopf deutete er auf den Gips.

Blessings Blick sank und er musste sich nach vorne lehnen, um sie überhaupt zu hören. »Als die Pfleger kamen, um mir zu sagen, dass Professor Robeski verstorben sei, haben sie meine Notizen genommen und gesagt, sie seien vorerst konfisziert, ich stünde unter Mordverdacht.« Kurz hob sie ihren Blick. »Als wenn ich so blöd wäre und meinen perfekten Mordplan in einer geschlossenen Psychiatrie vorher schriftlich niederlegen würde.« Als sie merkte, dass Himfelds Augenmerk noch immer auf ihrem Gipsarm ruhte, erinnerte sie sich an die eigentliche Frage. Sie sah aus, als würde sie sich am liebsten in Luft auflösen, als sie nuschelte: »Es hat mich wütend gemacht. Das sind schließlich meine Gedanken, die da stehen und die jetzt für jeden Hans und Franz einsehbar sind.«

»Aber die Pfleger haben doch hoffentlich keine Gewalt gegen Sie angewendet?« Himfeld spürte Wut in sich aufsteigen.

»Nein«, nuschelte Blessing, »ich habe vor Wut mit der Faust gegen die Wand geschlagen.« Himfelds Brauen schnellten in die Höhe. »Uh, aber mit einer ordentlichen Wucht, würde ich mal sagen. Warum haben Sie mir das nicht gleich gesagt?«

»Weil ich dachte, sie hätten in Ihrem Auftrag gehandelt. Und außerdem hätten Sie so Ihre Bestätigung gehabt, dass ich wirklich verrückt bin.«

»Aber das denke ich doch ohnehin schon längst.«

Verwirrt sah Blessing ihn an. Als sie sein Grinsen sah, musste auch sie lachen, trotz Tränen in den Augen. »Und außerdem kotze ich Sie ja sowieso an, richtig?«, setzte sie nach und obwohl Himfeld wusste, dass es schon viel zu viel der Vertraulichkeiten war, gestattete er sich, mitzulachen.

»Ich denke, das reicht für heute, hm?«, schlug er vor, als er Blessing die Erschöpfung ansah, die er selbst auch verspürte.

Sie nickte, stand auf und ging zur Tür.

»Frau Blessing«, er hätte sich dafür ohrfeigen können, aber aus irgendeinem Grund ertrug er es nicht, sie so gehen zu lassen, »ich weiß nichts von einer Konfiszierung Ihrer Notizen. Mit anderen Worten, es war keine Auflage meiner Dienststelle und somit eine eher fragwürdige Maßnahme.«

Sie hielt mitten in der Bewegung inne, drehte sich um und sah ihn forschend an.

»Ich kann Ihnen nichts versprechen, aber ich werde da mal nachhaken.«

Der leichte Hoffnungsschimmer in ihren Augen durchdrang seinen ganzen Körper.

Nicht, dass Himfeld besser ausgesehen hätte als bei seinem letzten Aufenthalt in der Toilette der Landesnervenklinik. Nur diesmal hatte er nichts anderes erwartet und der Schreck beim Blick in den Spiegel blieb aus.

Routiniert verspachtelte er sein Gesicht. Die Pressemeute vor den Toren schien sich im Minutentakt zu verdoppeln. Aber irgendwie setzte dieses Wissen keine Empfindungen in dem Polizeipsychologen frei. Früher gierte er danach, im Blitzlichtgewitter befragt zu werden. Nach den neuesten Geschehnissen hingegen hätte er die Presse fürchten müssen oder mit Aversionen auf sie reagieren. Doch aus irgendeinem Grund war es ihm einfach egal. Na ja, zumindest fast egal, sobald er sein Gesicht kameratauglich gezimmert hatte. Er legte den Concealer in seine Tasche und nahm noch einen kräftigen Stoß Nasenspray, kurz darauf noch einen, da das Zeug nach all den Wochen im Gebrauch mittlerweile kaum noch Wirkung zeigte.

Erhobenen Hauptes verließ Himfeld die Klinik und bahnte sich seinen Weg durch das aufgebrachte Reporterrudel. Von allen Seiten stürmten Fragen auf ihn ein, während er bedrängt und teilweise sogar festgehalten wurde. Um Gelassenheit bemüht, quetschte er sich vehement zu seinem Auto durch, bemüht, dem Fragenhagel, der auf ihn einschlug, keine Beachtung zu schenken.

Sie werden dich in Stücke reißen, wenn du jemals dieses Gebäude verlassen solltest, Eva, wurde Himfeld bewusst, als er in die sensationslustigen Gesichter blickte. Er zog seinen aufmüpfigen Schnupfen hoch, als eine Frage an sein Ohr drang, die er nicht ignorieren konnte: »Herr Himfeld, wie fühlen Sie sich nach dem Besuch bei der Endzeit-Eva? Geht es Ihnen gut?«

Als Himfeld ein schräges Grinsen aufsetzte und zu sprechen begann, kehrte Stille ein und sämtliche Mikrofone wurden ihm entgegengestreckt. »Bis eben dachte ich noch, ich hätte die Befragung mit *Frau Blessing* überlebt, aber nun sehe ich hier überall Ausgeburten der Hölle um mich herum.« Nach einem kurzen Zögern lachten einige der Reporter trocken auf, andere drängten sich noch dichter an ihn, um ihre eigenen Fragen loszuwerden.

»Hat sie versucht, Sie zu töten?«, wagte doch ein Schwachmat tatsächlich zu fragen.

Gespielt suchend sah Himfeld an sich herab. »Lassen Sie mich kurz nachsehen ... Ich habe kein Messer in der Brust, mein Atem fließt und Puls habe ich auch noch ... Nein, ich denke, Frau Blessing hat nicht versucht, mich zu töten. Um ehrlich zu sein, befinde ich mich hier in größerer Gefahr als dort drinnen, denn Sie drücken mir gerade die Luft aus den Lungen.«

Heiter herablassend lächelte er in eine der Kameras, bevor er den Weg zu seinem Auto fortsetzte. Als er es endlich erreicht hatte, öffnete er die Tür und drehte sich noch einmal zu der wilden Meute um, die abrupt innehielt. Noch immer entspannt grinsend bemerkte Himfeld für eine endlos lang erscheinende Sekunde, dass keiner von ihnen sich rührte. Keine einzige dämliche Frage kam mehr aus ihren Mündern. Dann sah er die geschockten Blicke in ihren Gesichtern.

Wie in Zeitlupe riss ein Fotograf aus der vordersten Reihe seine Kamera hoch und alle anderen folgten seinem Beispiel. Himfeld hob seinen Arm, um seine Augen vor den Blitzlichtern zu schützen und erst da bemerkte er es: das Blut, das aus seiner Nase lief.

Jetzt fühlte er sich wirklich wie ein Versager.

Er sah in die Augen seines Hausarztes, eines blau, eines braun – das seltene Phänomen einer Iris-Heterochromie. Generell immer wieder ein faszinierender Anblick, nur hatte Himfeld dafür aktuell keinen Nerv. Was machte er hier eigentlich? Wie hatte er sich nur so von dieser Massenhysterie anstecken lassen können?

Nachdem er, bemüht lässig, in sein Auto gestiegen und den Pressefuzzis davongefahren war, hatte ihn ernsthaft so etwas wie ein Schock ereilt. Mit achtzig Sachen war er durch die Innenstadt gebrettert, ein Taschentuch unter die noch immer blutende Nase haltend. Als er in letzter Sekunde an einer dunkelroten Ampel zum Stehen kam, hatte er sein Gesicht im Rückspiegel betrachtet. Kreidebleich, mit blutigen Bremsspuren an den Wangen.

Ich werde doch jetzt nicht etwa auch sterben? Gibt es so was wie Flüche doch? Ich war kein guter Mensch und nun soll ich die Quittung dafür kriegen?

So schnell es ging, war er zu seinem Hausarzt gefahren und hatte den tiefenentspannten Arzthelferinnen eine dramatische Szene dargeboten, dass seine Untersuchung keinen Aufschub erlaubte. Sehr zum Ärger der Insassen des voll besetzten Wartezimmers wurde er tatsächlich umgehend zum Doktor gelassen, der ihm nach einer umfangreichen Untersuchung eine wahnsinnig erschreckende Diagnose eröffnete: eine verschleppte, aber immerhin abklingende Erkältung.

Ungläubig sah Himfeld in die tiefen Abgründe der verschiedenfarbigen Augen und räusperte sich. »Sind Sie sicher?«

Der Arzt nickte. »Ihr Puls ist ein wenig hoch. Ich könnte Ihnen etwas Sanftes zur Beruhigung verschreiben.«

Himfeld kniff die Augen zusammen und schüttelte den Kopf. »Ich meine ... Sie sind sicher, dass ich nur einen Schnupfen habe? Herz und Kreislauf sind okay?«

Wieder ein Nicken.

»Ich habe auch Kopfschmerzen. Eigentlich schon seit Wochen.«

»Das ist ein klassisches Symptom von Erkältungskrankheiten«, merkte sein Arzt an. »In der Tat wäre es sicher sinnvoll, mal ein paar Tage auszuspannen.« Er zückte seinen gelben Block und einen Stift, während Himfeld noch immer skeptisch dasaß.

»Und Sie können mir garantieren, dass ich nicht plötzlich tot umfalle?«

»Nein, das kann ich nicht«, entgegnete der Arzt sachlich, »aber es ist ziemlich unwahrscheinlich, dass Sie es ohne Fremdeinwirkung innerhalb der nächsten Stunden tun werden.«

»Und das Nasenbluten?«

Ein Achselzucken. »Laut Ihrer Aussage gebrauchen Sie seit Wochen mehrmals am Tag Nasenspray. Eigentlich sollte es nicht länger als eine Woche, maximal zehn Tage am Stück genutzt werden. Das kann dann schon mal passieren.«

Als Himfeld schwieg, setzte der Arzt erneut den Stift am gelben Block an. »Kann ich dann?« Ohne eine Antwort abzuwarten, sprach er weiter: »Ich denke, eine Woche sollte reichen, ansonsten kommen Sie bitte noch einmal wieder.«

»Was?« Himfeld sah auf die Krankmeldung. »Nein, das brauch ich nicht ... Obwohl, doch ... Oder nein ... Ich ...«

Laut räuspernd unterbrach ihn sein Arzt: »Ich empfehle Ihnen eine Kombination aus Bettruhe und langsamen Spaziergängen an der frischen Luft. Ferner schreibe ich Ihnen noch etwas Schleimlösendes und Kochsalz zum Inhalieren auf sowie ein Päckchen Paracetamol. Davon aber bitte nicht mehr als drei am Tag, sonst könnten Sie nämlich tatsächlich tot umfallen. Und bitte nicht mit dem Schleimlöser zusammen nehmen, da dieser die Wirkung des Paracetamols neutralisiert. Wenn Sie meinen, Sie brauchen die Krankmeldung nicht, entsorgen Sie sie, aber ich würde Sie bitten, diese Entscheidung außerhalb meines Sprechzimmers zu fällen, da ich noch andere Patienten habe.«

Der unverkennbare Vorwurf in der Stimme ließ Himfeld langsam wieder zu sich kommen.

Was ist nur los mit mir? Warum zur Hölle denke ich, dass ich sterben werde? Wie komme ich nur darauf?

Das Gesicht vor Scham gerötet, bedankte er sich und schlich mit gesenktem Kopf an den noch immer verärgerten Wartenden vorbei nach draußen.

19.42 Uhr zeigte seine Uhr an, als Himfeld seinen Wagen in die Auffahrt manövrierte und mit laufendem Motor sein Haus betrachtete.

Ich würde auf ein Fertighaus tippen, das seinerzeit höchst innovativ war.

Um seine Gedanken zu verjagen, schüttelte Himfeld den Kopf und sah erneut auf die Uhr. Seine Frau müsste begeistert sein, dass er so früh zu Hause eintraf. Vielleicht bedeutete das mal einen Abend ohne Zank und Zunder. Vorsichtig schnäuzte Himfeld seine Nase und griff nach seiner Tasche. Das Diktiergerät rutschte heraus und fiel in den Fußraum der Beifahrerseite. Im Dunkeln danach tastend, spürte Himfeld beim Vorbeugen sofort einen heftigen Kopfschmerz und rieb sich mit der freien Hand die Stirn. *Und er hat sich eben ständig an die Stirn gefasst. So, wie Sie es vorhin getan haben.* Umgehend überkam Himfeld eine erneute, jedoch diesmal noch kontrollierbare Todesangst, oder anders ausgedrückt: Er haderte mit der Tatsache, dass sein Leben endlich war.

Es mag ja sein, dass ich irgendwann sterbe, aber nicht jetzt. Und schon gar nicht wegen eines Fluchs von einer traumatisierten, nervigen halben Person, versuchte er sich selbst zu beruhigen.

Er bekam das Diktiergerät zu fassen und betätigte versehentlich die Playtaste, als er es anhob. Ein eiskalter Schauer überkam seinen Körper, als Blessings Stimme in der Dunkelheit erklang: »Ich hatte ihm gegenübergesessen, auf der Armlehne des Sessels. Kennen Sie Professor Robeskis Arbeitszimmer?«

Schnell schoss sein Daumen auf die Stopptaste, dann hielt er inne. Am erleuchteten Küchenfenster tauchte plötzlich die Silhouette seiner Frau auf, die geschäftig hin und her lief. Eine Minute überlegte Himfeld, dann fuhr er seinen Wagen in die Garage und eilte ins Haus. Er drückte seiner überraschten Frau einen Kuss auf die Stirn.

»Schatz, ich bin in einer Stunde wieder da. Versprochen. *Eine* Stunde!«

In Windeseile tauschte er seinen Trenchcoat gegen einen alten gelben Regenmantel, den er gelegentlich beim Angeln trug, kramte auf dem Dachboden in der alten Verkleidungskiste, bis er eine langhaarige Perücke gefunden hatte, aus Zeiten, in denen er mit seiner Frau wilde Faschingspartys gefeiert hatte, stülpte sich diese über und schnappte sich den Autoschlüssel seiner Frau.

Obgleich seine Tarnung lächerlich und mehr ein halbherziger Versuch war, seine wahre Identität zu verschleiern, hatte Himfeld es geschafft, sich ungesehen an der Presse vorbei in die Klinik zu schmuggeln. Die Perücke hatte er abgenommen, sobald er in der Landesnervenklinik war.

So kurz vor der Übergabe an die Nachtschicht war die gesamte Belegschaft im Stress und blickte nur alibimäßig hoch, als Himfeld verkündete, er hätte die Anweisung von seiner Dienststelle, den Tatort zu begutachten. Seit Robeskis Tod schien ohnehin keiner mehr seine Absichten zu hinterfragen. Sie waren schlichtweg erleichtert, dass die Polizei im Haus war und ihnen ein falsches Gefühl von Sicherheit geben konnte. Die Blessing'sche Massenhysterie war offensichtlich auch bis ins Klinikgebäude durchgedrungen.

»Wenn Sie zu Frau Blessing wollen, bringen Sie uns doch auf dem Rückweg ihr Essenstablett mit, ja?«, sagte eine der Schwestern in dem Versuch, beiläufig zu klingen.

Himfeld ignorierte sie einfach, stattdessen folgte er einer ihrer blonden, langbeinigen Kolleginnen, die ihm Robeskis Büro aufschloss. Nachdem er sein Augenmerk von ihren recht ansehnlichen Rundungen hatte lösen können, zeigte er sich auch noch hilfsbereit. Er deutete auf den Schlüssel und hielt die Hand auf. »Vielen Dank. Ich weiß, wie viel Sie zu tun haben. Ich schließe dann selbst ab und bringe Ihnen den Schlüssel, wenn ich fertig bin.«

Erleichtert bedachte sie ihn mit einem bezaubernden Lächeln und eilte den Flur zurück.

Das war alles erschreckend leicht, grinste Himfeld in sich hinein, betrat Robeskis Büro und verschloss es von innen. Eine merkwürdige Stille hielt Einzug.

»Dann wollen wir mal«, sagte Himfeld laut zu sich selbst, um die Stille zu durchbrechen, zog seinen Schnupfen hoch und zückte seinen Notizblock. Grob betrachtete er die Kulisse der von Blessing beschriebenen Szenerie. Da irgendjemand bereits alles an seinen Platz zurückgestellt hatte, konnte er den Tatablauf ohnehin nicht mehr authentisch rekonstruieren. Aber eigentlich war das auch nicht der Grund für sein, wenn man es genau nahm, illegales Eindringen in Robeskis Büro. Wie zufällig schlenderte Himfeld zu Robeskis Schreibtisch und hielt einen Moment inne. Er hatte keine Befugnis, hier herumzuschnüffeln, und wenn jemand aus der Klinik nachhakte, käme er vermutlich in Teufels Küche.

Warum mache ich das?

Er fand den Aktenschrank. Natürlich verschlossen, aber schließlich war er nicht immer bei der Polizei gewesen. In seiner Jugend hatte er diversen Unfug getrieben, der ihm nun zugutekam. Abgesehen davon war es keine Meisterleistung, das mickrige Schloss eines Ikea-Schrankes zu knacken. Himfeld begann, nach etwas Flachem, Festem zu suchen wie einem Brieföffner oder einem ...

Das gibt es doch nicht! Ungläubig starrte der Polizeipsychologe auf den Zettel, der offen auf dem Schreibtisch lag. Robeskis Schrift war mehr als schlecht zu entziffern. Extrem klein und kantig glich sie eher einer Herzfrequenzlinie, doch zwei Worte hatte er auf den ersten Blick erkannt: »Eva Blessing«.

Die Augen zu Schlitzen verengt konzentrierte er sich auf Robeskis Gekrakel. Nach und nach gelang es ihm, einzelne Wörter zu entziffern. »Neurologisch und psychiatrisch o. B.«

Ohne Befund?! Verblüfft hob er die Augenbrauen. Aber konnte das wirklich sein? *Dann hat sie also tatsächlich die Wahrheit gesagt.* Himfeld wendete das Blatt, das Robeski offenbar für seine Notizen zur Vorbereitung auf seine Sitzung mit Blessing genutzt hatte. Auch einige Hinweise zum Umgang mit der Presse konnte Himfeld entziffern und langsam stellte sich ein schlechtes Gewissen ein, weil er Blessings

Worte immer wieder angezweifelt hatte. Und da: Tatsache! Robeski hatte geplant, sie zu entlassen.

Moment, Moment ... das waren nicht die Notizen zur Vorbereitung. Robeski hatte sich Notizen *während* der Sitzung gemacht. Dort stand, dass Blessing es ablehnte, freiwillig in der Klinik zu bleiben. Die Schrift wurde zunehmend unkontrollierter und schwerer zu entziffern. Obwohl Himfeld ganz aufgeregt jedes einzelne Wort inspizierte, spürte er gleichzeitig, wie er ruhiger wurde. Er hatte zwar noch immer nicht die leiseste Ahnung, was mit Blessing nicht stimmte, aber zumindest hatte er hier die Bestätigung, dass sie tatsächlich dazu neigte, die Wahrheit zu sagen. Was bedeutete, dass sie keine Mörderin war. *Und auch keine Hexe, die Flüche ausspricht,* fügte sein Kopf unsinnigerweise hinzu, *was für ein Schwachkopf ich manchmal bin!*

Kopfschüttelnd schmunzelte er in sich hinein. Gerade war er im Begriff, das Blatt zurück auf seinen Platz zu legen, da fiel sein Blick auf einen kleinen Zettel, der mit einer Büroklammer an dem Blatt befestigt war. Erneut kämpfte sich Himfeld durch Robeskis EKG-Schrift. Den Zettel dicht vor die Augen haltend, las er laut, wie ein Kind, das gerade im Begriff war, lesen zu lernen. Mitten im Satz jedoch stockte er, las leise weiter und erbleichte, als er die einzelnen Wörter zu einem Satz zusammengefügt hatte: »Denn wenn wir die Wörter nicht häuten, der seelische Tod uns läutet.«

Die Haare auf seinen Armen fuhren in die Höhe. Er wusste nicht, der wievielte Schauer ihm gerade über den Rücken lief, seit er Blessing das erste Mal gesehen hatte. In seinem Geist erschienen ihre Augen. Stahlgrau hatten sie sich bis in die Tiefen seiner Seele gegraben. Woher wusste sie all diese Sachen über ihn? Und was bedeuteten diese aus einem Gruselfilm entsprungenen Worte? Standen sie in Verbindung mit Robeskis Tod und wenn ja, inwiefern? Menschen konnten sich durchaus so stark in etwas hineinsteigern, an das sie fest glaubten, dass es körperliche Symptome hervorrufen konnte. Gingen diese Worte Robeski so sehr durch Knochen und Mark, sodass sie letztendlich einen Herzinfarkt bei ihm auslösten? Möglich wäre das, aber nicht bei Robeski. Der war so trocken wie die Wüste Gobi. Andererseits war er ein großer Fürsprecher von Eva Blessing.

Er hat sie immer verteidigt, erinnerte Himfeld sich. *Ja, regelrecht beschützt hat er sie ... auch vor mir. Aus Angst? Aber vielleicht hat Blessing ja auch gar nichts mit diesen unheimlichen Worten zu tun. Es war Robeskis Schrift. Vielleicht hat diese Notiz gar nichts mit seiner letzten Sitzung zu tun ... Und vielleicht drehe ich langsam etwas am Rad.*

Laute Stimmen auf dem Flur erinnerten Himfeld, dass er nicht ewig hierbleiben konnte. Schnell stand er auf, fotografierte mit seinem Handy den Zettel ab und suchte im Bücherregal nach Blessings konfiszierten Notizen, die er natürlich nicht fand. Vorsichtig hebelte er mit dem Brieföffner das Schloss der Schublade auf. Doch der gewünschte Erfolg blieb aus. Die Schublade war gefüllt mit persönlichem Kram: Halspastillen, Prospekte, ein Brillenputztuch und ... Himfeld pfiff durch die Zähne ... eine beachtliche Menge an Aspirin und stärkeren Schmerzmitteln bis hin zu Novalgin, welches laut Aufdruck Eigentum der Klinik war. Aus irgendeinem Grund fotografierte Himfeld auch den Inhalt der Schublade.

Gerade kämpfte sein Verstand noch mit seiner Neugier um die Frage, ob er auch den Aktenschrank aufbrechen sollte, da fiel ihm ein, dass er Blessings aktuelle Notizen mit Sicherheit nicht hier finden würde. Robeski war bereits verstorben, als ihr die Notizen weggenommen worden waren.

Schnellen Schrittes verließ er das Büro, schloss wie versprochen ab und ging zurück ins Schwesternzimmer, wo sich nach und nach alle zur Schichtübergabe versammelten. Er streckte seinen Kopf durch die Tür, nahm Blickkontakt mit seiner langbeinigen, blonden Favoritin auf und hielt vielsagend den Schlüssel empor. Lächelnd kam sie auf ihn zu. Verwundert stellte sie fest, dass er sich auf den Flur zurückzog, folgte ihm und zog die Tür bis auf einen kleinen Spalt hinter ihr zu.

Himfeld setzte sein charmantestes Lächeln auf, als sie die Hand nach dem Schlüssel ausstreckte, den er ihr jedoch verwehrte. »Vielen Dank für Ihre Hilfe, Frau …«, er blickte auf ihr Namensschild, doch sie kam ihm zuvor.

»Christina … Chrissi, bitte.« Ihr Lächeln war zuckersüß.

»Chrissi, sagen Sie, da wäre noch eine Kleinigkeit …« Einnehmend lächelte er sie an. Ihre Wangen färbten sich rot, während Himfeld fortfuhr: »An dem Abend, als …«, er senkte seine Stimme und setzte eine angemessen gedämpfte Miene auf, »Professor Robeski so tragisch aus dem Leben geschieden ist, wer hatte da Nachtdienst? Könnten Sie das vielleicht herausfinden?«

Beflissen nickte sie. »Da muss ich nicht nachschauen. Jeder weiß darüber Bescheid. Diese Nacht war … ziemlich spektakulär … Alle hier im Haus reden darüber. Allerdings nur die anderen Stationen. Wir hier versuchen natürlich, uns bedeckt zu halten. Es ist schon gruselig genug, diese Frau so nah bei uns zu haben.«

Himfeld schwankte zwischen Verständnis und dem dringenden Bedürfnis, der Frau rechts und links eine zu scheuern. Stattdessen sah er sie überzogen gespannt an, bis sie antwortete: »Ludwig Sadic und Martin Bries hatten Nachtdienst. Martin ist im dritten Ausbildungsjahr.« Wieder errötete sie, vermutlich war dieser Martin genau ihr Fall.

»Und der Bereitschaftsarzt?«, forschte Himfeld weiter nach.

»Das war Doktor Rehhorst.«

Himfeld nickte. »Ist er gerade im Haus?«

Chrissi schüttelte den Kopf, sodass ihr langer blonder Zopf hin und her schwang. »Aber er war in jener Nacht ohnehin nicht bei Eva Blessing im Zimmer.«

»Und das wissen Sie sicher, weil …?«

Sie zuckte die Achseln. »Er sagte bei der Übergabe, dass es eine ruhige Nacht war. Ich nehme an, er hat geschlafen.«

Grübelnd sah Himfeld sie an. »Wer konfiszierte dann in jener Nacht Frau Blessings Aufzeichnungen?«

Nun war ihr Gesicht knallrot angelaufen. »Ähm … Welche Aufzeichnungen?«, versuchte sie halbherzig, die Unwissende zu mimen, doch ein Blick auf Himfelds bedeutungsschwangere Miene ließ sie sich besinnen. »Das waren Martin und Ludwig«, erklärte sie fast flüsternd mit gesenktem Kopf.

Himfeld schloss kurz die Augen. »Martin und Ludwig, okay. Und wer gab den Auftrag dazu?«

Mit sichtbarem Unbehagen verschränkte Chrissi ihre Arme vor dem Körper und schien plötzlich gar nicht mehr so kooperativ.

»Chrissi?«, fragte Himfeld nachdrücklich.

»Darüber weiß ich nichts …« Ihr Flüstern klang mehr wie eine Frage.

Himfeld beobachtete sie eindringlich, dann wurde es ihm klar. »Kann es sein, dass Ihre beiden Kollegen sich den Auftrag selbst gegeben haben?«

Angestrengt blickte sie zu Boden.

Himfeld schloss erneut die Augen und schlug die Arme über dem Kopf zusammen. »Ist nicht Ihr Ernst, oder?«

»Ich hatte damit doch gar nichts zu tun«, rechtfertigte sie sich.

»Was haben die beiden mit den Notizen gemacht?«

»Ich weiß nicht, ich …«

»Christina!«, ermahnte er sie leise, aber scharf.

Es reichte, um sie zum Reden zu bringen. »Wir haben uns nichts weiter dabei gedacht ... es war ja nicht böse gemeint. Martin hat uns letzte Nacht eingeladen und wir haben uns im Wald getroffen und so eine Art Hexenbeschwörung gemacht. Nur aus Spaß!«, versicherte Chrissi mit Tränen in den Augen.

»Ja, aus Spaß. Ha ha«, kommentierte Himfeld trocken. »Wer ist *wir* und wo befinden sich die Notizen jetzt?«

»Martin hatte zwei Freunde dabei, die ich nicht kannte. Und ich war mit meiner Mitbewohnerin da«, sie deutete unbestimmt ins Schwesternzimmer. »Martin war einfach so selbstbewusst, so bestimmt. Wir hatten nichts weiter damit vor. Wir haben nur ein Lagerfeuer im Wald gemacht und er hat uns aus den Notizen vorgelesen. Es war ziemlich gruselig. Aber Martin hat auf uns aufgepasst.«

Verärgert schüttelte Himfeld den Kopf. »Es freut mich sehr, dass Sie beiden offensichtlich zueinander gefunden haben, aber wenn Sie nicht wollen, dass ich Ihre junge Liebe im Keim ersticke, dann rufen Sie Ihren Freund jetzt an.«

Flehend sah sie dem Polizeipsychologen in die Augen. Ein Blick, dem er unter normalen Umständen nicht hätte widerstehen können, doch im Moment kümmerten ihre hübschen Augen ihn einen feuchten Dreck. Er war in einer verzwickten Situation. Wenn er nicht eingriff, bestand die Gefahr, dass dieser idiotische Krankenpfleger Blessings Notizen an die Presse verkaufte. Doch er konnte seine Kollegen nicht einweihen, da alles, was er jetzt tat und getan hatte, einschließlich des Eindringens in Robeskis Büro und des Aufbrechens seiner Schublade, schlicht und ergreifend illegal gewesen war. Er hatte schließlich keinen Durchsuchungsbeschluss. Also musste er da wohl alleine durch. Ohne Umschweife zückte Himfeld sein Handy.

»Was machen Sie da?«, rief die Krankenschwester panisch.

»Wonach sieht es denn aus? Ich rufe meine Kollegen an und die werden bei Ihrem feinen Freund eine Hausdurchsuchung machen«, er drückte sich das Handy ans Ohr, »und Ihre Personalien können Sie mir auch gleich geben.«

Unwillkürlich umfasste sie sein Handgelenk und zog damit sein Handy vom Ohr weg.

Ich hätte Pokerspieler werden sollen, dachte Himfeld zutiefst dankbar über seinen geglückten Bluff. Vielleicht ein bisschen simpel, aber wirkungsvoll.

»Ich rufe ihn an!«, versicherte Chrissi und deutete Himfeld mit der Hand an, auf sie zu warten. Sie verschwand im Schwesternzimmer und entschuldigte sich, weil ihr übel sei. Die anderen wünschten ihr eine gute Besserung und keine fünf Minuten später stand sie auch schon mit Jacke und Tasche wieder vor ihm.

»Weiß die Presse schon davon?«

Chrissi schüttelte den Kopf. »Natürlich nicht. Wir wollten doch nur selbst einen Blick reinwerfen. Martin und Ludwig haben morgen frei und wollten noch ein bisschen darin blättern. Es ist wirklich spannend.«

Ein bisschen darin blättern? Wer's glaubt …

Himfelds Herz pumpte. Er sah auf die Uhr. »In einer halben Stunde will ich die Notizen in meiner Hand halten, ansonsten wird es ungemütlich für Ihren Freund. Und wenn er auch nur daran denkt, Kopien zu machen, garantiere ich Ihnen, dass er Sie sehr lange nicht mehr beschützen können wird, wenn Sie sich nachts am Lagerfeuer im Wald gruseln. Habe ich mich verständlich ausgedrückt?«

Chrissi hörte gar nicht mehr mit dem Nicken auf und zog ihr Handy aus der Tasche.

Keine Dreiviertelstunde später saß Himfeld im Auto seiner Frau und betrachtete Blessings Notizblock, der wohlbehalten auf dem Beifahrersitz lag. Er spürte, wie es ihn förmlich in den Fingern kribbelte, den Block aufzuschlagen. Aber zunächst musste er nach Hause fahren. Ein Blick auf die Uhr kündigte Ärger an.

Als ob es darauf noch ankäme. Ich übertrete seit Tagen meinen Kompetenzbereich, stelle meine persönlichen Interessen über die beruflichen, breche anderer Leute Schränke auf und nun habe ich also auch noch durch Missbrauch meines Amtes einen illegalen Deal mit unprofessionellen Pseudo-Ganoven durchgezogen. Verdammt! Ich reite mich richtig in die Scheiße! Und ich weiß nicht mal, wofür.

Himfeld schnäuzte seine Nase und fuhr los, während ein halb gedachter Gedanke den nächsten jagte. Er fühlte sich wie ferngesteuert. Niemals zuvor hatte er derartig gehandelt. Ein zentnerschwerer Haufen Probleme, die er sich alle selbst eingebrockt hatte, türmte sich vor ihm auf. Dennoch fühlte er sich weder schuldig noch belastet.

Er hielt an einer roten Ampel und wunderte sich über das ausbleibende schlechte Gewissen. Vorhin dachte er noch, er hätte eines, aber letztlich war es genau, wie Eva gesagt hatte: Er meinte, etwas zu fühlen, weil es so sein müsste. Aber in Wirklichkeit war da gar nichts. Egal, wie tief er in sich hineinhorchte. Keine Scham. Keine Gewissensbisse. Nur ein wenig Sorge, dass bei der Dienststelle herauskommen könnte, was er sich alles geleistet hatte. Doch selbst das verursachte kein wirklich ungutes Gefühl in ihm.

Verwundert grinste Himfeld sich selbst im Rückspiegel an, bevor die Ampel auf Grün sprang und er weiterfuhr. Im Radio lief die Titelmelodie aus irgendeinem Rocky-Film. Gott, wie er diese Filme als Teenager geliebt hatte. Er machte lauter und summte mit, bis er beim Refrain plötzlich voll aufdrehte und quasi mitschrie. Etwas hatte ihn von innen heraus gepackt und begann, ungeahnte Emotionen freizusetzen.

Echte Emotionen. Keine antrainierten oder erlernten. Da bahnte sich etwas durch seinen Körper nach außen und er hatte das Gefühl, zu explodieren, wenn er es nicht rausließe. Theatralisch performte und grölte er den Song, von einigen befreienden Lachern unterbrochen. Die Lichter der Stadt zogen ungeachtet an Himfeld vorüber, während der Regen sie auf der Straße verzerrt spiegelte.

»There's no easy way out!«, brüllte er aus voller Brust und schlug mit dem Handballen im Takt aufs Lenkrad. Vor seinem geistigen Auge standen sich Rocky Balboa und Ivan Drago im Ring gegenüber. Erinnerungsfetzen an den von Drago getöteten Apollo Creek mischten sich in die Szene, und Himfeld hätte alles dafür gegeben, in diesem Augenblick mitmischen zu können. Er hätte beiden Schwergewichten die Hucke voll gehauen. Etwas in seinem Inneren ließ ihn plötzlich glauben, er könne Bäume ausreißen. Was war es nur?

Leben!, schoss es ihm plötzlich durch den Kopf. *Ich fühle mich lebendig. So richtig!*

Wie aus einem jahrelangen Koma erwacht, flog Himfeld durch die Nacht über den Schnellweg. Er hatte zu viel Zeit damit verbracht, etwas darzustellen, anstatt einfach zu *sein.* Und geredet, anstatt wirklich etwas zu sagen, gehandelt, ohne auch nur das Geringste zu bewirken. Er war verreist, um dort gewesen zu sein, anstatt aufzusaugen, was ihm dort begegnete, hatte Feiern, Termine und Treffen abgearbeitet, anstatt sie zu genießen. Hatte Präsenz gezeigt, ohne wirklich da zu sein. Dabei gab das Leben doch so vieles, das es zu erforschen galt, zu bewundern, zu erleben. Aufrichtig zu erleben!

Ich bin lebendig! Ich bin real! Mich gibt es wirklich, nicht nur als zusammengepuzzeltes Abziehbild, bestehend aus allem, was ich mir im Lauf meines Lebens angeschaut und angeeignet habe. Ich habe eine eigene Mimik, eine eigene Gestik, einen eigenen Geschmack, einen eigenen Kopf. Ja, verdammt! »I'm not asking for another chance, I just wanna know why ... There's no easy way out« ... JAAAAAA!

Bling!

Mitten in seiner Gesangsdarbietung stutzte der Polizeipsychologe angesichts des kurz aufblitzenden Lichtes vor seiner Frontscheibe. Er war geblitzt worden. Erschrocken sah er auf den Tacho: 95 Kilometer pro Stunde, mit etwas gutem Willen vielleicht neunzig. *Oh nee! Scheiße! Wie schnell darf man hier fahren?* Er suchte nach einem Schild. Siebzig Kilometer pro Stunde. Himfeld verzog das Gesicht, dann glitt sein Blick in den Rückspiegel. Er trug wieder die Verkleidung, um von der Presse unerkannt zu bleiben: Die Karnevalsperücke, den gelben Regenmantel ... und das alles im Auto seiner Frau. Das Lied endete und der Radiosprecher verkündete aktuelle Staus und Baustellen.

Einen Moment starrte Himfeld stumm auf die Straße, die Geschwindigkeit deutlich verringert. Dann fing er an zu lachen. Er steigerte sich so sehr in einen Lachanfall, dass er seine Augen kaum noch offen halten konnte und an einer Tankstelle rechts ranfahren musste. Und immer, wenn er dachte, er hätte sich beruhigt, wurde er von Neuem vom Lachen geschüttelt.

Es war alles so absurd. Aber damit meinte er nicht etwa die vergangenen Tage. Eigentlich war er in diesen Tagen das erste Mal er selbst gewesen. Zwar unfreiwillig, aber immerhin hatte er sich der Person angenähert, die er eigentlich war.

Das Absurde war genau genommen sein gesamtes vorheriges Leben. Seine Statussymbole, die heimlichen kleinen Laserbehandlungen gegen die ersten Falten, all die Stunden vorm Fernseher, wenn ein Film mit Richard Gere lief, um dessen charmante Gesten zu studieren. Seine sogenannten Freunde, die Auszeichnungen, die zahlreichen Affären und nicht zuletzt ... seine Frau.

Himfelds Lachen ebbte ab. *Ilona* ... Es war ihm gerade unmöglich zu sagen, ob er sie tatsächlich noch liebte oder nur aus Bequemlichkeit und Gewohnheit mit ihr zusammen war. Oder, weil er es nie hinterfragt hatte und es eben einfach so war. Weil es so sein musste. Himfeld kramte seine Brieftasche hervor und schaute ihr Foto darin an. Betrachtete ihre sorgsam frisierten Haare, ihre Augen, die freundlich in die Kamera blickten, ihren leicht zum Lächeln geöffneten Mund, umrahmt von cognacfarbenem Lippenstift und ... und verzerrt von ihrem falschen bescheidenen Grinsen, das sie auf jedem Bild zeigte. Erneut wurde Himfeld von einem Lachanfall erfasst. Es war nicht mal ein trauriges oder ein Verlegenheitslachen. Er fand das alles urkomisch. Tränen liefen ihm wie Bindfäden aus den Augen und es mischte sich Husten in sein Lachen. Als Himfeld merkte, dass sich auch noch das zähe Schnupfensekret lockerte und ihm in den Schoß und auf das Bild seiner Frau tropfte, kriegte er sich gar nicht mehr ein. Prustend tastete er vom Tränenschleier halb blind nach seinen Taschentüchern.

Als er letztlich wieder den Motor startete, hatte er keine Ahnung, wie lange er dort gestanden und seinem Lachen freien Lauf gelassen hatte. Endlich hatte er sich wieder beruhigt, doch die gelöste, freudige Stimmung blieb ihm treu. Und plötzlich musste er unentwegt an Sex denken. Egal, wohin er sah, alles wirkte im höchsten Maße erotisierend auf ihn.

Er hatte es für eine witzige Idee gehalten, in seiner Verkleidung das Haus zu betreten.

Aus der Küche lachte ihm jedoch nur das kalte Essen entgegen, während Ilona mit finsterer Miene aus dem Badezimmer auf ihn zugesteuert kam, das Gesicht von einer grünen, zum Teil getrockneten Masse bedeckt. Ilona schien sich gerade auf ihre Standpauke vorzubereiten, als sie das infantile Outfit ihres Mannes registrierte und kurz erstarrte. Allerdings blieb sie nicht besonders lange verlegen. »Was soll dieser Aufzug? Willst du mich jetzt auch noch verhöhnen?«

Himfelds breitem Grinsen taten ihre Worte keinen Abbruch. »Nein«, entgegnete er fröhlich und stopfte sich eine Stange kalten Kohlrabi in den Mund. »Nein, Liebes, stell dir vor: Mein Outfit hat nichts mit dir zu tun.«

»So, wie generell nie etwas mit mir zu tun hat, richtig? Alles ist dir wichtiger als ich: dein Beruf, deine Kollegen ...«

»Mama!«, brach es unvermittelt aus ihm heraus.

Ilonas Augen verengten sich zu Schlitzen. Sie sah ihn an, als ob er den Verstand verloren hätte.

Kauend grinste Himfeld sie weiter an. Seine Lenden kribbelten. »Ich wollte damit sagen, dass ich es begrüßen würde, wenn du dich ein bisschen weniger aufführtest wie meine Mutter, wenn ich als Teenager zu spät nach Hause gekommen bin, und stattdessen etwas mehr wie meine Frau.« Dass er erst einmal selbst anfangen sollte, sich wie ihr Mann zu benehmen, war ein Vorwurf, der ihn gerade kaltließ.

Ungläubig riss Ilona ihre Augen auf. Ihre Wut hatte eine unerwartete Abkühlung erfahren, flammte jedoch erneut auf, als ihr die Bedeutung der Worte bewusst wurde. Himfeld nutzte ihre Sprachlosigkeit, ging zu ihr, legte einen Arm fest um ihre Taille und zog sie zu sich heran. »Also wasch dir die Pampe aus dem Gesicht und schwing deinen sexy Hintern ins Schlafzimmer.«

Ilona schwankte zwischen Versöhnlichkeit und fassungslosem Ärger. Sie gab seiner Berührung nach, bevor sie sich wieder aus der Umarmung herauswand. Unbeirrt zog Himfeld sie wieder an sich.

»Und wenn ich jetzt ins Schlafzimmer gehe – wer garantiert mir, dass ich dort nicht wieder Stunden auf dich warte?«

Als Antwort drückte Himfeld seine Erektion an ihre Mitte und sah sie nachdrücklich an. Zögernd löste sich Ilona von ihrem Mann und verschwand im Badezimmer, wo kurz darauf der Wasserhahn zu hören war.

Himfeld entledigte sich seines Regenmantels, stopfte sich noch etwas Kohlrabi in den Mund und machte sich auf den Weg ins Schlafzimmer. Im Flur verweilte er kurz vor dem Spiegel, grinste über seine Karnevalsperücke und setzte seinen Weg dann fort. Im Vorbeilaufen zog er noch seine Frau aus dem Badezimmer mit sich.

»Hein, mein Gesicht ist noch ganz nass. Ich …«

Mit einem Kuss brachte er sie zum Schweigen.

Keine zwanzig Minuten später lag er erleichtert auf dem Rücken und starrte auf den Kronleuchter an der Decke. Ilona kuschelte sich an ihn, wie sie es seit Jahren nicht getan hatte. Sie war verändert. Anschmiegsam, umgänglich und auch ihre Stimme klang plötzlich sanft und liebevoll. Ihre Finger tanzten über seine nackte Brust. Sie schien gelöst, als sei aller Zank und Zunder vergessen, alle Oberflächlichkeiten ausgelöscht, ihre Harmonie für immer wiederhergestellt. Aber das war wahrscheinlich nur die post-koitale Euphorie.

Doch was war mit ihm passiert? Auch er war verändert. Aber nun, nachdem seine Lenden Ruhe gaben, musste er sich der Tatsache stellen, dass er während des gemeinsamen Aktes nicht eine Minute wirklich bei seiner Frau gewesen war. Während Ilona ihm emotional scheinbar so nahegekommen war wie seit ihrer Verlobung nicht mehr, schien Himfeld sich Lichtjahre von ihr entfernt zu haben. Er fühlte sich, als läge er neben einer Fremden. Nur leider nicht auf die prickelnde Art, wie wenn man auf Geschäftsreise neben einer unbekannten Eroberung aufwachte.

So sehr Himfeld auch suchte, er fand nichts, das ihn mit dieser Person neben ihm verband, mit der er seit Jahren Haus, Bett und Leben teilte. Dieser Gedanke hätte ihn eigentlich mit Sorge erfüllen müssen, aber dem war nicht so. Er fühlte sich plötzlich in seinem Kopf aufgeräumt, sortiert. In seinen Gedanken hatte er Ilona bereits abgeschrieben, vermutlich schon vor Jahren, nun musste er das nur noch in die Realität umsetzen.

Himfeld schaute hinunter auf ihren Haarschopf, der auf seiner Brust ruhte. Alles in ihm wehrte sich dagegen, sie zu streicheln oder ihr auch nur etwas Nettes zu sagen. Genau genommen spürte er, dass er es nicht mal mehr aushielt, noch länger neben ihr zu liegen.

Hätte dir das nicht vor dem Sex einfallen können?, raunzte er sich selbst an, woraufhin abrupt eine Antwort folgte: *Nein!* Warum auch immer er diesen Schritt gebraucht hatte, aber nun wusste er mit Sicherheit, dass seine Ehe am Ende war. Sein empathisches Ich rügte ihn dafür, dass er nicht mal mehr die Muße hatte, darüber nachzudenken, wie es jetzt weiterginge – oder, dass er ein verdammt schlechtes Gewissen haben sollte. Aber Fakt war nun mal, dass er es bereits während des Sex schon nicht mehr hatte erwarten können, Blessings Aufzeichnungen zu lesen. Und er hatte keine Lust, sich wegen einer Scheidungsdebatte davon abbringen zu lassen. Also würde er vorerst so tun, als wäre alles in Ordnung. Darin hatte er immerhin jahrelange Übung.

Vorerst …, wiederholte seine innere Stimme, … *und dann?*

Peripher nahm Himfeld wahr, dass seine Frau kicherte. »Die Perücke steht dir irgendwie. Hätte ich das damals geahnt, wärst *du* als Pamela Anderson zu der Faschingsfeier gegangen.«

Himfeld musste ebenfalls schmunzeln. »Ja, ich sehe ziemlich heiß mit dem Ding aus. Aber dann hättest du dich als David Hasselhoff verkleiden müssen.«

Ilona lachte. »Das wäre es mir wert gewesen. Was war das überhaupt für ein dämliches Motto: *Baywatch*. War doch klar, dass alle mit dem gleichen Outfit auflaufen würden. Als was hätte man sich sonst verkleiden sollen? Als Delfin?«

»Der dicke Theo hätte als Boje kommen können«, schlug Himfeld schadenfroh vor und schämte sich kein bisschen für die Genugtuung, die er dabei empfand. »Letztlich egal. Du hast die Pamela ohnehin von allen am besten verkörpert. Du warst immer eine großartige Schauspielerin. Warum hast du eigentlich damit aufgehört?«

Er spürte, wie seine Frau sich versteifte. »Die Frage ist nicht ernst gemeint, oder?« Sein nachdenkliches Schweigen ließ ihre Stimmung merklich kippen, als sie nachdrücklich erklärte: »Du wolltest, dass ich damit aufhöre.«

»Ich? Wie kommst du denn darauf? Das habe ich nie gesagt.«

Ilona rückte von ihm ab und sah ihn ungläubig an. »Dir haben meine Probezeiten nicht in den Kram gepasst, weil sie immer in den späten Abendstunden lagen. Das hast du mir deutlich zu verstehen gegeben.«

»Aber deswegen hättest du doch nicht gleich ganz damit aufhören müssen.«

»Wie hätte ich es deiner Meinung nach denn sonst machen sollen? Ich konnte schlecht das ganze berufstätige Ensemble überreden, vormittags zu proben, damit mein lieber Ehemann mich abends für sich hat.«

Himfeld seufzte genervt. »Das ist deine Version der Geschichte. Ich habe nie gesagt, dass du aufhören sollst. Ich bin sicher, du hättest bezüglich der Zeiten etwas drehen können. Du warst der unumstrittene Star der Mannschaft. Das haben alle gesagt, sogar Stina.«

Ilona sah aus, als wolle sie sehr viel auf einmal erwidern, stattdessen wurde sie ganz still und bekam feuchte Augen.

Es vergingen gut zehn Minuten, bis Ilona sich wieder an ihn lehnte und das Wort ergriff: »Wo du gerade die Rebmanns erwähnst, wie sieht es aus mit Lissabon? Wann kannst du Urlaub nehmen? Wir dachten, es wäre gut, im Frühjahr zu fliegen. Theodor verträgt die Hitze nicht so. Und ich muss das auch nicht haben ... « Sie redete ohne Unterlass, aber Himfeld bekam nur den Anfang mit, dann verlor er sich in seinen eigenen Gedanken.

Hat sie tatsächlich wegen mir das Theater aufgegeben? So ein Quatsch! Wenn es ihr wirklich so wichtig gewesen wäre, hätte sie weitergemacht. Den Schuh zieh ich mir nicht an. Vielleicht will sie mir nur ein schlechtes Gewissen machen? Vielleicht, weil sie doch eine Affäre hat. Oh Gott, ob sie an den Typen gedacht hat, während wir beide gerade ...?

Zugegeben, er selbst hatte währenddessen an Jessica in ihrem Sportdress gedacht. Und an seine Favoritin aus den Youporn-Videos. Und an E ... *Nein!*, log er sich selbst in die Tasche, *an die Aufzeichnungen von Frau Blessing habe ich gedacht, weil ich seit Tagen an nichts anderes denke, aber nicht an sie als Frau, als sexuelles Wesen. Aber wie dem auch sei, an wen hat Ilona gedacht? Wenn sie wirklich eine Affäre hat, wer könnte es sein? Theodor Rebmann?* Kurz schüttelte es ihn.

»Alles okay?«, erkundigte sich Ilona.

»Natürlich«, entgegnete Himfeld, streichelte halbherzig mit seiner Hand einmal ihren Rücken auf und ab und löste sich aus der Umarmung.

»Wo willst du hin?« Ilonas Stimme verfiel augenblicklich in die gleiche Tonlage, mit der sie ihn seit Jahren abends empfing. »Sag mir jetzt nicht, du willst noch in dein Arbeitszimmer!«

Himfeld überspielte die Tatsache, dass er eigentlich keine Ahnung hatte, wohin er wollte, mit einem kleinen, beruhigenden Lachen. »Natürlich nicht, Loni.«

Den Kopf auf eine Hand gestützt, beobachtete sie, wie er aus dem Bett stieg und sich Shorts und T-Shirt überzog. Er tat so, als bemerkte er es nicht, da ihm einfach keine Erklärung einfallen wollte. *Ich ertrage es einfach nicht, neben dir zu liegen*, war schließlich keine angemessene Antwort. *Oder? Eva Blessing hätte vermutlich genau das freiheraus gesagt.*

Ilona setzte sich auf. »Und warum stehst du dann auf?«

Um Zeit zu schinden, suchte Himfeld umständlich nach einem Pullover, bevor er sie nachsichtig anlächelte. »Meine Erkältung, Liebes. Wenn ich liege, verstopft meine Nase. Ich werde noch inhalieren und wenn das nicht hilft, vielleicht noch ein Erkältungsbad nehmen.«

Ilonas Augenbrauen erhoben sich. »Komisch. Ich finde, deine Nase hört sich heute endlich mal wieder frei an. Hab mich vorhin schon gewundert.«

Himfeld atmete ein paarmal probeweise durch die Nase und musste erstaunt feststellen, dass seine Frau recht hatte. *Wie ist das jetzt so plötzlich passiert?*

Er zwinkerte ihr zu. »Es ist besser, aber nicht weg. Und du willst doch nicht, dass ich dir die ganze Nacht einen vorschnarche. Ich bin gleich zurück.«

Als er endlich in der Küche angekommen war und den Wasserkocher aufgoss, fühlte er sich erleichtert. Er brach eine Kochsalzampulle auf und spritzte den Inhalt in das Inhaliergerät, während seine Blicke immer wieder zu seiner Tasche huschten.

Nur mal kurz reinschauen, dachte er, schlenderte betont desinteressiert zu der Tasche und zückte Blessings Notizen. Bevor der Wasserkocher mit einem Ploppen verriet, dass das Wasser heiß war, hatte er bereits drei Seiten verschlungen.

Als Himfeld eine Stunde später bemerkte, dass seine feuchte Nase ausgekühlt in dem Inhaliergerät steckte, schaute er auf die Uhr. Ungläubig kniff er die Augen zusammen, stand auf und schlich auf Zehenspitzen zum Schlafzimmer, wo er die

Tür einen kleinen Spalt öffnete. Ilona schlief inzwischen. Einen Augenblick kämpfte er mit sich. Dann schloss er die Tür, ging in sein Arbeitszimmer und legte sich auf die Couch, wo er wenig später beim Lesen einschlief.

Samstag, 9. März 2019

Es war wundervoll. Wundervoll ruhig an einem Samstagmorgen vor acht Uhr im Büro.

In der angrenzenden Wache lief normaler Betrieb, aber die Büroräume waren nahezu unbesetzt. Und es war wundervoll, wieder ohne Nasenspray frei durchatmen zu können.

Wie von Zauberhand hatte sich der hartnäckige Infekt merklich zurückentwickelt. Nur gelegentlich musste Himfeld noch zum Taschentuch greifen oder husten. Sein Kopf fühlte sich klar und denkbereit an. Der Druck in seinen Nebenhöhlen war verschwunden. Einfach wundervoll. Trotz seines inzwischen fast chronischen Schlafmangels fühlte Himfeld sich frisch und ausgeruht, als er sich an seinem Schreibtisch niederließ und der Duft des frisch aufgebrühten Kaffees in seine Nase stieg. Vor ihm lag die Blessing-Akte aus Wunstorf, die er angefordert hatte, und er konnte es kaum erwarten, seine Arbeit aufzunehmen, obwohl er ansonsten nie an den Wochenenden arbeitete. Davon ausgenommen waren nur die Bereitschaftsdienste. Mit seinem Diktiergerät bewaffnet, fing er an zu stöbern.

»Vor mir liegt die Akte Blessing aus der Nervenklinik Wunstorf, angelegt 2017. Grund der Einlieferung war Blessings Selbstmordversuch, der nicht in die üblichen Raster passte, da sie auf vielfältige Weise versucht hatte, aus dem Leben zu scheiden, mit anderen Worten: Sie wollte sichergehen, zu sterben. So versuchte Eva Blessing am 28. Februar 2017 auf folgende Weise aus dem Leben zu scheiden …« Himfeld drückte die Pausetaste und blätterte, bis er fündig wurde und fortfuhr: »Sie nahm eine unbestimmte Menge an Schlaftabletten mit

Hauptbestandteil Valium, die sie mit Alkohol runterspülte, und kurze Zeit später eine ganze Packung Paracetamol. Die Pulsader an ihrem rechten Arm war angeschnitten, jedoch nicht tief genug, um daran verbluten zu können. Eva Blessing stieg über die Brüstung ihres Balkons im sechsten Stockwerk, wo sie in letzter Sekunde von Herrn Nick Siska am Oberarm festgehalten werden konnte, was zu einer Ausrenkung des Schultergelenks führte, sie aber am Sprung hinderte.«

Himfeld dachte an seinen Hausarzt, der ihn explizit darauf aufmerksam gemacht hatte, sehr sparsam mit dem Paracetamol umzugehen. *Eine ganze Packung* ... Er pfiff durch die Zähne ... *Ja, du hast es wirklich ernst gemeint.*

»Ebenfalls atypisch ist, dass Frau Blessing keinen Abschiedsbrief hinterlassen hat, keine Erklärung in irgendeiner Form, nicht mal eine Andeutung im Vorfeld bei ihren Freunden. Die Diagnose: Depression infolge einer missbräuchlichen Beziehung sowie Ansätze eines Borderlinesyndroms. Letztere Diagnose war allerdings mit einem Fragezeichen versehen, da lediglich ein Aspekt darauf hinwies: eine Selbstverletzung an ihrem linken Arm, in den sie mit einem scharfen Gegenstand ›Keep on rockin' in the free world‹ geritzt hatte.«

Sofort hatte Himfeld den Welthit von Neil Young im Ohr. Ein sehr mitreißendes Lied. Er ertappte sich dabei, dass er es leise vor sich hin summte.

Räuspernd konzentrierte er sich wieder auf die Akte und legte den Daumen auf die Aufnahmetaste seines Diktiergerätes, als er plötzlich stutzte. Grübelnd blätterte er die zuvor gelesenen Daten erneut durch, bevor er sich zurücklehnte und mit gerunzelter Stirn an die Decke starrte. Ohne seine Position zu verändern, stellte er langsam das Diktiergerät an. »Sie hat sich in den linken Arm Wörter geritzt, aber am rechten Handgelenk versucht, sich die Pulsadern aufzuschneiden ... Ist sie Links- oder Rechtshänderin?«

Das Diktiergerät stoppend, hing der Polizeipsychologe weiter diesem Gedanken nach. *Selbst Ambidexter entwickeln spätestens mit dem Schuleintritt eine Handpräferenz und nutzen eher selten die Möglichkeit, von ihrer Beidhändigkeit zu profitieren.*

Kopfschüttelnd machte Himfeld sich einen Vermerk und stöberte dann weiter. »Eva Blessing blieb sechs Wochen auf der geschlossenen Station in Wunstorf. Eine weiterführende ambulante Psychotherapie wurde dringend empfohlen, hierzu gibt es jedoch keine weiteren Angaben.«

Ich fresse einen Besen, wenn sie das Angebot wahrgenommen hat.

Nachdenklich kaute Himfeld auf seinem Kugelschreiber. *Aber immerhin hat sie zwei Jahre lang keine weiteren Selbstmordversuche unternommen. Wenn sie heute entlassen würde, ginge ich jede Wette ein, dass sie keine zwei Stunden weiterleben würde.*

»Sie wurde also Anfang April entlassen ... Zuvor hatte sie zwei Probetage zu Hause, an denen sie sich abends wieder in der Klinik einfinden musste ... Zwei Wochen nach ihrer Einlieferung wurde ihr Besuch gestattet. Sie wurde besucht von ihren Eltern, ihren Schwestern, ihrem Chef mit dem Vermerk von vielen kurzen Besuchen, Herrn N. Siska und Frau W. Piefke. Piefke, Piefke ...«, grübelte Himfeld und überflog die Akte. Der Name war ihm noch nicht bekannt und er schrieb ihn ebenfalls in seine Notizen mit einem Fragezeichen dahinter.

»Am 11. April entlassen ...«, sagte er, um einen chronologischen Anschluss herzustellen, und wühlte sich nun durch die Aufzeichnungen seiner Sekretärin, » ...und am 14. desselben Monats den Verlagsvertrag unterschrieben.«

Erstaunt unterbrach er die Aufnahme. *Das ging aber fix ... nach nur drei Tagen zu Hause. Deine Rechnungen, Mahnungen und Schulden, die du Sven Liebig zu verdanken hattest, müssen sich immens gestapelt haben. Du hast keinen Ausweg mehr gesehen und unterschrieben.*

Himfeld widmete sich weiterhin den Aufzeichnungen von Frau Krempels Recherche. Ein Absatz war rot umkringelt und mit einem Ausrufezeichen versehen. Umgehend schossen Himfeld Blessings Worte durch den Kopf: *Ich bin ihm nicht dankbar,* dass *er mir das Leben gerettet hat. Ich bin ihm dankbar, dass er es an* jenem *Tag getan hat.*

Eilig nahm Himfeld das Diktiergerät wieder in Betrieb. »Am Tag ihrer Entlassung war Blessings erste Amtshandlung, ihrer Versicherung eine E-Mail zu schreiben, mit der Bitte, den Begünstigten für die Lebensversicherung zu ändern. Bis dato war der Begünstigte niemand Geringeres als ihr Ex-Freund Sven Liebig, der sie nach Strich und Faden ausgenommen und finanziell ruiniert hat. Man könnte also meinen, dass Blessing allein der Gedanke, dass Liebig nach ihrem Tod noch mehr Geld von ihr erhalten würde, wahnsinnig gemacht hat.« Himfeld schwieg kurz, die Augen geschlossen und hoch konzentriert. »Vermutlich war Blessing nicht bewusst, dass Versicherungen bei Selbstmord nicht zahlen, zumindest nicht vor Ablauf von drei Jahren nach Vertragsabschluss … aber ihr Vertrag lief schon über fünf Jahre.«

Andererseits ist sie nicht blöd, widersprach er sich gedanklich, *selbst wenn sie es damals nicht besser wusste, wäre sie darüber inzwischen vermutlich im Bilde. Und dennoch sagt sie, dass sie Siska dankbar ist, dass er ihr an jenem Tag das Leben gerettet hat. Merkwürdig!*

Er lachte kurz auf. *Als ob an diesem Fall etwas nicht merkwürdig wäre!*

Aber nun weiter im Text. »Blessings Buch wurde binnen kürzester Zeit auf den Markt gebracht, um den Pressewirbel, der um ihren spektakulären Selbstmordversuch entstanden war, auszunutzen. Immerhin hatten eine Menge Leute von der Straße aus dabei zugesehen, wie sie sich gefährlich weit über die Brüstung lehnte und in letzter Sekunde vom Sprung abgehalten wurde. Das muss Eindruck hinterlassen haben. Durch einen zufälligen Mangel an brisanten Themen bauschten die Schaulustigen und die Presse dann noch alles auf, erfanden eigene Thesen, von denen kaum eine stimmte, und bastelten aus Eva einen Menschen, der die Öffentlichkeit beschäftigte. Das Buch verkaufte sich daraufhin vom ersten Tag an wie warme Semmeln, und obwohl ... oder vielleicht gerade *weil* Blessing sich nie in der Öffentlichkeit äußerte und sich konstant über die Maßen bedeckt hielt, ist dieser Rummel um ihre Person nie ganz abgeflacht. Die ganzen zwei Jahre erhielt sie regelmäßig Anfragen für Interviews, Talkrunden und Ähnliches. Und je gefragter sie war, desto mehr zog sie sich zurück.« Nachdenklich durchforstete Himfeld Krempels weitere Ausführungen. »Mitte Juli war sie bei der Polizei, um Erkundigungen einzuholen, wie man sich bei Internetdelikten zu verhalten hätte ...« Himfeld stutzte. »Was?«

Er schaltete das Diktiergerät ab, um die Aufzeichnungen intensiv zu lesen.

Während Blessings Aufenthalt in Wunstorf hatte jemand, ihrem Verdacht nach Sven Liebig, ihren Internetanschluss genutzt, um Filesharing zu betreiben, was Blessing einen Haufen Klagen eingebracht hatte, da der Anschluss auf ihren Namen lief. Zudem berichtete sie, dass sie nach ihrer Entlassung des Öfteren Veränderungen vorfand, wenn sie nach Hause kam, zum Beispiel halb volle Kaffetassen, obwohl sie gar keinen Kaffe trank. Es handelte sich immer nur um minimale Veränderungen, die jedoch deutlich darauf hinwiesen, dass jemand während ihrer Abwesenheit in ihrer Wohnung gewesen war. Auch ihre TAN-Nummern wurden zum Onlinebanking genutzt. Oft flossen die Gelder in Gameportale.

Deshalb war Blessing sich sicher, dass es sich bei dem Einbrecher um Liebig handeln müsse. Die Polizei erklärte ihr, dass Internetstraftaten schwer zu ahnden seien und außerdem ausreichende Beweise fehlten, um der Sache nachzugehen.

Binnen zwei Wochen hatte sie eine neue Wohnung bezogen, ungeachtet der Tatsache, dass sie nun drei Monate lang zwei Mieten zahlen musste, da sie keinen Nachmieter gefunden hatte. Sie hatte das Geldinstitut gewechselt und verzichtete seither auf Onlinebanking. Auch ihre Handynummer und sogar ihr Auto hatte sie gewechselt, ihren Verlagsjob gekündigt. Bis die ersten Tantiemen ausgezahlt wurden, hielt sie sich mit einem Aushilfsjob an einer Autobahnraststätte über Wasser. *Warum eine Autobahnraststätte?*, fragte sich Himfeld, als ihm die Antwort auch schon zuflog. Jetzt war er wirklich ganz im Thema und seine hohe Konzentration erlaubte ihm Rückschlüsse, zu denen er in den vergangenen Tagen nicht fähig war. Sven Liebig besaß keinen Führerschein. Das Risiko, dass er ihr dort über den Weg lief, war verschwindend gering. Blessing hatte einfach panische Angst vor diesem Mann. Zu Recht! Er hatte sie gestalkt, ihr Straftaten angehängt, die er begangen hatte, und sie finanziell ruiniert. Und da die Polizei ihr nicht geholfen hatte, musste Blessing sich eben selbst helfen.

Himfeld atmete tief durch und lehnte sich zurück. Seine Hände spielten mit einem Kugelschreiber. Seine erste Gefühlsregung war Mitleid mit dieser Person, seine zweite ein schlechtes Gewissen, was die Inkompetenz des Polizeiapparats betraf, doch die dritte war, leider, erneut der Gedanke des Männerhasses, der in Blessing schlummern musste. Er verfluchte sich dafür, dass er diesen Verdacht nicht abschütteln konnte, aber was er hier gerade rekonstruiert hatte, war einfach dazu prädestiniert, eine tief sitzende Abneigung gegenüber Männern auszulösen. Vielleicht war es ihr selbst ja gar nicht bewusst. Und möglicherweise stand nichts von all dem, was er hier gerade recherchierte, auch nur im Geringsten mit seinem eigentlichen Fall, der Aufklärung von Rainer Werdings Tod, in Verbindung. Er setzte nur Stück für Stück ein Bild von Blessing, ihrer Persönlichkeit, ihrer Schuldfähigkeit zusammen. Doch letztlich brachte ihn das nicht einen Millimeter näher an das heran, was Werding zum Sprung animiert hatte oder Professor Robeski tot umfallen ließ. *Und warum starben die beiden Männer in Blessings unmittelbarer Nähe, wohingegen es mir urplötzlich besser geht?*

Himfeld schämte sich für diesen Gedanken. *Was für ein Blödsinn!* Aber komisch war es schon, dass die hartnäckigste Erkältung aller Zeiten von einer Stunde auf die andere abgeklungen war. Mit den Fingern drückte er auf seine Nebenhöhlen. Kein Schmerz mehr, kein Niesreiz. Bis auf einige kleine Hüsterchen dann und wann, als wäre nichts gewesen. Ohne darüber nachzudenken, griff Himfeld nach seinem Handy und tippte »Gibt es Flüche?« in die Suchmaschine.

Schwachsinn!

Gerade hatte er die Worte wieder gelöscht, als ein Piepen ihm eine eingehende Nachricht ankündigte. Ein Foto von Jessica in einem Discooutfit. Im Hintergrund eine tanzende Menge und sie selbst ebenfalls in Bewegung, zumindest flogen ihre blonden Haare wild um ihren Kopf herum. Ihre blassrosa Lippen zierten ein laszives Lächeln um ihre weiß blinkenden Zähne und ein kurzer Text kommentierte: »Gestern Abend im Palo ... Bin heute im Peppermint Pavillon ... Sie auch?« Ein Kussmund beendete die Nachricht.

Wohlige Wärme flutete Himfelds Körper. Nun, da sein Gesundheitszustand zu alter Form zurückfand, erwachte auch seine Lendengegend zu neuem Leben.

Na, und ob ich da sein werde!

»Dieser verdammte Drecksbulle wird es noch bereuen, das sag ich dir!«

Den Rauch noch krampfhaft in den Lungen haltend, reichte Martin Bries die Blubber an seinen Mitbewohner Tarek weiter, der die Glut in den Aschenbecher klopfte und eine neue Mischung nachstopfte.

»Ja, das hast du mir jetzt schon hundertmal gesagt«, entgegnete Ludwig Sadic gereizt. Er stand am Fenster und betrachtete das Treiben auf der Straße. »Inzwischen wäre ich mehr als empfänglich für konstruktive Lösungsvorschläge.«

Gepresst stieß Bries den Rauch aus und griff zu seinem Bier. »Daran arbeite ich gerade.«

»Daran arbeitest du, seit dir dieser Playboy für Arme gestern Abend die Notizen abgenommen hat«, Sadic sah auf die Uhr, »was nunmehr über vierzehn Stunden zurückliegt. Es wäre schön, wenn du dich mit deiner *Arbeit* etwas beeilen könntest.«

Nach einigen Sekunden kam Sadics Sarkasmus in Bries' zugedröhntem Gehirn an, worauf er umgehend zurückschoss: »Und ich fände es schön, wenn du auch mal deine grauen Zellen bemühen würdest, Herr Oberschlau!« Er stand auf und ging provokant auf Sadic zu. »Ist ja nicht so, dass du vor lauter guten Vorschlägen übersprudelst.«

Einige Sekunden starrten die beiden Männer sich herausfordernd an, bevor Bries wieder das Wort ergriff: »Aber vielleicht erwarte ich einfach zu viel. Dir geht es doch ohnehin nur um die Kohle!«

Sadic wandte seinen Blick vom Fenster und boxte einmal kontrolliert, aber fest gegen die Wand neben ihm. Abwehrend hob er die Hände. »Bitte verschone mich mit deiner Ideologie-Scheiße.« Theatralisch äffte er Bries nach: »›Ohhhh, Eva Blessing ist das A und O unserer Gesellschaft, die Spitze des Systems … Nein, sie *ist* das System! Sie ist das einzig wahre

Mittel zum freien und echten Leben, gesandt von den Göttern.‹« Er schnaufte verächtlich. »Glaubst du diesen Scheiß eigentlich wirklich oder willst du damit nur deinen privaten Endzeit-Eva-Fanclub reinlegen?«

Die Frage war eindeutig rhetorisch gemeint, dennoch ging Bries darauf ein: »Pass auf, du Vogel! Eva *ist* die einzig Wahre! Sie ist die Erlösung in einer Welt, in der es keine Erlösung gibt, die Macht der Ohnmächtigen, die Ohnmacht der Mächtigen. Und eines Tages wirst auch du es verstehen, allerdings wird es dann zu spät sein. Glaub bloß nicht, dass du bei mir angekrochen kommen kannst, wenn dich die Einsicht endlich gepackt hat. Ich werde dich untergehen lassen wie alle anderen Ungläubigen. Wie einen Zementblock, der unaufhaltsam in die Tiefe gleitet.« Er leerte sein Bier und deutete mit dem Zeigefinger auf Sadic. »Ich werde über dich lachen, wenn du winselnd vor mir liegst, weil du nicht mehr schlafen kannst aus Angst, dass Evas Fluch dich trifft. Von mir hast du keine Unterstützung zu erwarten, denn ich werde Eva bei ihrem Plan helfen und das macht mich zu einer Art Gott. Du glaubst gar nicht, wie sehr es mich anwidert, dass ich bislang auf deine Hilfe angewiesen war.«

Herablassend hob Sadic die Augenbrauen. »Nur zur Info: Du bist vermutlich der einzige Gott, der es nicht hingekriegt hat, seine eigene Website zu erstellen, geschweige denn einen Blog zu führen.«

Ein spöttisches Grinsen überzog sein Gesicht, während Bries' Augen zornige Funken sprühten. Langsam ging er auf Sadic zu. »Ich brauch dich nicht mehr. Ich habe genügend Anhänger, die mir mit dieser EDV-Scheiße helfen können. Götter sind zu Höherem berufen. Götter leiten, Fußvolk folgt.« Als er nahe genug dran war, drückte er Sadic seinen Zeigefinger auf die Brust. »Du bist das Hinterletzte. Deine Religion ist das Geld. Aber damit ist jetzt Schluss.«

Nun wurde auch Sadic zunehmend wütender. Mit stechendem Blick baute er sich vor Bries auf. »Schluss ist erst, wenn du deine Schulden bezahlt hast.«

»Tzzz!«, stieß Bries spöttisch aus und zündete sich eine Zigarette an.

Nun kam Sadic einen Schritt auf ihn zu und sprach so leise wie nachdrücklich: »Ich meine es ernst, Martin. Ich habe meinen Job aufs Spiel gesetzt und nebenbei bemerkt bin ich dank deiner kleinen dämlichen Krankenschwester, die ihre Klappe nicht halten konnte, kurz davor, ihn wirklich zu verlieren. So ein Risiko geh ich nicht umsonst ein. Mir stehen fünfzig Prozent der Einnahmen zu, die wir für Blessings schwachsinniges Geschreibsel kriegen.«

Bries bebte vor Wut. »Schwachsinniges Geschreibsel? Schmor in der Hölle! Wir reden hier von einem personifizierten Mythos und der einzig wahren Bibel, die jemals verfasst wurde.« Lapidar fügte er hinzu: »Außerdem können wir die Notizen nicht veröffentlichen, sonst landen wir im Knast.«

»Können wir nicht?«, entgegnete Sadic unbeeindruckt. »Es ist ganz einfach. Lass nur mal für eine Stunde die Blubber vom Hals, schnapp dir die Kopien, die du gemacht hast, und geh zur Presse.«

Ein boshaftes Grinsen erblühte auf Bries' Gesicht. »Für die ganz Doofen zum Mitschreiben: Dieser Bulle, Himmler oder wie er heißt, kennt unsere Namen. Wenn auch nur ein Wort von den Notizen an die Öffentlichkeit dringt, hat er uns am Arsch. Was genau hast du daran nicht verstanden?«

Sadic erwiderte das teuflische Grinsen und schüttelte langsam den Kopf. »Martin, Martin, Martin. Denk mal weiter. Je länger ich darüber nachdenke, desto sicherer bin ich, dass dieser Bulle in eigener Sache gehandelt hat. Und er heißt übrigens Himfeld. Himmler war jemand anderes, aber um das zu wissen, hättest du in Geschichte aufpassen müssen.«

Schweigend sah Bries ihn an, in seinem Kopf arbeitete es, und Sadic nutzte die Chance, fortzufahren: »Überleg doch mal. Chrissi hat erzählt, dass Himfeld alleine in Robeskis Büro war. Er hatte keinen Durchsuchungsbeschluss. Zumindest hat er keinen vorgelegt und Bullen trumpfen immer gern mit so was auf, *wenn* sie denn einen haben. Als Chrissi später in Robeskis Zimmer schauen wollte, ob der Herr Kommissar alles ordentlich hinterlassen hatte, fiel ihr die aufgebrochene Schublade auf, vermutlich sein Werk.« Nachdrücklich hob Sadic einen Finger in die Luft. »Und das Wichtigste: Warum hat er uns nicht gleich mit auf die Wache genommen? Er hatte Beweise, er hatte eine Zeugin ... Stattdessen holt er sich in einer Nacht-und-Nebel-Aktion die Notizen von dir und spricht leere Drohungen aus. Ich sage dir: Der hat sich das Ding selbst unter den Nagel gerissen.«

Nachdenklich pustete Bries den Rauch seiner Zigarette, zu kleinen Kringeln geformt, aus. Als er gerade etwas entgegnen wollte, ertönte plötzlich die monotone Stimme seines Mitbewohners aus dem Hintergrund: »Wenn ihr beiden Pussys dann mit Heulen fertig seid, könnten wir uns mal um die relevanten Dinge des Lebens kümmern: Das Bier ist alle und ich bin nicht dran mit Einkaufen.«

Bries warf Tarek einen kurzen beiläufigen Blick zu, während Sadic seinen Komplizen weiterhin starr fixierte. Er ging auf Bries zu, bis er direkt vor ihm stand. »Glaub mir, mich kotzt es mindestens genauso an, mit dir zusammenarbeiten zu müssen, wie dich, aber trotzdem ... wir bringen den Scheiß jetzt zu Ende.« Er ging zu dem kleinen, mit unnützen Utensilien und Müll überladenen Couchtisch, griff nach den Kopien von Blessings Aufzeichnungen und hielt sie in die Höhe. Reflexartig sprang Bries auf, als hätte er Angst, dass sein Heiligtum beschädigt würde. Sadic bedeutete ihm mit der freien Hand, nicht näher zu kommen, und wedelte mit dem

Dokument durch die Luft. »Das ist unser Ticket zum Glück! Wir verkaufen es an den Höchstbietenden und danach trennen sich unsere Wege. Ich werde meine Schulden bezahlen und du kannst ungestört deinem Fanatismus nachgehen und so geistesgestört sein, wie du möchtest. Nur Hauptsache nicht in meiner Nähe.«

»Was du hier so großkotzig als Fanatismus bezeichnest, wird dir eines Tages das Genick brechen, du Versager.«

Sadic ignorierte sowohl die Beleidigung wie auch die Speicheltropfen, die Bries aus dem Mund flogen. Lächelnd zog er seine Jacke an. »Wenn du mich fragst, gehört nicht Eva in die Klapse, sondern du.«

Theatralisch baute Bries sich zu voller Größe auf und zielte mit ausgestrecktem Arm auf Sadics Brust, die Hand zur Pistole geformt. »*Und wenn er die Wörter nicht häutet, der seelische Tod ihm läutet.* Brennen wirst du!«

Sadic versteckte die Gänsehaut, die sich unvermittelt auf seinen Armen ausgebreitet hatte, indem er seine Jacke zuzog. Ihn ängstigte weniger dieser kindische Fluch als vielmehr die Erkenntnis, dass Bries scheinbar wirklich nicht mehr ganz zurechnungsfähig war. Und nach achtzehn Jahren als Pfleger in der Psychiatrie hatte er ein ziemlich gutes Gespür dafür entwickelt, bei wem Hopfen und Malz verloren waren. Somit hegte er nur einen Wunsch: den Verkauf schnellstmöglich abzuwickeln, um Bries anschließend nie wieder begegnen zu müssen. Gleich Montag würde er einen Antrag stellen, die Station wechseln zu dürfen. Im Moment fiel das nicht weiter auf, da keiner auf der Blessing-Station arbeiten wollte. Keiner, außer Martin Bries.

Sadic betrachtete dessen unveränderte Position und nickte nur unbeteiligt. »Ja, wie auch immer. Wollen wir dann?«

Himfeld stellte fest, dass er gerade viel zu fröhlich und milde gestimmt war, um genug Radikalismus aufzubringen, sein Leben noch heute Abend zu ändern. Somit ging er gedanklich nicht die Trennung von seiner Frau mit allen Konsequenzen durch, sondern überlegte sich einen Schlachtplan, wie er sich heute Abend ohne Diskussionen in den Peppermint Pavillon verdrücken konnte. Wohlige Wärme strahlte von seiner Körpermitte aus, als er sich Jessica in ihrem sexy Discofummel vorstellte. Er betrachtete seine Hände, die ihr in Kürze aus diesem Discofummel heraushelfen würden, ohne zu bemerken, wie sich ein schiefes Lächeln auf seinen Lippen ausbreitete.

»Hein?«

Erschrocken fuhr Himfeld zusammen und drehte sich um. »Frank«, säuselte er, noch immer auf rosa Wölkchen der Vorfreude schwebend, bevor er sich räusperte und einen männlicheren Ton anschlug. »Frank! Was machst du denn hier?« Einsatzleiter Fenske schlug ihm erfreut auf die Schulter und deutete auf den Kaffeeautomaten, vor dem Himfeld geistesabwesend seinen Tagträumen nachgehangen hatte. »Das Gleiche könnte ich dich fragen. Ziehst du mir auch einen? Schwarz, bitte.«

Verständnislos blickte Himfeld von Fenske zu dem Kaffeeautomaten, als sähe er diesen zum ersten Mal.

»Einen Kaffee, schwarz?«, wiederholte Fenske. »Mein Portemonnaie ist seit gestern Abend verschwunden. Deshalb bin ich hier. Hoffe, ich habe es in meiner Jacke vergessen. Sonst geht dieser ganze Scheiß mit der neuen Beantragung los: Führerschein, Kreditkarte, Perso, das volle Programm.«

Himfeld nickte mit einem aufgesetzt verständnisvollen Gesicht, warf eine Münze in den Automaten und betätigte die Taste.

»Und du?«, erkundigte Fenske sich erneut, wartete aber zum Glück keine Antwort ab. »Ah, lass mich raten: Blessing, die verrückte Nudel. Mensch, gestern hab ich erst gesehen, was im Internet los ist. Man kann ja kaum einen Suchbegriff eingeben, ohne auf diese Frau zu stoßen. Am schlimmsten ist ja diese Bless.ing-Systems-Seite. Warst du da schon mal drauf? Ich muss gestehen, dass ich im ersten Moment überlegt hatte, ob die Blessing diese Seite selbst angelegt hat, um die Weltherrschaft an sich zu reißen«, er lachte kurz über seine Formulierung, »aber angeblich scheut sie ja die Öffentlichkeit.«

Forschend sah Fenske seinen Freund an, der keine Lust hatte, mit ihm darüber zu sprechen, und darum nur kurz bestätigte: »Das stimmt. Eva Blessing würde sich eher umbringen, als sich in irgendeiner Form medial zu präsentieren.«

Mit einem ironischen Lächeln reichte er Fenske den dampfenden Becher, der nachdenklich daran nippte. »Es ist unglaublich, wie viele Menschen ihren Senf zu praktisch jedem einzelnen Satz, den Blessing mal irgendwo niedergeschrieben hat, dazugeben. Ich hab mit den Ohren geschlackert, als ich all diese hanebüchenen Interpretationen gelesen habe. Keine Ahnung, was ich davon halten soll. Einiges ist einfach nur Nonsens ... also, ich weiß nicht ... es ist schon alles etwas merkwürdig. Mal unter uns: Hast du Bammel, wenn du zu ihr gehst?«

Himfeld traute seinen Ohren kaum. Waren denn alle verrückt geworden? Umgehend erinnerte er sich jedoch an den Moment, als ihm das Blut vor der Presse direkt aus der Nase gelaufen war – das Bild prangte selbstverständlich wieder auf Seite eins der Boulevardzeitung. Er war tatsächlich in Panik geraten, dachte, sein Leben wäre zu Ende. Warum bloß? Und wenn er bei Eva war? Sie direkt vor Augen hatte? Angst hatte er nicht, aber er fühlte sich oft durchschaut, als stünde er vor einem mentalen Röntgengerät, was unangenehm genug war. Mit anderen Worten: Fenskes Frage war nicht wirklich unberechtigt. Andererseits ...

Sie müssen lernen, richtig zuzuhören. Wie lautete Fenskes Frage ganz genau?

»Nein, ich habe keine Angst, wenn ich zu ihr gehe.« Er lächelte Fenske süffisant entgegen. Und das war nicht gelogen. Er hatte noch nie Angst gehabt, wenn er sich auf dem Weg zu ihr befand. In Fenskes Gesicht schwebten kleine Fragezeichen ob der unerwartet knappen Antwort. Generell kannte Fenske seinen Freund als leidenschaftlichen Redner, der selbst bei einfachsten Fragen schnell ins philosophische Lamentieren mit allen Eventualitäten, Pros und Contras verfiel.

»Hm«, machte Fenske nur, wartete kurz, ob vielleicht doch noch weitere Ausführungen folgten, und hob schließlich eine Hand zum Abschied. »Na, dann will ich dich mal nicht weiter aufhalten. Hein, danke für den Kaffee.« Ein paar Schritte später drehte er sich noch einmal um. »Aber diese Seite musst du dir wirklich anschauen. Wer weiß, wofür es gut ist. Irgendwas läuft da ganz schief bei einem Großteil unserer Bevölkerung ... oder diese sogenannten Verschwörungstheoretiker haben alle recht und wir haben einen neuen Messias, der uns vom Bösen befreit und dem wir folgen können. Wobei ich persönlich kein Fan davon bin, Menschen zu verurteilen und in Gut und Böse zu unterteilen. Ich bin sicher, dass auch Herr Werding seine guten Seiten hatte. In unseren Polizeiakten findet man ja immer nur das Schlechte oder die kriminellen Neigungen. Niemand würde reinschreiben: Er spendet jährlich einen großen Betrag an Greenpeace. Oder: Er bringt seiner bettlägerigen Nachbarin jeden Tag die Einkäufe. Ich meine, wer entscheidet denn, was gut und was schlecht ist? Die Masse? Wer mehr Anhänger hat, hat automatisch recht? Weil man sich in einer Gruppe stark und geborgen fühlt? Vermutlich ist es das: Man folgt einer Person, die man interessant findet und wenn man merkt, dass viele andere das ebenfalls machen, denkt man, dass es ja nicht falsch sein kann und schon ist man nicht mehr alleine und fühlt sich sicher. Geborgenheit ist vermutlich wirklich das Stichwort. Anders kann ich es mir nicht erklären. Tja, aber wie dem auch sei, in meiner Welt gibt es kein Gut und Böse. Kein Schwarz und Weiß. Ich schätze, wir sind alle grau.«

Letzteres klang beinahe wie eine Frage. Als Himfeld diese nur schwach belächelte, lachte auch Fenske freudlos auf, als hätte er nur einen Witz gemacht, und nahm die Suche nach seinem Portemonnaie wieder auf.

Himfeld starrte weiterhin auf den Kaffeeautomaten. *Oder diese sogenannten Verschwörungstheoretiker haben alle recht,* hallten Fenskes Worte in seinem Kopf nach. *Wer sagt eigentlich, dass Eva allein dasteht? Vielleicht hat sie Komplizen, die in ihrem Namen die Gesellschaft anheizen? Vielleicht verfolgt sie doch einen Plan und besteht dieser nur darin, für ihr zweites Buch zu werben.*

»Fuck!«, entfuhr es Himfeld beherzt – ein Wort, das er seit seinem sechzehnten Lebensjahr nicht mehr laut ausgesprochen hatte. Schnell griff er nach einem Post-it und notierte sich den Namen der von Fenske genannten Website. Warum war er selbst noch nicht auf die gestoßen bei seinen Recherchen? *Weil den Großteil meiner Recherchen meine Sekretärin für mich übernommen hat,* wies Himfeld sich selbst zurecht, aber er war zu beschäftigt, diese neuen Informationen zu verarbeiten, um sich lange dafür zu schelten.

Zwanzig Minuten später steckte Fenske erneut seinen Kopf in den Aufenthaltsraum, in dem Himfeld noch immer unverrichteter Dinge auf den Kaffeeautomaten starrte.

Der Einsatzleiter nahm die Szene mit einem Heben der Brauen zu Kenntnis und stellte schnell die Frage, die ihn während seiner Suche plötzlich beschäftigt hatte: »Wo ist eigentlich dein Schnupfen hin, Hein?«

Der Regen prasselte auf das Haltestellenhäuschen.

Ihrer Strategie treu bleibend, hatten Sadic und Bries die Kopie dem Meistbietenden verkauft, allerdings nicht alles. Einige Seiten hatte Bries einbehalten.

»Das ist wichtig, verstehst du das?!«, redete Sadic schroff auf seinen Komplizen ein. »Chrissi muss die Schnauze halten!«

»Ja doch«, entgegnete Bries gereizt, gedanklich schon bei seinem weiteren Vorgehen.

»Die Zeitungen werden ihre Quelle nicht preisgeben«, erläuterte Sadic nachdrücklich, »und in der Klinik hat keiner gesehen, dass wir Blessing die Notitzen abgenommen haben. Abgesehen von Eva selbst, versteht sich. Aber da steht ihr Wort gegen unseres und sie ist verrückt.« Gleichgültig machte er eine wegwerfende Handbewegung und fuhr fort: »Der Bulle *kann* nichts sagen und wir beide halten ohnehin dicht. Wir werden von einer ruhigen Nachtschicht berichten, bis Eva grundlos gegen die Wand geschlagen und sich die Finger gebrochen hat. Niemand kann uns etwas anderes nachweisen. Der einzige Schwachpunkt ist deine unterbelichtete Freundin ...«

»Sie ist nicht meine Freundin!«, fiel Bries ihm vehement ins Wort und Sadic verdrehte die Augen.

»Dann eben dein Betthäschen – du weißt doch, was ich meine. Die blöde Kuh hat ja schon alles ausgeplaudert, bevor der Himfeld überhaupt angefangen hatte, sie richtig in die Mangel zu nehmen. Klär das mit ihr!«

»Ja doch«, wiederholte Bries.

Sadic packte ihn am Kragen und sah ihn todernst an, bis er das Gefühl hatte, dass der Befehl bei Bries angekommen war. »Ich sage es noch einmal: Was auch immer du als Nächstes vorhast, mach es erst, wenn du Chrissi klargemacht hast, kein Wort zu sagen. Wie du das machst, ist mir vollkommen egal: Mach es nett, sag ihr, dass du sie liebst, oder auf was die Olle sonst so abfährt. Aber mach es richtig. Sonst mache ich es …«

Im Gesicht seines Gegenübers sah er, dass es Bries vollkommen gleich war, ob Sadic Chrissi bedrohen oder Gewalt antun würde, aber zumindest schien ihm die Dringlichkeit dieses Vorhabens bewusst geworden zu sein.

»Wie ich bereits sagte: *Ja doch!*« Bries blickte ihm fest in die Augen, als er sich mit einem Ruck aus Sadics Griff befreite. »Ich kümmere mich darum.«

»Wann?« Sadic ließ nicht locker.

»Heute.«

»Wann?«, wiederholte Sadic etwas lauter.

»Heute. Jetzt. Ich fahre gleich direkt zu ihr. Okay?«

Sadic lehnte sich zurück. »Gut.«

Ein paar Minuten saßen sie nebeneinander an der Haltestelle und beobachteten, wie die Menschen um sie herum versuchten, sich vor dem Regen zu schützen, indem sie von einem Unterstand zum nächsten huschten. Einige Pfützen reichten den Passanten fast über die Knöchel.

Sadic klopfte sich auf die Schenkel und stand auf. »Damit wären wir von nun an nichts weiter als Kollegen, die ab und an in derselben Schicht arbeiten, sonst aber nichts miteinander zu tun haben. Ich werde gleich am Montag eine innerbetriebliche Versetzung beantragen, weil ich es psychisch nicht mehr aushalte, auf der Blessing-Station zu arbeiten.«

Obwohl die beiden Männer sich nicht ausstehen konnten, mussten sie gemeinsam darüber lachen.

»Und eins noch«, setzte Sadic in ruhigem Ton an. »Ich weiß, dass du die Aufzeichnungen auf deiner Website veröffentlichen wirst, um dein Ziel zu erreichen, welches auch immer das sein mag – ich will es gar nicht wissen! Denk daran, es erst zu machen, wenn die Zeitungen dazu etwas gebracht haben. Von mir aus eine Minute später, aber auf gar keinen Fall vorher. Klar?«

»Für wie blöd hältst du mich?«, entgegnete Bries giftig, aber Sadic verkniff sich lieber die Antwort, die ihm auf der Zunge lag. Er setzte seine Kapuze auf, nickte Bries noch einmal halbherzig zu und verschwand im Regen.

Ich denke, es ist verständlich, dass ich dich nicht mehr sehen will. Und nachvollziehbar, dass ich deine Nähe nicht ertrage. Dass ich mich vor deiner Mimik grause und deine Stimme verwünsche. Deine abgegriffenen Worte dröhnen wie ein Tinnitus in meinen Ohren. Der Gedanke an deine Berührungen versetzt mich ins Wachkoma. Die vielen Erinnerungen an kleine Begebenheiten: für dich trivial, für mich das Ende der Welt. Die überflüssigen Hätte-ich-doch-anders-reagiert-Gedanken, die ganze Wut, die Angst, das Erwachen, die Not, das schäbige Elend. Unerträgliche Routine in unerträglichen Tagen wurde zu routinierter Unerträglichkeit. Verlorene Zeit in verlorenen Jahren führte zu zeitlichen Verlusten. Überflüssige Furcht in überflüssigen Stunden mutierte zu fürchterlichem Überfluss. Wahrer Graus in wahrlich langen Wochen waren die einzige grausige Wahrheit.

Ich schreibe, um all meine Fragen loszuwerden, von denen ich dachte, dass sie in meinem Kopf herumschwirren. Doch sobald ich mir dein Gesicht vor Augen rufe, starre ich die Buchstaben an und merke, dass da keine Fragen mehr sind. Nicht mal die Frage nach dem Warum. Nicht, weil ich die Antwort fürchte. Sondern weil mich nicht mal mehr die Frage interessiert. Ich denke, auch das ist verständlich. Wenn auch tragisch.

Himfeld ließ das Blatt sinken und lauschte dem Summen des Kopierers, der Blatt für Blatt Blessings Notizen duplizierte. Es handelte sich um die Aufzeichnungen der vergangenen zwei Jahre, nicht nur des aktuellen Klinikaufenthaltes, und er hatte noch nicht mal die Hälfte gelesen. Die Seiten objektiv zu sichten mit seinem neuen Verdacht im Hinterkopf, erschien ihm unmöglich. Wieso hatte er vorher nie daran gedacht, dass sie eventuell mit anderen zusammenarbeitete? Vielleicht wollten sie ja so etwas wie eine Sekte gründen. Und wenn dem so war, befanden sie sich auf dem besten Weg dorthin.

Fenske hatte recht gehabt: Die Bless.ing-Systems-Seite war in der Tat kein normaler, harmloser Blog wie diese Seiten mit Schminktipps von pathologischen Selbstdarstellern. Es handelte sich um mehrere Hunderttausend Follower aus den unterschiedlichsten Ländern. Allein seit Robeskis Tod hatte sich die Anhängerschaft fast verdoppelt. Neuerdings gingen sogar vereinzelte Statements aus den Staaten und dem asiatischen Raum ein.

Himfeld war sich nicht sicher, ob ihn das alles faszinieren oder ängstigen sollte. Abgesehen davon musste er langsam zum Ende kommen. Draußen war es bereits dunkel und er hatte einen engen Zeitplan: Sobald die Kopien fertig waren, wollte er Blessing das Original zurückbringen. Nur kurz reinschauen, es ihr aushändigen und ohne große Worte wieder verschwinden. Das sollte helfen, das Vertrauen weiter zu stärken. Anschließend wollte er ausgiebig duschen und mit seiner Frau zu Abend essen. Während des Desserts würde er sich quasi selbst anpiepen und Ilona erzählen, er hätte den Bereitschaftsdienst für einen Kollegen übernommen (um Geld für den Pool zu verdienen) und müsse nun zu einem Einsatz. Dann würde er in den Peppermint Pavillon fahren und die Aussicht auf sein neues Leben feiern.

Warum mache ich es eigentlich so kompliziert? Ich könnte mich auch gleich von Loni trennen und mir dieses ganze Theater sparen.

Keine Antwort von seinem Kopf. Der Kopierer verstummte.

Himfeld heftete die Kopien ordentlich ab und steckte das Original in einen großen Umschlag, um es vor dem Regen zu schützen. Reflexartig griff er zu seinem Nasenspray, bis er schmunzelnd feststellte, dass er es tatsächlich nicht mehr benötigte. Seinen Mantel schützend über die Unterlagen haltend, rannte er durch den Regen zum Auto und machte sich auf den Weg. Auf dem Beifahrersitz lag noch immer die Zeitung von heute Morgen. Ein großes Bild von ihm, die Nase noch eine Spur blutiger nachbearbeitet. Aber immerhin sah man ihm den Schock, den er kurz darauf erlitten hatte, noch nicht an. Klar sah er furchtbar aus, aber nicht verängstigt. Das war für ihn die Hauptsache. Daran konnte auch die reißerische Überschrift nichts ändern: »Ist er der Nächste? Wer stoppt den tödlichen Kreuzzug der Endzeit-Eva?« Ein grimmiges Lächeln lag auf Himfelds Gesicht. *Von wegen, der Nächste! Wenn überhaupt, dann hat sie mich geheilt!*

Er merkte nicht, dass dieser Gedanke mindestens genauso bescheuert war wie die Behauptung der Presse, und zückte stattdessen sein Handy, das zweimal gepiept hatte. Die erste Nachricht war von Ilona. Er las nur die Wörter »Abendessen« und »pünktlich« und antwortete per Sprachnachricht, er werde pünktlich zu Hause sein, sie könne schon mit dem Kochen anfangen. Der zweiten Nachricht widmete er weit mehr Aufmerksamkeit, wartete extra eine rote Ampel ab und betrachtete schmunzelnd ein weiteres Bild von Jessica. Ein Spiegelselfie. In einem schlichten, engen weißen Longsleeve, rücklings über die Schulter fotografiert, die Rundungen ihres perfekten Hinterns nur im Ansatz eingefangen und dieses Lächeln ... Als könne sie keins der Wässerchen, mit denen sie gewaschen ist, trüben. Wunderbar! Darunter die schüchternen Worte: »Damit Sie mich nachher erkennen«. Auch den Kussmund hatte sie natürlich nicht vergessen.

Wohlig schloss Himfeld die Augen und lehnte sich zurück, bis das Hupen der Autos hinter ihm darauf aufmerksam machte, dass die Ampel auf Grün umgesprungen war. Selig lächelnd fuhr Himfeld an, selig lächelnd kämpfte er sich durch zwei Baustellen, selig lächelnd lauschte er dem Nachrichtensprecher, der über alle schrecklichen Ereignisse in der Welt berichtete. Das selige Lächeln erstarb jedoch jäh auf seinen Lippen, als er von der Walsroder Straße in den Rohdehof abbiegen wollte und einen wahren Menschenauflauf erblickte. Ein Streifenpolizist kam auf ihn zu und bedeutete ihm mit den Händen anzuhalten. Fragend hob Himfeld die Schultern an, was den Beamten dazu veranlasste, energisch mit den Händen in der Luft zu gestikulieren. Himfeld starrte weiter auf die Menschenansammlung. Das hatte schon längst nichts mehr mit den verrückten Anhängern zu tun, die Tag und Nacht vor der Klinik verweilten. Die Straße um die Klinik herum glich dem Schauplatz einer Massendemo oder eines Stadionkonzerts. Der hampelnde Streifenpolizist wurde langsam ungeduldig und hinter Himfeld ertönten erste Huplaute. Er ließ seine Fenster herunter und winkte den Polizisten mit zwei Fingern herablassend zu sich heran, ohne die verrückte Meute vor der Klinik aus den Augen zu lassen.

»Sie können hier nicht stehen bleiben. Versuchen Sie bitte, zu wenden. Sie haben den Anweisungen Folge zu leisten und …«, der erboste Streifenpolizist verstummte beim Anblick von Himfelds Dienstmarke und nickte ihm stattdessen zu, wobei ihm aufgestautes Regenwasser von der Mütze lief.

»Was ist da los, Herr …?«, fragte Himfeld, dessen Blick weiterhin den Menschenmassen galt.

»Beisster, Wolfgang Beisster. Gute Frage«, entgegnete der tropfnasse Beamte. »Wir wurden vor einer Stunde wegen einer nicht angekündigten Demonstration gerufen. Die Demonstranten versammelten sich im Langenhagener Zentrum und marschierten dann bis zur Klinik. Wir haben keine Ahnung, was die wollen und wo sie herkommen, aber viele von ihnen sind äußerst gewaltbereit.« Himfeld sah den Kollegen Beisster zum ersten Mal an, als bei diesem plötzlich ein Groschen zu fallen schien. »Ach, Sie sind das. Ich habe Sie nicht gleich erkannt, entschuldigen Sie, Herr Himfeld. Sind Sie gerade auf dem Weg in die Klinik?«

»Das war mein ursprünglicher Plan«, murmelte Himfeld und betrachtete mit gerunzelter Stirn die Menge. »Sieht aber eher schlecht aus, was?«

Beisster nickte, begleitet von einem weiteren Regenrinnsal, das von seiner Mütze floss. »Prinzipiell dürfen *Sie* natürlich passieren, aber ich glaube nicht, dass Sie vorankommen werden ... Wir haben noch keine Gasse bilden können, aber schon Verstärkung angefordert.« Er stutzte, wischte sich ein wenig Wasser aus dem Gesicht und wagte es dann, seine offensichtlich brennende Frage zu stellen: »Ich habe Sie in der Zeitung gesehen und ähm, bin froh, Sie hier wohlauf vorzufinden, Herr Himfeld. Geht es Ihnen gut?«

Verwundert legte sich Himfelds Stirn erneut in Falten, bis er verstand: das Foto in der Zeitung mit der blutenden Nase. »Ging mir nie besser«, erwiderte er, als sein Blick plötzlich an dem Schild eines Demonstranten hängen blieb. »HÄUTET DIE WÖRTER!« stand darauf geschrieben.

Adrenalin schoss durch seinen Körper. *Denn wenn wir die Wörter nicht häuten, der seelische Tod uns läutet.* Verdammt, was ging hier vor? Wie konnten all die Menschen von diesen Worten erfahren haben?

»Herr Himfeld?« Nervös trat der Streifenpolizist von einem Bein auf das andere im Regen herum. »Möchten Sie, dass wir Sie mit einem Streifenwagen bis zur Klinik eskortieren? Ohne werden Sie hier kaum durchkommen. Wenn nicht, würde ich Sie bitten, zu wenden, weil sich hinter Ihnen schon eine beachtliche Schlange gebildet hat.«

Himfeld riss sich von dem Schild los. *Was hat das zu bedeuten?* Er musste nachdenken. Ein Blick in den Rückspiegel, dann bedeutete er dem Beamten, dass er sich umentschieden hatte, und startete das Wendemanöver. Er nickte ihm noch einmal zu, bevor er sein Fenster hochfuhr und seinen Puls herunter.

Diesmal achtete Himfeld akribisch darauf, erst außerhalb der Stadt anzuhalten, um sich einen Jägermeister zu genehmigen und eine Zigarette anzuzünden. Er war sich sicher, dass ihm niemand gefolgt war, und es war auch sonst weit und breit kein Mensch zu sehen. Gerade war er nämlich in der Stimmung, jedem Paparazzo einzeln den Hintern zu versohlen, der es wagte, ihm nachzustellen. Tief sog Himfeld das Nikotin in seine Lungen und spürte, wie der Jägermeister langsam seinen Bauch wärmte. Wie waren diese Worte nach außen gelangt? Sie beruhten auf einer kleinen Notiz von Professor Robeski, der allerdings keine Gelegenheit mehr gehabt hatte, sie zu verbreiten. Er selbst wusste, dass er es nicht getan hatte. Blieben also nur zwei Möglichkeiten: Entweder hatte jemand in der Klinik den Zettel gefunden und nichts Besseres zu tun gehabt, als damit in den Medien hausieren zu gehen... oder: Eva Blessing hatte sie selbst nach draußen geschleust. Über einen Komplizen. Womit er wieder bei der Frage wäre, die ihn schon den ganzen Tag beschäftigt hatte.

Himfeld steckte sich eine neue Zigarette an und sah dem Rauch hinterher, der sich mit dem Regendunst vermischte. *Wenn es tatsächlich einen oder mehrere Komplizen gibt – wer sind die?* Gedanklich ging Himfeld die Namen der Besucher durch, die Blessing damals in Wunstorf empfangen hatte.

Während ihres aktuellen Klinikaufenthaltes waren ihr Besucher nicht gestattet worden, aber sie durfte telefonieren.

Ich muss dringend noch mal mit Nick Siska reden. Und dann war da noch dieser andere Name ... Pake, Paffke ... Piefke! W. Piefke.

Die Kippe im Mundwinkel haltend, schrieb Himfeld Frau Krempel eine Nachricht, sie möge doch bitte gleich Montagmorgen die vollständigen Namen und Anschriften von Evas damaligen Besuchern in Wunstorf herausfinden. Dann wünschte er ihr ein schönes Wochenende, besann sich auf sein eigenes, warf die Zigarette aus dem Auto und fuhr heim.

Aufgeregt nestelte Christina mit dem Glätteisen an ihren langen blonden Haaren herum. Martin hatte ganz eilig geklungen in seiner Nachricht: »Bin in einer Stunde bei dir zu Hause. Sei da und alleine!«

Der kleine Zwinkersmiley dahinter hatte sie aufatmen lassen. Sie hatte befürchtet, dass Martin es ihr nicht verzeihen würde, dass sie dem Polizisten gegenüber ausgepackt hatte. Die halbe Nacht hatte sie sich die Augen aus dem Kopf geweint, aber nun hatte er sich endlich gemeldet. Ihre Mitbewohnerin war bei der Spätschicht. Alles so, wie Martin es sich gewünscht hatte.

Sorgfältig tuschte Chrissi ihre Wimpern und strahlte in den Spiegel, als sie die Türklingel vernahm. Ein letzter Blick in den Spiegel im Flur verriet ihr, dass sie großartig aussah. Sie drückte den Öffner und wartete an der Tür. Enttäuschung machte sich breit, als der Paketzusteller auf sie zukam. »Hanna ... Schmidt?«, las dieser mit zusammengekniffenen Augen vom Adressfeld ab.

Chrissi verdrehte die Augen. »Das ist meine Mitbewohnerin.«

Sie unterschrieb, griff sich das Zalando-Päckchen und schloss die Tür.

Martin war bereits eine Viertelstunde zu spät. Wo blieb er nur?

Vier Stockwerke unter ihr drückte sich Martin Bries unter der schmalen Überdachung an die Hauswand, um sich vor dem Regen zu schützen. Das Handy hielt er dicht ans Ohr. Er hatte schon mit Sadics Anruf gerechnet.

»Was hast du nicht verstanden an ›nichts veröffentlichen, bevor die Zeitungen dazu etwas gebracht haben‹, du geisteskranker Vollidiot?«

»Mann, chill!«, entgegnete er nur träge, was Sadic noch mehr anstachelte.

»*Chill?!* Ich soll chillen? Ich werde dir deine verfluchte …«

Bries hielt sein Handy vom Ohr weg, bis er kein Geschrei mehr vernahm. »Bist du fertig?«, fragte er dann nüchtern. »Der Plan hat sich geändert.«

»Drehst du jetzt völlig ab? Nichts hat sich geändert. Du hast Scheiße gebaut.«

»Wenn du mich mal aussprechen lassen würdest, könntest du dich in null Komma nichts wieder abregen.«

Bries hörte seinen Kollegen schwer atmen, aber immerhin hatte er aufgehört zu schreien.

»Ich höre«, nuschelte Sadic schließlich widerwillig in den Hörer.

Wenige Minuten später stand Martin Bries vor einer beschwingten Christina.

»Oh Gott, du bist ja ganz nass. Komm rein.«

Er folgte ihrer Aufforderung. »Es ist in der Tat nichts Trockenes mehr an mir«, bestätigte er und entledigte sich Jacke und Schuhen.

»Oje.« Mit einem zuckersüßen Lächeln wuschelte sie ihm durch die nassen, kurzen Locken. »Und eiskalt bist du auch. Möchtest du vielleicht kurz heiß duschen?«

»Keine schlechte Idee«, stimmte er ihr mit einem schrägen Grinsen zu. Ihm war durchaus bewusst, dass Chrissi nur zu gerne mit ihm unter die Dusche gestiegen wäre. Dieser Wunsch quoll aus jeder ihrer feinen Poren hervor.

Schade, es war eigentlich fast schon zu leicht, sie anzuheizen, sie hinzuhalten und zu quälen, bis sie weich wie Butter war. Aber das besagte nun mal sein Plan. Und, mal ehrlich, es gab unangenehmere Aufgaben. Martin wusste, dass all seine Freunde und Kollegen unglaublich scharf auf Chrissi waren. Und das zu Recht. Sie war makellos und zudem bis zur völligen Selbstaufgabe in Martin verschossen. Jeder wusste das. Es war ja auch nicht zu übersehen. Der Neid der Männerwelt war ihm damit garantiert. Andere hätten sich vermutlich ein Bein ausgerissen, um mit Chrissi im Bett zu landen.

Ich wette, dieser bescheuerte Bulle ist auch scharf auf sie, grinste Bries in sich hinein, als er das heiße Wasser über seinen Körper laufen ließ. *Ist ja auch verständlich, geht mir genauso. Letztlich ist Chrissi für mich und meinen Plan das Beste, was mir passieren konnte. Mit ihrem umwerfenden Aussehen und ihrem Charme hat sie bis jetzt jedes Ziel erreicht. Und ihrer Naivität zum Trotz hat sie ihre Ausbildung mit ordentlichen Noten abgeschlossen. Sie ist beliebt, loyal und fleißig. Blöd ist sie eigentlich nur in Bezug auf mich.* Bries lachte kurz auf. *Was bin ich doch für ein Glückspilz, dass diese Frau so auf mich abfährt.* Bries stieg aus der Dusche, wischte den beschlagenen Spiegel frei und betrachtete sein quer über die Brust gespanntes Tattoo: *Everybody has the choice to lead or to follow.*

Ein Mundwinkel verzog sich nach oben. Er klopfte sich mit der Faust zufrieden auf die Brust, schlang sich ein extra knappes Handtuch um die Hüften und ging in Chrissis Zimmer. Sie war gerade dabei, Kerzen anzuzünden. Perfekt!

Bries machte das Licht aus und erwiderte ihr laszives Lächeln. Chrissis Augen verschlangen förmlich seinen definierten Körper. Sie strahlte eine so ausgehungerte Lust aus, dass sie sich umgehend auf Bries übertrug. Zumindest für den Moment.

»Schatz, da bist du ja endlich!« Fröhlich kam Ilona auf ihren Mann zu, nahm ihm den Mantel ab und sah einfach umwerfend aus. Überrascht schaute Himfeld auf die Uhr. Es war spät, er war den ganzen Samstag unabgemeldet fort gewesen, woher rührte diese Freundlichkeit?

»Ja, ich war ...«, begann er zu stammeln und entledigte sich der nassen Schuhe, als er auch schon ein wohlbekanntes Lachen aus dem Esszimmer vernahm. Röhrend lachte Theodor Rebmann über einen seiner eigenen Witze.

Himfeld warf seiner Frau einen fragenden Blick zu, die mit erhobenen Brauen auf ihr Handy deutete. »Ich hab dir eine Nachricht geschrieben.«

»Oh, die hab ich wohl übersehen.«

»Du hast darauf geantwortet.« Sie legte den Kopf schief und ihre Miene versteinerte, bis Theodor kam, um Himfeld zu begrüßen.

»Hein, alter Freund!« Johlend klopfte er ihm auf die Schulter und Himfeld merkte bereits jetzt, dass er diesen Menschen heute keine zehn Minuten ertragen würde. »Mensch, was bin ich froh, dass wir heile in eurem ruhigen, beschaulichen Großburgwedel angekommen sind. In Langenhagen ist ja was los. Was hat dein Schützling schon wieder angestellt? Völkerscharen belagern die Klinik. Wir mussten eine Umleitung fahren.«

»Das musst du die Völkerscharen fragen«, erwiderte Himfeld leicht gereizt. »Mein *Schützling* kann gar nichts anstellen. Wie allgemein bekannt, ist sie ja eingesperrt.«

Entschuldigend hob Rebmann die Hände und setzte eine überzogen betroffene Miene auf. »Oh, verzeih mir bitte drei-, viermal.« Sofort begann er wieder zu johlen.

»Theo, kein Wort über die Arbeit, lass den armen Heinrich erst mal ankommen«, gesellte sich nun auch Stina dazu und umarmte Himfeld zur Begrüßung. Etwas verwundert hielt sie ihn von sich weg. »Gut siehst du aus, Hein. Was ist mit deiner Erkältung passiert? Hast du dir endlich ein Antibiotikum verschreiben lassen?«

Nein. Nachdem ich einige Stunden selber dachte, ich würde umgehend tot umfallen, habe ich stattdessen eine Wunderheilung durch die bloße Anwesenheit meines Schützlings erfahren und da hat der Infekt samt meiner jahrzehntelangen Selbstverleugnung einfach das Weite gesucht. »Ähm, nein. Irgendwann hat wohl einfach jeder Infekt mal ein Ende. Lonis gute Pflege und ein Teechen ab und an können wahre Wunder wirken.«

Ilona nickte angestrengt, aber zufrieden. Himfeld jedoch kam nicht umhin, sich selbst zu schelten. Das, was er seiner Frau vorwarf, traf auch auf ihn zu: Er konnte nicht aufhören zu lügen. Aber warum? Weil lügen schlichtweg einfacher war, als die Wahrheit zu sagen?

»Na, *den* Tee musst du dringend unters Volk bringen«, witzelte Theodor lahm, lachte aber so laut auf, als ob er den Witz des Jahrhunderts – ach was: des Jahrtausends – gerissen hätte. »Aber nun komm, ich hab einen Bärenhunger.«

Alle setzten sich an den Esstisch, ausgenommen Ilona, die die Tafel mit Köstlichkeiten bestückte. Rebmann schenkte allen Rotwein ein. Himfeld griff nach seinem Glas, stieß mit den anderen an, lehnte sich dann zurück und ließ die gesamte Szenerie mit offenen Augen und Ohren auf sich wirken. Er beobachtete ein weiteres Mal, wie Stina ihr Essen von rechts nach links schob und sich nach jedem Bissen, das es tatsächlich in ihren Mund schaffte, mit der Serviette den Mund abtupfte. Zwischendurch versicherte sie Ilona, dass das Essen vorzüglich sei. Und sie tat das alles so erdrückend langsam, dass Himfeld sich am liebsten die Rotweinflasche direkt an den Mund gesetzt und auf ex runtergespült hätte. Theodor war genau das Gegenteil von seiner Frau. Er schaufelte Berge von Essen in sich hinein, als gäbe es kein Morgen. Leider hielt ihn das nicht davon ab zu sprechen. Er tat alles auf einmal, inklusive seines unerträglichen Lachens selbstverständlich. Wie auch schon im Restaurant hörte niemand dem anderen zu. Jeder plapperte vor sich hin, wie toll er sei und was er diese Woche alles geschafft habe, und um der Geltungssucht vollständig nachzukommen, wurden andere, scheinbar weniger erfogreiche Menschen kategorisch in den Dreck gezogen. Warum sie alle das taten, blieb unklar, da es niemanden gab, der daran Anteil nahm.

Als Ilona das Thema Lissabon anschnitt und Prospekte hervorkramte, war Himfelds Maß voll. Er leerte sein Glas und ließ unterm Tisch unbemerkt sein Handy klingeln. Ilonas Blick sprach Bände, als sie das bekannte Geräusch vernahm. Entschuldigend erwiderte Himfeld ihren Blick, ging in den Flur, aber gerade nur so weit weg, dass die anderen das Gespräch, das er mit niemandem führte, mithören konnten.

»Ja ... ja ... Sie wissen schon, dass ich letztes Wochenende Bereitschaft hatte? Hmm ... hm ... krank. So so, verstehe. Und da kann kein anderer einspringen? Hören Sie, ich mache meine Arbeit wirklich gerne, aber ich sitze gerade beim Essen mit meiner Frau, die mich kaum noch zu Gesicht bekommt ... Hm hm ... Ich weiß ja nicht, wie es bei Ihnen ist, aber ich verbringe sehr gerne Zeit mir meiner Frau ...« *Das war vielleicht ein bisschen zu dick aufgetragen.* Er linste zu Ilona, die mit ihrem einstudierten bescheidenen Lächeln von Stina zu Theodor schaute. Die beiden nickten daraufhin anerkennend. *Na dann ...*

»Ja«, schnauzte Himfeld seinen imaginären Gesprächspartner an. »Ja, ich habe es verstanden. Kein anderer ist autorisiert …« Theatralisch rollte er die Augen gen Himmel und sah dann auf die Uhr. »Ich kann in zwanzig Minuten da sein. Aber ich möchte, dass wir die Regelungen für den Bereitschaftsdienst überarbeiten. So geht das nicht mehr … Ja, ist gut. Bis gleich.«

Mit einer Mischung aus Wut und Betroffenheit kehrte er ins Esszimmer zurück. Gottergeben hob er die Hände und schaute starr zur Seite, als wäre es ihm wahnsinnig unangenehm, zu verkünden, dass er nun wegmüsse. Ilona stand auf, berührte ihn mitfühlend am Arm und streichelte seinen Rücken. »Schon gut, Schatz. Wir haben es gehört.«

Bemüht fassungslos schüttelte Himfeld den Kopf, bevor er ihn sinken ließ. Er seufzte tief auf. »Es tut mir leid.«

Im Grunde waren Ilona und er das perfekte Paar, dachte Himfeld, als er hinuntersah auf ihre Hand, die noch immer anrührend auf seinem Arm lag. Gemeinsam konnten sie die Show ihres Lebens abliefern und jeden Glauben machen, was immer sie wollten. Darin waren sie unschlagbar. Das Problem war nur: Himfeld wollte raus aus der Show. Dennoch fiel es ihm schwer, seine alten Marotten abzulegen. Manchmal war die Lüge einfach zu einladend.

Rebmann nickte und antwortete noch immer kauend: »Hein, mein Freund. So ist das mit uns Koryphäen. Man braucht uns. Da kann man nichts machen.«

Himfeld tat, als wäre er noch immer unentschlossen, dann nickte er schließlich tapfer und winkte in die Runde. »Und ihr bucht uns eine schöne Reise, alles klar? Geld spielt keine Rolle. Der ganze Bereitschaftsscheiß muss sich schließlich auch lohnen.« Er zwinkerte Theodor zu, der wieder einmal »Hört, hört« zum Besten gab, bevor sein Lachen Himfeld in den Ohren dröhnte. Hingebungsvoll verabschiedete er sich noch von Ilona.

Als die Haustür hinter ihm ins Schloss fiel, lehnte er sich einen Moment mit geschlossenen Augen dagegen. Keine Minute länger hätte er diese verlogene Selbstdarstellungsfarce ertragen ... inklusive seiner eigenen. Nein, nicht inklusive, allen voran seiner eigenen!

Als er sicher war, dass Chrissi schlief, stand Bries auf, zog sich Shorts und ein T-Shirt über und ging in die Küche. Er nahm ein Bier aus dem Kühlschrank, bevor er sein Handy zückte. Ein dunkles Grinsen überzog sein Gesicht, als er die stetig wachsende Community seiner Website erfasste. Mit einer starken inneren Erregung überflog er die Beiträge, die sich an innerem Tiefgang gegenseitig übertrafen. Die ersten beiden Texte, die er aus Blessings aktuellen Notizen ins Netz gestellt hatte, waren eingeschlagen wie eine Bombe. Die Menschen schienen plötzlich nichts anderes mehr zu tun zu haben, als ihr Leben den Bless.ing-Systems zu widmen.

Oben auf der Webseite prangte das eigens von ihm entworfene Logo: ein unausgefüllter Kreis ... eine Mission, die kurz vor der Vollendung stand. Es war schlichtweg genial. Endzeit-Eva selbst hätte es nicht besser machen können. Das perfekte Aushängeschild für ihre Dynastie. Der Kreis schließt sich um die Leere der Menschheit. Und wer war der Herr und Meister dieser Dynastie? Ach, was hieß Herr und Meister? Der Schöpfer! Der Schöpfer eines Imperiums ... nein, *des* Imperiums. Des letzten Imperiums dieser Welt. Es würde kein anderes nach ihm geben, denn dies war die einzige Wahrheit. Eva Blessing war die einzige Wahrheit und die Erlösung der Menschheit. Und er, Martin Bries, hatte es als Erster erkannt und würde neben ihr den Thron besteigen. Gemeinsam würden sie die wahre Welt schaffen, so, wie sie ursprünglich hätte sein sollen.

Einem Impuls folgend stand Bries auf, reckte seine Fäuste hoch in die Luft und konnte nur mit Mühe einen lauten Schrei des Triumphes unterdrücken. Als er sich wieder setzte, stieß er mit dem Arm gegen ein Glas, das scheppernd zu Boden fiel und in tausend Scherben zersprang. Bries hielt einen Moment inne, doch in der Wohnung blieb alles ruhig. Erneut scrollte er durch die zahlreichen Beiträge, bis er plötzlich stoppte. *Was ist das für ein Penner?* Bries las den Beitrag ein weiteres Mal konzentriert durch.

Eva Blessing ist gottgesandt, so weit bin ich d'accord. Aber wer gibt dir Stokel eigentlich das Recht, ihre Gedanken zu verbreiten? Bei allem Respekt, aber bevor du keinen Nachweis erbringst, dass Eva dich als ihresgleichen anerkannt hat und du in ihrem Auftrag handelst, bist du für mich nichts weiter als ein kleiner, durchgeknallter Freak, der gegen das Urheberrecht verstößt. An Tonleiter des Lebens74.

Und gleich darauf folgte das hier: *An Tonleiter des Lebens74, etwas Ähnliches ist mir auch schon durch den Kopf gegangen. Und vor allem, lieber Verfasser von Bless.ing-Systems, wenn du wirklich ihr Sprachrohr bist, wie du dich selbst bezeichnest, und Evas rechte Hand, dann sag doch mal bitte, wie du ihren Plan verwirklichen willst. Eva ist göttlich. Du bist nur ein Typ im WWW. Wie solltest du ihr bitte schön helfen?*

Unbändige Wut stieg in Bries auf. Seine Hand krallte sich fest um die Bierflasche, die kurz darauf mit Schwung an der Wand landete.

»Kannst du nicht schlafen?«

Erschrocken fuhr Bries herum. Splitterfasernackt stand Chrissi vor ihm und zog etwas anrüchig an seinem Shirt. »Und warum bist du überhaupt so dick angezogen?«

Kichernd versuchte sie, ihm das T-Shirt auszuziehen, was er etwas zu vehement abwehrte: »Lass den Scheiß.« Er stand auf, ging von ihr weg und stellte sich ans Fenster. *Reiß dich zusammen*, kämpfte er gegen die nun langsam abschwächende Wut in sich an.

Erschrocken schaute Chrissi ihn aus treudoofen Augen an. Sie sah aus, als finge sie gleich an zu weinen. »Martin, was ist los?«

Tief atmend schaute er aus dem Fenster in die Nacht hinaus. Chrissi bemerkte die Scherben auf dem Boden und begann, sie aufzukehren. Während Bries ihr dabei zusah – und der Anblick, den sie dabei bot, war nicht zu verachten –, besann er sich seines Plans und schluckte seine Wut hinunter. Als er auf sie zuging, hielt sie ihn, noch immer auf dem Boden kauernd, mit der Hand zurück. »Nicht! Geh um mich herum. Vielleicht habe ich eine Scherbe übersehen. Ich will nicht, dass du reintrittst.«

Ungeachtet dessen zog er Chrissi hoch und an sich heran. »Und wenn schon ... dann bin ich doch in besten Händen, oder?«

Erleichtert lächelte sie ihn an. Ihr Kopf schmiegte sich an seine Brust, während ihre Hände unter dem Shirt über seinen Rücken fuhren.

»Entschuldige«, flüsterte er ihr ins Ohr. »Ich hatte einen Albtraum und konnte nicht gleich wieder einschlafen.«

»Du hättest mich doch wecken können.«

Bries schüttelte den Kopf. »Süße, ich habe mir so lange gewünscht, dich in meinen Armen zu halten und jede Minute mit dir zu genießen, da wollte ich dich nicht wegen so einer Banalität wecken.«

Sie strahlte über das ganze Gesicht. »Ich bin immer für dich da. Und ich werde dich nicht hängen lassen. Niemals. Okay?«

Bries versteckte sein triumphierendes Grinsen in Chrissis langen Haaren. »Das ist gut. Denn das, was ich vorhabe, tue ich auch für dich. Ich möchte uns beiden eine Existenz aufbauen. Zusammen werden wir die Welt erobern. Glaub mir.« Er legte seine Lippen direkt an ihr Ohr und spürte ihre Gänsehaut, als er sprach: »Aber dafür brauche ich deine Hilfe, Süße. Ich brauche dich.«

Einen Moment verharrten sie in dieser Stellung und er registrierte, wie erregt sie war. Dennoch schob er sie von sich und gab ihr einen Klaps auf den Hintern. »Wärm schon mal das Bett vor, ich bin gleich da. Okay?«

Kichernd huschte Chrissi aus der Küche und verschwand in ihrem Zimmer. »Und wag es ja nicht, dir etwas anzuziehen«, flachste Bries ihr hinterher, bevor sein charmantes Lächeln erstarb und er erneut die beiden Einträge aufrief, die ihn vermutlich um den Schlaf bringen würden, wenn er sie unbeantwortet ließ.

Wie ich ihr helfen will, ihr Pfeifen? An seinen Armen traten die Adern hervor, als er den Text ins Smartphone tippte: *Ich werde ihr helfen, indem ich das übernehme, was sie nicht konnte. Das Einzige, was sie selbst nicht geschafft hat. Und damit werde ich ihr Werk vollenden!*

Rein alterstechnisch betrachtet hüpften um ihn herum seine Kinder.

Wabernde Bässe empfingen ihn, und wenn seine Lenden ihn nicht vorangetrieben hätten, wäre Himfeld diesem Lärm gern entronnen und in ein gemütlicheres Ambiente ausgewichen. Himfeld kämpfte sich von der Garderobe durch die sich zur Musik ausgelassen räkelnden Menschen bis zum rettenden Tresen. Die Blicke, die ihn trafen, ließen ihn sich seines fortgeschrittenen Alters nur zu bewusst werden und er fragte sich, was er hier eigentlich machte.

»Einen Rotwein«, brüllte er der Dame hinter der Bar zu, die daraufhin nur den Kopf schüttelte.

»Bier und Sekt oder das harte Zeug!« Sie deutete mit der Hand hinter sich auf das lange Regal mit den hochprozentigen Spirituosen.

»Dann einen Gin Tonic.«

»Was?« Sie rutschte halb über den Tresen, wobei ihr beinahe die Oberweite aus dem etwas zu klein geratenen weißen Top rutschte.

»Gin Tonic!«, brüllte Himfeld ihrem Dekolleté entgegen.

Sie nickte und machte sich an die Arbeit, während Himfeld sich umsah. Irgendwie hatte das hier nichts mehr mit dem zu tun, wie er seine Jugend in Erinnerung hatte. Klar, die Musik hatte sich geändert. Und der Tanzstil auch. Aber da war noch etwas anderes. Himfeld ließ seinen Blick über die wogende Menge gleiten. Knappe Outfits waren ihm geläufig, daran lag es nicht.

Nachdem er fast fünfzehn Euro für ein kleines Glas Tonic mit einem Winzschuss Gin, in dem lustlos eine veraltete Zitronenschale dümpelte, hingelegt hatte, wurde es ihm langsam klar. Irgendwie sahen alle gleich aus. In ihrem jugendlichen Drang, ihre ganz individuelle Optik hervorzuheben, trugen aus irgendeinem Grund alle das gleiche Ergebnis zur Schau: zugekleisterte Gesichter mit aufsehenerregend langen falschen Wimpern, Skinnyjeans und bauchfreie Oberteile, ganz gleich, welche Figur darin steckte, und allesamt übersät mit Tattoos, die vermutlich alle ihre ganz eigenen Geschichten hatten, bei der Menge aber in der Bedeutungslosigkeit versanken. Bei den Haaren gab es genau drei verschiedene Variationen: an einer Seite getrimmtes Haar, Extensions oder nahezu unnatürlich glatt und glänzend wie dieses Silikonwunder aus der Realitysoap, von der eigentlich niemand wusste, warum und wofür sie berühmt war. Und das Unglaubliche war, dass die Jungs genauso aussahen. Jedenfalls vom Prinzip her. Unentschlossen, was er davon halten sollte, schüttelte Himfeld den Kopf.

»Ey, Opi, mach mal Platz!« Eines dieser Duplikate drängte sich neben ihm an den Tresen und bestellte ein Tablett voll Wodka Energy.

Opi???

Als das Duplikat hüpfend auf der Tanzfläche verschwand, drehte Himfeld sich wieder zur Bar und besah sich in dem Spiegel, der unter dem Regal mit den Spirituosen hing.

Opi??? Entrüstung stieg in ihm auf, als die Bardame ihn ansprach: »Noch einen Gin Tonic für den Herrn?«

Gepresst atmete Himfeld aus. *Opi? Für den Herrn? Wollt ihr mich alle verarschen?*

Er sah auf sein leeres Glas und nickte. »Äh, ja, bitte.«

Sie tauschten Geld gegen Getränk, in dem gefühlt noch weniger Gin war als in dem Glas zuvor. Nachdenklich nippte Himfeld daran. *Opi ... Opi ... ein Glas für den Herrn ... was mache ich hier eigentlich?* Kurz entschlossen kippte er sein Getränk hinunter und steuerte den Ausgang an, als er sie plötzlich sah: Wie in Zeitlupe schwangen Jessicas Hüften mitten auf der Tanzfläche rhythmisch zur Musik, während ihre langen Haare ihr Gesicht umspielten. Alle Augen waren auf sie gerichtet. Doch sie fixierte tatsächlich ihn, nur ihn: Heinrich Himfeld.

Ohne mit dem Tanzen aufzuhören, winkte sie ihn mit einem Finger zu sich heran. Himfeld näherte sich ihr und genoss die neidvollen Blicke der Jungs. Ohne Umschweife umfasste sie seine Hüften, zog ihn zu sich heran und passte sich seinen Bewegungen an. Ihre Hände umfassten sein Hinterteil, als sie ihm ins Ohr flüsterte: »Endlich sind Sie da.«

Himfeld erschien es, als ob eine Ewigkeit verging, während sie tanzten, aber es könnten auch nur wenige Minuten vergangen sein. Er überließ sich vollkommen Jessicas Führung. Er konnte unmöglich einschätzen, wie lange sie eng umschlungen auf der Tanzfläche wogten, als Jessica ihn plötzlich an der Hand hinter sich herzog.

»Jessica, deine Jacke!«, rief der Typ an der Garderobe ihr hinterher, doch sie winkte ab.

»Hole ich mir die Tage ab, Holger!«

Sie schien hier jeden zu kennen, doch sie hatte sich für Himfeld entschieden. So zumindest sah es aus. *Sie kann es so wenig erwarten, endlich mit mir alleine zu sein, dass sie nicht mal ein paar Minuten auf ihre Jacke warten kann*, schmunzelte er in sich hinein. *So viel zum Thema Opi.*

Die Fahrt dauerte keine zehn Minuten und Himfeld staunte nicht schlecht, als er Jessicas schicke, moderne und überraschend große Wohnung betrat. An den Wänden hingen übergroße Leinwände, die sie selbst in vielen verschiedenen Outfits und Posen zeigten. Sie war wirklich umwerfend sexy. Alles andere wäre eine glatte Lüge gewesen. Ob sie modelte, um sich ihren Lebensunterhalt zu finanzieren? Himfeld hatte sich bereits seines Mantels entledigt und sich auf einem der ausladenden Sessel niedergelassen, als Jessica elegant, als würde sie über einen Laufsteg laufen, mit einem Tablett aus der Küche kam.

»Tolle Bilder!«, merkte der Polizeipsychologe so beiläufig wie möglich an.

Als wüsste sie nicht, wovon er sprach, sah Jessica sich überrascht um. »Ach die«, winkte sie bescheiden ab. »Ein paar kleine Schnappschüsse.«

Schnappschüsse, ja klar. Die Bilder sahen nach viel Arbeit und vor allem stundenlanger Nachbearbeitung aus. *Aber was interessiert es mich? Hauptsache, sie sehen scharf aus!* Himfeld wunderte sich ein wenig über seinen inneren Einwand. Konnte ihm doch ganz gleich sein, ob Jessica log. Er war schließlich nicht hier, um ihr die Absolution zu erteilen.

Direkt vor ihm blieb sie stehen. Ihre Knie berührten sich. »Und«, ergriff Himfeld das Wort. »Wo sind die Unterlagen für deine Arbeit?«

»Ich finde«, säuselte sie, während ihre Knie seine Beine auseinanderdrückten, »die hat noch ein bisschen Zeit. Finden

Sie nicht?« Langsam beugte sie sich zu ihm herunter und stellte einen Fuß auf Himfelds Armlehne, damit er ihre endlos langen Beine im Blick hatte.

Das war jetzt wirklich sehr einfach, schoss es Himfeld durch den Kopf. *Das sollte mich freuen. Genau hierauf habe ich gewartet. Aber ein T-Rex will nicht gefüttert werden, er will jagen!* Himfeld konnte ein Kichern nicht unterdrücken. Wie kam er jetzt auf so einen Nonsens?

»Alles okay?«, fragte Jessica, ließ sich von Himfelds albernem Verhalten aber nicht irritieren. Ihre Lippen arbeiteten sich langsam von seinem Ohr den Hals hinab.

Sie leben nach einem Schema und reagieren nach einem Schema. Nichts war wirklich intensiv.

Warum musste ihm jetzt dieser Mist durch den Kopf gehen? Ausgerechnet jetzt? Herrgott! *Ich werde das Gefühl nicht los, dass Blessing mit anderen zusammenarbeitet. Diese Website ... Mensch, ich Idiot, da hätte ich mal nachsehen können, ob es einen Hinweis darauf gibt, warum diese Leute vor der Klinik »Häutet die Wörter« gefordert haben.*

Aber was hat sie vor beziehungsweise – was haben sie und ihre Anhänger vor? Sind es wirklich fanatische Allmachtsfantasien, die sie antreiben? Eva Blessing kam mir nie wie jemand vor, der im Rampenlicht stehen wollte. War das alles nur Show? Nein, so *sehr kann ich mich nicht getäuscht haben. Aber warum konnte sie mich so treffend analysieren und ich sie dagegen überhaupt nicht? Und was ist, wenn es sich wirklich um eine Sekte oder Ähnliches handelt? Dann ist der Spaß wirklich vorbei, denn diese Leute gehen über Leichen. Zwei Todesopfer gibt es schon und die Anhängerschaft wächst im Minutentakt. Außerdem scheinen die zu allem fähig, wenn sie ...*

»Stimmt irgendetwas nicht?« Etwas ratlos saß Jessica mittlerweile auf Himfelds Schoß, der bei seiner gedanklichen Rückkehr in die Realität feststellte, dass er völlig reglos rumhing, während Jessica ihn nach allen Regeln der Kunst verführte. Nutzlos ruhten seine Hände auf den Armlehnen, anstatt diesen wundervollen Körper zu berühren, den er sich so oft nackt vorgestellt hatte.

»Was sollte denn nicht stimmen?« Er versuchte, ein charmantes Lächeln aufzusetzen, und umschlang sie nun mit beiden Armen. »Alles ist perfekt. Vor allem du.«

Selbstbewusst strahlte sie ihn an und ihre Lippen setzten ihren Weg fort, während sie ihn wissen ließ: »Von diesem Moment habe ich schon geträumt, als ich Sie das erste Mal gesehen habe. Sie sind so ganz anders als die Männer, die ich sonst kennenlerne.«

Langsam spürte Himfeld, wie sein Körper sich entspannte. Er lehnte sich zurück, spürte die festen runden Pobacken und lauschte gespannt ihren Worten. Sein Ego hatte es bitter nötig. *Opi ...*

»Sie sind so ... so ...«

Ja?, dachte er, *so ...?*

»So männlich«, fiel ihr endlich etwas Nettes ein, »ein gestandener Mann. So unglaublich männlich.«

So unglaublich eintönig, reagierte sein Verstand prompt, doch Himfelds Lenden zeigten seinem Verstand rigoros seine Grenzen auf.

»Sie haben mich sehr beeindruckt«, fuhr Jessica fort. »Nicht nur Ihre Männlichkeit. Auch das, was Sie sagten über ... Na, bei Ihrem Vortrag. Das war einfach unglaublich. Sie haben genau meinen Nerv getroffen.«

Aus irgendeinem Grund hatte Himfeld das dringende Bedürfnis, sie zu fragen, über welches Thema er eigentlich referiert hatte. »Was genau meinst du denn?«, säuselte er ihr versonnen ins Ohr.

Sie stutzte kurz, bevor sie ihr Gesicht direkt vor seines hielt und antwortete: »Na, einfach alles.« Ihre zuckersüßen

Lippen senkten sich auf seine. Sie schmeckte nach Erdbeerlipgloss. Allein diese Tatsache hätte ihn über ihr dummes Geschwätz hinwegtrösten sollen, aber irgendwie klappte das nicht so richtig. *Oh Gott, ich häute die Worte! Ich fange an, zuzuhören und Dinge zu hinterfragen. Und ich wünschte, ich wäre so stumpfsinnig geblieben, wie ich es war. Zumindest in dieser Beziehung. Sie hatte mit allem recht!*

»Und vor allem können Sie zuhören«, ereiferte Jessica sich nun. »Ich habe mich noch nie so verstanden gefühlt. Bei Ihnen fühle ich mich wie ein vollwertiger Mensch, nicht nur wie ein hübsches, mit dem Hintern wackelndes Püppchen. Und ich …«

»STOOOOPP!« Bevor Himfeld sich selbst über sein Handeln bewusst wurde, hatte er Jessica von seinem Schoß gezogen und war aufgestanden.

Theatralisch hielt sie sich die Hand vor den geöffneten Mund, es wirkte sehr gut einstudiert. »Oh nein, habe ich etwas falsch gemacht? Sie mögen es lieber einen Gang härter, hm? Das ist kein Problem.« Sie versuchte, ihn wieder in den Sessel zu drücken, doch Himfeld wehrte sie ab.

»Nein, Jessica, das ist es nicht.«

»Was dann?« Nachdrücklich blieb sie auf Tuchfühlung. Himfeld wusste nicht wie, aber er schaffte es, sich zu sammeln, als er Jessicas Show auf sich wirken ließ. Nichts an ihr war echt.

Denn Sie fühlen auch nach Plan: Heute muss ich traurig sein, weil eine Beerdigung ansteht; heute bin ich fröhlich, weil wir einen Geburtstag feiern.

Himfeld schüttelte den Kopf, um Blessings Worte loszuwerden, und war überrascht, aber nicht erschrocken über das, was er Jessica nun sagte: »Weißt du, Jessica. Wenn du als vollwertiger Mensch wahrgenommen werden willst, dann solltest du dich vielleicht nicht wie ein hübsches, mit dem Hintern wackelndes Püppchen verhalten.« Und er sollte ebenfalls aufhören, seine Studentinnen als genau das zu betrachten. Jessica wurde blass, sagte keinen Ton. Stand einfach nur da wie zur Salzsäule erstarrt. Himfeld zog seine Klamotten zurecht und ging zur Tür.

»Und was ist mit meiner Hausarbeit?«, keifte Jessica, deren Blässe innerhalb weniger Sekunden einer Zornesröte gewichen war.

Himfeld betrachtete ihren nahezu vollkommenen Körper und spürte paradoxerweise, dass er noch nie in seinem Leben so wenig angeturnt war. Genauso gut hätte er sich ein Buch über die Entstehung von Waldmoos anschauen können. »Es gibt da eine ganze verrückte Methode, die gelegentlich angewandt wird: Setz dich hin und streng deinen Kopf an. Mach es einfach selbst!« Er schenkte ihr ein breites Grinsen und verließ die Wohnung.

»Ha, wer es sich hier wohl selbst macht!«, brüllte sie ihm durchs Treppenhaus hinterher. »Alter Penner!«

»Das ging aber schnell!«, frohlockte Loni begeistert, als sie ihrem Mann den Mantel abnahm und ihn ins Wohnzimmer schob, wo die Rebmanns, leider noch immer anwesend, es sich mit einem Cognac vor dem Kamin gemütlich gemacht hatten.

»Mensch, Hein«, sagte Theodor vergnügt. »Dachte nicht, dass wir dich heute noch sehen würden. Aber du kommst genau richtig. Wir haben im Netz zwei Lissabon-Reisen gefunden, die unseren Ansprüchen gerecht werden könnten …« Er hob einen Finger und betonte nachdrücklich: *»Könnten!«* Grinsend schlug er Himfeld auf die Schulter und fügte hinzu: »Uh, wurde bei deinem Einsatz gepichelt? Du riechst irgendwie …« Rebmann schnupperte an ihm.

Himfeld hatte keine Ahnung, ob er den Gin oder Jessicas Parfüm roch, winkte jedoch ab. »Ich nehme noch meine Erkältungsmittel. Sicher ist sicher.«

Stina bedachte ihn mit einem dünnen Lächeln. »Ja, Menthol ist bei Erkältungen das Beste. Es ist doch Menthol, richtig?«

»Ja«, nuschelte Himfeld in sich hinein. »Irgendetwas in der Art. So, dann lasst mal sehen, was ihr gefunden habt.«

»Wie?«, hakte Theodor entrüstet nach. »Ich dachte, du gestaltest unseren Abend jetzt noch etwas actionreich, indem du uns von deinem Einsatz erzählst?«

Ilona kam aus der Küche, drückte ihrem Mann ebenfalls ein Glas Cognac in die Hand und sprach wieder mal für ihn: »Denk an seine Schweigepflicht, Theo.«

Entschuldigend hob dieser die Hände. »Ahhh ... mea culpa«, haute er den nächsten veralteten Gassenhauer raus. Schon bevor das altbekannte grölende Lachen ertönte, spürte Himfeld ein Zucken im Augenlid.

Zum Glück begann Stina gleich im Anschluss, über die geplante Reise zu berichten. Aber irgendwie konnte Himfeld nicht mal das ertragen. Wie sie betont geziert sprach und scheinbar beiläufig darauf hinwies, dass Geld bei ihnen keine Rolle spielte. Gelegentlich konterte Ilona, indem sie erneut auf die vermeintliche Überraschung ihres Mannes anspielte, auf die sie ja »sooo gespannt« war. Wenn Theodor zwischendurch zu Wort kam, kommentierte er alles mit abgegriffenen Floskeln und legte mit seinem donnernden Lachen fast das Haus in Schutt und Asche. Himfeld blickte in das Kaminfeuer, das ruhig vor sich hin prasselte. Nur mit größter Mühe gelang es ihm, den Schein aufrechtzuerhalten, doch gedanklich schweifte er immer wieder ab.

Hat eigentlich schon irgendjemand Blessings Wohnung durchsucht? Wenn sie wirklich einen Plan verfolgt oder sich gezielt einen kranken Fanclub aufbaut, muss es dort doch irgendwelche Hinweise geben. Warum war ich noch nicht dort? Wie konnte ich so einen wichtigen Schritt überspringen? Vermutlich reichen die Indizien nicht für eine Durchsuchung aus.

»Hein?«

»Was?«, schreckte er hoch.

»Etwas Knabberzeug?« Alle Augen waren auf ihn gerichtet und Ilona mal wieder auf dem Sprung in die Küche.

»Knabberzeug? Ja! Gute Idee. Aber bemühe dich nicht, Schatz. Ich kann auch mal gehen.« Strahlend warf sie ihm einen Handkuss zu. Als Himfeld das Wohnzimmer verließ, vernahm er noch, wie sie die Rebmanns wichtigtuerisch wissen ließ: »Ist er nicht ein wahrer Schatz? Hein würde wirklich alles für mich tun.«

»Für eine Frau wie dich muss man auch alles tun, Loni«, entgegnete Theodor. »Wenn ich nicht schon meine Traumfrau in Stina gefunden hätte, wäre ich dir genauso ergeben, wie unser Heinerle.« Er imitierte einen hechelnden Hund und die Frauen lachten begeistert mit ihm.

Unendlich erleichtert, dieser Farce kurz entkommen zu sein, atmete Himfeld tief durch. Er ging in die Küche und ließ sich viel Zeit, grundlos überteuertes fettfreies Gebäck in einer Schale zu drapieren. *Selbst mit Ihren sogenannten Freunden besprechen Sie nicht, was Sie wirklich bewegt. Das können Sie auch nicht, denn Sie wissen es selbst nicht ... Hein würde wirklich alles für mich tun ... Alter Penner ... Sie müssen lernen, richtig zuzuhören ... Opi ... Das ist alles, was ich mache. Ich schreibe. Und drum herum passieren merkwürdige Dinge ... Ist das vielleicht wirklich die Wahrheit? Und könnte die Wahrheit eventuell auch die Lösung all meiner Probleme sein? ... Die Wahrheit ... die Wahrheit ...* Mitten in der Bewegung hielt Himfeld inne. *Was würde Eva jetzt tun?*

Ohne weiter nachzudenken, ging er ins Schlafzimmer, packte ein paar Klamotten und seinen Kulturbeutel in eine kleine Reisetasche, zog Schuhe und Mantel wieder an und kehrte an den Kamin zurück, wo er die Schale mit dem Knabberzeug auf den Tisch stellte. Stille kehrte ein, als die drei seine gepackte Reisetasche erblickten.

Theodor Rebmann fand natürlich als Erster die Sprache wieder: »Na, Hein, du kannst es wohl gar nicht mehr erwarten, nach Lissabon zu fliegen, was?«

Bevor er seine laute Lache ertönen lassen konnte, kam Himfeld ihm zuvor. »Falsch, Theodor. Ich kann es gar nicht mehr erwarten, *hier* rauszukommen.«

Drei weit aufgerissene Augenpaare waren auf ihn gerichtet, bis sich die seiner Frau zu schmalen Schlitzen formten. »Kommst du mal eben mit in die Küche, Hein?«

Sie war bereits losgegangen, als er antwortete: »Wozu? Willst du dir noch schnell eine neue aufregende Geschichte zurechtlegen, die unsere ›ach so große Liebe‹ demonstriert?« Die letzten Worte hatte er mit den Fingern in Anführungszeichen gesetzt. Ilonas Blick wanderte einmal durch die Runde. Stina drehte sich höflich weg, als hätte sie nichts gehört, während Theodor reglos vor sich hin starrte. Schamesröte stand in seinem Gesicht. Beinahe wäre Himfeld ein triumphierender Ton entfahren. Es gab also wohl doch noch etwas, das Theodor Rebmann zum Schweigen bringen konnte.

»Nein«, versuchte Ilona noch einmal, die Situation zu retten. Einen flüchtigen Moment war Himfeld beeindruckt, dass sie ruhig blieb – noch. »Ich bräuchte dort mal deine Hilfe.«

Himfelds kurzer Lacher glich einer Schnappatmung. »Wobei sollte ich dir denn noch helfen?«

»Bei der Zubereitung und beim Servieren!«, sagte sie nachdrücklich zwischen zusammengepressten Zähnen, was ihn erneut lachen ließ.

»Was willst du denn noch zubereiten und servieren? Es gab Essen, alle haben Getränke und selbst der Knabberkram steht auf dem Tisch. Sicher, die Rebmanns wären bestimmt so höflich, so zu tun, als glaubten sie dir, dass ich dir in der Küche helfen soll. Sie würden sicher erst auf der Heimfahrt darüber herziehen. Aber stell dich den Fakten: Ich sagte, dass ich es hier nicht mehr aushalte, und alle haben es gehört! Und es ist ganz gleich, was für eine unglaublich tolle Lügengeschichte du mir jetzt in der Küche auf den Leib schneiderst, da die vergangenen zwei Minuten nicht aus den Köpfen der hier Anwesenden gelöscht werden können. Also hör auf mit dieser Show!«

Mit hochrotem Kopf stand Ilona vor ihm, irgendwo zwischen kochender Wut und überbordender Trauer. Ihre Lippen waren nur noch ein schmaler Strich, kein Ton kam aus ihr heraus.

»Weißt du, ich verurteile dein Verhalten ja gar nicht. So wie ich mich aufgeführt habe in den vergangenen Jahren, warst du gezwungen, eine Strategie zu entwickeln, um dich glücklich zu machen. Aber das hier«, Himfeld machte eine allumfassende Geste, »ist nichts weiter als eine Seifenblase. Nur, weil man anderen vorgaukelt, glücklich zu sein, ist man es nicht auch automatisch. Und so kann man es auch nicht werden.«

Schwer atmend standen die beiden voreinander.

»Es tut mir leid«, sagte Himfeld nach einer endlos langen Minute aufrichtig, aber unnachgiebig.

»Was tut dir leid?«, platzte es aus Ilona heraus und sie ging herausfordernd einen Schritt auf ihn zu. »Was genau tut dir leid, hm? Dass du mich hier gerade lächerlich machst? Dass du uns vor unseren Freunden blamierst?«

»Nein«, überlegte Himfeld. »Dass du dich lächerlich machst, indem du versuchst, noch alles irgendwie glattzubügeln, obwohl deine Lügengeschichten längst aufgeflogen sind.«

Ilona war kurz vorm Platzen. »Oh, und das von jemandem, der seit Jahrzehnten Tag ein, Tag aus ununterbrochen lügt!«

Zustimmend nickte Himfeld. »Ja! Ganz genau dafür entschuldige ich mich.« Einen Moment zögerte er, doch nun musste einfach alles raus: »Dafür und für die Tatsache, dass ich so viele Jahre mit dir zusammen gewesen bin, obwohl ich dich schon längst nicht mehr geliebt habe.« Nun entglitten Ilona sämtliche Gesichtszüge, doch Himfeld fuhr unbeirrt fort: »Ich habe es selbst nicht besser gewusst, sonst hätte ich dir all die vergeudeten Jahre mit mir erspart.«

Mit diesen Worten schulterte er seine Reisetasche, nickte Ilona noch einmal zu und ging Richtung Tür. Als er Theodor Rebmanns Räuspern vernahm, drehte er sich noch einmal um und zeigte mit dem Finger zwischen ihm und Stina hin und her.

»Und was euch beide betrifft ...«, tausende Worte lagen ihm auf der Zunge, doch er beschloss, sich kurzzufassen: »Ich finde euch scheiße!«

Sonntag, 10. März 2019

… *Weil ich die Welt so sehe, wie sie ist.* Immer wieder schlichen Blessings Worte durch Himfelds Kopf. *Ich glaube, das Gefühl, in einer Welt voller Floskeln und Phrasen zu leben, habe ich heute auch erstmals in voller Pracht erfahren, Eva, und ich beneide dich nicht darum. Ist denn wirklich alles nur aufgesetzt und schöngeredet? Oder ist irgendwas echt? Vielleicht nur diese unehrliche Fassade. Geht es denn tatsächlich nur darum, sich selbst darzustellen, sich zu profilieren, ohne den anderen noch zu sehen? Letztlich hat doch jeder seine eigene Welt oder zumindest seine eigene Anschauung. Ich bezweifle mittlerweile stark, dass es auf der gesamten Welt auch nur zwei Menschen gibt, die etwas exakt gleich wahrnehmen. Sie nutzen vielleicht die gleichen Beschreibungen oder Erklärungen, aber das heißt nicht, dass sie auch das Gleiche meinen. Denn der Wortschatz ist begrenzt, Wahrnehmungen hingegen unendlich.*

Unentschlossen stand Himfeld mitten in der Nacht vor Blessings Wohnungstür in Linden-Mitte und kämpfte mit sich. Fast hatte er sich dazu durchgerungen, den Gedanken an eine weitere hochgradig illegale Tat im Keim zu ersticken, da hatte er die Tür schon aufgebrochen. Im gleichen Moment erlosch das Licht im Treppenhaus und Himfeld wartete einige Sekunden, ob jemand angesichts seiner Geräuschkulisse auf ihn aufmerksam geworden war.

Aber alles blieb ruhig und so betrat Himfeld die Wohnung. Ein seltsames Gefühl übermannte den Polizeipsychologen. Nicht etwa Angst, weil er sich des Einbruchs schuldig machte, und auch kein schlechtes Gewissen, weil er Evas Privatsphäre und somit ihr Vertrauen missbrauchte.

Es war etwas anderes, das von ihm Besitz ergriffen hatte. Als hätte er eine heilige Stätte betreten. Einen Sekundenbruchteil musste er unwillkürlich an den Leidensweg Jesu denken, schüttelte dann den Kopf und verdrehte ob seiner eigenen Gedanken die Augen. *Wie komm ich jetzt auf den? Jesus Christus vs. Eva Blessing*, schmunzelte er in sich hinein. *Da könnte ich genauso gut Antonio Banderas mit dem schnöden, kleinen Angestellten aus dem Finanzamt vergleichen*. Trotz aller Frotzeleien – eine gewisse Ehrfurcht vor diesem Ort konnte Himfeld nicht abschütteln.

Mit Bedacht bahnte er sich seinen Weg durch die Räumlichkeiten. Eine Maisonettewohnung hatte er nicht erwartet, aber er hätte sich die Wohnung größer vorgestellt, immerhin war Blessing, auch wenn es schwer vorstellbar war, nicht mittellos – nicht mehr. Dennoch erstreckte sich ihr Hab und Gut auf lediglich sechzig Quadratmeter, so schätzte er grob, aufgeteilt auf zwei Zimmer, Küche und Bad. Wohnzimmer und Küche gingen, lediglich durch einen Tresen mit zwei Stühlen davor getrennt, ineinander über. Eine Treppe führte zu einer schmalen Galerie und dem Schlafzimmer. Alles war sehr ordentlich, als hätte Blessing vor ihrem Selbstmordversuch noch ausgiebig geputzt. *Auch nicht unbedingt typisch.*

Nachdem Himfeld sich einmal grob umgeschaut hatte, musste er feststellen, dass ihm nichts Ungewöhnliches oder Aufregendes ins Auge sprang, aber was hatte er auch erwartet? Eine James-Bond-Einsatzzentrale, die alle brisanten Geheimnisse auf einmal offenbarte? Einen seitenlangen Katalog, der minutiös Blessings Plan, so es denn einen gab, darlegte? Eine Do-it-yourself-Weltherrschaftsanleitung?

Himfeld ließ sich aufs Sofa sinken und den Raum einen Moment auf sich wirken. Er war umringt von vielen Zimmerpflanzen, die aussahen, als bräuchten sie dringend Wasser. Eine hatte sich bereits lang über den Boden ausgestreckt. Aber man konnte deutlich erkennen, dass diese Wohnung vor Blessings tagelanger Abwesenheit eine kleine Oase gewesen war.

An den Wänden hingen genau vier gerahmte Bilder, direkt über dem Schreibtisch: Eins zeigte Nick Siska und einen anderen jungen Mann mit einer lachenden Frau im Arm. Ein weiteres ein Paar am Strand, bei genauerer Betrachtung eindeutig Blessings Eltern. Die Familienähnlichkeit war nicht von der Hand zu weisen. Die beiden anderen Fotos waren Unterwasseraufnahmen: ein Blaupunktrochen neben einem Feuerfisch und ein Hai der kleineren Sorte. Amateuraufnahmen offensichtlich, aber dennoch schön anzusehen. Himfeld erinnerte sich, in Frau Krempels Aufzeichnungen gelesen zu haben, dass Blessing tauchte. Sie selbst war auf keinem der Bilder zu sehen. *Das absolute Gegenteil von Jessica, die ihre Wohnung am liebsten mit Bildern von sich tapeziert hätte.* Himfeld war überrascht, dass sich bei dem Gedanken an die Studentin eine Abneigung in seinem Innern breitmachte. Vor wenigen Stunden hätte er sie am liebsten mit Haut und Haaren verschlungen. Aber irgendwie erschien es ihm wie die reinste Zeitverschwendung, über diesen Sympathieumschwung zu sinnieren. Also stand er auf und öffnete die Schränke und Kommoden, wobei sich dabei doch ein wenig sein Gewissen meldete. Bis auf einen Riesenhaufen unsortierter Blätter auf dem Boden und abgerissene Notizzettel mit surrealen geistigen Ergüssen in der Schreibtischschublade fand er jedoch nichts Verwertbares. *Das ist alles, was ich mache. Ich schreibe.*

Himfeld blätterte die losen Seiten durch. Es kribbelte ihn in den Fingern, sie einfach in seine Tasche gleiten zu lassen und sich darauf zu stürzen, sobald er hier raus war. *Aber warum eigentlich? Warum bin ich so scharf darauf?*

Kurz entschlossen packte Himfeld alle Notizen ein und ging dann noch mal rauf ins Schlafzimmer. Auch hier fand er nichts Bemerkenswertes. Kleidung, etwas Schmuck, Bettwäsche, Handtücher, das Übliche. Und zu dem Üblichen gehörten natürlich auch Dessous ... Himfeld legte die Stirn in Falten. Er hätte weit weniger aufregende Ensembles erwartet. Entgegen seinem eigenen Willen ließ er einen schwarzen Satinslip durch seine Finger gleiten und verlor sich einen Moment in einem Gedanken, der seinen gesamten Körper in Aufruhr versetzte. Gleich darauf schoss ihm die Röte ins Gesicht und er stopfte den Slip zurück in die Schublade. Verdammt, er hatte nicht das geringste sexuelle Interesse an dieser Person. Zumindest sein Verstand nicht. Es war irgendetwas anderes, das ihn zu ihr hinzog. Sie hatte seine Sichtweise auf das Leben verändert. Ob das jetzt gut oder schlecht war, ließ er mal dahingestellt. *Himmel, ich habe gerade nach über zwei Jahrzehnten Ehe binnen weniger Minuten meine Frau verlassen und nun habe nichts Besseres zu tun, als gegen das Gesetz zu verstoßen und bei einer Mordverdächtigen in den Schlüpfern herumzuwühlen. Und das, nachdem ich eine fleischgewordene Barbie von der Bettkante gestoßen habe.*

Schlagartig wurde ihm bewusst, dass sein Leben in den letzten Stunden eine grundlegende Wendung erfahren hatte. Eine irreversible Wendung. Warum fühlte er sich nur so ausgeglichen dabei? Einzig seine Gewissensbisse nagten etwas an seiner inneren Ruhe, die sich jedoch ausschließlich auf Eva Blessing und ihre Dessousschublade bezogen.

Was hingegen Ilona betraf, so kam es ihm vor, als hätte er sie schon vor einer halben Ewigkeit verlassen. Und im mentalen Sinne stimmte das ja sogar irgendwie. Verlassen hatte er sie schon längst, heute war er nur ausgezogen.

Himfeld warf noch einen letzten Blick auf die Dessous und hatte sofort Blessings stahlgraue Augen vor sich. Als er den Drang verspürte, an dem Slip zu schnuppern, schloss er blitzschnell die Schublade und verließ eilig das Schlafzimmer.

Nun war sein schlechtes Gewissen perfekt. Wie ein perverser Stalker schnüffelte er hier in ihren Sachen herum. Schnellen Schrittes hetzte er zu seiner Tasche zurück, riss die Notizen heraus und legte sie zurück an ihren Platz, um zumindest ein bisschen Anstand ihr gegenüber zu wahren.

»Süße, es dauert nicht lange.« Bries sah sich auf der Station um und ging sicher, dass niemand sie sah. Dann zog er Chrissi zu sich heran und säuselte ihr ins Ohr: »Ich bin in zehn Minuten zurück. Du kannst in der Zwischenzeit die Medikamente für morgen früh stellen. Weißt du, ich habe das Gefühl, dass es eine sehr ruhige Nachtschicht wird und wir beide viel Zeit für das Wesentliche haben werden.« Sanft küsste er ihren Hals und Chrissi spürte einen Schauer.

»Was ist denn das Wesentliche?«, fragte sie kichernd.

»Na, du natürlich«, versicherte Bries ihr zwischen zwei weiteren Küssen. Seine Hände ruhten auf ihrem Gesäß, das er leicht zu kneten begann. »Warum sonst hätte ich wohl den Dienstplan so gedreht, dass wir zusammen Nachtschicht haben?«

»Okay«, willigte Chrissi gedehnt ein. Ihre Wangen waren gerötet. »Aber sieh zu, dass eure Besprechung nicht die ganze Nacht dauert.«

Lächelnd schüttelte Bries den Kopf. »Ich werde nur ganz kurz mit Eva sprechen. Du weißt, ich muss meine Website voranbringen. Ich mache das schließlich auch für dich. Für uns ... oder meinst du, ich lasse uns in dieser Irrenanstalt bis zur Rente vergammeln? Wir sind für Höheres bestimmt, Baby.«

»Beeil dich«, hauchte sie ihm ins Ohr und machte sich auf den Weg zurück ins Stationszimmer.

»Wie könnte ich dich warten lassen?«, entgegnete er und sah ihr hinterher.

Gekonnt setzte sie ihren Hüftschwung in Szene, als sie den Gang hinunterlief. Bries' zuckersüßes Lächeln erstarb augenblicklich, nachdem Chrissi ihm noch eine Kusshand zugeworfen hatte und schließlich im Stationszimmer verschwand.

»Also dann«, sagte er zu sich selbst, ging in die andere Richtung und klopfte an Blessings Zimmertür.

Die Uhr über der Bar zeigte 2.40 Uhr, als Himfeld sich seinen zweiten Gin Tonic orderte. Eine halbe Stunde zuvor hatte er im Radisson Blu Hotel an der Expo Plaza eingecheckt und sein Zimmer umgehend wieder verlassen, um die Hotelbar aufzusuchen. Der Barkeeper hatte längst Feierabend machen wollen und schien wenig begeistert über die neue Bestellung. Himfeld starrte auf die Eiswürfel, die fröhlich vor sich hin schwammen, als gäbe es keine Sorgen auf der Welt. Wie würde es jetzt weitergehen? Seine Ehe war am Ende. So viel war klar und es war gut so. Auch auf die Freundschaft der Rebmanns würde er künftig verzichten müssen. Himfeld musste sich das Lachen verkneifen, als er daran dachte, was er ihnen an den Kopf geworfen hatte. Die Gesichter der beiden waren einfach unbezahlbar gewesen. Stina, die ihm gegenüber sonst immer recht kokett aufgetreten war, schien tödlich beleidigt und Theodor, dem Großkotz, war die Kinnlade entglitten. Nun entfuhr Himfeld doch ein Lachen.

»Kann ich Ihnen noch etwas bringen?«, wandte sich der sichtlich genervte Barkeeper an ihn und blickte betont auf die Uhr.

»Was?« Himfeld sah auf sein volles Glas. »Äh, nein. Nein, danke.« Leicht beschämt räusperte er sich und grinste nur noch still in sich hinein.

Er stockte jedoch, als das Blessing-Drama ihm wieder in den Sinn kam. War sie wirklich die Spitze einer Organisation? Einer Sekte? Aber wenn dem so war, vielleicht handelte sie ja aus guten Absichten heraus?

Himfeld schüttelte den Kopf, als sich unaufgefordert Blessings Satinslip in seine Gedanken mogelte. *Was ist das bloß mit dir, Eva? Was hat dich zu dem gemacht, was du bist? Und warum machst du mich genauso?*

Aber Himfelds schlimmster Gedanke war der vage Verdacht, Blessing könnte gemeinsame Sache mit diesem Martin Bries machen, und er konnte nicht einmal genau sagen, warum er diese Theorie für möglich hielt. Natürlich gab es gewisse Aspekte, die auf eine Zusammenarbeit der beiden schließen lassen, doch es war eher so etwas wie ein siebter Sinn, eine intuitive Eingebung, die ihn so denken ließ. Fortwährend wuchs in ihm das ungute Gefühl, dass die Entwendung der Unterlagen keine war, sondern ein ausgearbeiteter Plan und Bries quasi ihr heimlicher Kontakt zur Außenwelt. *Dieser geistig umnachtete Trottel. Andererseits ist er als Handlanger vermutlich bestens geeignet. Ob er in Blessings Auftrag diesen Auflauf vor der Klinik organisiert hatte? »Häutet die Wörter!« Woher stammen diese Worte nur? Und warum bin ich eigentlich nicht von meiner Dienststelle verständigt worden? Gut, ich hatte keine Bereitschaft, aber der Fall obliegt definitiv meiner Zuständigkeit.*

Erneut versank Himfelds Blick im Glas. Die Eiswürfel waren bereits deutlich kleiner geworden und wässerten seinen Gin. Himfeld leerte das Glas in einem Zug und kramte in der Tasche nach seinem Portemonnaie, um dem sichtlich erleichterten Barkeeper ein Trinkgeld zu geben, als ein weiterer Gast die Hotelbar betrat und sich zu ihm an den Tresen gesellte. »'n Abend!«

Der Barkeeper verdrehte die Augen. »Guten Morgen!«, entgegnete er mit Nachdruck.

»Geben Sie mir ein Bier?«, fragte der neue Gast und legte bereits seinen Mantel ab. Eine rein rhetorische Frage. *Floskeln, alles nur sinnentleerte Floskeln*, schoss es Himfeld durch den Kopf.

»Sehr gerne«, erwiderte der Barkeeper zwischen zusammengepressten Lippen. »Und der andere Herr noch einen Gin Tonic vielleicht?!« Keiner seiner beiden Gäste nahm den Sarkasmus in seiner Stimme wahr. Himfeld nickte.

»Was für ein Sauwetter!«, suchte der neue Gast das Gespräch mit seinem einzigen Gegenüber und Himfeld nickte in Gedanken versunken.

»Geschäftlich hier?«

»Wie?« Erstmals musterte der Polizeipsychologe den Mann, der deutlich jünger als er selbst war und seine langen, gepflegten Locken in einem Zopf trug. Sein dunkler Teint hob sich smart von dem stilvollen hellgrauen Wollpullover ab. »Äh, nein. Nein.«

Der Mann betrachtete ihn eindringlich, dann nickte er wissend. »Ärger mit der Frau, hm?«

Im ersten Moment wollte Himfeld seinem jahrzehntelang antrainierten Reflex folgen und lügen. Aber wozu? »Trennung von der Frau«, korrigierte er trocken. »Und Sie?«

»Dito.« Die beiden stießen mit ihren Getränken an. Die anschließende Stille nutzte der Barkeeper, um demonstrativ den Tresen zum wiederholten Male abzuwischen. Es blieb erneut unbemerkt.

»Rausgeschmissen oder freiwillig weg?«

»Mehr als freiwillig!«, ereiferte sich Himfeld. »Genau genommen hätte ich schon vor zwanzig Jahren hier sitzen sollen.«

Der Mann prustete verächtlich. »Ich sollte wohl dankbar sein, das zu hören. Wir sind gerade mal zweieinhalb Jahre zusammen, eins davon verheiratet. Besser jetzt die Trennung, als sich zwanzig verlorene Jahre aufzubürden. Zum Glück hat es mit dem Kinderkriegen noch nicht geklappt. Haben Sie welche?«

Himfeld schüttelte nur den Kopf. Mental war er immer noch nicht so ganz bei dem Tresengeplänkel.

»Mensch, Mensch, Mensch. Da reißt man sich den Arsch auf, arbeitet von früh bis spät und es ist trotzdem nicht genug. Angeblich …« , er hob theatralisch die Hände, »… habe ich nie richtig zugehört, sie nicht verstanden und ihre Wünsche nicht ernst genommen.«

Ja, wahrscheinlich war das so, sinnierte Himfeld, *bei mir zumindest war es das.*

»So ein Quatsch!«, ärgerte der Mann sich und orderte mit einem Fingerwink zwei neue Getränke. »Alles hab ich für sie gemacht! Jeden Wunsch hab ich ihr erfüllt.«

»Aber nicht von den Augen abgelesen«, mischte Himfeld sich geistesabwesend in den Monolog ein, als ihm plötzlich bewusst wurde, was Ilona so verbittert und verlogen hatte werden lassen. Mangelnde bis nicht vorhandene Aufmerksamkeit. Der Mann stutzte einen Augenblick, verstand diese Aussage wohl als ironischen Beitrag und schlug mit der flachen Hand auf den Tresen, dass die Getränke ins Schwanken kamen.

»Exakt! Ich kann Ihnen sagen …«, er nahm einen großen Schluck aus seiner Flasche, orderte noch zwei Kurze und streckte Himfeld wie einem Seelenverwandten die Hand hin. »Luca.«

»Heinrich«, entgegnete dieser und umfasste seine Hand kurz, aber fest. Sie stießen mit den Kurzen an, verzogen anschließend die Gesichter und orderten zwei weitere. Luca entledigte sich seines Pullovers, lockerte seinen Hemdkragen und legte jetzt erst richtig los. Er berichtete, wie es zu Hause aus seiner Sicht ablief, und titulierte seine Frau nach der dritten Flasche Bier als »undankbares Miststück«.

Nach und nach gab auch Himfeld einiges zum Besten, bis die beiden Männer sich gleichzeitig ihr schreckliches Leid klagten, ohne zu merken, dass sie einander nicht im Geringsten zuhörten. Zwischendurch bestätigten sie sich dennoch gegenseitig, dass sie völlig im Recht seien und deshalb eine weitere Runde bestellen müssten. Der Barkeeper hatte inzwischen die Hoffnung begraben, vor Tagesanbruch in den wohlverdienten Feierabend zu gehen.

»Und weiß'u, was das Schlimmste is'?«, lallte Luca.

Mittlerweile verzog er nicht mehr das Gesicht, wenn der Schnaps ihm die Kehle runterlief. »Hm?«, erkundigte Himfeld sich mit halb geschlossenen Augen. »Was'n?« Auch seine Zunge war träge geworden.

»Das Schlimms'e ...«, holte Luca feierlich und mit erhobenem Zeigefinger aus, bevor er jäh verstummte.

»Was'n?«, wiederholte Himfeld seine Frage, von der er gar nicht mehr wusste, warum er sie gestellt hatte.

Trüben Blickes starrte Luca vor sich hin, bevor er Himfeld wissen ließ: »Scheiße, habbich vergess'n.« Ein tiefer Rülpser entstieg seiner Kehle und der Barkeeper verdrehte sicher zum hundertsten Mal in dieser Nacht die Augen. Himfelds Schleierblick fixierte Luca noch immer, weil sein Großhirn wohl vergessen hatte, den Befehl zu geben, den Kopf wieder abzuwenden. Doch es lohnte sich, denn nach einer Reihe kleinerer Rülpser hatte Luca den Faden wiedergefunden: »Das Schlimms'e is', dass meine Alte nie ssolche An...wandlung'n hatte. Sie war imma glücklich un' zufried'n. Es gab nix ssu meckern un' nich's ssu murren. Bis ...«, er setzte sein Bier ab und versuchte, Himfeld bedeutungsschwanger anzuschauen, was den Polizeipsychologen aber eher an den Ausdruck eines neugeborenen Meerschweinchens erinnerte, »bissie angefang' hat, dies's Buch ssu lesen un' plösslich meinte, aaalles infrage stellen ssu müss'n.«

»Was für'n Buch?«, murmelte Himfeld der Höflichkeit halber in sein Glas.

Luca streckte ergeben die Hände gen Himmel. »Was für'n Buch, was für'n Buch ... Was weiß ich. Irng'so'n Emanzenscheiß!«

»Wahrsch...scheinlich 'n Leb'nsratgeber füa gelang...weilte Hausfrau'n«, mutmaßte Himfeld.

Unverhohlen kratzte Luca sich am Hintern und schüttelte den Kopf, wobei er leicht ins Schwanken geriet. »Nee«, entgegnete er, als er sich wieder eingependelt hatte, »'n Ratgeba gib' ja Rat ... Un' das war ja wohl nich' der Fall, ansonst'n wär' ich ja nich' hia. Das war irng'so'n an'erer Mist. Von dieser Tussi, die stännig versuch', sich umssubringen. Hätt' se es ma' geschafft, dann würd's dies's verdammte Buch nich' geb'n!«

Schlagartig wurde Himfeld wieder klar im Kopf. »Blessing!«

Es war keine Frage, sondern eine Feststellung, dennoch antwortete Luca: »Ja, kann sein. Ich nenn' so was Ehesser... sserstörerin. Menschenskin', dann soll die sich doch umbring', aber aufhör'n, Frau'n solche Flausen innen Kopf ssu sessen, dass 'ie gansse Welt nur aus Lug un' Trug besteht un' keina den anderen wirklich ... wirklich sieht oder ssuhört oder weiß der Teufel was. Ich glaub', diese Alte gehört einfach ma' richtich durchgevö–«

So schnell es seine lahme Zunge zuließ, unterbrach Himfeld ihn: »Du meins', euer Eh...hestreit wurde durch dies's Buch ausgelöst? Has' du's gelesen?«

Nachdenklich kniff Luca die Augen zusammen und legte die Stirn in Falten. Nach einer kleinen Ewigkeit nickte er.

»Dann müss'es' du wissen«, belehrte Himfeld ihn nuschelnd, »dass jeder für sich un' sein Glück oder Unglück selbs' der Verantwor'liche is'.« Nun war es an ihm, den Zeigefinger zu erheben. Ungeachtet seines wenig beeindruckenden Auftretens wies er Luca lallend in die Schranken: »Du kanns' nich's und nieman'en für dein' Erfolg oder Scheitern veran'wor'lich machen. Das hat Eva seeehr deu'lich gemach'. Und soll ich dir ma' was sag'n? Sie hat recht damit!« Himfeld wischte ein paar seiner Speicheltropfen vom Tresen. »Eva gib' nur Denkanstöße. Wenn bei euch wir'lich alles okay gewesen wäre, hätte deine Frau das Buch an'ers in'erpretiert. Ein Buch kann keine Ehe kaputtmachen ... Es is' nur Papier ... ein toter Baum.«

Es dauerte eine Weile, bis Luca die Worte verarbeitet hatte. »Scheiß die Wand an, du bis' auch so'n Anhänger von dieser Irren, oder?«

»Was darf ich den durstigen Herren denn als Nächstes bringen?«, mischte sich der Barkeeper süffisant ein. »Zur Abwechslung vielleicht mal ein Wasser? Oder einen Kaffee? Mit einem Kaffee schaffen Sie es bestimmt, die Nacht durchzumachen.« Sein Sarkasmus lief erneut auf Grund.

»Ich will dir ma' was sagen«, fuhr Luca unbeirrt fort, als ob der Barkeeper nichts gesagt hätte. »Ich hab das Bild von dieser Verrückten aufm Buch geseh'n. Und meine Meinung is': Vergiss den Müll, den se von sich gib'. Das Einssige, was mich an so einer interessier'n würde, is', wie viel se schluckt und vielleich' noch, wassie drun'er trägt.« Er begann zu lachen, während Himfeld versuchte, seinen Zorn mit einem großen Schluck Gin Tonic zu ertränken. »Ich wette«, sinnierte Luca noch immer lachend, » ...so'n Fummel aus Sss... eide oder Satäng oda wie das heißt. Oder noch besser Latex.« Sein Lachen erstarb, als er versonnen hinzufügte: »Latex, jawoll. Mann, da würd ich dann meine ganze Ladung drauf zielen, wenn ich ihr mein Ding ausm Hals gezogen habe.«

Himfeld verschluckte sich und spuckte in hohem Bogen seinen Gin Tonic über den Tresen, direkt dem Barkeeper auf den Bauch.

»Hey, Süße, was ziehst du für ein Gesicht? Nur noch zwanzig Minuten trennen uns vom Feierabend und dann geht's ab zu dir nach Hause.« Bries griff mit beiden Händen nach Chrissis Po und zog sie zu sich heran. Sie ließ es geschehen, drehte jedoch ihren Kopf von ihm ab. »Hey?«, wiederholte er fragend, umfasste ihr Kinn und wandte es in seine Richtung.

Kurz sah sie ihn an, senkte dann den Blick. »Warum hat das vorhin so lange gedauert?«, nuschelte sie und Bries sah sie fragend an. »Eva ... warum warst du vorhin so lange bei ihr? Du sagtest, es würde schnell gehen.«

Er ließ sein Spitzbubenlächeln erstrahlen. »Na, na, na. Ist da etwa jemand eifersüchtig?« Trotzig wandte Chrissi ihren Kopf wieder ab.

»Wir hatten einfach sehr viel zu besprechen«, erklärte er ihr nachsichtig, als ob er mit einem kleinen Kind spräche. »Schau mal, ich bin Evas einziger Verbündeter hier, ihr Sprachrohr für die Welt. Und wir sind so nah am Ziel«, er deutete mit Daumen und Zeigefinger eine winzigkleine Entfernung an, »wir können uns jetzt keine Fehler erlauben. Baby, du weißt, ich bin Perfektionist!«

Schmollend sah Chrissi ihn an.

»Ich werde der Kopf einer ganzen Bewegung sein. *Der* Bewegung. Der einzigen Bewegung, die jemals wirklich von Bedeutung war. Und du«, sanft strich er ihr eine Haarsträhne aus dem Gesicht, »wirst die Königin an meiner Seite sein.«

Ein zaghaftes Lächeln breitete sich auf ihren Lippen aus. »Aber ich verstehe immer noch nicht, was meine Rolle dabei ist. Nie willst du, dass ich Eva danach frage. Lass mich doch nur ein einziges Mal mit ihr sprechen, damit sie mir erklären kann, was ich ...«

»Nein!«, unterbrach er sie rigoros und stieß sie ein wenig weg, fiel einen Moment lang aus seiner Rolle. »Sag mal, hast du eigentlich überhaupt kein Vertrauen in diese Sache? Kein Vertrauen in mich?« Er zauberte einen beleidigten Ausdruck auf sein Gesicht. »Das ist nun mal Teil des Plans. Eva spricht ausschließlich mit mir und ausschließlich durch mich. Sie weiß, dass du großartige Arbeit leistest, indem du mir den

Rücken frei hältst. Aber wir müssen wirklich vorsichtig sein. Die Wände hier drinnen haben Ohren.« Er führte seinen Zeigefinger an seinen Mund, dann deutete er damit um sich herum. »Verstehst du? Eva weiß, dass du uns unterstützt, und sie hat sich sehr anerkennend über dich geäußert, aber wenn du sie wirklich beeindrucken willst, behandelst du sie wie jeden anderen Patienten. Keine Fragen, keine Absprachen! Das läuft alles über mich.«

Nachdenklich kaute Chrissi an ihrer vollen Unterlippe.

»Und je schneller wir mit unserem Plan vorankommen, desto mehr Zeit haben wir für Schweinereien«, setzte Bries hinterher, als er einen Rest Skepsis spürte. »Himmel, du machst mich wahnsinnig, wenn du so an deiner Unterlippe kaust. Lass noch was für mich übrig.«

Das räumte Chrissis letzte Zweifel aus der Welt. Wenn Bries nicht doch ein wenig Angst gehabt hätte, ob er sie ein weiteres Mal einlullen könnte, hätte er über ihre Naivität nur den Kopf schütteln können. Und da hieß es, Männer würden nur an das eine denken.

»In acht Minuten ist Übergabe, dann geht's nach Hause«, ließ Chrissi ihn erwartungsvoll wissen, zwinkerte ihm zu und widmete sich wieder ihrer Arbeit. Als Bries schon fast das Stationszimmer verlassen hatte, rief sie ihn noch einmal zurück. »Und du bist sicher, dass du nicht vielleicht doch irgendwie auf Eva stehst?«

Nach einem kurzen Zögern lachte er. »Süße, wer will sie, wenn er dich haben kann?«

Zunehmendes Stimmenwirrwarr ließ ihn zu sich kommen, gefolgt von einem ausgeprägten Schmerz im Kopf, Nacken und Kreuz. Langsam hob Himfeld seinen Kopf an.

»Guten Morgen«, begrüßte ihn fröhlich die Tagesschicht hinter dem Tresen. »Darf ich?« Sie hielt einen Lappen empor und deutete auf die Stelle, auf der er eingeschlafen war. Himfeld sah hinunter. Sabberflecken. Er spürte, wie sich das Hämmern in seinem Kopf verstärkte, als das Blut in sein Gesicht schoss. Nach und nach füllte sich der Eingangsbereich. Es zog die Hotelgäste in den Frühstücksraum. Einige musterten ihn skeptisch, eine Frau zog sogar ihr Kind hektisch weiter, als es den Polizeipsychologen mit großen Augen anstarrte.

Allmächtiger, dachte Himfeld, von Scham übermannt. Sein nächster Blick fiel auf den Hocker neben sich.

»Ihr Freund ist kurz vor Ihnen aufgewacht und auf sein Zimmer gegangen«, erklärte die Frau und stellte ihm unaufgefordert einen Kaffee vor die Nase.

»Mein Freund?« Nur langsam kehrten die Erinnerungen zurück. *Wozu habe ich eigentlich dieses scheiß Zimmer bezahlt?*

Mit beiden Händen massierte Himfeld seinen Nacken, versuchte notgedrungen, seine Kleidung zu entknittern und seine Haare zu richten. Zum Glück hatte er sich in weiser Voraussicht drei Nächte eingebucht. Er stürzte seinen Kaffee runter und fuhr mit dem Aufzug in den dritten Stock. Den schmerzenden Schädel reibend, versuchte er, zu rekonstruieren, was heute anstand. Eigentlich war ihm nur nach einem ordentlichen Katerfrühstück und nach einer Mütze voll Schlaf in einem richtigen Bett. Wenn er an einen ganz normalen Arbeitstag dachte, wurde ihm beinahe schlecht. *Welcher Tag ist überhaupt?*

Grübelnd stieg Himfeld aus dem Lift und schlurfte den Flur entlang. Seine lichtempfindlichen Augen fielen auf einen Frühstückswagen, der vor einem der Zimmer stand. Neben dampfendem Rührei unter einer durchsichtigen Glocke lag eine Zeitung. *Wunderbar!* Himfeld griff danach und schaute aufs Datum. Glückseligkeit überflutete ihn, als er das Zauberwort las: Sonntag! *Ja natürlich, die Sonntagszeitung mit den vielen bunten Bildern und lustigen Geschichten, die mir persönlich nie ins Haus kommen würde.* Erleichtert legte er die Zeitung zurück und setzte seinen Weg fort. Dann stutzte er. *Was ist das für ein Bild auf der Titelseite? Der Typ kommt mir irgendwie bekannt vor.* Unentschlossen stand er da. Dann blickte er sich um, ob niemand ihn sah, und kehrte zu dem Rollwagen zurück. Erneut griff er nach der Zeitung und schloss im gleichen Moment die Augen. *Nein, nein, nein nein!* Vorsichtig faltete er sie auseinander. *Das muss ein Albtraum sein! Ich liege noch mit dem Kopf auf dem Tresen und schlafe.* Sämtliche Stoßgebete waren ins Nichts verpufft, als er es klar und deutlich vor sich sah. Der Typ, der ihm bekannt vorkam, war er selbst. Es war ein weiteres der Fotos, die die Reporter vor der Klinik von ihm geschossen hatten, kurz bevor er Nasenbluten bekommen hatte. Auf dem Bild wirkte er überheblich, arrogant und vor allem zwielichtig. Direkt daneben prangte ein Foto von Eva Blessing. Es musste aus irgendeinem Privatbesitz stammen, es war kein klassisches Foto, wie man es sonst in Boulevardzeitungen fand: Es stellte den Abgebildeten nicht bloß (überwiegend negativ) dar. Blessing war zurechtgemacht, ziemlich vorteilhaft sogar, wie er sich eingestehen musste, aber ihr Blick war trotz eines beinahe kindlichen Lächelns und der niedlichen Grübchen eisig. Obwohl sich alles in ihm sträubte, las er den Teaser:

Nun reicht es ihr nicht mehr, die Menschen nur zu töten: Die Endzeit-Eva macht sich die Menschen untertan

Machen sie gemeinsame Sache?

Er ist bis dato der einzige Überlebende im Fall Blessing. Polizeipsychologe Heinrich Himfeld war in der vergangenen Woche regelmäßig in der Psychiatrie zu Vernehmungen und sorgte immer wieder für Furore. Warum ist es ihm bisher nicht gelungen, den Fall zu lösen? Aus welchem Grund nimmt er die dringend Tatverdächtige in zwei Mordfällen immer wieder in Schutz? Und vor allem: Wie überlebt er ihre Gesellschaft? Die Antworten darauf könnte nun der junger Krankenpfleger Martin B. geben, der gestern am frühen Abend bei der Polizei aussagte, Himfeld hätte ihn gezwungen, Blessing ihr neues Manuskript zu entwenden (siehe Extrateil). Himfeld hätte behauptet, dienstlich zu handeln und mit Beschäftigungsverbot und einer Klage gedroht, wenn B. diesem Auftrag nicht Folge leiste. Brauchte der Polizeipsychologe einfach nur Geld? Oder arbeitet er mit Blessing zusammen? Die Beweggründe sind derzeit noch unklar, aber Himfeld wird sich auf jeden Fall wegen diverser Vergehen verantworten müssen.

Adrenalin kochte in Himfelds Adern hoch und brachte seinen verkaterten Schädel fast zum Platzen. Ein plötzlicher Schwindel überkam ihn. Im Tunnelblick klaubte er sich besagten Extrateil aus der Zeitung und verbarrikadierte sich in seinem Zimmer. Sein Puls raste.

Wie hatte er nur so dumm sein können? *Bries, du völlig verblödetes Arschloch!*

Arbeitete Eva tatsächlich mit diesem hinterletzten Mistkerl zusammen? *Nein, laut Zeitung bist du derjenige*, antwortete seine innere Stimme sarkastisch.

Ich muss zu Eva, bevor ein Besuchsverbot verhängt wird, schoss es ihm durch den Kopf.

Sein Spiegelbild flehte nach einer Dusche und frischer Kleidung, doch er hatte keine Zeit. Schnell schnappte er sich noch Blessings Originalnotizen und ein Päckchen Aspirin. Scheppernd fiel die Zimmertür hinter ihm ins Schloss.

»Wie kann es sein, dass Sie weiterhin Besuchsrecht haben?« Blessing ignorierte den Stuhl gegenüber von Himfeld und ging schnurstracks zum Fenster.

»Wie kann es ein, dass Sie überall verbreiten, ich würde mit Ihnen zusammenarbeiten?«, ignorierte er seinerseits ihre Frage mit einer Gegenfrage.

»Dass wir …«, brachte sie ungläubig heraus und wedelte mit dem Zeigefinger zwischen ihnen beiden hin und her, »wir beide? Zusammenarbeiten? Woran? Ich bitte Sie! *Sie* spielen sich mir gegenüber doch wie der große Retter auf.« Überzogen imitierte sie Himfelds Stimme: »›Oh, ich kann Ihnen vielleicht helfen, Ihre Aufzeichnungen wiederzukriegen.‹« Blessings gesamtes Auftreten war auf Krawall gebürstet, als sie ergänzte: »Und in Wirklichkeit haben Sie sie entwendet und nicht nur das.« Wutentbrannt stampfte sie durch den Raum und hielt die Zeitung hoch, die auf dem Tisch lag. »Sie haben sie verkauft! *Meine* intimsten Gedanken, *mein* gesamtes Innenleben … einfach mal so verhökert für ein paar Scheine, die Sie vermutlich irgendeiner Stripperin in den Slip geschoben haben.« Schwungvoll haute sie die Zeitung auf den Tisch und ging schnellen Schrittes zum Fenster zurück.

Himfeld stand auf. »Ich hör wohl nicht recht. Sie haben mich doch mit Ihrer komischen Nummer komplett instrumentalisiert.«

»Welche Nummer?«

Himfeld war überrascht, wie laut sie werden konnte. »Spielen mir hier eine Woche lang das arme, unverstandene Mädchen vor.« Nun ahmte er ihre Stimme nach: »›Uh, ich weiß gar nicht, was alle von mir wollen, ich bin so zart und unschuldig und alles, was ich mache, ist schreiben.‹« Seine Augen sprühten Feuer, als er wieder in seine normale Stimmlage zurückfand. »Ich bin seit einer halben Ewigkeit bei der Polizei und daher weiß ich: Vom Schreiben stirbt niemand. Ganz egal, was oder wie viel man schreibt.«

»Dann beweisen Sie mir, dass ich irgendetwas anderes gemacht habe, als zu schreiben.«

Himfeld lachte auf, bevor er wütend mit der Faust auf den Tisch schlug. »Dazu werde ich wohl nicht mehr kommen. Dank Ihnen droht mir eine Abmahnung oder weit Schlimmeres. Sie haben Ihr Ziel erreicht. Genießen Sie es!«

»Mein Ziel?« Blessing kochte vor Wut, aber der Ausdruck in ihren Augen war angsteinflößend kalt. »Was war denn Ihrer Meinung nach mein Ziel?«

»Ev– Frau Blessing, das zieht nicht mehr. Wir können mit dem Katz-und-Maus-Spiel aufhören. Sie haben mich so weit manipuliert, dass ich Ihnen helfen *wollte*. Und kaum hatte ich angebissen, haben Sie mit Martin Bries gemeinsam eine weitere Promoaktion für Ihr neues Buch gestartet und damit eine Massenhysterie ausgelöst. Und ich stehe jetzt als Sündenbock da.«

»Martin Bries?!« Nun schrie sie fast. Als sie es registrierte, bemühte sie sich schnell, ihren Ton zu mäßigen. »Ich soll mit diesem Typen zusammenarbeiten? Und vor allem – woran? Er ist Krankenpfleger. Und um ehrlich zu sein – er ist mir unheimlich. Ich kriege schon eine Gänsehaut, wenn er mein Zimmer betritt. Er wirkt zwar immer sehr gelassen, aber redet so, als ob wir uns schon ewig kennen und er der Einzige ist, der mich versteht und es gut mit mir meint. Aber als er dann meine Aufzeichnungen kofisziert hat, war er auf einmal wie ausgewechselt: kalt, herrisch, beinahe … manisch.« Fassungslos sah Eva Blessing ihn an, bis ihr ein verzweifeltes Lachen entfuhr. »Entschuldigen Sie, aber ich weiß gerade nicht, ob ich lachen oder weinen soll. Es ist so …« Ihr Blick wirkte aufrichtig hilflos, doch Himfeld war fest entschlossen, sich davon nicht mehr blenden zu lassen.

»Darauf falle ich nicht mehr rein, Frau Blessing. Lassen Sie sich etwas anderes einfallen.«

»Worauf fallen Sie nicht mehr rein?« Obwohl sie sich ein weiteres Lachen nicht verkneifen konnte, standen ihr Tränen in den Augen. »Ich glaub das einfach nicht. Was ist hier eigentlich los? Ich sitze grundlos in der Klapse und alle anderen um mich herum drehen durch. Seit gestern Nachmittag schreien Hunderte von Durchgeknallten meinen Namen und wollen, dass ich ans Fenster trete; sie unterstellen mir irgendwelche Allmachtsfantasien; eine von den Krankenschwestern, so ein zugekleistertes Etwas, zwinkert mir ständig verschwörerisch zu und was Martin Bries betrifft: Er kam gestern Abend in mein Zimmer, um mir zu erklären, warum dieser verrückte Menschenauflauf vor der Klinik stetig zunimmt. Er sagte, Sie hätten ihn und diesen anderen Pfleger beauftragt, meine Notizen zu beschlagnahmen. Bries dachte, es sei eine polizeidienstliche Anweisung gewesen. Er selbst sei geschockt gewesen, dass Sie die Aufzeichnungen einfach veröffentlicht haben.«

Schweigend sahen sich der Polizeipsychologe und seine Verdächtige an. Beiderseitige Skepsis schwang in der Luft. Blessing drehte sich weg und sah aus dem Fenster, während sie leise weitersprach: »Bries bot mir an, mir zu helfen. Er wollte sich für eine baldige Entlassung einsetzen und gegen Sie aussagen.«

Langsam schüttelte Himfeld den Kopf. »Ich weiß nicht mehr, was ich glauben soll.«

»Wie diese Hilfe konkret aussehen sollte, kann ich Ihnen jedoch leider nicht sagen, da meine Schlaftablette anfing zu wirken, während er darüber schwafelte. Die Schlaftablette ...«, Blessing fuhr herum, »... die ich nun auf Ihre Verordnung hin jeden Abend nehmen muss. Er sagte außerdem, dass Sie Anweisung gegeben hätten, mich nachts zu fixieren. Das kam mir unglaubwürdig vor, da so eine Anordnung in der Regel von Ärzten und nicht von Polizisten gegeben wird. Herr Bries wollte mir beweisen, dass er auf meiner Seite ist, indem er auf die Fixierung verzichtete, sofern ich vor seinen Augen brav die Schlaftablette schlucke.«

Erst jetzt fiel Himfeld auf, dass Blessing in der Tat etwas benommen wirkte, wenn man mal von den Wutausbrüchen absah. »Ich soll Ihre Sedierung angeordnet haben?« Den Zeigefinger immer noch auf sich selbst gerichtet, ging er ein paar Schritte auf sie zu. »Selbst, wenn ich das wollte, hätte ich dazu überhaupt keine Befugnis. Ich bin Psychologe, ich darf überhaupt keine Medikamente verordnen und schon gar nicht in einer Klinik, in der ich nicht arbeite. Was spielen Sie für ein Spiel? Was erhoffen Sie sich durch derartige Aussagen?« Himfeld hob die Arme und ließ sie kraftlos auf seine Oberschenkel klatschen, bevor er sich mit der Hand mehrfach über das Gesicht fuhr. »Gott, wie konnte ich bloß so blöd sein und mich in Ihre hirnrissige Werbeaktion einbinden lassen?«

Blessing übermannte erneut die Wut. *Bewundernswert, wie sie es trotz der Sedierung bewerkstelligt, so viel Zorn gegen mich aufzubringen*, dachte Himfeld, der sich nun seinerseits lethargisch fühlte angesichts der vielen Informationen, die nicht zusammenpassten. »Welche Werbeaktion, verdammt noch mal?«, fragte sie nun. »Welchen Teil von *Ich-möchte-nicht-in-der-Öffentlichkeit-stehen* haben Sie eigentlich nicht verstanden? Die Veröffentlichung meines ersten Buches war ein notwendiges Übel. Ich saß bis über beide Ohren in einem Schuldenberg und es war meine einzige Möglichkeit, einer Privatinsolvenz zu entgehen. Aber die aktuellen Notizen waren nie für die Öffentlichkeit bestimmt. Ich würde Ihnen jeden Eid schwören, dass ich sie um nichts in der Welt jemals irgendwo eingereicht hätte. *Sie* haben doch alles veröffentlicht. *Ich* sitze nur in der Klapse. Schon vergessen?«

»Ich habe Ihre Notizen nicht veröffentlicht!«, schnauzte Himfeld, der auf einen Schlag wieder aus seiner Lethargie erwachte, lautstark zurück.

Blessing schnaufte verächtlich. »Schon komisch. Außer uns beiden wusste niemand davon und plötzlich ist die Klinik umringt von Menschenscharen, die meine Worte auf ihren Plakaten spazieren tragen. *Ich* weiß, dass ich sie nicht nach außen getragen habe. Wer also könnte es sonst gewesen sein?« Gespielt nachdenklich kratzte sie sich am Kopf.

»Ihren Sarkasmus können Sie sich sparen. Und nebenbei bemerkt, wo Sie doch ach so viel Wert auf Wahrheit und Genauigkeit legen, gab es ja noch eine Person, die Ihre Aufzeichnungen kannte. Nur leider weilt sie nicht mehr unter uns.«

Blessing zog ihre Brauen zusammen und schüttelte verständnislos den Kopf. »Und die wäre? Wen habe ich nun schon wieder umgebracht?«

»Oh, eines Ihrer *alten* Mordopfer«, stieg Himfeld nur zu gern auf ihren Sarkasmus ein. Es war ihm mittlerweile vollkommen egal, wie unprofessionell er sich verhielt. So, wie es aussah, musste er sich in Kürze ohnehin nach einem neuen Job umsehen. »Ich rede von Professor Robeski.« Brillierend sah er sie an und blickte in ein Gesicht, in dem er Dutzende Fragezeichen erkennen konnte.

»Professor Robeski?«, wiederholte sie skeptisch. »Ich sage das ja nur ungern, aber im Gegensatz zu Ihnen war Robeski ein Profi. Er wusste, dass ich schreibe, aber er hat nie einen einzigen Blick in meine Notizen geworfen. Nicht mal danach gefragt hat er.«

»... womit ich Sie beim Lügen erwischt hätte.« Triumphierend sah Himfeld sie an.

»Ach wirklich?« In Blessings Augen loderte hämische Verachtung. »Da bin ich aber gespannt. Robeski war ein großer Fan von Regeln und deren Einhaltung, vor allem, was die Privatsphäre anging. Daran können auch Ihre obskuren Interpretationen nichts ändern.«

Himfeld schüttelte den Kopf. »Keine Interpretationen, reine Tatsachen!« Mit durchdringendem Ausdruck legte er seinen Kopf schräg, als er zitierte: *»Denn wenn wir die Worte nicht häuten, der seelische Tod uns läutet.«*

Blessing schloss die Augen und atmete tief durch, als versuche sie, sich so zur Ruhe zu zwingen. »Herr Himfeld. Es ist ja schön, dass Sie meine Notizen offenbar auswendig gelernt haben, bevor Sie sie verscherbelten, aber könnten wir beim Thema bleiben? Was hat der Doc damit zu tun?«

»Ich *bin* beim Thema. Es geht um die Menschenmassen, die mit Plakaten durch die Stadt rennen, auf denen Ihre Worte zu lesen sind: *Häutet die Wörter!* Fast genau die Worte, die Robeski sich bei einer ihrer Sitzungen notiert hat. Was faseln Sie jetzt von *Ihren* Notizen?«

Blessings Ausdruck wandelte sich, während sie den Polizeipsychologen forschend musterte. Ohne den Blick von ihm abzuwenden, setzte sie sich auf die Fensterbank. »Die Wörterwüste?«, fragte sie nach einer Minute des Schweigens leise.

Ihr Gegenüber strahlte aufrichtige Verständnislosigkeit aus. Zügellos demonstrierte er seine absolute Verwirrung. »Hä? Wörter-was? Wüste? Frau Blessing, all das, was Sie mir sagen, schickt mich seit Tagen in die Wüste, um mich dort elendig zugrunde gehen zu lassen. Was wollen Sie gerade von mir?«

»Sie haben meine Notizen tatsächlich nicht gelesen, oder?«

Himfeld kämpft einen Augenblick mit sich. Wie viel Ehrlichkeit war zu viel? »Ich hätte vermutlich was gelesen, aber ich bin aus familiären Gründen nicht dazu gekommen.« Er starrte in ihre grauen Augen, die ihn unablässig fixierten, und spürte, dass sie ohnehin in ihm lesen konnte wie in einem Buch. *Scheiß drauf*, dachte er sich. »Wenn Sie es genau wissen wollen, ich habe mich gestern von meiner Frau getrennt und bin ins Hotel gezogen. Ich hätte also weder Nerv noch Zeit gehabt, irgendwem Ihre Aufzeichnungen auszuhändigen, selbst wenn dies mein Ansinnen gewesen wäre. Ob Sie es glauben oder nicht, Frau Blessing, aber Sie sind nicht der Nabel der Welt. Nicht alles dreht sich um Sie.«

Eine weitere Minute verging, in der Blessing zwischen Lüge und Wahrheit abzuwägen schien, bevor sie entgegnete: »Es ist schön, dass es wenigstens noch *einen* Menschen gibt, der so denkt.« Fragend sah er sie an, bis sie erklärte: »Einen Menschen, der mich nicht für den Nabel der Welt hält.«

»Das Shirt bleibt an!«, wiederholte Bries nachdrücklich und schob Chrissis Hände von sich. »Aber ...«, stotterte sie verwirrt.

»Nix aber«, entgegnete Bries schroff, rückte sein T-Shirt wieder zurecht und drehte sich genervt auf die Seite.

»Habe ich irgendetwas falsch gemacht?« Chrissi rückte dicht an ihn heran, was Bries wiederum dazu brachte, von ihr wegzurobben.

»Martin, wenn ich etwas getan habe, was dich verletzt hat oder ...«

Aufgebracht setzte Bries sich auf. »Boah! Martin dies, Martin das, blablabla ... Ich habe eine Nachtschicht hinter mir. Hat dein kleiner blonder Schädel vielleicht schon in Erwägung gezogen, dass ich müde sein könnte und einfach nur schlafen möchte?«

Chrissi schob beleidigt eine Unterlippe vor. »Ich hatte auch Nachtschicht.« Da ihr Einwand unkommentiert in ihrem winzigen Zimmer verpuffte, ergriff sie erneut das Wort: »Es ist nur so, dass du die ganze Schicht über davon geredet hast, mich endlich zu vernaschen. Und jetzt?«

Bries hatte sich inzwischen wieder hingelegt und die Augen geschlossen.

Chrissi setzte sich auf und wiederholte: »Von nichts anderem hast du geredet, die ganze Schicht über ...«, Misstrauen mischte sich in ihre Stimme, »zumindest, bevor du bei Eva warst.«

Wie ferngesteuert öffneten sich Bries' Augen. Sein erster Blick sprühte Funken, doch Disziplin hielt seinen aufsteigenden Wutausbruch in Zaum. Er setzte sich auf, nahm Chrissis Hände in seine und stimmte einen Tonfall an, den man für gewöhnlich bei Kindern verwendete, die einen Erwachsenen bei etwas Verbotenem erwischt hatten: »Süße, ich hatte nicht nur Nachtschicht. Ich baue mir neben der stressigen Schichtarbeit gerade ein Imperium auf, das mich rund um die Uhr auf Trab hält. Ein Imperium, das, ich wiederhole es noch einmal, auch dich an die Spitze befördern wird. Aber bis es so weit ist, habe ich noch verdammt viel Arbeit und wenig Schlaf vor mir. Also, wenn du mir jetzt ein paar Stunden Ruhe gönnen würdest, könnte das den Prozess letztlich sicher beschleunigen.«

»Ja, das hab ich doch inzwischen verstanden. Und du sollst ja auch deinen Schlaf bekommen. Aber es ist doch nicht zu viel verlangt, mir ein bisschen nah zu sein. Zieh doch wenigstens das T-Shirt aus, damit ich deine Haut spüren kann.«

»Nein!« Das war lauter als beabsichtigt.

Erschrocken sah sie ihn an.

»Nein«, antwortete Bries deutlich leiser. »Ich muss auf jedes Detail achten, wenn unser Plan funktionieren soll. Und das Letzte, was ich jetzt gebrauchen kann, ist eine Erkältung.«

Nachdenklich blinzelte Chrissi ein paarmal. »Du schläfst mit Shirt, weil du Angst hast, dich zu erkälten? Ich kann die Heizung anmachen.«

Es fiel Bries zunehmend schwerer, nicht genervt zu klingen. Mit einem süffisanten Lächeln stupste er Chrissi mit dem Finger auf die Nase. »Heizungsluft ist schlecht für deinen Teint und für meine Konzentration.« Sie lächelte. »Baby, halt durch und ich bring uns nach ganz oben«, versicherte er ihr. »Und damit du dich nicht immer so untätig fühlen musst, darfst du mir noch zu ein wenig Entspannung verhelfen«, fuhr er mit einem schiefen Grinsen fort, legte sich auf den Rücken und schlug die Decke in seiner Lendengegend auf.

Endlich entspannte sich auch Himfelds Miene ein wenig. Kraftlos ließ er sich auf seinen Stuhl sinken und starrte in Blessings Huskyaugen. »Das ist so ...«, angestrengt suchte er nach Worten. »Schauen Sie, ich sitze hier, sehe Sie an und glaube wieder jedes Wort. Ich glaube Ihnen, dass Sie nicht der Nabel der Welt sein wollen, aber mein Verstand sagt mir leider, dass es nicht der Wahrheit entsprechen kann und dass in Wirklichkeit genau das Ihr Ansinnen ist. Das und nur das und nichts anderes!« Schweigen flutete den Raum.

»Bei diesem Problem kann ich Ihnen nicht helfen«, merkte Blessing irgendwann tonlos an. Himfeld lachte trocken auf, bevor er seine Ellenbogen auf die Beine stützte und das Gesicht in den Händen vergrub. Er fühlte sich wie ein kleiner, dummer, unwissender Junge.

»Aber ich weiß jetzt zumindest, dass *Sie* nicht gelogen haben«, setzte Blessing zu Himfelds Überraschung nach. Er sah ein Stück über seine Finger hinweg, ließ den Rest seines Gesichts jedoch hinter den Händen versteckt. Blessing hüpfte von der Fensterbank, drehte ihm den Rücken zu und sah aus dem Fenster: *»Ich hatte mich verlaufen, wieder mal. Diesmal jedoch außerhalb meines Kopfes. Obwohl der Ort wüstengleich vor mir lag, schien er alles zu bieten, was das Herz begehrt. Fuß um Fuß folgte ich dem Weg in den Verdruss, denn ich merkte, dass der Weg kein Weg war, sondern lediglich das Wort. Da war nichts zu beschreiten, nichts zu erkunden, nichts zu folgen oder zu verlassen. Nur drei Buchstaben: W-E-G.*

Auf meiner Flucht vor dem Wort ohne Sinn lief ich auf ein grünes Tal zu. Doch auch hier empfing mich nur Qual; keine

Senke, keine dazugehörigen Berge, die es zu besteigen gab, denn nur das Wort, ganz ohne Berg, lässt sich nicht erklimmen.

Vom Durst getrieben lockte mich eine azurblaue Quelle, die meine Kehle jedoch fortwährend vertrocknen ließ, als ich feststellte, dass Laute ohne das nasse Lebenselixier, das sich dahinter verbergen sollte, nicht für Erfrischung sorgen. Einfach nur Wasser ohne jede Welle. Staubtrocken tanzten die Laute vor meinen Augen – Q-U-E-L-L-E –, während die geistige Dehydration langsam voranschritt.

Doch ein Lichtblick glänzte fern am Horizont: ›Glück und Zufriedenheit für alle Zeit‹. Das war, wonach ich suchte, und ich jagte atemlos hinterher. Mit jedem Meter prangte es größer vor mir. Den Durst ignorierend, rannte ich sehnsuchtsvoll darauf zu, bis ich es innerlich bereits verdorrt erreichte. Der Atem flach, das Herz rasend, blieb ich davor stehen. Wartend. Hoffnungsvoll. Sehnsüchtig. Die Augen geschlossen; bereit, zu empfangen. Doch nichts passierte. Vorsichtig schlich ich näher, schaute um die Worte herum, wünschte von Herzen, dass etwas in mir passierte. Doch außer dem geschriebenen Satz war weit und breit nichts mehr. Keine Glückseligkeit. Keine innere Ruhe. Nichts.

In dieser Welt war jedes Wort nur ein Wort, in welcher Form auch immer. Geschrieben, gedacht oder gesprochen stand es ohne Inhalt in einem luftleeren Raum. Buchstaben ohne Sinn, Emotion oder Gegenstand verblieben. Wie ein Geschenk, das bereits geöffnet wurde. Man weiß zwar, was es einst beinhaltete, kann sich jedoch an der leeren Hülle nicht erfreuen. Worte sind die Verpackung der Emotionen. Manche verschweißend, andere einfach nur verpackend, aber schlicht wertlos.

Mit dieser Erkenntnis blieb ich einsam, durstig, leer in einer Welt, nur mit Lauten versehen. Nicht mal der W-E-G gab mir noch Halt, denn seine Existenz war ebenso eine Illusion wie alles andere um mich herum und führte ins Nichts – ganz gleich, in welche Richtung ich ging. Auf leeren Phrasen blieb ich letztlich stehen, denn nach Liebe, Freude und verdientem Lohn wollte ich erst gar nicht suchen.

Wenn hinter all den Worten, die wir erfunden haben, nur noch ein großes Nichts steht; wenn es nicht gefüllt ist mit dem, was wir suchen und benötigen, uns wünschen und erhoffen, was ist dann das L-E-B-E-N?

Wir sollten noch heute beginnen, die Worte zu häuten. Zu suchen, was dahintersteckt, und sie wieder mit Bedeutung füllen, bis sie überquellen.

Denn wenn wir die Worte nicht häuten, der seelische Tod uns läutet. «

Sie drehte sich um und sah den Polizeipsychologen einfach nur an. Ohne Mimik, ohne Ton, ohne jeden Nachdruck. Langsam nahm Himfeld seine Deckung runter und lehnte sich zurück. Er wirkte unendlich erschöpft. »Ich nehme an, das ist von Ihnen«, kommentierte er matt.

»Na ja, so ungefähr zumindest. Ganz auswendig kenne ich es nicht, aber sinngemäß habe ich es wohl in etwa wiedergegeben. Ich habe es in meiner zweiten Nacht hier geschrieben. In der letzten Sitzung mit Professor Robeski habe ich es ihm vorgelesen, um ihm klarzumachen, was Worte und Unterhaltungen für mich bedeuten. Ich wusste mich nicht anders auszudrücken, deshalb habe ich den Text *Wörterwüste* geschrieben. Der Professor wies mit seiner trockenen Art daraufhin, dass ich die letzten beiden Zeilen weglassen sollte, für den Fall, dass ich es jemals veröffentlichte, sie würden die Massenhysterie nur noch mehr anheizen. Sie wären zu kryptisch, mystisch, zu unheimlich. Ich sagte ihm, dass ich nichts mehr veröffentlichen würde. Er fragte, was wäre, wenn ich wieder Geld bräuchte. Und ich erklärte ihm, wenn dem so wäre, verzichtete ich auf die beiden Zeilen. Er hat sie notiert und scherzeshalber gesagt, er würde es dann kontrollieren.«

Langsam ging Blessing auf Himfeld zu und setzte sich auf ihren Stuhl. »Sie haben seine Aufzeichnungen gelesen, stimmt's? Die Wörterwüste an sich kannten Sie gar nicht. Und das wiederum konnten Sie mir nicht sagen, weil sie keine Befugnis hatten, in Robeskis Sachen herumzuschnüffeln.«

»Dem wäre nichts hinzuzufügen«, bestätigte Himfeld. Er war überrascht, wie leicht es ihm fiel, die Wahrheit zu sagen. Nicht einen Moment dachte er an die Konsequenzen dieses Geständnisses. »Außer natürlich, Sie glauben, dass zur Abwechslung ich Ihnen etwas vorspiele und nur so tue, als ob es so gewesen wäre.«

Ungerührt ließ Blessing von ihrem Daumennagel ab, auf dem sie herumgebissen hatte. »*So* gut können Sie nicht lügen.« Wieder einmal äußerte sie sich völlig wertfrei, ohne den Polizeipsychologen diskreditieren zu wollen, obgleich ihr vermutlich klar war, dass er sich für einen Meisterlügner hielt.

»Schönen Dank auch«, entgegnete Himfeld resigniert.

Stumme Minuten vergingen, bevor Himfeld sich wieder etwas aufrichtete und sich räusperte. »Und nun, da Sie wissen, dass ich nicht gelogen habe, was machen wir damit? Wie kann ich weitermachen, ohne Sie und Ihre Worte ständig anzweifeln zu müssen?«

Blessing zuckte die Schultern, ein kleines Lächeln auf dem Gesicht. »Mir einfach glauben?« schlug sie vor und Himfeld lachte müde auf.

»Ach so.« Eine Zeit lang starrte er auf den Boden, dann beugte er sich zu ihr vor. »So, wie es aussieht, werde ich ohnehin von dem Fall abgezogen. Genau genommen brauche ich also die Wahrheit nicht mehr.«

»Warum sollte man Ihnen den Fall entziehen? Sie haben die Notizen nicht veröffentlicht.« Ein schräges Grinsen erschien auf ihrem Gesicht, als sie treffend die Presse persiflierte: »Abgesehen davon sind Sie der *einzige Überlebende* in meiner Nähe.«

Beide lachten kraftlos.

»Trotzdem habe ich mich diverse Male nicht vorschriftsmäßig verhalten«, gestand Himfeld etwas gedankenverloren.

»Möchte ich wissen, inwiefern?«, erkundigte Blessing sich und ihre Augen fingen an, ihn zu durchbohren.

Obwohl Himfeld sich fast sicher war, dass sie ohnehin durchschaut hatte, dass er aus reiner Neugier viel zu weit in ihre Privatsphäre eingedrungen war, schüttelte er den Kopf. »Ich denke nicht, nein.« *Sie weiß mit Sicherheit, dass ich in ihrer Wohnung war*, flüsterte eine Stimme in seinem Inneren, während Himfeld den Gedanken an die Dessousschublade zu verdrängen versuchte.

Blessing beugte sich ein wenig vor. »Eine drohende Abmahnung, vernichtende Presse, die Frau verlassen, aus dem Haus ausgezogen ...« Sie lehnte sich wieder zurück und brachte einen derart empathischen Blick zustande, wie Himfeld ihn ihr niemals zugetraut hätte. »Sie hätten nur das glauben sollen, was ich Ihnen in den Verhören geantwortet habe, und sich nicht davon beeinflussen lassen sollen, wie ich von den Medien dargestellt werde.«

Scheiße, da hast du wohl recht, gestand der Polizeipsychologe ihr und sich innerlich ein. *Vor allem habe ich mich von diesem verdammten Medienhype und der Massenhysterie einlullen lassen.* »Frau Blessing, ich weiß überhaupt nicht mehr, wem oder an was ich glauben soll.«

»An sich selbst?«, platzte es aus Blessing prompt heraus. »Damit fährt man immer am besten. Und damit hätten Sie den ganzen Wahnsinnigen da draußen, die Tag und Nacht die Klinik belagern, eine ganze Menge voraus.«

Stimmt, ich hab ja noch mich! Diese Erkenntnis ließ ihn trotz allem ruhiger werden. *Ich könnte mich einfach selbst überraschen, indem ich zur Abwechslung mal wieder sinnvoll agiere.*

Die Metamorphose gelang überraschend schnell. »Mal angenommen, ich kämpfte jetzt darum, meinen Posten zu behalten und meinen Namen in der Öffentlichkeit reinzuwaschen«, er richtete sich auf und lehnte sich über den Tisch möglichst weit zu Blessing hinüber, »was würde mir das bringen, wenn ich diesen Fall letztlich doch nicht löse?«

Blessing wirkte wieder in Gedanken vertieft, als sie nuschelte: »Wenn Ihr Seelenheil davon abhängt, dann lösen Sie ihn doch einfach.«

»Das geht nur mit Ihrer Hilfe und das wissen Sie.«

»Ich habe Ihnen in unseren Gesprächen bereits alle Antworten gegeben, die Sie benötigen. Herr Werding ist gesprungen, als ich anfing, ihm von meinen Beweggründen für den Selbstmord zu erzählen, und der Doc ist einfach zusammengebrochen – *ohne* mein Zutun. Mehr weiß ich leider selbst nicht.«

»Werden Sie Ihre Notizen veröffentlichen?«

Blessing prustete emotionslos. »Sind sie doch schon.«

»In einem Buch, meine ich?«

»Nein.«

»Machen Sie gemeinsame Sache mit dem Pfleger Martin Bries?«

»Nein.« Verärgert zog sie die Augenbrauen zusammen. »Gott, nein!«

»Was wollen Sie? Was ist Ihr Anliegen?«

»Mein Anliegen ist es, hier endlich rauszukommen und wahlweise einen Ort zu finden, an dem ich in Frieden leben kann, oder alternativ einen erfolgreichen Selbstmord hinzubekommen.«

»Haben Sie schon einen Ort, an den Sie nach Ihrer Entlassung gehen können?«

»Zu meiner Freundin Buggi.«

»Wer ist Buggi? Haben Sie sie schon einmal erwähnt?«

»Walburga Piefke, wohnt außerhalb der Stadt in Benthe.«
Himfeld spürte, wie ein Grinsen sich auf seinem Gesicht ausbreitete, während er echote: »Walburga Piefke?«
Blessing nickte. »Wir fanden ihren Namen schon immer etwas seltsam, darum nennen wir sie Buggi.«
»Ja, der Name ist in der Tat ... na, sagen wir, ungewöhnlich.«
»Heinrich Himfeld ist aber auch nicht gerade ein Kracher. Erinnert an den Reichsinnenminister 1943 bis '45. Was haben sich Ihre Eltern bloß dabei gedacht?«
Piefke, überlegte Himfeld, den Seitenhieb zu seinem Namen geflissentlich ignorierend, *der Name stand auch in Robeskis Notizen und auf der Besucherliste der Klinik in Wunstorf.* »Sie werden also vorerst bei Frau Piefke unterkommen?«
Nicken.
»Zu Herrn Siska wollen Sie nicht?«
Kopfschütteln.
»Und wenn Sie angeklagt werden?«
Achselzucken. »Dann werde ich wohl nicht zu Frau Piefke gehen.«
Himfeld holte zum Finale aus. »Und was war noch mal der Grund, warum Sie vom Hochhaus springen wollten?«

»Martin, wach auf.«
Schlaftrunken zog Bries sich die Decke über den Kopf. »Martin, bitte.«
»Was willst du? Ich bin gerade eingeschlafen.«
Aufgeregt zog Chrissi die Decke von seinem Gesicht. »Es ist wichtig. Hörst du mir zu?«
»Mann, du nervst. Was ist los? Kannst du nicht schlafen? Hast du deine Tage? Was willst du von mir? Ich hab dir vorhin erklärt, dass ich meinen Schlaf brauche. Was ist daran so schwer zu verstehen?«

Beleidigt rümpfte sie die Nase. »Ich habe das sehr wohl verstanden, aber es gibt ein Problem.«

»Wie blöd. Dann löse dein Problem. Du schaffst das schon«, murmelte er und drehte sich auf die Seite.

Chrissi rüttelte an ihm. »Aber das kann ich nicht. Es geht um Endzeit-Eva.«

Hellwach richtete Bries sich auf. »Eva?«

Chrissis Miene wirkte angesichts seiner Reaktion noch eingeschnappter. Trotzig drehte sie sich von ihm weg.

»Was ist passiert?«

Ihr Schweigen brachte ihn fast um den Verstand. »Christina!« Er griff nach ihrem Kinn und zwang sie so, ihm ins Gesicht zu sehen. »Das ist hier kein Kindergeburtstag. Wir haben eine Mission zu erfüllen. Wenn jetzt etwas schiefgeht, könnte das in einer Katastrophe enden. Es würde enden, bevor es richtig begonnen hat. Verstehst du das?«

Tränen traten in Chrissis Augen. Bries ließ von ihrem Kinn ab, als sie ihr Handy hochhielt. »Sonja hat eine Nachricht geschrieben«, schniefte sie.

»Welche Sonja?«, fragte er ungehalten.

»Sonja Dermann aus der Frühschicht heute Morgen.«

»Ja – und? Hast du etwa mit ihr über unseren Plan gesprochen? Hast du ihr irgendwas ...?«

Wütend warf Chrissi das Handy aufs Bett und stand auf. »Nein, hab ich nicht! Da, lies es selbst.«

Bries nahm das Handy und las die Nachricht: »Hab eben gesehen, dass dieser Bulle wieder bei der Blessing ist. War in der Nacht irgendwas los? «

Wie von einer Tarantel gestochen sprang Bries aus dem Bett direkt in seine Jeans. »Das darf doch nicht wahr sein! Dieser Bullenarsch kann doch nach den neuesten Ereignissen unmöglich noch Besuchsrecht haben. Wieso haben sie ihn zu ihr gelassen? Meine Fresse, die Mühlen der Justiz mahlen verdammt langsam.« Unwirsch rannte er ins Badezimmer.

»Was hast du jetzt vor?«, rief Chrissi ihm hinterher.

»Na was wohl?«, entgegnete Bries aufgebracht, sein Handy bereits am Ohr. »Ich rufe die Bullen an. Die sollen ihren durchgeknallten Kollegen da rausholen. Der ist mit Sicherheit schon längst von dem Fall abgezogen. Es hat sich nur noch nicht rumgesprochen und ... Ja, hallo?« Er wandte sich von Chrissi ab und sprach jetzt ins Handy. »Bries mein Name. Ich bin der Pfleger von Frau Eva Blessing ... Ja, genau. Ich möchte etwas melden. Ihr Kollege, der sich illegal die Unterlagen von Frau Blessing angeeignet und anschließend an die Presse verkauft hat, ist in der Klinik. Verstehen Sie mich nicht falsch, aber ich habe ein ungutes Gefühl dabei, zumal Frau Blessing mir gegenüber äußerte, dass sie Angst vor ihm hat, und ich sehe es als meine berufliche Pflicht an, diese Frau zu schützen ... Genau, Himfeld ist der Name. Ist dieser Mann überhaupt noch befugt, Frau Blessing zu vernehmen, nachdem er ...?«

Während Bries seinem Gesprächspartner lauschte, entspannte sich seine Haltung ein wenig. Er drehte sich um und schenkte Chrissi ein dünnes Lächeln, während er erleichtert dem Polizisten antwortete: »Ah, okay ... Ja, das hatte ich mir nämlich gedacht. Sie müssen mir nicht danken, ich tue nur meine Pflicht ... Sie schicken jetzt gleich einen Wagen?«

Sich nachlässig ankleidend, rannte er aus der Wohnung und in Rekordzeit die Imhoffstraße hinunter, zwei Abkürzungen durch Privatgärten nehmend, über die Walsroder Straße bis zur Landesnervenklinik. Noch ein Grund, warum er mit Chrissi die perfekte Wahl getroffen hatte: Die Klink war fußläufig von ihrer Wohnung zu ereichen.

Etwa zehn Minuten später hielt ein Streifenwagen vor dem Haupteingang und zwei Uniformierte stiegen aus. Bries grinste, positionierte sich in aller Ruhe nahe dem Eingang auf einer Bank und wartete mit gezücktem Handy.

»Herr Himfeld, ich bin noch nie zweimal auf den gleichen Trick reingefallen. Das letzte Mal bin ich Ihnen auf den Leim gegangen, als Sie so viele Fragen gestellt hatten, bis ich automatisiert und ohne nachzudenken darauf geantwortet habe. Aber diese Nummer zieht nicht mehr.«

»Schade!« Himfeld lehnte sich zurück und schwieg.

»Wissen Sie, aus irgendeinem Grund würde ich Ihnen tatsächlich gern helfen, zumal ich Ungerechtigkeiten hasse und Sie in eine äußerst unfaire Intrige verwickelt sind. Aber ich kann Ihnen nicht sagen, was ich Herrn Werding erzählt habe. Es ist gefährlich. Haben Sie ja gesehen. Er ist gesprungen, noch lange, bevor ich mit meinen Ausführungen am Ende war. Nicht mal einen Bruchteil dessen hat er verkraftet.«

Himfeld rieb sich mit beiden Händen das Gesicht, bevor er die Achseln zuckte und Blessing gottergeben ansah. »Und wenn ich Ihnen versichere, dass ich nicht halb so labil bin wie Werding?«

»Kannten Sie ihn?«

»Nein.«

»Dann wissen Sie das doch gar nicht.«

»Doch, das weiß ich. Aber wie wäre es mit einem Kompromiss: Sie stehen doch so sehr auf kurze, konkrete Antworten. Wie wäre es, wenn Sie mir nicht die ellenlange Erklärung liefern würden, die Sie Werding geben wollten, sondern nur einen knappen Satz, der die Zusammenhänge beschreibt. Ich will gar keine Details, kein Wie, Warum, Weshalb. Nur einen einzigen Satz wünsche ich mir und zwar rückblickend auf den Abend vor zwei Jahren, als Sie versucht haben, mit allen Mitteln Ihr Leben zu beenden. Was war da mit Ihnen los?«

Überrascht sah sie auf. Offensichtlich hatte er erstmals in die richtige Richtung gedacht, denn Blessing nickte. »Aha, da kommen wir der Sache näher.«

»Ist das so?«

»Ja«, entgegnete sie.

»Dann sagen Sie es mir. Ihrer Aussage nach bestand ja keine Verbindung zwischen dem Abend vor zwei Jahren und dem Vorfall auf dem Hochhaus. Also können Sie es mir sagen. Bitte, ich höre.«

Blessing schien fieberhaft zu überlegen, ihre Augen irrten zwischen Himfeld, dem Fenster und der Tischplatte hin und her. Gerade, als sie zum Sprechen ansetzte, wurde die Tür geräuschvoll aufgestoßen. Zwei Polizisten betraten den Raum, die stark an Sancho und Pancho aus der Zeichentrickserie erinnerten: einer auffällig groß gewachsen, der andere kleiner, von zierlicher Statur.

»Heinrich Himfeld?«, wandte sich der Lange an ihn und ging auf den Polizeipsychologen zu. »Ich habe die Anweisung, Sie mit zur Wache zu nehmen. Sie sind nicht befugt, sich bei Frau Eva Blessing aufzuhalten, geschweige denn, sie zu verhören.«

Himfeld schloss die Augen. *Verdammt, verdammt, verdammt!*

Dass die Polizei kommen würde, war ihm bewusst gewesen, die unangenehme Überraschung blieb somit aus. Aber warum jetzt? Zwanzig Sekunden später hätte ihm schon gereicht. Zwanzig Sekunden, und er hätte endlich einen verwertbaren Hinweis von Blessing erhalten.

Der Lange fasste Himfeld am Arm, da er nicht reagierte, ließ jedoch wieder von ihm ab, als der Polizeipsychologe ihm mit den Händen bedeutete, ruhig zu bleiben.

»Ich komme«, sagte er zu dem Beamten, ohne seinen Blick von Blessing abzuwenden.

Völlig unerwartet kam ihm diese zur Hilfe. »Aber das ist ein Missverständnis. Wir haben das geklärt. Herr Himfeld hat nichts mit meinen entwendeten Notizen zu tun.«

»Das liegt nicht in Ihrem Ermessen«, belehrte sie nun der Beamtenzwerg, der die Mindestgröße von 1,68 Metern für die Polizeiarbeit vermutlich nur dank besonders dicker Schuhsohlen erreicht hatte. »Wenn wir Ihre Aussage benötigen, laden wir Sie vor. Aber bis dahin sind Sie hier meiner Meinung nach ganz gut aufgehoben.« Ein süffisantes Grinsen machte sich auf seinem schmalen Gesicht breit. Blessing blinzelte ein paarmal angesichts dieses unerwarteten wie auch überflüssigen verbalen Faustschlags. Als sie Himfeld fragend anschaute, wirkte sie so harmlos und unschuldig wie ein Neugeborenes. Entgegen aller Vernunft legte Himfeld seine Hand auf ihre und freute sich, dass sie zu verdutzt war, um ihre wegzuziehen.

»Die kleine Geschichte von der Wörterwüste ist wirklich aufschlussreich, Frau Blessing«, sagte er und brachte sie tatsächlich kurz aus der Fassung.

»Natürlich ist sie das«, witzelte Blessing, als sie diese wiedererlangt hatte. »Sie ist von mir. Ich bin die Endzeit-Eva. Schon vergessen?« Verwegen grinsten sie sich an, bevor Himfeld aufstand und zu den Beamten ging.

»Rufen Sie Ihre Frau an, es kann später werden«, kicherte der kleinere der Beamten und plötzlich erkannte Himfeld ihn wieder. Es war der unbeholfene Polizist Hannes Seliger, der ihm die Situation geschildert hatte, als Himfeld vor einer Woche morgens am Hochhaus eingetroffen war, um Blessing zu retten. Und nun äffte dieser laufende Meter in Uniform doch tatsächlich Himfeld nach: »Falls Sie eine Frau haben.«

Das habe ich wohl verdient, dachte der Polizeipsychologe und gönnte dem Zwerg seine hämische Freude.

Es war später Nachmittag, als Heinrich Himfeld die Rezeption im Hotel passierte und im Aufzug verschwand.

Er war von dem Fall abgezogen worden. Zudem hatte sein Vorgesetzter ihm nahegelegt, sich krankschreiben zu lassen, um einer Zwangsbeurlaubung zu entgehen. Mehr hatte Wiegand nicht für ihn tun können. Um das eingeleitete Verfahren kam er nicht herum. Das hätte vor der Öffentlichkeit nicht gerechtfertigt werden können.

Himfeld betrachtete sich im Spiegel des Aufzugs. Er sah aus wie ein Heckenpenner, roch auch so und hatte im Prinzip alles verloren. Warum nur wurde er von einer inneren Gelassenheit geflutet? *Ich sehe aus wie ausgekotzt*, dachte er gleichgültig, zog seine Jacke aus und warf sie sich lässig über die Schulter.

Mit einem kurzen Pling ließ der Aufzug ihn wissen, dass er seine Etage erreicht hatte. Unbeschwert pfeifend wie bei einem sonnigen Nachmittagsspaziergang schlenderte der Polizeipsychologe durch den langen Gang bis in sein Zimmer. Sein Handy piepte zum wiederholten Male in seiner Tasche. Er warf seine Jacke über einen Stuhl, trank eine Flasche Wasser auf ex und ließ sich aufs Bett fallen. Erneut klingelte sein Handy. Ohne aufs Display zu schauen, stellte er es aus, und während er überlegte, ob er sich noch die Zähne putzen sollte, bevor er sich Essen bestellte, übermannte ihn ein tiefer Schlaf.

»Ich finde es trotzdem zum Kotzen, dass du dich ständig umbringen willst.« Walburga Piefke schritt ruhelos durch den Raum. Ihr ansonsten ebenmäßiger Teint wies Flecken der Aufregung auf.

»Ja, das hab ich verstanden, Buggi«, erläuterte Blessing, ohne ihr eigentliches Anliegen aus den Augen zu verlieren. »Trotzdem ist es wichtig, dass du mir jetzt zuhörst. Dass du mich besuchen darfst, verdanke ich nur dem armen Professor Robeski. Er hat dir das Besuchsrecht eingeräumt, damit wir alles für meinen Umzug zu dir vorbereiten können. Nachdem er aber nun verstorben ist, kann es gut sein, dass einer der anderen Ärzte auf die glorreiche Idee kommt, dich wieder rauszuschmeißen.«

»Es ist Sonntag. Ist überhaupt ein Arzt da?«, erkundigte Buggi sich skeptisch.

»Eben. Das ist wohl mein Glück. Ich denke nicht, dass wir uns so bald wieder hören geschweige denn sehen werden, also hör mir bitte zu. Ich brauche deine Hilfe.«

»Stopp!«, unterbrach Buggi sie rigoros und fuhr sich mit den Fingern durch das kurze dunkle Haar. »Ivi, das geht so nicht. Ich hab dich schon einmal fast verloren. Ich hab den Schock gerade so überwunden und nun bin ich seit einer Woche wieder fix und fertig. Du kannst so nicht weitermachen. Das halte ich nicht aus. Wie muss es dann deiner Familie gehen? Und Nick steht auch völlig neben sich. Du kennst ihn ja, er lässt es nicht so raushängen, aber wir alle können nicht in der ständigen Angst weiterleben, dass du plötzlich nicht mehr da bist.«

»Genau genommen müsstet ihr um jeden, den ihr kennt, permanent Angst haben, dass er oder sie plötzlich nicht mehr da ist«, merkte Blessing trocken an. »Jeder von uns kann jederzeit überfahren werden, hinfallen und sich das Genick brechen, bei einem Terroranschlag draufgehen, mit dem Flugzeug abstürzen ...«

»Aber die anderen legen es nicht so darauf an wie du!«, schnauzte Buggi sie ungehalten an. »Herrgott noch eins!« Ihre großen braunen Rehaugen wurden feucht. »Wie denkst du dir das eigentlich? Ich soll dich aufnehmen und dann? Komme ich irgendwann von der Arbeit und finde dich ertrunken in der Badewanne vor? Ehrlich, Ivi, ich weiß nicht, ob ich das kann.«

Blessing betrachtete ihre Freundin schweigend.

»Weißt du«, fuhr Buggi fort, »ein Stück weit verstehe ich dich vielleicht sogar. Nicht, dass ich mich tatsäschlich voll und ganz in deine Situation hineinversetzen kann – nicht mal annähernd –, aber ich merke, wie sehr alles an dir zerrt, und ich habe auch keine Lösung, wie du aus der Nummer wieder rauskommst. Aber ich weiß auch nicht, ob ich stark genug bin, das aufzufangen.«

Blessing stand auf, ging zum Fenster und zündete sich eine Zigarette an. Nach einigen Zügen nickte sie und drehte sich zu ihrer Freundin um. »Okay. Verstehe ich. Ich will auch, dass das alles endet, glaube mir.«

Buggi sprang auf. »Nein, nicht schon wieder. Wenn du so redest, weiß ich, was du vorhast. Das alles wird nur mit deinem Tod enden und ich soll dir dabei helfen, richtig? Was erwartest du? Soll ich dir hier Gift einschleusen oder einen Strick?« Wutentbrannt schnappte sie sich ihre Jacke, schmiss dabei den Stuhl zu Boden und eilte auf die Tür zu. Blessing eilte ihr hinterher und hielt sie am Arm fest. »Nein! Nein. So habe ich es ausnahmsweise nicht gemeint.«

Bebend vor Wut und Hilflosigkeit hielt Buggi inne und sah, wie Blessing beschwichtigend die Hände hob. »Wirklich nicht. Du hast vollkommen recht. Diese Todesverherrlichung muss ein Ende haben. Und ich verstehe auch, dass du mich nicht bei dir haben willst«, sie tippte sich nachdrücklich an die Stirn, »ist angekommen und akzeptiert.« Etwas versöhnlicher hängte Buggi ihre Jacke wieder auf. Blessing hob den Stuhl auf und deutete ihr, sich wieder zu setzen.

»Keine Selbstmordaktionen mehr?«

Blessing zuckte die Achseln. »Es ist ja nicht so, dass ich wirklich sterben will. Ich bin nur auch nicht wahnsinnig scharf darauf zu leben. Jedenfalls nicht so.«

»Das war keine Antwort auf meine Frage!«, entgegnete Buggi kompromisslos.

»Keine weiteren Selbstmordaktionen«, bestätigte Blessing. Nachdrücklich fügte sie jedoch hinzu: »*Wenn* mein Plan aufgeht, wird das nicht mehr nötig sein.«

Nachdenklich kaute Buggi auf der Innenseite ihrer Wange, bevor sie sich auf den Stuhl setzte und zurücklehnte. Sie wartete, bis Blessing auf den Tisch gehüpft war und es sich dort im Schneidersitz bequem gemacht hatte, dann sah sie ihre Freundin auffordernd an. »Also schön, ich höre …«

Vermutlich war es sein knurrender Magen, der Himfeld zwang, aus seinem komatösen Tiefschlaf zu erwachen und die zentnerschweren Lider zu öffnen.

Das Zimmer war dunkel. Draußen hörte er lachende Hotelgäste, die sich in einer ihm unbekannten Sprache anscheinend extrem lustige Sachen erzählten. Wie gerädert lag Himfeld reglos da, in Betracht ziehend, sich eventuell nie wieder zu bewegen. Doch sein Magen hatte andere Pläne. Grummelnd und glucksend erinnerte er seinen Besitzer an die längst überfällige Nahrungsaufnahme.

Marionettengleich setzte Himfeld sich auf, erhob sich und ging schließlich ins Badezimmer. Schweißgeruch gepaart mit Alkoholausdünstungen stiegen ihm in die Nase, als er sich seiner Sachen entledigte. Mit gerümpfter Nase verschwand er in der Dusche, um kurz darauf als zivilisierter Mensch das Hotel zu verlassen und sich auf Nahrungssuche zu begeben. Er war nicht in der Stimmung, irgendwo einzukehren, und betrat eine Dreiviertelstunde später, bepackt mit Wasserflaschen und zahlreichen fettigen Päckchen vom Chinesen, wieder sein Zimmer. Mit einer Seelenruhe, die ihm bisher fremd gewesen war, verteilte er seine Beute um sich herum auf dem Bett und machte den Fernseher an. Es dauerte eine Weile, bis er einen Sender gefunden hatte, der nicht über Blessing oder ihn berichtete, somit blieb er auf dem Kinderkanal hängen. Dann begann er, mit den Stäbchen abwechselnd in den Boxen zu stochern und sich das triefende Essen in den Mund zu schieben. Fettspritzer tropften unbeachtet auf sein Shirt, während er zwischenzeitlich immer wieder zappte, in der Hoffnung, eine Blessing-freie Zone zu erwischen. Doch in irgendeiner Form war sie tatsächlich überall präsent. *Sie ist allgegenwärtig*, machte er sich klar und war verwundert, wie resigniert er das zur Kenntnis nahm.

Da war kein Funken Sehnsucht mehr, den Fall zurückzubekommen, keine Hoffnung auf seine Rehabilitierung, kein Streben nach Aufklärung. Es verwunderte ihn etwas, wie abgestumpft er diesen Tatsachen gegenüberstand. Hätte er nicht eigentlich am Boden zerstört sein müssen? Verzweifelt? Hilflos? *Hätte, hätte … Fahrradkette.*

Nein, die Fakten standen bombenfest: Himfeld war raus. Raus aus dem Fall, raus aus der respektierten Öffentlichkeit, raus aus seiner Ehe, raus aus seinem alten Leben. Eben raus. Und er fühlte sich, als hätte er sich bereits damit abgefunden. Viel eher gingen seine aktuellen Überlegungen in die Richtung, ob es eine Option wäre, den Rest seines Lebens in diesem Hotelzimmer zu hocken, fernzusehen und Chinafraß in sich reinzuschaufeln, als gäbe es kein Morgen.

Dennoch hätte ich gerne die Antwort erfahren … die Antwort auf dich, Eva.

Er schluckte diesen kurz aufblitzenden Wunsch mit einer großen Portion Ente süßsauer hinunter und widmete sich wieder dem Kinderkanal.

Nick Siska ließ die Haustür hinter sich zufallen, zog Jacke und Laufschuhe aus und mixte sich einen Proteinshake. Er hatte am Wochenende zu viel gefeiert, zu viel gesoffen, zu viel geraucht. Er war platt. Daran konnten auch die zwei Stunden Joggen nichts ändern. Als er sich vor seinen PC setzte, war der Shake bereits zur Hälfte geleert. Routiniert öffnete Siska sein Musikprogramm, um weiter an seinem neuesten Track zu arbeiten. Doch aus irgendeinem Grund starrte er nur wie versteinert auf den Monitor. Er hatte keine Idee. Keine Inspiration. Keinen Antrieb.

Sein Blick glitt aus dem Fenster in die Dunkelheit. An der defekt flackernden Straßenlaterne konnte er sehen, dass es angefangen hatte zu regnen. *Schwein gehabt,* dachte er mit Blick auf seine trockenen Klamotten, bevor seine Gedanken abschweiften. *Ivi liebt es, im Regen zu laufen. Je mieser das Wetter, desto länger ist sie unterwegs.* Ein trockenes Lachen entfuhr ihm. *Hauptsache, keine anderen Menschen um sie herum, da kommt der Regen ganz gelegen.* Er stand auf, leerte seinen Shake und zündete sich eine Zigarette an, obwohl das Nikotin nach den Ausschweifungen der letzten Tage Übelkeit verursachte. Das Shirt vom verschwitzten Körper ziehend, öffnete er das Fenster weit und sah dem Rinnsal zu, das von der verstopften Regenrinne am Haus gegenüber zu einer stetig wachsenden Pfütze auf dem glänzenden Asphalt gedieh. *Dämliche Ziege,* dachte er, *wer mag schon Regen?* Doch das war nur, was er denken *wollte.* Unterbewusst fragte er sich, was Ivi gerade machte. Ob sie auch aus dem Fenster sah, ob sie sich wünschte, jetzt durch den Regen zu laufen. *Vermisst sie das denn gar nicht? Die Freiheit des Laufens, Wind und Wetter? Himmel, sie ist der fanatischste Naturmensch, den ich je kennengelernt habe. Das muss ihr doch fehlen. Fehlt es ihr? Fehle ich ihr? Denkt sie überhaupt an mich? Oder denkt sie nur daran, wie sie sich möglichst schnell und effektiv verdünnisieren kann? Und wieso hat sie überhaupt so eine ausgeprägte Vollmeise?*

Dämliche Ziege!, beendete er seinen inneren Monolog, wie er ihn begonnen hatte. Siska setzte sich wieder vor den Rechner und wechselte ins Internet. In den vergangenen Tagen hatte er die Medien so gut es ging gemieden, weil er es nicht ertragen konnte, Berichte über Ivi zu lesen. Natürlich war es trotzdem unmöglich, um die neuesten Nachrichten herumzukommen – aber hatte dieser Bulle mit dem komischen Namen wirklich nur in eigenem Interesse gehandelt? Und dann auch noch so plump und durchschaubar? Er war mit Sicherheit ein Egomane, aber Siska hätte ihn doch für intelligenter gehalten.

Da er jedoch ohnehin nichts ausrichten konnte, war er bemüht gewesen, sich nicht intensiver damit auseinanderzusetzen. Und das war ihm ziemlich gut gelungen. Er hatte sich möglichst oft und ausgiebig volllaufen lassen und konnte so abstumpfen. Er hätte gerne so weitergemacht, doch er musste am nächsten Tag pünktlich bei der Frühschicht erscheinen. Es stand nicht gut um die Firma und es würde sicher bald zu Entlassungen kommen. Noch mehr überflüssige Fehltage konnte er sich nicht leisten, sonst wäre er einer der Ersten, die auf der Straße stünden.

Also holte sich Siska anstelle des geplanten Bieres einen weiteren Proteinshake und gab Evas Namen in die Suchmaschine ein, obwohl er das eigentlich noch immer nicht wollte. Eine Gänsehaut überkam ihn, als er all den Wahnsinn entdeckte. Es war, als gäbe es nur noch ein Thema auf der Welt. Kopfschüttelnd fügte er hinter ihrem Namen, einer Intuition folgend, die Worte »die Wahrheit« hinzu. Gleich der erste Treffer erschien vielversprechend. Natürlich nicht auf die positive Art, aber das war es selten bei Eva.

»*Bless.ing-Systems*«, las er sich selbst laut vor, »*die reine und letzte Wahrheit* … oh Mann.« *Das klingt so wenig nach Eva. Und hätte einer dieser verblödeten Vollidioten auch nur eine Zeile von ihr gelesen, wüssten sie das auch.*

Mit verspanntem Nacken scrollte er sich durch sämtliche Seiten debiler Anmerkungen, aber was ihn wirklich aus der Fassung brachte, war der Macher der Seite. »Wie gestört kann man denn sein?«, entfuhr es ihm laut und sein Entsetzen wuchs mit jedem Satz. Dann sah er auch noch Evas Notizen, die laut dieses Schwachmaten auf ihren eigenen Wunsch dort veröffentlicht wurden. Siska fuhr sich mehrfach mit der Hand über den Kopf. »Ivi soll *dich* engagiert haben, um ihre Gedanken zu veröffentlichen? Never!«

Siskas Muskeln waren bis zum Anschlag angespannt, Adern traten aus seinen Armen und Händen hervor, als er den letzten Eintrag von *Endzeit-Evas Sprachrohr*, wie der Typ sich selbst bezeichnete, las. Wutentbrannt ließ er seinen Gedanken nun selbst freien Lauf und hämmerte mehr mit Fäusten als mit Fingern auf die Tastatur ein. Als er fertig war, brodelten unaussprechliche Wut und ein Übermaß an Adrenalin in seinen Adern. Sein Atem pumpte, als er sich zurücklehnte und seine Worte auf der Webseite anstarrte, als hoffte er, sie würden diesen gestörten Irren qualvoll ermorden. Es war ihm unmöglich, sitzen zu bleiben. Aus hilfloser Wut heraus wischte er das gerahmte Foto von Eva und ihm vom Tisch, zog sich Jacke und Schuhe erneut an und rannte die bereits absolvierte Laufstrecke, bis er zu erschöpft war, um noch Zorn zu empfinden.

Mit einem einzigen heftigen Aufbäumen erleichterte Bries seine Lenden, nicht ohne den Monitor aus den Augen zu lassen. Als seine Atmung sich wieder normalisiert hatte, wischte er sich mit einem Taschentuch ab und verfolgte weiter den Chatverlauf der Bless.ing-Systems.

Die Beiträge überschlugen sich förmlich und die positiven Stimmen mehrten sich stetig, nachdem er seine Heldentat im Netz verkündet hatte: *Habe unsere Endzeit-Eva von dem Bullen befreit. Nachdem er ihr Gedankengut geraubt hatte, penetrierte er sie weiter mit seiner Anwesenheit. Aber keine Angst, Leute. Ich werde aufpassen, dass ihr nichts geschieht. Auf Endzeit-Evas Wunsch veröffentliche ich hier jeden Tag eine ihrer Thesen und werde sie für euch entschlüsseln, damit der Bulle und die verdammten Medien mit ihrer illegalen Veröffentlichung auf Grund laufen. Hier findet ihr Endzeit-Evas reine und letzte Wahrheit. Es ist noch nicht zu spät, sich uns anzuschließen.*

Und genau das taten die Menschen: Sie schlossen sich ihm an. Im Sekundentakt.

Ein Lächeln zog sich über Bries' Gesicht, arrogant, fanatisch und selbstherrlich. Er zückte sein Handy und betrachtete die Fotos, die er unbemerkt vor der Klinik geschossen hatte, als Himfeld von zwei Polizisten abgeführt worden war, und aus seinem stillen Lächeln wurde ein lautes Lachen. Erschrocken verstummte er, als er schemenhaft auf dem Monitor eine Person wahrnahm, die offensichtlich hinter ihm stand. Bries fuhr herum. »Verdammt, Tarek, du Blödarsch. Wie lange stehst du da schon?«, herrschte er seinen Mitbewohner an, der am Türrahmen lehnte und ihn aus glasigen Augen mit großen Pupillen sowohl gleichgültig als auch missbilligend musterte.

Langsam stieß Tarek sich vom Türrahmen ab und ging zum Schreibtisch. »Lange genug, um dein irres Lachen zu hören.« Er griff sich die Blubber, die noch dampfend neben dem PC stand. »Lange genug, um dich bei deinem Wahn, die Weltherrschaft an dich zu reißen, zu beobachten.« Er leerte den Kopf des Rauchgerätes im Aschenbecher und schenkte Bries dann einen intensiven Blick voller Abwertung. »Lange genug ...«, er deutete mit dem Zeigefinger auf Bries' Shorts, die einen deutlichen Fleck aufwiesen, dann drehte er sich einfach um und verließ das Zimmer.

Unwirsch wischte Bries sich über seine Shorts. »Scheiße!«, nuschelte er. »Mach gefälligst die Tür hinter dir zu, du Spanner.«

Doch Tarek war bereits verschwunden. Wütend stapfte Bries zur Tür und schloss sie selbst. Als er zum Rechner zurückkehrte, erstarrte er. Mehrere neue Beiträge, klar, aber einer stach ihm ins Auge ...

Achtung, an alle Leser! Die hier veröffentlichten Beiträge wurden niemals von Eva Blessing abgesegnet. Es handelt sich hierbei um gewaltsam entwendete Privatnotizen, die nie für andere Augen bestimmt waren. Wer sie liest, entscheidet sich, gegen Ivis Wohl zu handeln, und unterstützt einen schwer gestörten Vollidioten, der nur beten kann, dass ich nie seine Identität herausfinde, da ich ihm seine Visage zu Brei schlagen werde.

Ich bin auch kein Fan von dem Bullen, der den Fall bearbeitet, aber nachdem ich diesen Mist hier gelesen habe, bin ich mir sicher, dass nicht er hinter dem Raub von Ivis Notizen steckt, sondern der Macher dieser Seite selbst. Ich kenne Eva seit vier Jahren und ich weiß, dass sie um nichts in der Welt jemals wieder freiwillig Texte von sich veröffentlichen wollte. Sie will keine Publicity. Sie will ihre Ruhe.

Wenn ihr alle nur einen Funken humanen Verstand in euch tragt, dann lasst sie verdammt noch mal in Frieden. Ihr reißt sie in Stücke … Genauso, wie ich dich in Stücke reißen werde, du sogenanntes Sprachrohr von Endzeit-Eva, sobald ich dich in die Finger kriege. Du magst ja sehr vieles sein, aber mit Sicherheit kein Verbündeter von Ivi. Was ist das überhaupt für ein Scheiß – »Sprachrohr« –, wahrscheinlich hast du ein Rohr, wenn du an sie denkst, das ist aber auch schon alles. Ich gebe dir genau 24 Stunden, alle Beiträge und alles, was mit ihnen zusammenhängt, zu löschen, ansonsten kannst du anfangen, dein Grab zu schaufeln.

Zornesrot starrte Bries auf den Monitor. Keine weiteren Beiträge folgten, eine Minute, zwei Minuten ... Nach vier Minuten wollte jemand wissen: *Wer bist du?*

Keine Antwort.

Bries sprang auf und schlug mit der Faust gegen die Wand. Schnaufend schloss er die Augen. »Bleib ruhig«, redete er auf sich selbst ein, »denk nach. Denk nach, denk nach, verdammt.«

Ein paarmal haute er seinen Kopf leicht gegen die Wand, bevor er ein letztes Mal tief durchatmete, zum Rechner zurückkehrte und die Finger auf die Tastatur legte: *Ja genau, wer bist du? Und hast du Beweise für deine Aussagen?*

Nichts. Keine Antwort, keine Beiträge von anderen. Angespanntes Warten.

Bries konnte förmlich spüren, wie seine gesamte Anhängerschaft fieberhaft nach einem Schlagabtausch gierte. Doch es kam nichts.

Ein bösartiges Grinsen zog sich über Bries' Gesicht, als er einen weiteren Text eingab: *Keine Beweise, hm? Das dachte ich mir schon. Blöd, ne? Man kann nichts beweisen, was nicht stimmt.*

Weitere Minuten blieb alles ruhig, bis plötzlich jemand wissen wollte: *Hast* du *denn Beweise, Endzeit-Evas Sprachrohr?*

Bevor Bries reagieren konnte, piepte sein Handy. Eine Nachricht von Chrissi, die wissen wollte, warum er sie beide freiwillig für die ansonsten unbeliebten Nachtschichten hatte eintragen lassen und ob das nicht etwas übertrieben wäre. Genervt warf er das Handy zurück aufs Sofa, als er plötzlich stutzte und es wieder in die Hand nahm. Er scrollte sich durch seine Fotos, grinste breit und lud die Fotos von Himfeld, der von zwei Beamten abgeführt wurde, hoch.

Darunter kommentierte er: *Beweis genug? Wagt es nie wieder, mich anzuzweifeln!*

Die in Honig versenkten gebackenen Bananen stiegen ihm immer wieder die Kehle empor. Eine minutenlange Schluckaufattacke hatte Himfeld bereits drastisch niederkämpfen müssen und er war nicht scharf auf eine weitere. Eine Überdosis Glutamat waberte durch seinen Körper, verursachte Bauschschmerzen und unterstützte die Antriebslosigkeit des Polizeipsychologen um ein Vielfaches. Sein Plan, für den Rest seines Lebens im Hotelbett zu liegen und fernzusehen, fand somit jäh ein Ende. Himfeld musste in Bewegung kommen, wenn er nicht wie der böse Wolf enden wollte, der sich nach dem Verschlucken des Rotkäppchens und der Großmutter nicht mehr rühren konnte.

Ächzend setzte er sich auf, fuhr sich mit der Hand mehrfach über den Kopf und taperte zum Fenster, als hätte er Blei an den Füßen. Zu seinem Erstaunen stellte er fest, dass es sich nicht um ein Fenster handelte, sondern um eine Glastür, die zu einer balkonähnlichen Fläche führte, die gerade groß genug war, um sich hinauszustellen und die Tür hinter sich zu schließen. Mit beiden Händen seinen arbeitenden Magentrakt massierend, fiel Himfelds Blick auf die Minibar. Kaum geöffnet, lachte ihn schon ein Magenbitter entgegen.

»5,50 Euro«, las er von der Preisliste ab und zögerte einen Augenblick. »Ach, sei's drum.« Mit einem Schluck verschwand der Magenbitter in seinem Bauch und begann dort umgehend mit den Aufräumarbeiten, während Himfeld sich seinen Mantel überzog, sich auf den balkonähnlichen Vorsprung quetschte und eine Zigarette anzündete.

Einige Minuten sah er den Rauchschwaden hinterher, die mit seinem kalten Atem vermischt gen Himmel stiegen. Unter ihm verließ gerade eine Gruppe Asiaten das Hotel. Ansonsten war alles ruhig; im Hotel, auf der Straße, in seinem Kopf. Himfeld fröstelte. Er wechselte die Zigarette in die andere Hand, um die ausgekühlte tief in seiner Manteltasche zu vergraben. Dort stieß er auf etwas Hartes. Sein Handy. Reflexartig zog er es heraus und erinnerte sich beim Anblick des schwarzen Displays daran, dass er das Handy schon vor Stunden ausgeschaltet hatte. Er ließ es in seine Tasche zurückgleiten und fixierte eine flackernde Straßenlaterne. Aus der Ferne ertönte ein kurzes Grölen, vermutlich ein paar übrig gebliebene Fußballfans, die erst jetzt den Weg aus dem Stadion oder einer Stammkneipe nach Hause gefunden hatten. Klang nach einem Heimsieg. Himfelds Hand umklammerte weiterhin sein Handy in der Manteltasche. Gottergeben stöhnte er auf. *Irgendwann muss ich es sowieso wieder einschalten.*

Kaum, dass er seine PIN eingegeben hatte, piepte das Handy schon wie wild los. Achtzehn Anrufe, sechs Nachrichten auf der Mailbox und eine Vielzahl Kurznachrichten tummelten sich auf seinem Display. Himfeld überflog die Kurznachrichten: Einsatzleiter Fenske wollte wissen, was an den Gerüchten dran wäre, die auf der Wache kursierten. Ilona hatte ihrer Wut in endlosen Hasstiraden zügellos Luft gemacht. Theodor Rebmann ließ ihn wissen, dass sein Verhalten ihn geschockt hätte, aber dass sie das doch unter Männern klären könnten, er verstehe schließlich, dass ein Mann auch mal ausbrechen müsse. Es folgten das obligatorische »Ha-ha-ha« und ein Zwinkersmiley. Sein Handyanbieter erkundigte sich, ob er noch mit seinem Vertrag zufrieden sei. Stina Rebmann hatte ihrer Enttäuschung freien Lauf gelassen und damit geendet, dass Himfeld diesmal nicht mit ihrer Hilfe rechnen solle (nicht, dass er das je getan hätte), und irgendeiner seiner Nachbarn erkundigte sich, ob er sich Himfelds Laubbläser leihen könne.

Nachdem Himfeld alles an sich hatte abprallen lassen, wählte er seine Mailbox an. In der ersten Nachricht forderte Ilona, er möge sofort zurückkommen und sich bei ihren Freunden für sein unmögliches Betragen entschuldigen. In der zweiten wetterte sein Chef, dass sie das alles so nicht stehen lassen könnten, aufgrund des Medienrummels müssten sie sich eine Strategie für eine Pressekonferenz zurechtlegen, die Nachricht endete relativ ratlos mit einem »Also dann bis morgen«. *Aha,* dachte Himfeld, *das fällt ihm ja früh ein … Morgen also … Genaue Uhrzeiten zu nennen, ist wohl aus der Mode gekommen?*

Dritte Nachricht: Ilona ließ ihn daran teilhaben, dass sie bereits Kontakt zu einer befreundeten Anwältin von Theodor und Stina aufgenommen hätte und sie die künftigen Auseinandersetzungen nur noch über diese Dame abwickeln wolle. In der vierten Nachricht war seinem Vorgesetzten Wiegand dann doch noch eingefallen, dass er Zeit und Ort für das erwünschte Treffen angeben musste. Fünfte Nachricht: Jessica ereiferte sich mit wilden Beschimpfungen, gepaart mit einem teuflischen Lachen: »Und nur, dass Sie es wissen: Nach dem Zeitungsartikel heute sind Sie ein toter Mann. Jeder wird mir glauben, wenn ich Sie wegen versuchter Vergewaltigung anzeige. Eine Frau wie mich weist man nicht einfach ab und schon gar nicht so ein alter Penner wie Sie.«

Schmunzelnd verdrehte Himfeld die Augen. *Ja, sicher wird dir jeder glauben, dass ich versucht habe, dich zu vergewaltigen, Jessica, nachdem du gerade deinen geheimen Masterplan auf meine Mailbox gesprochen hast.* Amüsiert überlegte er, ob er sie in einer Nachricht darauf hinweisen sollte, was allerdings umgehend in Vergessenheit geriet, als er die letzte Nachricht abhörte: »Herr Himfeld, Sie kennen mich nicht. Ich bin Walburga Piefke, eine Freundin von Eva Blessing. Damit Sie mir glauben, dass ich nicht von der Presse bin oder einer dieser durchgeknallten Fans, sagte Ivi, ich solle Ihnen ausrichten, dass es ihr leidtue, dass sie Ihren Namen mit dem von Heinrich Himmler verglichen hat … ähm ja, ich verstehe ihren Humor manchmal auch nicht.

Es ist so, dass Ivi tatsächlich daran interessiert ist, dem ganzen Spuk ein Ende zu bereiten. Dafür benötigt sie jedoch Ihre Hilfe. Ich bin morgen um sechzehn Uhr im Nablo. Das ist ein Café in Barsinghausen, direkt am Thie, gegenüber vom Bücherlädchen. Wenn Sie immer noch Interesse an der Antwort auf Ihre letzte Frage haben, die Sie Eva stellten, kommen Sie dorthin.«

Montag, 11. März 2019

»Ich glaub, jetzt kommt bald der Frühling.«

Mit schmerzverzerrtem Gesicht wandte Bries sich so weit es ging um. »Scheiße, du sollst dich auf deine Arbeit konzentrieren. Guck lieber, was du da machst, anstatt mich mit so 'nem Wetter-Small-Talk-Mist zu nerven.«

»Dann halt gefälligst still!«

Brüsk schob Bries seinen Stuhl vor und sprang auf. »Ich habe in sechs Sitzungen über etliche Stunden nicht ein einziges Mal mit der Wimper gezuckt, du Schlauschiss. Wenn du mich nicht provoziert hättest, würde ich auch jetzt noch wie eine Salzsäule vor dir sitzen.«

Bries' Gegenüber hob die Augenbrauen. »Provoziert? Mann, ich habe lediglich bemerkt, dass das Wetter besser wird.«

»Ganz genau!«, erhob Bries zornig seine Stimme. »Du quatschst hier übers Wetter, obwohl du dich auf mein Tattoo konzentrieren solltest. Meinst du etwa, ich fahre aus Spaß bis nach Rinteln, nur um mir ein Tattoo stechen zu lassen? Ich weiß, dein Laden ist der beste, aber ich sag dir eins: Wenn du auch nur einen noch so kleinen Strich, eine winzige Nuance, einen einzigen Quadratmillimeter versaust, kannst du deinen Laden dichtmachen. Ich bezahle dich nicht fürs Lamentieren.«

»Hey, jetzt fahr mal wieder runter. Wenn du dich weiter so aufführst, scheiß ich auf dein Geld und schmeiß dich hier raus. Und ich glaub kaum, dass du jemanden findest, der sich an dieses fast fertige Bild herantraut … und wenn, dann ist es ein Stümper, der ohnehin nix zu verlieren hat.«

Bries atmete tief durch, rannte quer durch den Raum und blieb letztlich mit dem Rücken zum Spiegel stehen, vor dem er seinen Kopf so weit über die Schulter drehte, dass er sein neues Tattoo begutachten konnte. Einige Augenblicke später entspannte er sich sichtbar und grinste zufrieden. »Wirst du heute fertig?«, fragte er, ohne den Blick von seinem Rücken abzuwenden.

»Wenn du aufhörst, rumzuzicken, vermutlich schon«, erklang es hinter ihm halb versöhnlich, halb gereizt.

Beschwichtigend hob Bries die Hände. »Schon gut, schon gut. Aber dir ist einfach nicht bewusst, dass du an dem größten Kunstwerk deiner gesamten Laufbahn sitzt, Mann. Es wird der Tag kommen, an dem du mir danken wirst, dass du mich tätowieren durftest.«

»Jo, is' klar. Dann setz dich mal wieder hin«, antwortete der Tätowierer nüchtern. Desinteressiert griff er nach seiner Nadel und fuhr fort.

Reflexartig schloss Himfeld seinen Mantel und stellte den Kragen auf, als er die Wache verließ. Erst kurz bevor er sein Auto erreichte, wurde ihm bewusst, dass es deutlich milder geworden war. Einen Moment nahm er sich die Zeit, in den Himmel zu sehen. Nicht, dass er die Sonne direkt sehen konnte, aber alles in allem schien der Himmel etwas heller als in den vergangenen Wochen.

Himfeld stieg in sein Auto und fuhr los.

Das Gespräch mit seinem Vorgesetzten war weit weniger schlimm gewesen als das Getuschel und die mitleidig-skeptischen Blicke seiner Kollegen, als er über den Flur gegangen war. Wäre er nicht derart lethargisch, hätte ihm das sicher zu schaffen gemacht. Stattdessen fädelte er sich ruhig auf den Schnellweg ein und ließ das Gespräch mit Wiegand Revue passieren. Entgegen seinem empathielosen Naturell hatte sein Vorgesetzter es vermieden, Himfeld mit Vorwürfen zu überhäufen. Genau genommen war Wiegand angesichts der desaströsen Informationen, die ihm vorlagen, sogar eher hilfsbereit und fast so etwas wie mitfühlend gewesen. Möglicherweise lag es daran, dass er seinen eigenen Arsch retten wollte, aber vielleicht ...

Sie hat sich tatsächlich für mich ausgesprochen, sinnierte Himfeld, während er sich dem obligatorischen Stau näherte. *Eva Blessing alias Endzeit-Eva hat bei der Polizei ausgesagt, dass sie sich sicher ist, dass ich nichts mit der Entwendung ihrer Notizen zu tun habe. Und das, obwohl sie nicht einmal befragt worden war. Sie selbst hat darauf bestanden, mit einem Beamten zu sprechen.*

Ein stilles Lächeln breitete sich auf seinen Lippen aus, als er sich vorstellte, wie sehr ihr dies zuwider gewesen sein musste. Und dennoch schien sie für ihre Verhältnisse recht gesprächig gewesen zu sein. Sie hatte ausgesagt, dass sie zunächst selbst an seiner Lauterkeit gezweifelt habe, nun jedoch überzeugt sei, dass er ausschließlich daran interessiert sei, den Fall aufzuklären, und stets in diesem Sinne gehandelt habe. Das sei ihr während der letzten Befragung klar geworden. Sie habe zwar das Gefühl, dass Himfeld ihr durchaus wohlgesonnen sei, aber nur, weil er von ihrer Unschuld überzeugt sei, doch oberste Priorität habe für ihn die rasche Aufklärung der Todesfälle. Und nein, eine Zusammenarbeit über die polizeilichen Befragungen hinaus habe es nie gegeben, genauso wenig wie ein privates Interesse aneinander. Sie wolle ihre Notizen nicht veröffentlichen und Herr Himfeld ginge lediglich seinem Job nach.

Tja, und eigentlich ist das wohl auch so ... Eine leichte Röte überzog das Gesicht des Polizeipsychologen, als er an Blessings Satinslip dachte und sich gleich darauf bemühte, ihn wieder zu vergessen. *Eigentlich.*

Er schüttelte den Gedanken aus seinem Kopf und erinnerte sich an Wiegands Gesicht, als dieser ihn über Blessings Aussage informiert hatte. Nicht ein einziger sarkastischer Kommentar war gefallen, was mehr als ungewöhnlich für seinen Chef war. Er wirkte mitgenommen und zum ersten Mal, seit Himfeld ihn kannte, auch nachdenklich und etwas in sich gekehrt. Nachdem er sich auf seinem Stuhl zurückgelehnt und seine Krawatte gelockert hatte, hatte er sich fast entschuldigend Himfeld zugewandt. »Ich werde diesen Krankenpflegeschüler, diesen …«, er wühlte in seinen Unterlagen, »Bries einmal vorladen und noch mal befragen. Und zwar noch heute.« Dann hatte Wiegand seinen Blick gesenkt und in Richtung Schreibtischkante verkündet: »Aber Sie sollten sich nicht allzu große Hoffnungen machen. Es steht Aussage gegen Aussage und über die Glaubwürdigkeit von Endzeit …, äh, ich meine Frau Blessing, muss ich Ihnen ja nichts sagen. Zudem haben wir ja schon vor einigen Tagen diesen Chat im Netz gefunden. Diverse Frauen berichten darüber, dass Werding sich sexuell an ihnen vergangen hätte. Meist handelte es sich um verheiratete Frauen, die über eine Seitensprungannonce an dieses Ekelpaket geraten sind, darum kam nie etwas zur Anzeige. Klingt alles ziemlich glaubwürdig. Mittlerweile vermuten wir, dass Blessing ebenfalls ein Opfer dieses Mannes war, was uns ihr Motiv liefern würde. Mit anderen Worten: Blessing wird angeklagt.« Intensiv sah Wiegand den Polizeipsychologen an. »Was ich darüber denke, dass Ihnen dieser Chat schon länger bekannt war und Sie daraus keine Schlüsse für ein Motiv gezogen haben, muss ich wohl nicht extra erwähnen.«

Wiegand schwieg gerade so kurz, dass Himfeld nichts entgegnen konnte. »Bleiben Sie am Donnerstagmorgen bei der Pressekonferenz bei Ihrem Text und überlassen Sie den Rest unserer Pressesprecherin. Und jetzt fahren Sie zum Arzt und lassen sich krankschreiben.«

Himfeld war nickend aufgestanden, als Wiegand, mit noch immer abgewandtem Blick, hinzufügte: »Am besten über die Pressekonferenz hinaus, so drei oder vier Wochen.«

Ich bin raus, schloss Himfeld rückblickend aus diesen Worten, die ihn eigentlich länger hätten beschäftigen müssen. Stattdessen sah er auf die Uhr. 13.20 Uhr. Noch über zweieinhalb Stunden bis zu dem Treffen mit Frau Piefke. Himfeld grinste innerlich. Und Eva Blessing machte sich über seinen Namen lustig.

Dann wurde er auf einmal ungeduldig. Ihr Treffen lag noch eine gefühlte Ewigkeit entfernt. Tausend Gedanken schossen gleichzeitig durch seinen Kopf. *Was soll sie mir von Eva ausrichten? Werde ich endlich eine Antwort erhalten? Eine richtige Antwort? Aber wenn ja, warum bricht sie jetzt ihr Schweigen? Und wenn sie recht hatte und die Antwort mich töten wird, genauso wie Herrn Werding? Vielleicht ist aber alles auch nur ein weiterer perfider Plan, um mich zu instrumentalisieren? Oder sie treiben einfach ein bisschen unbedeutenden Schabernack mit mir, einfach nur so ... gegen die Langeweile?*

Als Himfeld auf den Schnellweg einbog und mit hoher Geschwindigkeit den Stau hinter sich ließ, wurde ihm bewusst, dass er diesen Fall mental noch in keiner Weise abgeschlossen hatte. Vergessen waren die Lethargie und Ignoranz, mit der er die vergangenen Stunden durch die Weltgeschichte geschlurft war, wie Frau Krempel in ihren Sneakers. Er war hier noch nicht fertig. Noch lange nicht.

Nick Siska zog seinen Pullover aus und hieß den durchdringenden Schmerz auf seinem Oberarm willkommen, als die Nadel mit präzisen Stichen über seine Haut geführt wurde. Trotz der Tortur, die vor ihm lag, konnte er im Tattoostudio Las Agujas das erste Mal seit Tagen etwas entspannen.

»Ist ja der Hammer, dass du mich dazwischenschieben konntest, Olli. Ich hatte echt keinen Bock, bis zum Sommer mit diesem unfertigen Tattoo rumzulaufen.«

Sein Tätowierer nickte gönnerhaft. »Kein Ding. Ich hab doch gesagt, ich melde mich, wenn ich Luft habe.«

»Schon, aber du hast nie Luft«, erinnerte Siska ihn lachend.

»Es geschehen noch Zeichen und Wunder.«

»Und wie sah dieses Wunder aus?«, erkundigte Siska sich beiläufig, eigentlich nur, um sich vom Schmerz abzulenken.

Aller Konzentration zum Trotz hob Oliver Fesser kurz die Augenbrauen und schüttelte genervt den Kopf. »Heute war eigentlich ein Termin über fünf Stunden angesetzt. So'n Typ …«, er stöhnte auf, »… Mann, wie soll ich den beschreiben?«

»Ein Weichei, das bei dem ersten Stich abbricht und heulend zu Mami rennt?«, fragte Siska, der gerade selbst ordentlich die Zähne zusammenbeißen musste.

»Nee«, widersprach Fesser und suchte einen Moment nach den richtigen Worten. »Ich würde mal sagen, einer unserer vielen soziopathischen Mitbürger. Mann Mann Mann, ich kann dir sagen, wenn der sich in seinen Fanatismus reinsteigert, weiß man nicht, ob man ihm die Fresse polieren oder sich hinknien und beten soll, dass er einem das Leben lässt.«

Fragend betrachtete Siska seinen langjährigen Kumpel von der Seite. Er hatte mit Fesser schon mehr als eine Kneipenschlägerei ausgetragen, vorzugsweise selbst angezettelt, und er hatte nie erlebt, dass er vor irgendwem den Schwanz eingezogen hätte.

»Das muss ja ein echtes Tier sein«, mutmaßte er darum, doch Fesser schüttelte den Kopf.

»Trainiert, ja, aber bestimmt kein Tier. Rein körperlich wäre er mir unterlegen, aber der steckt so voller Überzeugung, dass er über Leichen gehen würde, wenn jemand ihm Steine in den Weg legt. Weißt du, was ich meine? Bei diesen Fanatikern hat man keine Chance. Die sind absolut grenzenlos, haben nur ihr Ziel vor Augen, gucken weder rechts noch links, kennen weder Freund noch Familie, wenn's um ihre Mission geht.«

Siska schnaubte verblüfft. »Wie? Du hattest einen IS-Kämpfer hier sitzen?«

Beide lachten. »Vom Prinzip her hast du wohl das richtige Bild vor Augen. Nur, dass seine Mission nichts mit Religion zu tun hat ... Lass mal den Arm etwas lockerer.«

Krampfhaft versuchte Siska, seine Armmuskeln nicht anzuspannen, aber der Schmerz ließ seinen Körper auf der Hut bleiben. »Sondern?«

Fesser setzte die Nadel wieder an. »Sein Fanatismus bezieht sich wohl eher auf 'ne Olle.«

Siska lachte.

»Ey, halt still!«, fuhr Fesser ihn an, zeigte jedoch Verständnis für Siskas Heiterkeitsausbruch. »Fünf oder sechs Sitzungen hat der Typ schon hinter sich und heute wollten wir eigentlich fertigwerden.«

»Seid ihr aber nicht«, kombinierte Siska.

Fesser nickte. »Ich wünschte, es wäre so. Dann wäre ich diesen Kerl endlich los.«

»Muss ein verdammt großes Tattoo sein, wenn es so vieler Sitzungen bedarf«, sinnierte Siska und war angesichts des stärker werdenden Schmerzes zutiefst dankbar, dass ihm nur etwa zwei oder drei Stunden bevorstanden.

»Oh ja, riesig!« Fesser setzte kurz ab und demonstierte ihm die Größe des Tattoos mit den Händen, die in einem großen Abstand zueinander erhoben waren. »Über den gesamten Rücken und über beide Seiten, links sogar bis zum Bauchnabel.«

»Aua!«, kommentierte Siska, die bloße Vorstellung des Schmerzes, den dieser Typ bereitwillig in Kauf nahm, ließ ihn zusammenzucken.

Fesser lachte und setzte die Nadel wieder an. »Jo, *aua*! Das ist ein echter Kerl. Nicht so eine Memme wie du mit diesem Firlefanz hier.« Grinsend betrachtete Siska sein Tattoo, das sich vom Handgelenk um den gesamten Arm bis unter die Achsel erstreckte, während Fesser fortfuhr: »Das Tattoo ist aber nicht nur groß, sondern auch sehr filigran. So was dauert, vor allem, wenn man so einen Perfektionisten vor sich sitzen hat, der bereit ist, mir bei der kleinsten Abweichung ein Messer in die Rippen zu rammen.«

Nachdenklich zog Siska die Augenbrauen zusammen. »Filigran und über den gesamten Rücken? Was ist das für ein Motiv? Der Schriftzug ›I love my Tussi‹, oder was?«

Fesser ignorierte Siskas amüsiertes Lachen. »Nein, Mann. Es ist die Tussi selbst.«

»Waaaas? Der hat sich ein Bild von seiner Freundin stechen lassen? Über den gesamten Rücken?«

»Mensch, Nick, halt still!«

»Ja, sorry. Ach du Scheiße, das kann er ja nicht mal mehr überstechen lassen, wenn sie sich trennen.« Kopfschüttelnd lachte er erneut auf.

»Jo, das kann er knicken«, bestätigte Fesser. »Und es ist ja noch nicht mal seine Freundin, deren Bild er sich auf seinem Rücken verewigt.«

Verständnislos sah Siska ihn an. »Hä? Wer denn sonst? Oh, Shit, jetzt sag nicht – seine Mutter?«

Bevor er erneut loslachen konnte, verdrehte Fesser die Augen. »Wir sind aber auch wieder lustig heute, Herr Siska. Mensch, ein Kracher jagt den nächsten. Aber nein, ganz so schlimm ist es dann doch nicht. Keine Mutter.« Mit einem Tuch wischte er Farbe von Siskas Arm und setzte die Nadel wieder an. »Er hat ein Bild von dieser ... Mensch, jetzt fällt mir der Name nicht ein ... na, diese Olle, die ständig in den Medien ist, weil alle sich ihretwegen umbringen. Ich fand das ja am Anfang auch noch ganz abgefahren, inzwischen nervt dieser Zirkus nur noch. Aber dieser Typ, der … Verdammt, Nick, du kannst nicht ständig rumzappeln, sonst sitzen wir nächste Woche noch hier!« Fesser verstummte, als er seinem Freund ins Gesicht sah. Aus verengten Augen sah Siska ihn scharf an, bis endlich der Groschen fiel. »Ah, fuck. Das ist ja 'ne Freundin von dir, oder? Die Kleine, mit der du auch mal hier warst. Elsa … nein, warte … Eva! Ivi! Richtig?«

»Better known as Endzeit-Eva«, knurrte Siska verbittert und sprang auf. Fesser beobachtete, wie er einige Male auf und ab lief, bevor er sich wieder setzte und gefährlich leise fragte: »Habe ich dich richtig verstanden? Du hattest hier einen Soziopathen sitzen, der sich Ivi auf den kompletten Rücken tätowieren lässt?«

»Einige ihrer Locken reichen bis zu seinem Bauch«, ergänzte Fesser unnötigerweise mit großen Augen.

Die Adern an Nicks Armen traten hervor, als er unwillkürlich seine Fäuste ballte. »Und der war heute hier?«

Fesser sah auf die Uhr. »Bis vor anderthalb Stunden, ja. Er war noch angespannter als sonst. Bewegte sich wirklich keinen Millimeter während des Stechens. Zeitweise dachte ich schon, er würde nicht mehr atmen. Aber in den Pausen hat er seinem Wahnsinn immer freien Lauf gelassen. Hat irgendwas von der einzigen Wahrheit erzählt und der Erleuchtung der Menschheit oder so'n Quatsch. Und regelmäßig hat er mich gewarnt, das Tattoo bloß nicht zu versauen, meinte, er könne Las Agujas zum Godfather aller Tattoostudios machen oder wie ein Insekt zerquetschen. Außerdem wäre mein Seelenheil von ihm abhängig, denn er ist das …«, grübelnd sah Fesser zur Decke, »… das … Ach, keine Ahnung, sorry. Ich hab da nicht so genau zugehört.«

Siska packte seinen Kumpel an beiden Armen. »Denn er ist *das … was?* Olli, es ist wichtig, dass du dich erinnerst.«

»Junge, bleib mal locker.« Mit mahnendem Blick entzog Fesser ihm seine Arme und Siska versuchte, sich zu mäßigen, was ihm sichtlich schwerfiel.

»Olli!«, betonte er nachdrücklich. »Bitte denk nach, wie der Typ sich selbst bezeichnet hat!« Messerscharf durchbohrte Siskas Blick den Tätowierer, der nun die Augen zusammenkniff und sich wirklich anstrengte, sich zu erinnern.

»Schon gut, lass mich überlegen ... Also, er hat immer irgendwas von einer Website gelabert, die ich mir auch unbedingt anschauen soll, Systems-irgendwas.«

Siska schloss ebenfalls die Augen und murmelte: »Bless. ing-Systems.«

Noch immer vertieft darin, seine Erinnerungen abzurufen, sprach Fesser weiter: »Heute war er nach seinem Ausbruch wesentlich gesprächiger als sonst, hat sogar während des Stechens geredet. Er meinte, dass ihm nun niemand mehr ans Bein pissen könnte, schon gar nicht dieser bekloppte Bulle. Er wäre kurz vor dem Durchbruch, denn er ist ...« Er hielt einen Moment inne, dann schnippte er plötzlich mit dem Finger und sagte triumphierend: »Das Sprachrohr! Endzeit-Evas Sprachrohr!« Wie ein Hund, der auf seine Belohnung wartete, strahlte Fesser seinen Freund an, der wiederum aussah, als explodierte er gleich.

»Wie lange, sagtest du, ist er weg? Anderthalb Stunden?«

Fesser nickte. »Er bekam einen Anruf mitten in unserer Sitzung. Es muss verdammt wichtig gewesen sein, dieser Freak hätte sonst um nichts auf der Welt die Vollendung seines Tattoos abgebrochen. Jetzt guck mich nicht so an. Ich hab keine Ahnung, wer da am Telefon war, aber es klang zumindest förmlich. Vielleicht die Bullen oder so.«

»Wieso die Bullen? Wie kommst du darauf?«

Fesser zuckte die Achseln. »Er sagte dem Anrufer, er hätte schon eine Aussage gemacht. Wenig später fügte er dann ungewöhnlich freundlich hinzu, es wäre kein Problem und er würde jetzt gleich kommen.«

Siska griff seinen Pullover. »Ich brauche den Namen!«

»Wie? Was? Was ist mit deinem Tattoo? Scheiße, dann lass es mich wenigstens abdecken.«

Er griff nach der Frischhaltefolie, doch Siska wiederholte ungeachtet dessen nur ungeduldig: »Olli! Der Name ...?«

»Den darf ich dir nicht sagen und das weißt du. Ich habe mich auch an Gesetze zu ...«

Ein einziger nachdrücklicher Blick von Nick reichte und Fesser deutete mit seinem Kopf in Richtung Büro. »Steht im Terminkalender.«

Keine zwanzig Sekunden später hörte er die Tür zuknallen. Mit aufgeblähten Backen betrachtete er die Frischhaltefolie in seiner Hand, dann die Tür. »Komischer Tag heute.«

Mir hat er gesagt, wenn ich zur Polizei gehe, zeigt er denen unseren E-Mail-Verlauf und kann damit beweisen, dass ich freiwillig mitgemacht habe. Freiwillig! Ich meine, ja, ich habe mich mit ihm getroffen. Aber ich dachte, er wäre der Mann von dem Bild, das er mir geschickt hatte, und nicht dieses Schwein. Es vergeht kein Tag, an dem ich nicht voller Abscheu daran denke, und gleichzeitig muss ich vor meinem Mann und meinen Kindern so tun, als sei alles in Ordnung. Die einzige Genugtuung, die ich habe, ist, dass er seine gerechte Strafe erhalten hat. – *Lucy84*

Ich fühle mit dir, liebe Lucy84, aber in einem Punkt muss ich dir widersprechen. Dieses Schwein mag zwar tot sein, aber seine gerechte Strafe hat er nicht erhalten. Gerecht wäre es nur dann, wenn Endzeit-Eva ihm einen Stock in den Anus gerammt hätte, über Stunden, und ihn dabei verhöhnt und verspottet hätte, bevor sie ihn vom Dach wirft. – *GinalovesU*

Es ist egal, dass er tot ist. Ich werde mich für den Rest meines Lebens schämen. Ich ertrage meinen Körper nicht mehr, der von ihm angefasst wurde. – *FriendshipFrida*

Ächzend lehnte Heinrich Himfeld sich zurück, nippte an seinem Cappuccino und starrte auf die Chateinträge. Alles Frauen, die in irgendeiner Form Opfer von Werding geworden waren. Erfahrungsgemäß waren auch immer ein paar Trittbrettfahrer dazwischen, aber selbst wenn nur die Hälfte der Einträge der Wahrheit entsprach, hätte Himfeld diesen Widerling gern aus seinem Grab gezogen und noch einmal den Balkon heruntergestoßen. Dennoch war er sich sicher, dass keiner dieser Einträge von Blessing verfasst worden war.

Nicht, dass er das erwartet hatte. Blessing war ja nicht mal bei Facebook. Sie war einfach nicht der Typ, der sein Leben im Internet breittrat, und selbst wenn, wäre sie wohl kaum so blöd gewesen, dort Spuren zu hinterlassen, wenn sie vorhatte, Werding in den Tod zu treiben. Dennoch war es Himfeld wichtig gewesen zu recherchieren, nicht zuletzt, weil es das Einzige war, was er derzeit tun konnte. Anderweitig waren ihm die Hände gebunden.

Er sah auf die Uhr. 15.52 Uhr. Bereits seit einer Stunde saß er im Nablo, scrollte sich durch diesen widerlichen Chat und versuchte das Bild aus seinem Kopf zu vertreiben, wie Werding Eva begrapschte.

15.53 Uhr. Die Zeit kroch elendig langsam voran und Himfeld spürte Nervosität, wenn er an das bevorstehende Gespräch mit Walburga Piefke dachte. *Ob ich noch schnell eine rauchen kann?* Wie gern hätte er sich dem Nikotin hingegeben, aber das wurde zeitlich knapp. *Oder schaffe ich es doch noch?*

Er beugte sich runter, um in seiner Tasche nach seiner Schachtel zu suchen, als ein Paar langer Beine in einer gut sitzenden teuren Jeans sich in sein Sichtfeld schob. »Herr Himfeld?«

Viel zu schnell schoss er nach oben und stieß sich dabei den Kopf an der Tischkante.

»Ach, herrje«, vernahm er noch und verbannte den pochenden Schmerz diszipliniert aus seinem Bewusstsein.

Bei dem Namen Walburga Piefke habe ich eine andere Erscheinung erwartet, dachte er, während er aufstand und seinem überaus attraktiven Gegenüber die Hand reichte. Umgehend erfasste ihn eine regelrechte Nervosität und entgegen seinem selbstbewussten Naturell fiel es ihm schwer, Frau Piefke direkt anzusehen, wie sie in ihrer Makellosigkeit vor ihm stand.

»Frau Piefke, nehme ich an? Bitte …« Er deutete auf den freien Stuhl und nahm ihr gleichzeitig den Mantel ab.

»Nennen Sie mich Buggi, bitte. Ich schätze, diesen Namen wird Ivi ohnehin verwenden, wenn sie von mir spricht.« Zögernd blieb sie trotz des angebotenen Stuhls stehen. »Ähm, ist es okay, wenn wir uns in den Raucherbereich setzen? Verstehen Sie mich nicht falsch. Rauchen ist out, ich weiß, und ich habe auch vor über einem Jahr aufgehört.«

»Und vor einer Woche wieder angefangen?«, ergänzte Himfeld mit bedeutungsschwangerem Blick und Buggi nickte erleichtert. »Na dann, willkommen im Club«, bemerkte er trocken, packte seine Sachen zusammen und setzte sich mit ihr in den Nebenraum.

Nick Siska hatte nicht mal seinen Wagen abgeschlossen. Wie ein Irrer war er durch die Stadt gebrettert und hatte während der Fahrt die Adresse von diesem Martin Bries ins Navi seines Handys getippt. Falls man es noch tippen nennen konnte, wenn man auf das Display geradezu einhämmerte.

Nun stand er vor einer Plattenbausiedlung in Sahlkamp und drückte irgendeine Klingel, um unbemerkt ins Haus zu kommen. »Hallo«, antwortete er der Stimme aus der Gegensprechanlage und versuchte, seinen Zorn zu unterdrücken, um fröhlich zu klingen, »ich möchte meine Freundin überraschen. Sie wohnt im dritten Stock. Könnten Sie mir bitte die Tür öffnen?«

»Ach, das ist aber eine schöne Idee. Es gibt noch echte Romantiker«, antwortete eine ältere, eindeutig weibliche Stimme. »Kommen Sie rein.«

Der Summer ertönte, Siska bedankte sich höflich und nahm jeweils drei Stufen auf einmal. Oben angekommen, klingelte er und stellte sich außer Sichtweite des Spions. Gedämpfte Schritte ertönten, die an der Tür verstummten. Nichts passierte.

Er klingelte erneut. Kurze Stille, dann eine Stimme: »Wer ist da?«

Siska lehnte sich flach gegen die Wand und entgegnete lediglich: »Mach auf!«

»Wer du bist, will ich wissen!«, antwortete die Stimme gereizt.

»Bries, du Penner, mach die Tür auf!«

Ein Schlag von innen gegen die Tür. »Sag mal, hörst du schlecht? Wer bist du?«

Bebend vor Wut schob Siska sein Gesicht vor den Spion. »Wer ich bin? Ich bin Endzeit-Evas *wahres* Sprachrohr«, provozierte er grinsend.

Bries sprang prompt drauf an. »Endzeit-Evas Sprachrohr, ja? Für'n Arsch! Das bin *ich*!« Umgehend wurde die Tür aufgerissen.

Siskas Grinsen zeigte sich nun in voller Pracht. »Mann, bist du dämlich!«

Noch bevor Bries reagieren konnte, hatte Siska ihn bereits mit einer Kopfnuss in die Wohnung befördert, sprang hinter ihm her und schloss die Wohnungstür. Bries lag mit blutiger

Nase am Boden und schüttelte den Kopf, um sich zu orientieren. Siska packte ihn am Kragen und zog ihn mit sich, trat jede Tür auf und blinzelte kurz hinein. »Du bist also der Geisteskranke, der den ganzen Scheiß über Ivi veröffentlicht, ja?« Mit Schwung stieß er ihn gegen die Wand, um ihn gleich darauf wieder am Kragen gepackt mit sich zu schleifen. »Ich habe dir doch gesagt, es wird Zeit, deinen Chat zu schließen, aber du wolltest ja nicht hören.« Erneut schubste er Bries hart gegen die Wand, diesmal gleich zweimal hintereinander. »Dann machen wir das eben jetzt zusammen.«

Die nächste Tür, die Siska öffnete, ließ ihn innehalten. Ganz offensichtlich war er in Bries' Schlafzimmer gelandet. Mit offenem Mund starrte Siska die Wände an, die vor lauter Zeitungsartikeln, Fotos und Textausschnitten von Ivi nicht mehr zu sehen waren. Der Anblick glich einem okkulten Altar oder wahlweise dem Zimmer eines ausgemachten Psychopathen in einem schlechten Thriller.

Bries nutzte Siskas kurzzeitige Starre, riss sich los und verpasste ihm einen Leberhaken. Siska fuhr herum und holte aus, als der Schlag auf die Leber verzögert Wirkung zeigte. Taumelnd entging er gerade so einem Sturz. Wutentbrannt gingen die beiden Männer aufeinander los und Siska stellte fest, dass die Vermutung seines Tätowierers goldrichtig gewesen war: Geisteskranke Fanatiker kannten keine Grenzen. Obwohl er körperlich stärker war als Bries, kam er deutlich in Bedrängnis. Zudem versuchte Bries immer wieder, an seine Jacke zu gelangen, vermutlich hatte er darin irgendeine Art von Waffe. Plötzlich vernahmen beide eine Stimme aus dem Nebenraum: »Der Kerl ist hier einfach rein und verprügelt meinen Mitbewohner. Schicken Sie bitte schnell einen Wagen.«

Der ruft die Bullen, schoss es Siska durch den Kopf. *Na wunderbar, dann können die sich gleich mal dieses Zimmer angucken.* Im selben Moment krachte Bries' Ellenbogen auf

Siskas Jochbein und der Schmerz durchfuhr ihn wie ein Blitz. Umgehend wurde sein Blickfeld von Tränen vernebelt. Als er seine Sicht halbwegs wieder freigeblinzelt hatte, stand Bries mit einem Messer vor ihm und er lag auf dem Boden. Unter seiner blutigen Nase prangte ein dämonisches Grinsen. »Na, wer gibt jetzt die Befehle?«

Siska versuchte seinem Gegner mit einem gezielten Tritt die Beine zur Seite zu reißen, verfehlte ihn jedoch um Haaresbreite.

»Tarek!«, rief Bries, ohne Siska aus den Augen zu lassen, der nun einen großen, schlanken Mann mit rötlich-braunem Haar im Türrahmen stehen sah. »Unser Aufräumplan tritt in Kraft. Sieh zu, dass unser Kiff-Equipment und die Bilder in meinem Zimmer verschwinden. Ich bin hier noch beschäftigt!«

»Geht klar!«, kam die Antwort routiniert, nahezu gelangweilt, und der schlanke Typ verschwand wieder in den Flur.

»Steh auf!«, sagte Bries nun an Siska gewandt, sog einmal kräftig Luft durch die Nase ein und spuckte einen dicken Flatschen Blut auf den Boden. Die Augen von Hass erfüllt, kam Siska auf die Beine. *Er wird mich umbringen*, dachte er, als er seinem Gegner ins Gesicht sah. *Er ist komplett irre!*

Ein oder zwei Minuten vergingen, in denen Bries einfach nur vor Siska stand, das Messer drohend auf ihn gerichtet. *Worauf wartet er? Kostet er den Moment aus?* Plötzlich ertönte aus der Ferne ein altbekanntes Geräusch: die Polzeisirene.

Bries' Lächeln entfachte sich von Neuem. »Jetzt«, verkündete er, »darfst du gehen.« Mit dem Messer wies er zur Tür. Ohne Bries aus den Augen zu lassen, bewegte Siska sich rückwärts zur Wohnungstür, bis diese krachend ins Schloss fiel.

Eine Millisekunde schloss er die Augen und atmete durch, dann rannte er mehrere Stufen auf einmal nehmend das

Treppenhaus runter, direkt zwei Polizisten in die Arme. Tarek rief von oben: »Das ist der Kerl!«

Während die Polizisten ihn gegen die Wand drückten und seine Taschen durchsuchten, sagte Siska: »Schon gut, ich weiß, was Sie denken. Aber tun Sie mir nur einen Gefallen und gehen Sie in die Wohnung. Dieser Typ ist komplett geisteskrank. Ich werde keinen Widerstand leisten, aber gehen Sie hoch und sehen sich das verdammte Zimmer von Martin Bries an. Dieser Mensch ist völlig besessen.«

Plötzlich vernahmen alle ein Stöhnen ein Stockwerk über ihnen, dann den Aufprall eines Körpers auf dem Boden. Einer der Polizisten stürmte die Treppe hinauf. Sekunden später hörte man, wie er über Funk einen Rettungswagen rief und beruhigend auf Martin Bries einredete. Siska wurde auf die Rückbank des Polizeiwagens verfrachtet und beobachtete von dort aus, wie Bries auf einer Trage in den Rettungswagen gebracht wurde. Als sie an Siska vorbeikamen, winkte Bries ihm unbemerkt zu und zwinkerte grinsend, bevor er wieder seine Leidensmiene aufsetzte und sich vor Schmerzen krümmte.

»Verdammtes Arschloch!«, brüllte Siska immer wieder, bis die beiden Polizisten ins Auto stiegen und ihn zur Ruhe ermahnten.

Nachdem sie den Wagen gewendet hatten und am Haus vorbeifuhren, konnte Siska noch aus der Ferne diesen Tarek erkennen, der mit einem großen Karton das Haus verließ.

»Scheiße!«, zischte Siska, schloss die Augen und schlug wütend seinen Hinterkopf gegen die Kopfstütze.

Unsicher darüber, wie das Gespräch in Gang kommen sollte, rührten beide in ihren Latte-macchiato-Gläsern. Nach einiger Zeit sah Buggi von ihrem Glas auf und lächelte verlegen.

»Es tut mir leid, ich habe nicht besonders viel Übung, was solche Gespräche angeht.«

Himfeld nickte verständnisvoll, bevor sie verbittert hinzufügte: »Obwohl ich das eigentlich haben sollte als beste Freundin der Endzeit-Eva.« Wieder versank ihr Blick in dem Kaffeestrudel, den sie selbst mit ihrem Löffel verursacht hatte. Obwohl sie generell ein selbstbewusster Mensch zu sein schien, strahlte sie eine leichte Verunsicherung aus.

Räuspernd lehnte sich Himfeld zurück. »Vielleicht erklären Sie mir erst mal, wie es zu unserem Treffen überhaupt kommt. Ich nehme an, Sie haben Frau Blessing gesehen.«

Buggi schien erleichtert, die Gesprächsführung fürs Erste Himfeld zu überlassen, und nickte.

»Telefonierten Sie beide miteinander oder haben Sie ein Besuchsrecht?«

»Ja ... Nein, also, ich war da. Ich habe Ivi besucht. Professor Robeski hatte den Besuch abgesegnet, damit wir alles für Ivis Entlassung vorbereiten können. Aber dann ...«, sie schaufelte einen Berg Milchschaum in ihren Mund, »... hat sich die Sachlage ja geändert. Mein Glück war, dass ich noch immer auf der Besucherliste stand und kein Zuständiger in der Nähe war. Somit konnte ich Ivi wenigstens kurz sehen.«

»Wie geht es Ihnen damit?«, erkundigte sich Himfeld, der nicht übersehen konnte, wie nah Evas Freundin das alles ging.

Überrascht sah diese ihn an. »Womit? Mit dem Besuch?«

»Mit allem. Damit, Frau Blessings Freundin zu sein.«

Ein trauriges Lachen entfuhr ihr. »Ja, wie ist es, Ivis Freundin zu sein? Ich sag's mal so: Das muss man wirklich wollen!«

Das kann ich mir vorstellen! Himfeld spürte, dass Buggi gern über alles geredet hätte, was sie belastete, aber sie schien aus Solidarität gegenüber ihrer Freundin Stillschweigen bewahren zu wollen. Aufmunternd lächelte er sie an. »Wünschen Sie sich, dass Ihre Freundin entlassen wird, oder haben Sie Angst, dass sie ihrem Leben dann endgültig ein Ende setzt?«

Buggis Gesicht sprach Bände. Nur zu gerne hätte sie ihre Vermutungen, Ängste und Emotionen mit jemandem geteilt, doch sie zwang sich, sich auf ihre Aufgabe zu besinnen. »Sehen Sie, und das ist der springende Punkt. Darum sitzen wir beide hier. Ivi wünscht sich nichts sehnlicher, als endlich die Klapse ... Entschuldigung, die Psychiatrie ... verlassen zu können. Natürlich, wer würde das nicht? Und entgegen allen Erwartungen bin ich mir ziemlich sicher, dass sie nicht noch einmal versuchen würde, sich das Leben zu nehmen.«

»Was veranlasst Sie zu dieser Vermutung?«, fiel Himfeld ihr überrascht ins Wort.

»Sie hat es gesagt.« Buggi sah ihm fest in die Augen. »Und ich glaube ihr.« Vielleicht wirkte Himfelds Ausdruck skeptisch, zumindest fügte sie hinzu: »Weil Ivi nicht lügt.«

Wenn das mal so einfach wäre ...

Es folgte ein langer Blickwechsel, bis Himfeld das Wort ergriff: »Gut. Lassen wir mal alles andere außen vor und betrachten nur die Tatsachen. Eva ... äh ... Frau Blessing möchte also entlassen werden. Ist verständlich. Aber es gibt nur einen Weg nach draußen.«

Buggi nickte langsam. »Über Sie.«

Himfeld konnte sich ein kurzes resigniertes Lachen nicht verkneifen. Über ihn führte für Eva Blessing bestimmt kein Weg mehr nach draußen – zumindest nicht über den Dienstweg. »Falsch. Der einzige Weg ist, eine Aussage zu machen. Und damit meine ich eine aussagekräftige Aussage.« Er schmunzelte über seinen lahmen Wortwitz und zwinkerte Buggi zu. »Eine Aussage, die alle Indizienbeweise bezüglich Werding und des toten Professors aus der Welt schafft.« Himfeld lehnte sich zurück und sah Buggi herausfordernd an, die ihn wiederum mit leicht schräg gelegtem Kopf intensiv betrachtete. »Und was meine Person betrifft: Ich bin raus aus der Nummer. Ich stehe mittlerweile ganz hinten in der Reihe von Leuten, die Frau Blessing noch helfen könnten.«

»Nein, nein, das ist so nicht richtig. Ivi hat für Sie ausgesagt. Sie hat gestern mit der Polizei gesprochen und …«

Mit einem Handzeichen unterbrach Himfeld sie. »Ich hörte davon, das hätte sie nicht tun müssen.« Buggis Gesicht erhellte sich, bevor der Polizeipsychologe fortfuhr: »Mein Vorgesetzter hat mir von der Aussage berichtet, aber das ändert nichts an der Tatsache, dass ich von dem Fall abgezogen wurde.«

Angestrengt kniff Buggi die Augen zusammen. »Weil Sie nicht mehr wollen?«

Unwillkürlich lehnte Himfeld sich vor. »Weil Ihre Freundin unglaubwürdig ist.« *Warum führe ich mich eigentlich schon wieder so blasiert auf? Sie will mir doch nur helfen. Oder nicht?* »Bitte nicht falsch verstehen. Ich meine das aus juristischer Sicht.«

Buggi sah aus, als hätte er sie mitten ins Gesicht geschlagen und umgehend bereute er sein hochmütiges Auftreten. Ihre Augen wurden glasig, während ihr tausend Gedanken durch den Kopf zu strömen schienen. Als sie endlich etwas herausbekam, klang ihre Stimme jedoch überraschend fest: »Für Sie auch?«

Himfelds Augenbrauen schossen in die Höhe. Er ließ sich Zeit mit seiner Antwort. »Glauben Sie mir, ich denke seit Tagen über nichts anderes nach als über Eva Blessings Glaubwürdigkeit.«

Buggi schien diese Antwort nicht zu genügen, sie wartete auf ein abschließendes Urteil. Als aber weder ein Ja noch ein Nein von Himfeld folgte, zog sie ihren eigenen Schluss: »Na, immerhin sitzen Sie heute hier.«

»Richtig«, nahm Himfeld umgehend den Faden auf, »aber irgendetwas lässt mich glauben, dass, was auch immer

Sie mir zu sagen hatten, nun hinfällig ist, seit Sie wissen, dass ich nicht mehr in den Fall involviert bin.«

»Darf es hier noch etwas sein?«, flötete ihnen der Kellner fröhlich entgegen, der an ihren Tisch getreten war. Sowohl Himfeld als auch Buggi zuckten zusammen ob der unerwarteten Störung.

Einen Schnaps und dann noch einen, hätte Himfeld dem Kellner am liebsten geantwortet. Stattdessen spielte er den Ball ab. Er sah Buggi fragend an und sagte: »Ich weiß nicht, ob wir noch etwas zu besprechen haben oder fertig sind.«

Automatisch folgte der Kellner seinem Blick zu der attraktiven, nachdenklichen Frau, die sich ziemlich schnell entschied. »Bringen Sie uns bitte noch zwei.« Sie deutete auf die Macchiato-Gläser. Der Kellner nickte und räumte die leeren Gläser ab, als sie noch hinzufügte: »Und zwei Cognac.«

Ihre Augen huschten flüchtig zu Himfeld, der die Bestellung komplettierte: »Doppelte, bitte.«

»Herrgott, was ist denn daran so schwer zu verstehen?«, motzte Bries ungehalten ins Telefon. Als wäre es nicht genug, dass Chrissi zu dämlich war, seine Anweisungen zu befolgen – nein, nun starrte ihn auch noch die halbe Straßenbahn an.

Nachdem Bries im Krankenhaus zusammengeflickt worden war und ein Polizist seine Aussage zu Protokoll genommen hatte, hatte er direkt den Heimweg angetreten, um sich vor der Nachtschicht noch hinzulegen. Er zog seine Krankmeldung aus der Jackentasche, zerknüllte sie und ließ sie unter seinen Sitz fallen.

»Ich …«, holte er laut aus, riss sich dann aber am Riemen. »Ich schreie dich doch gar nicht an, Süße. Es ist nur wichtig, dass du genau das tust, was ich dir jetzt sage. Okay? Also … Ich möchte, dass du die Übergabe heute Abend alleine

machst und Bescheid gibst, dass ich etwas später komme.«
Bries verdrehte die Augen, während Chrissi ihn mit Fragen bombardierte. Ohne ihr zuzuhören, machte er ein Foto von seinem geschundenen Gesicht, schickte es ihr per Whatsapp und sprach wieder in die Lautsprecher seiner Kopfhörer: »Darum. Mit diesem Gesicht kann ich wohl unmöglich bei der Arbeit auflaufen. Die schicken mich sofort nach Hause und eine Krankmeldung ist das Letzte, was ich derzeit gebrauchen kann.«

Chrissi quiekte erschrocken auf, als sie das Foto sah.

»Es ist nicht so schlimm, wie es aussieht. Glaub mir. Ich erklär es dir später. Alles halb so wild. Nur ein kleiner Unfall.«

Chrissi redete ohne Punkt und Komma, bis er sie wirsch unterbrach: »Hast du jetzt verstanden, was du zu tun hast?«

Erneut brach ein panischer Redeschwall über ihn, gegen den er kaum ankam. Seine Hand ballte sich bereits zur Faust, als er erneut sagte: »Ob du es verstanden hast, will ich wissen. Dann wiederhole deinen Auftrag.«

Endlich entspannte sich seine Hand wieder, als er ihren Worten lauschte. Zufrieden nickte er. »Gut. Dann sehen wir uns später bei der Arbeit. Nein, ich erkläre dir jetzt nicht, was passiert ist. Mein Akku ist auch fast leer, kann sein, dass ich gleich …« Er legte auf und ließ seinen Blick aus dem Fenster schweifen. In der Spiegelung konnte er sehen, dass einige der Fahrgäste ihn noch immer anstarrten.

»Was gibt's da zu glotzen?«, rief er niemand Bestimmtem zu, steckte sich die Kopfhörer in die Ohren und drehte die Musik auf.

»Na, wenn das nicht die Zunge lockert!«, merkte Himfeld erstaunt an, nachdem Buggi ihren doppelten Cognac auf ex runtergespült hatte. »Das muss man erst mal bringen, Respekt!«

Buggi verzog kurz das Gesicht, unterdrückte ein Lachen und deutete ermutigend auf Himfelds Glas. »Tut gut. Sollten Sie auch mal probieren.«

»Darüber lässt sich reden ... wenn Sie mir den Grund nennen, warum Sie mich herbestellt haben«, entgegnete Himfeld halb scherzend, halb ernst. Buggi lachte, schüttelte sich kurz und orderte mit einem Fingerwink einen weiteren Cognac. Dann wurde sie ernst. »Unabhängig davon, was Sie glauben oder nicht glauben, ist es eine Tatsache, dass es Ivi wirklich leidtut, dass Sie in eine solche Misere geraten sind.«

Himfeld zuckte die Achseln. »Ich dachte, Frau Blessing vertritt eher die Meinung, dass jeder für sein Handeln selbst verantwortlich ist. Sie hat mich schließlich nicht gezwungen, mich so besessen in diesen Fall zu stürzen, dass ich am laufenden Band gegen das Gesetz verstoßen, meine Frau verlassen und meine Freunde vergrault habe.«

Erstaunt sah Buggi ihn an. Das waren wohl etwas zu viele private Informationen gewesen. *Wen kümmert's?*, dachte Himfeld dann ungerührt, die neue Nonchalance hatte ihn noch immer fest im Griff. *Warum soll ich jetzt noch etwas verheimlichen? Ist der Ruf erst ruiniert, lebt es sich ganz ungeniert.*

»Sie hätten lieber nur das glauben sollen, was Ivi Ihnen erzählt hat, und nicht zu viel auf ihre Darstellung in den Medien geben sollen.«

Innerlich lachte Himfeld, heraus kam aber nur ein abgeklärtes Schmunzeln. »Ja, exakt das sagte Ihre Freundin auch.«

»Recht hat sie!«, bestätigte Buggi plötzlich wieder sehr selbstbewusst, als hätte sie genau diese Vorlage benötigt. Sie fuhr sich mit der Hand durch ihr kurzes schwarzes Haar und entflammte eine Zigarette zwischen ihren geschwungenen Lippen. Verwundert stellte Himfeld fest, dass er weit mehr daran interessiert war, was diese Frau ihm gleich sagen würde, als an den Tagträumen, denen er angesichts ihrer Attraktivität noch vor wenigen Tagen intensiv nachgehangen hätte.

»Ivi weiß um ihre Wirkung«, leitete Buggi ein und nickte dem Kellner dankend zu, der ihren Cognac brachte. »Sie weiß, dass viele Menschen irgendetwas Undefinierbares in ihr sehen, was sie dazu verleitet, unüberlegte Dinge zu tun. Genau genommen war das schon immer so. Sie wurde in ihrer anfänglichen Unscheinbarkeit immer eher unterschätzt, umso größer war dann ihre Wirkung, wenn die Menschen sich auf sie eingelassen haben. Und seit dem Desaster vor zwei Jahren ist es noch schlimmer geworden.« Sie hielt die Hände in die Luft. »Ich meine, Sie sehen ja selbst, was los ist. Die Menschen drehen durch.«

»Schon klar, schon klar«, trieb Himfeld sie ungeduldig an. »Man müsste blind, taub und blöd sein, um diese Massenhysterie zu übersehen. Und Frau Blessing nutzt dies zu ihrem Vorteil, weil ...?«

Lächelnd pustete Buggi den Rauch aus und schüttelte den Kopf. »Ich sagte, dass sie sich dessen bewusst ist, nicht aber, dass sie es darauf anlegt. Und das«, nachdrücklich hob sie einen Finger in die Luft, »*das* ist das Entscheidende!«

Aufmerksam beobachtete Himfeld, wie Buggi gedankenverloren ein paar Züge rauchte. »Ivi will diese Art der Aufmerksamkeit nicht im Geringsten. Im Gegensatz zum Großteil der Bevölkerung, der alles tun würde, um in irgendeiner Form medial präsent zu sein, möchte Ivi am liebsten gar nicht gesehen werden. Sie wartet quasi auf die Erfindung des Unsichtbarkeitsmantels.«

»Ich war schon mal an dem Punkt, an dem ich das geglaubt habe«, unterbrach Himfeld sie, als ihn plötzlich erneut das ungute Gefühl überkam, dass Buggi nur ausgesandt worden war, um ihn weiterhin zu manipulieren – jetzt, wo Eva Blessing seiner Reichweite entzogen war.

»Dann kehren Sie zu diesem Punkt zurück«, riet Buggi ihm unbeeindruckt ob seines Einwandes. »Denn ansonsten werden Sie Ihren Fall nie lösen.«

»Irgendwie habe ich das dumpfe Gefühl, dass ich das ohnehin nie tun werde, aber bitte ... fahren Sie fort.«

Buggi drückte ihre Zigarette aus und sah den Polizeipsychologen schweigend an. Seine Skepsis und seine latente Abwehrhaltung blieben ihr nicht verborgen. Sie ließ ihn nicht aus den Augen. Beide nippten zeitgleich an ihrem Cognac. Als Buggi ihr Glas wieder abgestellt hatte, begann sie, mit der Zigarettenschachtel zu spielen. »Eine Frage, Herr Himfeld. Kennen Sie den Film *Das Leben des Brian* von Monty Python?«

»Ob ich ...?« Verdutzt verengte Himfeld die Augen und grübelte einen Moment, bis er gottergeben gen Himmel blickte. »Ja, ich erinner mich dunkel an diesen Unfug. Aber bitte fangen Sie jetzt nicht auch noch mit dieser Jesus-Nummer an. Frau Blessing ist *nicht* der postmoderne Messias.«

»Es geht nicht um Jesus«, entgegnete Buggi plötzlich eine Spur angriffslustig.

»Doch!«, konstatierte Himfeld nachdrücklich. »Der Film ist eine Parodie auf Jesus Christus.«

»Der Film ist keine Parodie *auf* Jesus. Er parodiert das, was die Menschen im Laufe vieler Hundert Jahre aus dessen Leben gemacht haben.«

Himfeld verschränkte die Arme vor dem Körper und legte den Kopf schief. *Ich verschwende hier nur meine Zeit*, dachte er, während Buggi unbeirrt fortfuhr: »Ich weiß nicht, wie's bei Ihnen glaubenstechnisch so steht, aber ich für meinen Teil wurde streng katholisch erzogen und bin absolut bibelfest. Und ich habe alles hinterfragt, was meine Religion betrifft. Und dabei bin ich zu dem Ergebnis gekommen, dass es ziemlich unwahrscheinlich ist, dass Jesus eine eigene Religion erschaffen wollte. Es ist so ähnlich, wie bei Brian in dem Film, der wollte den ganzen Rummel auch nicht. Jesus war Jude. Das ist eine etwas andere Nummer als die Protestanten, die sich des Geldes wegen konfirmieren lassen und für gewöhnlich Zeit ihres Lebens Kirchensteuern zahlen, obwohl sie eine Kirche nur noch zu Weihnachten von innen sehen. Soviel ich weiß, ist es wesentlich schwieriger, dem Judentum beizutreten. Das ist nicht einfach nur eine Taufe und eine Unterschrift, sondern erstreckt sich meines Erachtens über Generationen. Und ich bin sicher, das Christentum wurde nicht von Jesus erschaffen, sondern von den Menschen, die ihn interpretierten.«

»Und nun wollen Sie mir erzählen, dass Frau Blessing das neue Christentum erschaffen hat?«

Etwas ungehalten schlug Buggi mit der flachen Hand auf den Tisch und verdrehte die Augen. »Eben nicht!« Sie lehnte sich wieder zurück, ihr Körper war jedoch noch immer angespannt. »Eben genau das nicht!«, wiederholte sie und strich sich mit der Hand durch die Haare. »Himmel, jetzt weiß ich, was Ivi meinte, als sie sagte, Sie würden nicht richtig zuhören.«

Himfelds Stimme wurde ebenfalls einen Deut lauter, als er verbittert erwiderte: »Was erwarten Sie von mir, wenn nur in kryptischen Rätseln mit mir gesprochen wird?« Vorwurfsvoll schüttelte er den Kopf: »*Das Leben des Brian* … tz tz tz. Zwei Todesfälle müssen aufgeklärt werden und Sie erzählen mir Ihre Thesen über eine Horde besoffener Briten, die vor über vierzig Jahren aus lauter Langeweile einen Film gedreht haben, in dem eine Szene dämlicher ist als die nächste. So nach dem Motto: ›Hmmm, wir haben ein paar Steinhaufen errichtet und ein Monster im See erfunden, um Touristen anzulocken, was könnten wir als Nächstes Sinnloses tun? Ach, lasst uns doch einfach einen Film über Jesus drehen. Wie war das damals doch gleich? Keine Ahnung, fangen wir einfach mal an.‹« Himfeld redete sich zusehends in Rage. »Was stimmt eigentlich mit Ihnen allen nicht? Glauben Sie ernsthaft, ein uralter Streifen von einem britischen Blödeltrupp würde dabei helfen, den Fall Werding aufzuklären? Oder den Fall Robeski? Oder Ihre Freundin entlasten? Oder mein Leben wieder kitten?«

Als einige Leute von den Nebentischen sich umdrehten und zu ihm rübersahen, verstummte Himfeld und zündete sich eine Zigarette an. Rauchschwaden umhüllten das Schweigen. »Entschuldigen Sie, wenn ich etwas destruktiv erscheine«, lenkte Himfeld wenig überzeugend, aber zumindest leiser ein, »aber in meinem Leben ist binnen einer Woche nichts mehr so, wie es mal war. Einfach so ... alles anders, seitdem ihre Freundin meinte, unbedingt vom Dach springen zu müssen. Und ich hatte sehr, wirklich *sehr* gehofft, heute eine brauchbare Antwort zu erhalten, nachdem tagelang ein Rätsel das nächste jagte. Ich bin es einfach leid.«

Wider Erwarten war Buggis Blick wohlwollend und eine Spur mitleidig. »Aber Sie wissen schon, dass die Antwort auf den Fall nicht das Geringste mit der Antwort auf Ihr aus den Fugen geratenes Leben zu tun hat?«

Himfeld schnaufte verbittert und orderte die Rechnung beim Kellner.

»Dann wollen Sie nicht mehr wissen, was ich Ihnen von Ivi ausrichten soll?«, erkundigte Buggi sich betreten, nachdem sie minutenlang geschwiegen hatten.

»Ach«, ätzte Himfeld beiläufig und kramte sein Portemonnaie aus der Tasche, »ich dachte, das wäre es schon gewesen.«

Buggi schüttelte langsam den Kopf. »Nein«, ließ sie den Polizeipsychologen wissen, Herablassung färbte nun ihre Stimme. »Nein. Das war eine Brücke, die ich versucht habe, Ihnen zu bauen.« Sie zuckte die Achseln. »Hat nicht funktioniert. Egal. Kommen wir zurück zum Thema: Bevor Sie in der Klinik von der Polizei abgeführt wurden, hatten Sie Ivi etwas gefragt.«

Himfeld nickte, während er ein paar Geldscheine zückte. »Das ist korrekt. Ich hatte mir nur einen einzigen aussagekräftigen Satz gewünscht bezüglich des Abends vor zwei Jahren. Ich wollte wissen, was da mit ihr los gewesen ist.«

Buggi stützte ihre Ellenbogen auf den Tisch. »Und genau diese Antwort soll ich Ihnen ausrichten. Haben Sie noch Interesse daran, Herr Himfeld?«

»Ich bin gespannt wie ein Flitzebogen«, antwortete Himfeld demonstrativ süffisant und nickte dem Kellner zu, der das kleine Tablett mit den Geldscheinen an sich nahm. »Stimmt so. Danke.«

Der Kellner erwiderte den Dank und wünschte noch einen schönen Abend. Himfeld begann, sich seinen Schal um den Hals zu binden, als Buggi sagte: »Sie war erkältet.«

Der Polizeipsychologe sah sich zu beiden Seiten um. »Wer?«

»Ivi«, antwortete Buggi. »An jenem Abend war sie erkältet. Das war mit ihr los.«

Himfelds Kiefer mahlten, während er Buggi mit einem abschätzigen Blick bedachte. »Nun, das tut mir sehr leid für Frau Blessing, aber eigentlich hätte ich nur gerne gewusst, warum sie sich umbringen wollte an besagtem Abend und vor allem auf diese heftige Art und Weise.« Schweigend sah Buggi ihn an, bis er die Achseln zuckte. »Gut, dann antworten Sie mir also nicht. Macht nichts, bin ich inzwischen dran gewöhnt.«

»Sie haben Ihre Antwort bereits.«

»Ja«, flötete Himfeld bemüht fröhlich, doch der Sarkasmus strömte aus all seinen Poren. Er erhob sich. »Dann ist doch alles bestens. Schönen Abend noch.«

Als er seinen Mantel überwarf, meldete Buggi sich noch einmal zu Wort. »Ich kann verstehen, dass Sie sich veräppelt fühlen. Aber genau das ist die Antwort. Alles andere wäre gelogen.« Sie schien sichtlich mit sich zu kämpfen, ob sie mehr sagen sollte, entschied sich aber letztendlich dafür. »Mein Beispiel mit dem Film war vielleicht wirklich etwas zu kryptisch. Darum gebe ich Ihnen jetzt noch etwas von mir mit auf den Weg, für Ihr eigenes Wohl und vor allem für Ivis.«

»Und das wäre?« erkundigte sich Himfeld, nachdem er seinen Mantel geschlossen hatte, obwohl er sich eigentlich nicht weiter für dumm verkaufen lassen wollte. Buggi senkte ihren Blick. An ihrem leisen Gemurmel wurde deutlich, dass ihr noch immer nicht wohl dabei war, mehr zu sagen, als ihre Freundin ihr aufgetragen hatte. »Eva ist der größte Tollpatsch, den man sich vorstellen kann. Sie zieht das Unglück magisch an. In ihrem Leben passieren Sachen, die anderen einfach nicht passieren. Verkettungen ganz ominöser Umstände.«

Himfeld atmete einmal tief durch, klopfte zur Verabschiedung einmal auf den Tisch und verließ die Lokalität.

»Nein, ich bin eigentlich todmüde«, säuselte Chrissi in den Telefonhörer und warf einen Blick auf die Wanduhr des Stationszimmers. »Kein Bock mehr auf diese verdammten Nachtschichten.«

Eine Weile lauschte sie den Worten ihrer Freundin, bis ein Lächeln ihre Lippen umspielte. »Ich mach es ja nicht wegen der Schichtzulagen, sondern wegen Martin. Glaub mir, er ist es wert! Gott, er ist so süß und ich glaube, er meint es richtig ernst mit mir. Spricht dauernd von unserer Zukunft und so.« Müde, aber glücklich lauschte sie erneut den Worten ihrer Gesprächspartnerin. Dann verfinsterte sich ihre Miene einen Deut. »Im Moment ist er schon wieder bei ihr im Zimmer«, ein erneuter Blick auf die Uhr, »schon über eine halbe Stunde. Das nervt. Aber er macht es ja für uns.«

Plötzlich vernahm Chrissi eilige, feste Schritte, die aufs Stationszimmer zusteuerten. Schnell nahm sie die Füße vom Schreibtisch, richtete ihre Frisur und beendete das Gespräch, als auch schon ein vor Wut schnaubender Mann vor ihr stand. »Wo ist er?«

»Ludwig ... hallo«, stotterte sie. »Ich ... wer? Wen meinst du?«

Sadics Gesichtsausdruck ließ keinen Spielraum für Interpretationen. »Deine Unschuldsmiene kannst du dir sparen. Deinen Stecher such ich. Also?«

»Meinen Freund«, korrigierte sie ihn beleidigt.

Sadic stöhnte kaum hörbar. »Okay, tun wir so, als wäre er dein Freund. Wo ist er?«

Chrissi warf einen Blick auf Sadics geballte Fäuste. Seine Körpersprache signalisierte ihr großen Ärger.

»Nicht hier«, entgegnete Chrissi schnippisch und wandte sich demonstrativ einer Patientenakte zu.

Sadic stemmte die Hände in die Hüften und legte den Kopf schief. »Wo dann?«

Sie warf ihm einen kurzen Blick zu, ihr Gesicht war rot angelaufen, als sie ihre Nase wieder in die Akte steckte. »Martin ist zu Hause und lernt für die Prüfungen.«

Langsam kam Sadic näher und stützte sich, eine Hand links, eine Hand rechts von der Akte, auf den Tisch, ihr direkt gegenüber. Chrissi konnte seinen Atem spüren, so dicht war sein Gesicht ihrem. »Dein ... *Freund*«, betonte er angeekelt, »... war heute bei den Bullen. Und weißt du was? Er war so frei, mich als Zeugen zu benennen.«

Chrissi bemerkte einen Schweißtropfen, der ihren Rücken hinabrollte. Angestrengt starrte sie fortwährend in die Patientenakte, während Sadic sprach: »Ich soll bestätigen, dass dieser komische Polizeipsycho Himfeld uns aufgetragen hat, Blessings Unterlagen zu beschlagnahmen. So viel war klar. Aber nun soll ich auch bezeugen, dass wir seitdem in Himfelds Auftrag von diversen Leuten bedroht und angegriffen werden. Was ist das für eine Scheiße?«

Als Chrissi sich noch immer nicht regte, schlug er mit der geballten Faust auf den Tisch, dann tigerte er im Raum auf und ab und fuhr sich mit den Händen durch die Haare. »Hast du verstanden, was ich gerade gesagt habe? Ich muss morgen auf der Wache antanzen und von etwas erzählen, von dem ich noch nie was gehört habe. Wie kommt er auf das schmale Brett, dass wir bedroht werden? Abgesehen davon hatten wir bereits unsere Aussage gemacht, wir waren fein raus. Warum ist er noch mal zu den Bullen gerannt? Dieser verblödete Versager bringt es fertig, jedes Mal eine andere Variante zu erzählen und sich in Widersprüchen zu verstricken.«

»Nenn ihn nicht so!«, fuhr Chrissi ihn mit Tränen in den Augen an. »Er ist kein Versager. Er wurde heute zusammengeschlagen. Einfach so. So'n Typ stand plötzlich vor seiner Tür und hat auf ihn eingedroschen.«

»Wahrscheinlich völlig zu Recht«, erwiderte Sadic ungerührt. »Aber was hat das mit der Blessing zu tun? Er soll den Typen anzeigen und gut is'.«

»Du hast ja keine Ahnung!«, schluchzte Chrissi und ließ ihren Tränen freien Lauf. »Martin opfert sich auf. Dieser enorme Druck, unter dem er steht ... Alle legen ihm Steine in den Weg, dabei hängt unser aller Wohl von ihm ab. Die Welt sollte ihn unterstützen und dankbar sein, stattdessen wird er verprügelt, nur, weil irgendwelche Deppen zu dumm sind, seine Mission zu verstehen.«

Sprachlos starrte Sadic sie an, sah zu, wie sie mit einem Taschentuch das verlaufene Make-up unter ihren Augen wegwischte. Bislang hatte er sie einfach nur für etwas dümmlich und naiv gehalten, doch an dieser Stelle hörte der Spaß auf. Mit mäßigem Erfolg versuchte er, seine aufgebrachte Stimme zu kontrollieren. »Unser aller Wohl?«, echote er tonlos.

Chrissi nickte. Sadic atmete hörbar aus, schnappte sich einen Stuhl und setzte sich ihr gegenüber hin. »Sag mal, kann es ein, dass er dich komplett mit seiner Blessing-Manie infiziert hat?«

Erneut wurde sie von einem Tränenschwall geschüttelt. »Wieso infiziert? Er ist es, Ludwig. Er ist Endzeit-Evas Sprachrohr! Und ich bin so dankbar, dass ich an seiner Seite ...«

Unvermittelt umfasste Sadic Chrissis Gesicht mit beiden Händen, bis sie ihm direkt in die Augen sehen musste. »Hörst du dich eigentlich selbst reden?«

»Lass mich los oder ...«

»Oder was?«, spottete er. »Schreist du sonst, bis Bries kommt, um dich zu retten? Bitte, tu mir den Gefallen, dann muss ich nicht selbst nach ihm suchen.«

Hinter Chrissis Tränenschleier wechselten sich Trotz und Angst ab. Sadic lockerte seinen Griff ein wenig und mäßigte seinen Ton. »Nur weißt du, was ich befürchte? Dass er sein Versteck gar nicht aufgeben würde, um dir zu helfen, ganz egal, was ich mit dir anstelle. Und weißt du auch, warum? Weil er sich einen Scheiß für dich interessiert.«

Chrissis Tränen rannen mittlerweile in Sturzbächen über ihre Wangen, doch sie widersprach Sadic nicht, was dieser als ein gutes Zeichen interpretierte. Ganz tief in ihrem Inneren wusste Chrissi, dass er recht hatte. Vorsichtig wischte er mit seinen Daumen ihre von der Wimperntusche geschwärzten Tränen weg, ohne ihr Gesicht dabei loszulassen. »Mensch, du bist doch ein hübsches Mädel. Was hängst du dich an so einen Idioten ran? Du hast was Besseres verdient. Und das weißt du auch selbst, hm?«

Chrissi starrte stur geradeaus, während Sadic, stark um Geduld bemüht, weiter auf sie einredete: »Guck dich an. Du könntest jeden haben. Lass dich nicht von diesem Freak verarschen. Der hat nur die Blessing im Kopf.«

»Nein«, begehrte Chrissi ein letztes Mal halbherzig auf. »Er sagte, niemand würde Eva wählen, wenn er mich haben könnte. Das waren seine Worte!« Sie schniefte, bevor sie hinzufügte: »Außerdem ist sie viel zu alt für Martin.«

»Chrissi«, erwiderte Sadic unheimlich ruhig und widerstand dem Drang, seine Augen gen Himmel zu rollen. »Ich hab keine Ahnung, ob Martin in Blessing verknallt ist, sie nur mal flachlegen will oder was auch immer. Vielleicht will er auch wirklich nur Gespräche mit ihr führen oder ... ach, weiß der Teufel ... aber Fakt ist: Er ist absolut besessen von ihr!«

Ihre Stimme war kaum mehr als ein Flüstern. »Aber er hat doch gesagt ...«

»Er hat gesagt, er hat gesagt ...«, fiel Sadic ihr pampig ins Wort und äffte sie überzeugend nach. »Handelt er auch dementsprechend?« Nun schien der Groschen endlich in ihrer Murmel gefallen zu sein, das konnte Sadic deutlich an ihrer veränderten Mimik erkennen. Er zerzauste ihr tröstend das Haar. »Der Typ ist nicht ganz richtig im Kopf. Und er wird uns alle in Teufels Küche bringen, wenn wir ihn jetzt nicht stoppen. Vermutlich landen wir alle wegen Beihilfe, Verschleierung und Falschaussage im Knast, während er munter seine Allmachtsfantasien auslebt. Verstehst du, Kleine?«

Chrissi zögerte noch einen Augenblick, bevor ihre Augen sich erneut mit Tränen füllten und sie ungläubig nachhakte: »Knast? Aber ich wollte doch nur ... hätte ich ...«

»Hätte der Hund nicht geschissen, hätt' er 'nen Hasen gefangen«, unterbrach Sadic sie abermals. »Die Bullen interessiert es nicht, ob du eine Straftat aus Liebe, Unwissenheit oder kurzfristiger geistiger Umnachtung verübt hast. Auf eine

Straftat folgt eine Strafe. Also, wach jetzt auf, bevor es zu spät ist, und lass mich dir helfen. Wo ist Martin?«

Chrissi wischte sich die Tränen weg und senkte ihren Blick, als sie mit dem Finger den Gang entlang auf Blessings Tür zeigte.

Sadics Miene erstarrte. »Er ist bei ihr im Zimmer?«, fragte er ungläubig und schloss die Augen, als hoffte er, das Gesagte nur geträumt zu haben.

»Natürlich«, wisperte Chrissi mit fragendem Blick. »Wie jeden Abend.«

»Natürlich, wie jeden Abend …«, echote Sadic fassungslos, kaute kurz auf seiner Unterlippe und ballte die Fäuste. »Und darf ich fragen«, erkundigte er sich mit einem aggressiven Grinsen im Gesicht und einer flötenden Singsangstimme, »was du in deinem Spatzenhirn dachtest, was Martin Nacht für Nacht in Blessings Zimmer macht?«

»Na, arbeiten natürlich«, keifte sie ungehalten zurück. »Er ist ihr Sprachrohr, schon vergessen? Ihr Tor zur Außenwelt!«

»Halleluja!«, entfuhr es Sadic ungehalten. »Bist du so blöd oder tust du nur so? Du glaubst allen Ernstes, dass sie *gearbeitet* haben? Chrissi, ich sag dir das nur ungern, aber wenn ein Mann jeden Abend das Zimmer einer Frau aufsucht, dann arbeiten sie nicht zusammen, sondern vögeln.«

Wie in Zeitlupe fiel Chrissis Kinnlade herunter, sie schnappte hörbar nach Luft. »Never!«, hauchte sie und suchte offensichtlich nach Argumenten, fand jedoch keine. Brüsk schob Sadic sich an ihr vorbei in den Flur.

»Wo willst du hin?«, rief sie ihm hinterher und versuchte, ihn am Arm festzuhalten.

»Was denkst du denn, wo ich hinwill? Ich werde mir den kleinen Scheißer jetzt krallen und ein für alle Mal dafür sorgen, dass in dieser Klapse die Verrückten weggesperrt werden und die Gesunden arbeiten – nicht andersrum.«

»Ludwig, nein!« Chrissi sprintete hinter ihm her. Als sie merkte, dass sie ihn nicht abhalten konnte, rief sie verzweifelt: »Aber tu ihm nicht weh!«

Sadic riss die Tür zu Blessings Zimmer auf und setzte zu einer Tirade wilder Beschimpfungen an. Doch kaum hatte sein Blick die Szene erfasst, erstarrte er. Aus seinem weit geöffneten Mund kam kein einziger Laut.

Als Chrissi sein entsetztes Gesicht registrierte, drückte sie sich an ihm vorbei ins Zimmer. »Martin, es tut mir so leid. Er ließ sich einfach nicht aufhalten.«

Den Bruchteil einer Sekunde später verschlug es auch ihr die Sprache. Ihre Augen weiteten sich. Da gab es nichts mehr zu interpretieren.

Seit einer geschlagenen Viertelstunde saß Himfeld in seinem Auto und starrte auf sein Haus, beobachtete, wie seine Frau von Zeit zu Zeit am beleuchteten Küchenfenster auf und ab lief, Gegenstände von rechts nach links trug, zwischendurch ihre Haare richtete und einen dampfenden Kuchen aus dem Ofen holte. *Für wen sie den wohl gebacken hat?,* fragte er sich ohne wirkliches Interesse. *Vermutlich hat sie zum Kaffeekränzchen eingeladen, um ihren bescheuerten Freundinnen bescheuerte Geschichten darüber zu erzählen, wie bescheuert ich doch bin.* Wenn dieser Gedanke überhaupt eine emotionale Regung bei ihm hervorrief, so war es Belustigung. Sein Blick fiel auf die Zigarettenpackung auf dem Beifahrersitz. Er griff danach, überlegte es sich dann aber doch anders. *Nun bring es hinter dich,* sagte eine Stimme in seinem Inneren. *Du kannst später noch so viel rauchen, dass dir der Qualm zu den Ohren rauskommt.*

Schnellen Schrittes patschte der Polizeipsychologe durch die Regenpfützen zur Haustür, um dort festzustellen, dass sein Schlüssel nicht ins Schloss passte. Einen Augenblick stutzte er, dann betrachtete er das ihm unbekannte neue Türschloss und pfiff durch die Zähne. *Du hast keine Zeit verloren, Loni!*

Nach dem dritten Klingeln öffnete seine zukünftige Ex-Frau mit triumphierendem Blick die Tür. Offenbar aalte sie sich in der Genugtuung, dass er nicht mehr ohne ihre Hilfe in sein eigenes Haus kam.

»'n Abend!«, grüßte er sie beiläufig, ging an ihr vorbei ins Haus und klopfte sich einige Regentropfen aus dem Mantel.

»Was willst du?«, fragte sie ihn lustlos. »Du bist hier nicht willkommen.«

Himfeld nickte und setzte seinen Weg ins Schlafzimmer fort. »Dann wird es dich sicher freuen zu hören, dass ich nur ein paar Sachen holen will. Bin gleich wieder weg.«

Ilona Himfeld sah aus, als wollten sich eine Million Worte auf einmal aus ihrem Mund herauspressen, stattdessen entgegnete sie nur: »Und *ob* mich das freut!«

Als er das Schlafzimmer betrat, hörte er noch, wie sie »Beeil dich gefälligst« zischte. Er packte einen Koffer randvoll mit Anziehsachen und ging weiter ins Arbeitszimmer, das nach kaltem Qualm stank. Er erinnerte sich an die Nacht, als er Blessings Buch gelesen und wieder mit dem Rauchen angefangen hatte.

Unglaublich! Es kam ihm vor, als sei es Jahre her. Dabei war gerade mal eine Woche vergangen. Das Zimmer sah ganz anders aus, als er es in Erinnerung hatte. Selbst die Aussicht in den Garten war eine andere. Sein Blick fiel auf sein Hochzeitsfoto, das gerahmt auf dem Schreibtisch stand. War das die Frau, mit der er jahrzehntelang Haus, Bett und Gedanken geteilt hatte? *Na ja, Gedanken vielleicht nicht, aber zumindest Worte*, besann er sich eines Besseren und musste unwillkürlich an Blessings Wörterwüste denken. *Glück und Zufriedenheit für alle Zeit … Doch außer dem geschriebenen Satz war weit und breit nichts mehr.*

»Hm«, kommentierte Himfeld seine Gedanken und betrachtete weitere Bilder an der Wand: Ilona und er beim Angeln, beim Wandern, auf der Silberhochzeit von Freunden. Himfeld ging näher an die Bilder heran, starrte in sein lachendes Gesicht und zog eine Bilanz: *Da war ich nicht zufrieden, dort auch nicht und auf der Silberhochzeit ebenso wenig.* Seine Aufmerksamkeit erregte erneut das Hochzeitsbild. *Und nicht mal da*, gestand er sich ein. *Auf keinem dieser Bilder war ich zufrieden,* war sein nüchternes Fazit, während sein Blick noch einmal über die gesamte Fotowand glitt und er sich korrigieren musste. *Doch, hier ging es mir ziemlich gut!* Das Foto zeigte ihn mit zwei Bekannten im einwöchigen Männerurlaub beim Hochseefischen. Den Abend zuvor hatte Himfeld eine heiße Kellnerin aufgerissen und freute sich sichtlich auf das bevorstehende zweite Date mit ihr.

Toll, dachte Himfeld noch sarkastisch, als ihm etwas anderes auffiel. Ilona war ebenfalls auf keinem dieser Fotos glücklich. Sie war gut gekleidet, sah toll aus, war aber innerlich stocksteif und ganz offensichtlich mehr auf ein schönes Foto fokussiert als auf den Moment. *Wie konnten wir es nur aushalten, so lange nebeneinanderher zu leben? Alles leere Bilder, leere Gesichter.*

»Hier stand ich gestern Abend auch.«

Himfeld fuhr herum. Er hatte Ilona nicht kommen hören. Ihre Stimme klang nicht mehr genervt, sondern sanfter, nachdenklich, als sie sich direkt hinter ihn stellte und ihn wissen ließ: »Ich stand genau hier und habe wie du auf die Fotos geschaut.« Himfeld atmete etwas auf. Scheinbar hatte seine Frau nun ebenfalls eingesehen, dass sie sich beide etwas vorgemacht hatten. Er wusste nur nicht so recht, ob er ihr den beschwichtigenden Tonfall auch abnahm. In seinen Ohren klang nun vieles aufgesetzt und falsch. Eine harmonische Minute lang schwiegen sie miteinander, bevor Ilona die Stille durchbrach: »Und genau wie du jetzt habe ich mich gefragt, ob ich dir verzeihen kann.«

Himfeld stutzte. »Was?«

Das antrainierte Lächeln erschien auf ihrem Gesicht, als sie ihm eine Hand auf die Schulter legte. »Ich weiß, dass du sehr unter Druck standest und ich dich vielleicht nicht genug unterstützt habe, weil ich zu sehr mit mir selbst beschäftigt war. Es war dein gutes Recht, mir mit deinem kleinen Gefühlsausbruch zu zeigen, dass du mehr Aufmerksamkeit benötigst, mehr Zuwendung; dass eben einfach der Wurm drin ist bei uns.«

Himfeld legte die Stirn in Falten und konzentrierte sich angestrengt auf Ilonas Worte, da er nicht glauben konnte, was er da hörte. »Was?«, wiederholte er, ohne es zu merken.

Demonstrativ ging Ilona auf Abstand. »Nicht so schnell. Du hast schon richtig gehört. Ich habe mit dem Gedanken gespielt, dir zu verzeihen, da ich mir meine eigene Schuld an diesem Desaster eingestanden habe. *Aber …*« Energisch hob sie einen Finger in die Luft und ging noch einen Schritt zurück, als müsse sie den Polizeipsychologen vehement dazu anhalten, ihr nicht zu nahe zu kommen. »Aber du musst wissen, dass du mich sehr verletzt hast, und es wird einige Zeit dauern, bis ich wieder Vertrauen zu dir fassen kann. Bitte akzeptiere das.«

Beinahe wäre Himfeld ein drittes »Was?« rausgerutscht. Stattdessen setzte er sich auf die Kante seines Schreibtischs, stützte einen Fuß auf dem Stuhl davor ab und den Kopf in die Hand. Je mehr Ilona von sich gab, desto mehr musste Himfeld dem Drang widerstehen, das Gesicht in seinen Händen zu vergraben. *Wie kann man nur so weit danebenliegen? Wie kann sie diesen Stuss nur glauben? Oder anders gefragt: Warum glaube ich ihr nicht mehr? Warum wirkt sie auf mich, als stünde sie auf der Bühne und spiele eine Rolle – und das nebenbei bemerkt verdammt gut?*

Wie ihm bereits neulich Abend bewusst geworden war, war es nie anders gewesen. Und der heutige Abend bestätigte es: Es war schon immer so: sein Arbeitszimmer, das falsche Lächeln in den Gesichtern, der Garten ... *Okay, das Türschloss ist in der Tat neu ...* Aber ansonsten gab es keine Veränderung. Das Einzige, was sich verändert hatte, war er selbst. Er war aufgewacht. Vermutlich so, wie Blessing es beschrieben hatte, als sie nach ihrem ersten Selbstmordversuch erwacht war. Sie hatte die Welt so wahrgenommen, wie sie war. Und sie hatte absolut recht: Auf Dauer war das vermutlich unerträglich.

Himfeld begann, sich nach seinem Leben in der Wörterwüste zu sehnen, nach seinem Leben aus Floskeln und Phrasen, mit denen er, zwar sinnlos, aber doch zumindest sicher, den Alltag bestritten hatte. Andererseits war es dafür zu spät. Seine falsche rosa Welt hatte einen Riss erfahren und ihn die ungeschminkte Welt sehen lassen, ohne Larifari und Klimbim. Nur das, was da war. Und es würde unmöglich sein, das zu ignorieren. Phasenweise würde er es sicher schaffen, sich etwas vorzumachen, doch letztlich wusste er, dass alles eine einzige Lüge war: Er war eine Lüge, Ilona war eine Lüge, sie beide hatten eine große Lüge gelebt. Flunkernd, beschönigend und ignorant waren sie durch ihre Ehejahre geschlichen. Tag für Tag. Stunde für Stunde. Minute für Minute.

Das fing schon nach dem Aufstehen an. Ilonas übliche Frage, ob er gut geschlafen hätte, war eine Luftblase, da es sie überhaupt nicht interessierte. Sie hatte lediglich mit einer routinierten, gesellschaftskonformen Floskel versucht, die Leere zu füllen. Seine allmorgendliche Antwort, er habe gut geschlafen, war ihm stets über die Lippen geflutscht, bevor er ernsthaft darüber nachgedacht hatte, wie er eigentlich wirklich geschlafen hatte. *Aber was hätte ich auch anderes sagen sollen? Meistens hatte ich ja gut geschlafen. Ich in meiner Traumwelt und Ilona vermutlich in ihrer. Wovon sie wohl geträumt hat? Wie sie auf der Bühne steht? Der Traum, den ich ihr verdorben habe? Habe ich das? Warum hat sie nicht einfach weitergemacht? Oder zumindest wieder angefangen als Reiseverkehrskauffrau zu arbeiten? Ihr Chef hätte sie mit Kusshand zurückgenommen. Sie war gerade mal ein Jahr raus. Ein Jahr, in dem unser Kinderwunsch trotz sämtlicher medizinischer Unterstützung unerfüllt blieb. Und auch jedes weitere Jahr, das danach kam.*

Himfeld schüttelte den Kopf, um die Gedanken aus dieser Zeit zu vertreiben, und konzentrierte sich wieder auf den alltäglichen Ehetrott. Denn nicht nur das Aufwachritual, sondern auch die Verabschiedung, wenn er zur Arbeit gefahren war, hätte man ersatzlos streichen können. Ein flüchtiger Kuss, nach dem schon längst keiner der beiden mehr verlangte, der eher einfach dazugehörte wie regelmäßiges Zähneputzen. Dann ein dahergesagtes »Ich wünsch dir einen schönen Tag, mein Schatz«. Genau genommen war es ihm scheißegal gewesen, ob Ilona einen schönen Tag haben würde; nicht zuletzt, weil sie ohnehin permanent meckerte, völlig unabhängig davon, wie wunderbar ihr Tag auch gewesen war.

Auf tonlosen Samtpfoten schlich sich erneut die Erinnerung an die Zeit im Kinderwunschzentrum zurück in sein Bewusstsein. Es hatte nicht geklappt. Beide waren sich einig, dass es dann wohl nicht sein sollte, und hatten das Thema abgehakt. *Oder galt das nur für mich? Wie ist es Ilona wirklich damit ergangen? Ist ihr Kinderwunsch doch größer gewesen, als ich angenommen habe? Aber warum hat sie dann nie etwas gesagt?*

Sequenzen schossen im Sekundentakt durch seinen Kopf; Bilder, in denen er nach Hause kam und Ilona beim stillen Weinen erwischt hatte. Und wie erleichtert er war, wenn sie die Tränen lachend wegwischte mit der Begründung, sie hätte etwas ins Auge bekommen, Zwiebeln geschnitten, eine Bindehautentzündung oder was auch immer.

Oh Himmel, was bin ich nur für ein Ignorant? An Ilonas Stelle wäre ich auch verbittert gewesen. Andererseits hätte sie auch einfach ihre Konsequenzen aus all dem ziehen, mich in den Wind schießen und sich glücklich machen können. Nein, nein, nein, ich zieh mich schon wieder aus der Verantwortung. Ich bin ein Arsch! Schlicht und ergreifend. Ein Arsch, der rücksichtslos an seiner Frau vorbeigelebt hat. Und das ohne einen bestimmten Grund. Was habe ich erreicht mit meiner Egozentrik? Ich habe ein seelenloses Plakat von mir erschaffen, das andere Menschen ansehen und darin den Menschen erkennen, der ich gerne wäre. Dass hinter diesem Plakat lediglich ein Visagist, ein guter Fotograf und ein super Bearbeitungsprogramm stecken, keinesfalls jedoch ich selbst, interessierte mich nicht.

Eine Art Selbstreflexion hielt plötzlich Einzug in Himfeld und begann, ein Eigenleben zu entwickeln, wie eine Grippe, die sich langsam in den Körper schleicht. Angefangen bei Kleinigkeiten, wie der Small Talk mit Menschen, denen er meinte, gefallen zu müssen, die er beeindrucken wollte. Mal ehrlich, wozu? Wie viel Lebenszeit war bei diesem sinnfreien Geplänkel draufgegangen? Wertvolle Zeit, kostbare Zeit, die er ebenso wertvoll und kostbar hätte füllen können, zum Beispiel mit ... mit ... *Ja, zum Teufel, womit eigentlich?* Himfeld stutzte. *Was genau wäre keine Zeitverschwendung gewesen? Welche meiner Taten sind sinnvoll gewesen? Und was ist überhaupt sinnvoll? Und für wen? Sinnvoll für mich? Für meine Frau? Aber warum, wenn ich sie nicht liebe? Das macht dann auch keinen Sinn. Sinnvoll für die Welt? Für den Weltfrieden? Gutes tun am laufenden Band? Den lieben langen Tag? Ist dann wohl auch eher so eine narzisstische Märtyrernummer: Los, lieb mich, weil ich so ein Gutmensch bin!*

Scheiße, was ist sinnvoll?

Gott, lass mich bitte wieder unsensibel und ignorant werden. Ich bin völlig überfordert. Stumpf lebt sich's besser.

»Na, das war jetzt alles ein bisschen viel, oder?«, riss ihn das Monologende seiner Frau aus seinen Gedanken und in die Realität zurück.

»Was?« Himfeld blinzelte fragend in Ilonas Gesicht, in die Maske, die sie voraussichtlich noch immer trug und ihr ganz persönliches Schutzschild war. »Äh ... Ziemlich viel, ja.« Eigentlich war er müde und wollte der Situation nur entfliehen. Er stand vom Tisch auf. Als Ilona verständnisvoll nickte, hielt er jedoch inne und wandte sich ihr wieder zu. »Nein«, korrigierte er sich. *Das alles muss ein Ende haben. Jetzt oder nie! Du tust ihr keinen Gefallen, wenn du jetzt aus Mitleid und Bequemlichkeit einen Rückzieher machst.* »Nein, eigentlich war es nicht viel. Und weißt du auch, warum nicht? Weil ich dir gar nicht zugehört habe.«

»Du hast mir nicht zugehört?«, wiederholte sie nach einer Schrecksekunde tonlos.

Himfeld nickte. »Ganz richtig. Das mache ich schon seit Jahren nicht mehr.«

Ilona blinzelte ein paarmal, hob die Augenbrauen und wiederholte erneut: »Du hast mir nicht zugehört? Schon seit Jahren nicht mehr?«

»Ganz recht. Genauso, wie auch du mir schon seit Jahren nicht mehr zuhörst.« Er konnte ein Kichern nicht unterdrücken. »Verrückt, oder?«

Und da war sie: die vermutlich erste ehrliche Regung im Gesicht seiner Frau seit Jahrzehnten. Die Augen zornig glühend, funkelte sie ihn mit geröteten Wangen an. »Verschwinde!«, zischte sie nachdrücklich.

Himfeld wollte sie bestimmt nicht provozieren, er ergötzte sich lediglich daran, dass Ilona sie selbst war und nicht, wer sie gern gewesen wäre. Es war faszinierend!

»Verschwinde!«, wiederholte sie etwas lauter, um sich anschließend die angestaute Wut aus dem Leib zu schreien: »Raus hier! Und lass dich nie wieder blicken! Du bist das Letzte! Das Allerletzte! Ich bereue jeden einzelnen Tag mit dir! Ich wünschte, ich wäre dir nie begegnet!«

Himfeld zuckte die Achseln, schulterte sein Gepäck und verließ das Arbeitszimmer.

Doch nun war Ilona nicht mehr zu stoppen. Rasend vor Wut folgte sie ihm durch den Flur ins Badezimmer. »Nimm bloß all deine Sachen mit, denn du wirst dieses Haus nie wieder betreten, hast du mich verstanden? Nie wieder! Du kannst deine Midlife-Crisis ausleben, wo und mit wem du willst, aber halte dich fern von mir. Und nur, damit du es weißt: Stina hat mir eine fabelhafte Anwältin empfohlen. Gleich morgen früh fahre ich zu ihr. Du wirst den Tag noch verfluchen, an dem wir uns begegnet sind.«

Das tat Himfeld bereits, verspürte jedoch keinen Drang, in irgendeiner Weise dialogisch in den Wutanfall seiner Frau einzugreifen. Sein anhaltendes Schweigen stachelte sie allerdings noch mehr an. Wahllos griff sie Sachen aus seiner Seite des Badezimmerschrankes und stopfte sie unkoordiniert in einen Kulturbeutel.

»Da!«, kommentierte sie ihr Vorgehen. »Schön alles mitnehmen. Was morgen noch hier steht, landet im Müll. Das siehst du nie wieder.« Sie griff in die obere Etage, wo sein gesamtes Arsenal an Erkältungsmedikamenten stand. Zuerst landete das Nasenspray in Himfelds Tasche. Dann warf sie, dicht an seinem Kopf vorbei, die Flasche mit dem Erkältungsbad hinterher. Als Nächstes sah der Polizeipsychologe die Kopfschmerztabletten durch die Luft fliegen, zu denen Ilona ihm noch einen guten Rat gab: »Und vergiss bloß nicht dein Paracetamol. Am besten nimmst du die ganze Packung auf einmal und verreckst daran, du Scheißkerl!« Ein eiskaltes

Lächeln überzog ihr Gesicht. »Oder noch besser: Teil dir die Packung mit deinem geisteskranken Betthäschen in der Klapse, dann könnt ihr gemeinsam im Jenseits verschwinden.« Sie guckte, wonach sie, blind vor Wut, nun gegriffen hatte und las von der Packung ab: »ACC Hustenlöser ... Was immer das ist, kippt es gleich hinterher, nur damit ihr auf Nummer sicher geht.«

Himfeld schloss die Augen und atmete tief durch, bevor er Ilona entschlossen ins Gesicht sah. »Ilona, ich verstehe deine Wut. Vermutlich ist es schwer, das zu glauben, aber ich verstehe dich wirklich. Du hast allen Grund, mich zu hassen. Für sehr, sehr viele Dinge, die ich getan oder auch nicht getan habe. Allerdings solltest du mich nicht dafür hassen, dass ich dich verlasse.«

»Stimmt«, spie sie ihm entgegen. »Da muss ich dir ausnahmsweise recht geben. Ich bin froh, wenn du weg bist. Von mir aus auch gerne aus der Welt.«

»Ja«, entgegnete Himfeld zynisch, der trotz allem Verständnis an Ilonas Kränkungen zu knabbern hatte. Und so ganz konnte er dann doch nicht aus seiner Haut. Belehrend wedelte er mit dem Zeigefinger durch die Luft. »Dass du mir die Pest an den Hals wünschst, kann ich nachvollziehen, aber sei bitte etwas vorsichtiger mit Äußerungen, die sich auf meine Arbeit beziehen. Ich habe niemals eine sexuelle Beziehung zu meinem ›Betthäschen in der Klapse‹ gehabt. Und solltest du auch nur ansatzweise etwas in dieser Hinsicht in unseren bevorstehenden Scheidungskrieg einfließen lassen, lernst du mich mal von einer anderen Seite kennen. Wenn du mir eine Affäre anlasten möchtest, dann eine zumindest existente. Und davon hatte ich Volltrottel ja genug.« Das Geständnis seiner Untreue brachte Ilona tatsächlich zum Schweigen. »Abgesehen davon ...«, fügte er gemäßigter hinzu und trat auf den Flur hinaus. »Nicht, dass es von Belang wäre, aber wenn man

ACC Hustenlöser auf Paracetamol nimmt, neutralisiert es dessen tödliche Wirkung bei Überdosierung.« Böse grinsend hob er die Augenbrauen. »Hat mir unser Hausarzt erzählt, zu dem du wegen jedem Zipperlein rennst. Solltest du also eigentlich besser wissen als ich.«

Er drehte sich um, als er abrupt innehielt.

Sie war erkältet, schoss ihm wie aus dem Nichts die zunächst vollkommen unbrauchbare und banale Aussage von Buggi durch den Kopf. *Eva ist der größte Tollpatsch, den man sich vorstellen kann. Sie zieht das Unglück magisch an. In ihrem Leben passieren Sachen, die anderen einfach nicht passieren.*

Wie erstarrt stand Himfeld da, während Ilona ihn wissen ließ, dass er sich seine Schlauscheißerei sonst wohin stecken könne.

»Das gibt es doch nicht!«, murmelte er schließlich, sah seine Frau an und wiederholte laut: »Das gibt es doch nicht!«

»Was?«, entgegnete diese ungehalten, »Dass ich dich ausnehmen werde wie eine Weihnachtsgans? Und ob es das gibt! Du wirst schön blechen, ganz egal, ob deine Karriere am Ende ist und du als Heckenpenner endest.«

Geistesabwesend starrte Himfeld einige lange Sekunden durch sie hindurch, bis er den Blickkontakt wieder aufnahm und ein seliges Lächeln sich auf seinem Gesicht ausbreite.

»Der Unterhalt berechnet sich nach den Einkünften, Engelchen. Wenn ich also als Heckenpenner ende, wirst du ebenso am Hungertuch nagen.« Er öffnete die Haustür und besann sich dann eines Besseren. Er drehte sich noch einmal zu Ilona um, seufzte tief durch und sagte mit ruhiger Stimme: »Ich wünsche dir, dass du endlich das Glück findest, das du verdienst. Aber bitte ohne mich!«

Und so verließ Himfeld sein altes Leben, ohne zurückzublicken.

Dienstag, 12. März 2019

Als Nick Siska seine Wohnung betrat, fühlte es sich an, als wäre er Jahrzehnte fortgewesen. Er schmiss den Haustürschlüssel auf die Ablage und wog den Kopf auf seinem knirschenden Nacken einige Male hin und her. Völlig erschlagen von den Ereignissen des Tages schlurfte er in die Küche und öffnete ein Bier, das er in einem Zug leerte. 0.04 Uhr blinkte es ihm von der Küchenuhr entgegen und er stöhnte leise. Mit einem weiteren Bier in der Hand stellte er sich vors Fenster und starrte auf sein schattenartiges, unscharfes Spiegelbild, das sich von der Dunkelheit abhob.

Nun, da er langsam zur Ruhe kam, wurde ihm bewusst, dass nur wenige Stellen seines Körpers nicht schmerzten. Er hatte ordentlich einstecken müssen. Bries war nicht zimperlich gewesen. Allen voran machten sich die Schläge und Quetschungen auf Siskas frischem, nicht abgedecktem Tattoo bemerkbar. Es zwiebelte unentwegt. Siska inspizierte seinen Arm und war sich schon jetzt sicher, dass es sich entzünden würde.

»Mist!«, murmelte er, vergaß das Thema jedoch umgehend, als er an seine Vernehmung zurückdachte. Die Bullen hatten ihm nicht geglaubt, ganz klar. Zumindest am Anfang nicht. Später hatte sich ihr Verhalten abrupt geändert. Es war merkwürdig. Stundenlang war er befragt und nur eines müden Lächelns bedacht worden, wenn er erläuterte, wie es zu der Schlägerei gekommen sei, und dass eine Hausdurchsuchung bei Martin Bries unerlässlich sei. Letztlich war er sogar so weit gegangen, für diesen dussligen Polizeipsychologen auszusagen, indem er den Verdacht äußerte, dass dieser nichts mit der

Entwendung von Evas Tagebuch zu tun gehabt, sondern Bries sich alles selbst unter den Nagel gerissen hatte.

Er fand, dass seine Argumente an und für sich hieb- und stichfest genug gewesen waren, dass man der Sache zumindest hätte nachgehen können. Stattdessen hatten die Polizisten ihn am Ende einer langen Vernehmung gefragt, ob er einen Arzt benötige, und ihn, als er dies verneinte, in eine Zelle gesteckt.

Kurz darauf hatte Siska einen großen Tumult auf der Wache bemerkt. Immer wieder fiel der Name Martin Bries, er hatte jedoch nicht verstehen können, um was genau es ging. Eine halbe Stunde später wurden ihm genau die gleichen Fragen wie zuvor gestellt, diesmal jedoch im Schnelldurchlauf, und keine zwanzig Minuten später durfte er gehen. Er würde Post von der Staatsanwaltschaft bekommen.

Als er die Polizeiwache verließ, kam ihm ein Typ mittleren Alters entgegen, an dessen Seite eine völlig verheulte Blondine in der charakteristischen Aufmachung einer Krankenpflegerin. Siska war gerade im Begriff gewesen, sich ein Taxi zu rufen, als er hörte, wie der Typ auf sie einredete: »Jetzt hör auf, Chrissi. Dafür ist es ohnehin zu spät. Du wirst genau wie ich die Wahrheit erzählen. Bries ist komplett wahnsinnig. Wenn du ihn jetzt schützt, kann Gott weiß was passieren. Er ist zu allem fähig. Hast du mich verstanden?«

Nachdem die Blondine genickt hatte, waren sie in der Wache verschwunden.

Siska schnappte sich ein weiteres Bier sowie ein Kühlpad, das er abwechselnd auf sein Tattoo und seine Beule auf der Stirn hielt. Eigentlich hätte er erschöpft ins Bett fallen müssen, aber die Sorge um Eva ließ ihn nicht zur Ruhe kommen. Er schaltete den Fernseher ein, zappte durch die Kanäle und machte ihn wieder aus. Auch Musik konnte er gerade nicht ertragen. Unruhig wanderte er auf und ab, bis sein Blick auf einer kleinen Karte auf der Kommode im Flur hängen blieb.

Die Visitenkarte von Heinrich Himfeld. Siska stutzte. *Dämlicher Name*, dachte er zum wiederholten Male, ging in die Küche und griff nach einer halbvollen Flasche Wodka. Nachdenklich kaute er auf seiner Unterlippe, dann stellte er die Flasche wieder weg und kehrte zu der Visitenkarte zurück.

Volle fünf Minuten rang er mit sich. *Der Typ ist so ein arrogantes Arschloch.* Eigentlich war es Siska schon zuwider, nur daran zu denken, mit dem Polizeipsychologen an einem Strang zu ziehen, aber aus irgendeinem Grund hatte sich die Sachlage derart verändert, dass dieser in die Jahre gekommene Richard-Gere-Verschnitt die einzige noch vertrauenswürdige Person in diesem Fall zu sein schien, die vielleicht helfen konnte. Drei Zigaretten brauchte es, bis Siska sich endlich überwunden hatte und er das Freizeichen vernahm.

Nur peripher nahm Himfeld das Klingeln seines Handys wahr. Fieberhaft starrte er auf seinen Laptop, notierte sich mit dem Stift in der einen Hand Stichworte, während er sich mit der anderen in regelmäßigen Abständen kalt gewordene Pizzastückchen in den Mund führte. Über seinen Bildschirm flackerte ein uralter Film aus England: *Das Leben des Brian*. Hoch konzentriert bemühte sich Himfeld, die wesentlichen Inhalte des Films zu erfassen, den Witz und den schwarzen Humor ignorierend.

Sein Handy klingelte erneut. Ein flüchtiger Blick auf das Display, eine unbekannte Nummer. Genervt stellte er sein Handy lautlos, wartete das Ende des Films ab und lehnte sich anschließend in seinem Sessel zurück. Die Augen geschlossen, setzte er nun Puzzleteil an Puzzleteil zusammen. Minuten verstrichen, bis er abrupt die Augen öffnete und laut in den leeren Raum fragte: »Basiert dieser verdammte Fall nur auf einer Verkettung unglücklicher Umstände? Kann das sein?« Er schüttelte den Kopf und raufte sich die Haare. *Dieser komische*

Brian in dem Film hat es nie drauf angelegt, ein Märtyrer zu sein, der die Massen bewegt. Ganz im Gegenteil. Er hat ja beizeiten sogar versucht, dieses Bild von sich zu revidieren. Nur die Menschen um ihn herum haben aufgrund von Missverständnissen und dem eigenen Wunschdenken aus Brian etwas gemacht, was sie in ihm sehen wollten. Er war daran genau genommen komplett unbeteiligt.

Seinen Notizblock in der Hand haltend, begann Himfeld, im Raum auf und ab zu gehen. »Konzentrier dich, Himfeld. Du hast acht Semester studiert, einen glänzenden Abschluss hingelegt und blickst auf viele Jahre Berufserfahrung zurück. Nur, weil du dein eigenes Leben in Schutt und Asche gelegt hast, heißt das nicht, dass du kein guter Polizist bist. Also, nun mal von vorne: Eva versucht, sich auf entsetzliche Weise das Leben zu nehmen, vermutlich aufgrund ihrer desaströsen Beziehung. Sie hat Schlaftabletten und Paracetamol mit Wodka runtergespült, sich die Pulsadern aufgeschnitten und wollte letztlich vom Balkon springen, was in letzter Sekunde von ihrem Freund Nick Siska verhindert werden konnte. Obgleich sie es also scheinbar mehr als ernst meinte, hat es nicht geklappt. So was kommt vor ...« Er blieb stehen. »So weit zumindest die offizielle Version. Aber sie war erkältet. Und die Erkältung ist die Erklärung. Genau genommen nicht die Erkältung, sondern die handelsüblichen Mittel dagegen.«

Mit einem roten Stift fügte Himfeld diese Sätze seinen vom Diktiergerät zu Papier gebrachten Notizen hinzu und überflog eine Stelle, an der er bereits zu Beginn gestolpert war. »Ist Blessing Ambidexter? Warum hat sie sich mit der rechten Hand ›Keep on rockin' in the free world‹ auf den linken Arm geschrieben, jedoch die Schnittwunden an der rechten Pulsader mit der linken Hand zugefügt?«

Wieder begann er, auf und ab zu laufen, den Blick gen Decke gerichtet, fortwährend vor sich hin sinnierend: »Na schön. Zwei Jahre später will Blessing sich vom Hochhaus stürzen, kommt mit dem fetten Werding von gegenüber ins Gespräch, erzählt ihm, warum sie ihrem Leben ein Ende setzen möchte, und treibt ihn damit in den Selbstmord. Oder nein, halt …«

Sie müssen lernen, richtig zuzuhören.

»Sagte sie nicht …?«, er wühlte in seinem Notizblock. »Sie sagte: ›Er ist gesprungen, noch lange, bevor ich mit meinen Ausführungen am Ende war. Nicht mal einen Bruchteil dessen hat er verkraftet.‹« Er unterstrich die Passage rot. »Gut, Werding ist also tot. Weiter im Text. Professor Robeski. Der gute alte Prof, der mutmaßlich abhängig von Schmerzmitteln war, wie ich bei meiner Rumschnüffelei in seinem Zimmer erkennen konnte, bricht in einer Sitzung mit Blessing zusammen. Er ist sofort tot. Robeski war ihr wohlgesonnen und hatte vor, sie zu entlassen. Für ihn galt sie als gesund.« Minutenlang starrte Himfeld an die Decke, bevor er wie in Trance auf den Balkon ging und sich eine Zigarette anzündete.

Er starrte in die Dunkelheit, von Rauchschwaden umhüllt. »Irgendwie warst du bei all dem immer nur Statistin, Eva«, nuschelte er plötzlich. »Wie Brian in dem Film.«

Nachdem er sich eine weitere Zigarette mit der ersten angezündet hatte, schüttelte er den Kopf. »Nein, auf keinen Fall. Ich bin Polizist und kein Quacksalber. So viele Zufälle gibt es nicht.« *Es passt so vieles nicht zusammen. Entweder du bist das größte Unschuldslamm in der Geschichte der Menschheit oder du bist eine eiskalte Mörderin, Ivi … äh … Eva. Und das Schlimme ist: Zutrauen würde ich dir beides, je nach Tagesform.*

Himfeld schnippte seinen Kippenstummel in die Dunkelheit und kehrte zurück ins Hotelzimmer. Gerade wollte er nach dem letzten kalten Pizzastück greifen, als ihm auffiel, dass sein Handy blinkte. »Ach ja«, murmelte er und erinnerte sich, dass es geklingelt hatte. Mittlerweile hatte er sieben

Anrufe von der gleichen Nummer und eine Nachricht auf der Mailbox. Himfeld fuhr zusammen, als er die Stimme hörte: »Nick Siska hier, 'n Abend. Ich könnte mir Schöneres vorstellen, als Ihnen hinterherzutelefonieren, aber ich glaube, Ivi könnte in Gefahr sein. Irgendwas muss da heute in der Klapse vorgefallen sein. Rufen Sie mich doch bitte zurück.«

Schneller, als er denken konnte, hatte Himfeld den Rückruf gewählt und wartete atemlos.

»Warum hat das so lange gedauert?«, nölte Siska anstelle eines Grußes. »Soviel ich weiß, dürften Sie nicht allzu viel zu tun haben. Sie sind doch von dem Fall abgezogen, oder nicht?«

»Bin ich«, patzte Himfeld zurück. »Darum finde ich es äußerst interessant, dass Sie mich mitten in der Nacht behelligen.«

Siska stöhnte leise und räusperte sich. »Also gut, hören wir auf mit diesem Kleinmädchengezicke, es ist ernst. Ich war heute bei diesem durchgeknallten Pfleger aus der Klapse, der behauptet hat, Sie hätten ihn angewiesen, Evas Unterlagen zu beschlagnahmen.«

»Bries?«, fragte Himfeld sofort.

»Jup«, entgegnete Siska und fuhr umgehend fort: »Herr Himfeld, ich kann nicht gerade behaupten, dass ich ein Fan von Ihnen bin, aber ich glaube Ihnen jetzt, dass Sie damit nichts zu tun haben. Dieser Typ ist komplett geistesgestört. Der hat sein ganzes Zimmer voll mit Bildern von Eva und ihr Gesicht angeblich quer über den Rücken tätowiert. Außerdem steckt er hinter dieser kranken Bless.ing-Systems-Website. Sie wissen, was ich meine?«

»Ja, allerdings«, knurrte Himfeld verbissen. »Warum waren Sie bei ihm?«

»Egal.«

»Nein, das ist nicht egal. Woher soll ich wissen, dass Sie nicht gemeinsame Sache mit ihm machen?«

»Ich war da, um ihm die Fresse zu polieren. Beweis genug? Habe den Großteil des Tages auf der Wache verbracht. Fragen Sie Ihre Kollegen, falls Sie mir nicht glauben. Whatever.

Als ich endlich das Präsidium verlassen durfte, kamen mir eine verheulte Krankenschwester und so'n anderer Typ entgegen, die darüber gesprochen haben, dass Bries gestoppt werden müsse und zu allem fähig sei. Irgendwas muss da passiert sein.«

Himfeld spürte Adrenalin in sich hochjagen. »Sie verarschen mich.«

Siska ging auf seinen Vorwurf nicht ein. Er klangt bitterernst, als er Himfeld sagte: »Ich mache mir Sorgen um Ivi und Sie sind der Einzige, den ich kenne, der vielleicht annähernd eine Chance hat, bei ihr nach dem Rechten zu sehen. Leider.«

»Ich kümmere mich darum, Herr Siska.«

Stille.

Himfeld stieg in seine Schuhe und schnappte sich seinen Mantel, dann endlich die Rückfrage vom anderen Ende der Leitung: »Und wie?«

Gute Frage ... »Das sage ich Ihnen, wenn mir etwas eingefallen ist.«

Was hätte er auch anderes machen sollen, als zur Wache zu fahren?

Wie ein Wahnsinniger war Himfeld durch die Stadt gerast. Erst, als er seinen Wagen verließ, überkam ihn ein mulmiges Gefühl. Was sollte er sagen, warum er mitten in der Nacht hier auflief? Es nahm ihn doch ohnehin keiner mehr ernst.

Ohne rechts oder links zu gucken, steuerte er auf sein Büro zu, als sein Handy klingelte. Während er in seiner Tasche danach kramte, trat überraschend sein Chef auf den Flur, ebenfalls ein Handy in der Hand. Eine Sekunde sahen sich beide skeptisch an, bis Wiegand auf sein Display tippte und Himfelds Handy verstummte.

»Gedankenübertragung?«, fragte Wiegand trocken und Himfeld hielt sein Handy fragend in die Höhe: »Haben Sie mich gerade angerufen?«

»Scharf kombiniert«, merkte Wiegand an und bedeutete Himfeld, ihm ins Büro zu folgen. »Setzen Sie sich!«, wies er den Polizeipsychologen an, nahm ihm gegenüber selbst Platz und sah aus wie das personifizierte Burn-out. »Schöne Scheiße!«

Himfeld wartete einen Moment, ob er diese Worte noch weiter ausführen wollte. Als Wiegand aber stumm blieb, legte er selbst los: »Hören Sie, ich weiß, ich bin von dem Fall abgezogen und ich bin nicht hier, um Ärger zu machen. Aber Sie müssen mir glauben, wenn ich sage, dass dringend jemand nach dem Rechten sehen muss bei Frau Blessing. Ich kann das gerne erklären, aber schicken Sie erst jemanden los.«

»Erst mal erklären Sie mir bitte, wieso Sie hier mitten in der Nacht auftauchen.«

»Tjaa«, entgegnete Himfeld gedehnt. »Sobald Sie jemanden losgeschickt haben, werde ich Ihnen alles erzählen, aber es ist wichtig, dass *jetzt* jemand in die Psychiatrie fährt. Frau Blessing könnte in Gefahr sein und ...«

Mit einem Handwink brachte Wiegand ihn zum Schweigen. »Bevor Sie Ihre Fürsorge auffrisst, kann ich Ihnen sagen, dass seit ziemlich genau 23.30 Uhr zwei Wachen bei Frau Blessing abgestellt sind. Es geht ihr gut ... den Umständen entsprechend.«

Himfeld sprang auf. »Was soll das heißen? Den Umständen entsprechend?«

In Wiegands Blick schwang eine Mischung aus Mitleid und Skepsis mit. »Setzen Sie sich, lösen Sie Ihre Fäuste und erklären Sie mir, wieso Sie hier sind. Wie haben Sie von der Wende in dem Fall erfahren?«

»Von der Wende?«, fragte Himfeld verwundert und sah auf seine Hände hinab, von denen er nicht mitbekommen hatte, wie er sie zu Fäusten geballt hatte. »Ich weiß nichts von einer Wende.«

Wiegand hob die Augenbrauen und lehnte sich in seinem Stuhl zurück. »Wieso sind Sie dann hier?«

»Weil ich ...« Himfeld fuhr sich mit der Hand mehrfach über den Kopf, bevor er sich wieder setzte. »Erstens, weil ich endlich den richtigen Ansatz zur Lösung des Falls habe.«

»Ach?«, entgegnete Wiegand trocken. »Wie erfreulich. Und zweitens?«

»Und zweitens habe ich einen Anruf erhalten. Ein Freund von Eva ... ich meine von Frau Blessing namens Nick Siska.«

»Siska?«, fragte Wiegand auf eine Art, als führe er ein Verhör mit einem Wahnsinnigen. »Den netten jungen Mann durften wir vorhin bei uns auf der Wache begrüßen. Was haben Sie mit ihm zu schaffen?«

Himfelds Tonfall war nun ein Hauch gereizt. »Ich habe nichts mit ihm zu schaffen. Ich hatte ihn vor einigen Tagen zum Fall Blessing befragt, wenig ergiebig, und meine Visitenkarte bei ihm hinterlassen.«

»Na, so was«, kommentierte Wiegand überflüssigerweise, lehnte sich wieder vor und stützte sich auf seinem Schreibtisch ab. »Und ausgerechnet heute hat er Sie aus heiterem Himmel angerufen, um Ihnen was genau zu sagen?«

»Er sagte, er wäre in Sorge um Eva Blessing. Er hätte rausgefunden, dass der Pfleger Martin Bries der Macher dieser ominösen Website sei. Daraufhin hat er ihn aufgesucht und festgestellt, dass dieser Mensch völlig besessen ist von Blessing. Er hätte ein ganzes Zimmer voll mit Bildern von ihr.«

»Aufgesucht?«, wiederholte Wiegand und seine Augenbrauen schnellten erneut in die Höhe. »So nennt man das heutzutage. Er hat ihn windelweich geprügelt.«

Himfeld zuckte die Schultern. »Siska erwähnte, dass er festgenommen wurde, und als er die Wache verlassen hat, hat er zufällig ein Gespräch von zwei Leuten mitgehört. Ein Mann und eine Frau in Klinikkleidung haben vor der Wache darüber gesprochen, dass sie nun die Wahrheit sagen müssten, weil Martin Bries komplett übergeschnappt sei ... oder so ähnlich.«

Wiegand beobachtete seinen Kollegen unentwegt und begann, mit einem Stift zu spielen, nachdem dieser aufgehört hatte zu reden. Sein Blick schien Himfeld regelrecht zu durchbohren, der langsam genug davon hatte, wie ein geistig verwirrter Lügner verhört zu werden.

»Was?«, schnauzte er darum seinen Vorgesetzten an und verspürte anschließend keinerlei Reue. »Warum starren Sie mich so an?«

Einige weitere Sekunden blieb Wiegand reglos, bevor er sich räusperte. »Ich denke nach.«

»Das tue ich auch. Seit über einer Woche laufen meine Gedanken auf Hochtouren. Zum Dank dafür werde ich von dem Fall abgezogen und in den Medien als Sündenbock hingestellt. Es steht mir hier!« Er deutete mit seiner Hand eine imaginäre Linie über seiner Stirn an und sprang auf, nur nebenbei fiel ihm auf, dass er nicht das erste Mal in den letzten Tagen an diesem Punkt angelangt war, an dem er genug hatte. Vermutlich in der letzten Woche sogar öfter als insgesamt in seinem bisherigen Leben. »Und wissen Sie was? Von mir aus können Sie mich auch suspendieren. Aber hören Sie auf, in diesem Ton mit mir zu sprechen. So einen Scheiß muss ich mir nicht geben.« Demonstrativ wandte er sich ab und atmete einige Male tief durch.

Wiegand blieb unbeeindruckt von diesem kleinen Gefühlsausbruch. »Setzen Sie sich wieder hin.«

Als Himfeld stehen blieb und sich nicht mal die Mühe machte, sich zu seinem Vorgesetzten umzudrehen, fuhr dieser unbeirrt fort. »Etwas Skepsis müssen Sie mir schon zugestehen. Heute haben vier Leute auf einmal Sie von den Vorwürfen freigesprochen. Sie sind quasi rehabilitiert. Wir wissen, dass Sie Bries nicht beauftragt haben, die Notizen zu entwenden.« Himfeld drehte sich langsam um, während Wiegand ergänzte: »*Wir* wissen das. Ich frage mich nur, warum Sie hier plötzlich mitten in der Nacht auf der Matte stehen.«

»Was?«, fragte Himfeld unsicher. »Vier Leute? Wer?«

Einen Hauch von Restzweifel im Gesicht, schwieg Wiegand ihn an.

»Eva Blesing, davon weiß ich ... und ... Nick Siska, denke ich«, kombinierte Himfeld. »Aber der hatte mit der ganzen Sache ja eigentlich nix zu tun und kann nur geäußert haben, dass er diesbezüglich Bries verdächtigt.« Wiegand nickte gedehnt. Himfeld kniff die Augen zusammen und rieb sich mit Daumen und Zeigefinger die Nasenwurzel, bis seine Überlegungen Wiegand offensichtlich zu lange dauerten.

»Nun, es ist ein bisschen spät zum Rätselraten. Ludwig Sadic und Christina Lehndorf waren hier.«

Himfeld brauchte einen Moment, bis er verstand. »Sadic war der andere Pfleger, der mit Bries zusammen Nachtschicht hatte, als er Blessing die Notizen abgenommen hat. Aber Christina?«

»Sie ist Krankenschwester in der Klinik«, erklärte Wiegand. »In jener Nacht nicht anwesend, aber liiert mit Bries.«

Himfeld schlug sich mit der flachen Hand an die Stirn. Endlich fiel der Groschen. »Ja, natürlich, Chrissi, ich erinnere mich. Und die beiden haben für mich ausgesagt?« Ungläubig kniff er die Augen zusammen. »Nie im Leben. Die Kleine ist bis über beide Ohren in Bries verknallt, sie würde ihm jedes noch so abgedrehte Alibi geben. Um nichts in der Welt …«

»Oh doch«, unterbrach ihn Wiegand. »Eine Sache gibt es auf der Welt, die keine Frau auf sich sitzen lässt.«

»Und die wäre?«

»Gekränkte Eitelkeit aufgrund von Eifersucht.«

Himfeld konnte sich ein dünnes Schmunzeln nicht verkneifen, fügte aber gedanklich hinzu: *Aber auch kein Mann auf der Welt.* »Eifersucht? Auf wen sollte das hübsche kleine Ding wohl eifersüchtig gewesen sein?«

Doch noch während er die Worte aussprach, spürte er plötzlich seine Knie weich werden. *Oh nein, also doch. Verdammt, Eva …*

Sadic warf das Kissen aufs Sofa und entledigte sich seiner Hose. »Hast du Bier im Haus?« Chrissi öffnete den Kühlschrank, schüttelte den Kopf und hielt stattdessen mit fragendem Blick einen Rosé-Sekt in die Höhe. Sadic verzog abgeneigt das Gesicht und lehnte ab. Eigentlich wollte er ohnehin nur noch schlafen und möglichst schnell einen Anruf von der Polizei erhalten, dass Bries gefasst war. Er hatte wirklich keine Lust, sich noch länger Chrissis Geheule anzuhören, aber zum einen verbot ihm sein letztes bisschen Anstand, Chrissi allein zu lassen, solange Bries noch auf freiem Fuß war. Der Kerl war zu allem fähig und würde nicht erfreut darüber sein, wenn er erfuhr, dass Chrissi bei der Polizei gegen ihn ausgesagt hatte.

Zum anderen, wenn er davon noch nicht Wind bekommen hatte, traute Sadic ihm durchaus zu, dass er versuchen würde, hier Unterschlupf zu finden. Und es wunderte ihn nicht, wenn Chrissi ihm diesen gewähren würde. Wenn er ehrlich war, hoffte er sogar ein bisschen, dass Bries auftauchte, denn er hatte nicht übel Lust, ihm den Wahnsinn aus dem Körper zu prügeln.

Chrissi kam mit einem engen, viel zu kurzen T-Shirt aus dem Badezimmer, als Sadic es sich gerade bequem gemacht hatte. Offensichtlich hatte sie sich bettfein gemacht und ihr Make-up erneuert.

»Bist du eigentlich auch mal ungeschminkt?«, erkundigte Sadic sich trocken, den Blick jedoch auf ihre extrem heißen Kurven gerichtet. Als Chrissi theatralisch schniefte, bereute er seine Frage gleich wieder. *Bitte nicht wieder heulen. Das hatten wir doch schon hinter uns.*

»Warum bist du eigentlich immer so gemein zu mir?«, fragte sie mit leichtem Zittern in der Stimme.

»Ich bin nicht gemein zu dir. Ich habe lediglich eine Frage gestellt.« So schnell hatte er sich an ihren Kurven sattgesehen und wollte eine weitere Konversation mit ihr im Keim ersticken. Er schnappte sich die Decke und legte sich auf den Rücken, die Arme hinterm Kopf verschränkt, als er ihr noch einen guten Tipp gab: »Du solltest wirklich lernen zu unterscheiden, wer es gut mit dir meint und wer nicht. Martin hat dich belogen, ausgenutzt und nun auch noch betrogen. Dem weinst du hinterher. Ich hingegen bin nur ehrlich zu dir …« Durchdringend sah er sie an. Als sie nichts erwiderte, fügte er zum Abschluss hinzu: »Na, merkste selbst, oder? In diesem Sinne gute Nacht.«

Unentschlossen stand sie im Türrahmen. »Ludwig?« Seine ausbleibende Antwort ignorierend, fuhr sie fort: »Danke, dass du hierbleibst.«

Ohne die Augen zu öffnen, hob er lediglich die Hand und winkte ab.

»Ähm …«, nuschelte Chrissi kaum hörbar. »Ich würde mich vielleicht noch sicherer fühlen, wenn du … Also, ich meine, das Sofa ist doch viel zu kurz für dich. Du kannst auch …« Gerade, als sie auf ihr Schlafzimmer zeigte, klingelte ihr Handy. Sadic fuhr hoch, während Chrissi aufs Display schaute.

»Ist er das?«

Sie schüttelte den Kopf.

»Chrissi«, fuhr er sie etwas schärfer an. »Wenn das Martin ist ...«

»Er ist es nicht!«, schnauzte sie ihn an. »Es ist Tanja, eine Freundin.«

»Und die ruft dich mitten in der Nacht an? Is' klar.« Sadic stand auf und kam auf sie zu, seine Hand nach dem Handy ausgestreckt.

Schnell wandte sich Chrissi um und nahm das Gespräch entgegen: »Hallo, Tanja? Einen Moment bitte ...« Sie ließ das Handy in ihrer Hand sinken und sah Sadic herausfordernd an. »Ich hatte ihr geschrieben, was passiert ist. Sie will sicher nur wissen, wie es mir geht. Wenn du mich dann also entschuldigen würdest.« Schwungvoll warf sie ihr Haar zurück, machte kehrt und knallte ihre Schlafzimmertür hinter sich zu.

Sadic zögerte noch einen Moment, dann spürte er die Müdigkeit in allen Gliedern. Noch bevor sein Kopf das Kissen erreicht hatte, war er eingeschlafen.

Wiegand hatte den Laptop auf den Schreibtisch gestellt und fummelte mit den Dateien rum, während Himfeld noch immer an dem Schock zu knabbern hatte. *Wie konnte ich mich so in dir täuschen, Eva? Du und Martin Bries ... Unglaublich! Aber das kann doch nicht sein, dann hättest du doch nicht für mich ausgesagt. Was läuft hier für ein perfides Spiel?*

Verwundert stellte er fest, dass die Tatsache, dass Blessing scheinbar doch gemeinsame Sache mit Bries gemacht hatte, ihn weit mehr erschütterte als das Ende seiner Ehe.

Er hatte sich viel zu sehr beeinflussen lassen von dieser Frau – Eva, nicht Ilona – und nun keine Möglichkeit mehr, in sein altes Leben zurückzufinden. Dafür hatte er sich zu sehr verändert. Seine Neuronen hatten sich binnen weniger

Tage voneinander gelöst und komplett neu vernetzt. So etwas geschah eigentlich nur in der Pubertät. Und die dauerte bekannterweise Jahre – zugegeben: bei manchen auch Jahrzehnte. Aus der Nummer kam er nicht mehr raus. Die ganze Welt erschien ihm plötzlich anders. Eben so, wie sie war.

»Himfeld?«

»Hm?«

Wiegand hob die Augenbrauen. »Ob Sie bereit sind, wollte ich wissen.«

»Ja … ja, natürlich.«

Wiegand klickte auf Play und der Mitschnitt der Sadic-/Lehndorf-Aussage begann.

Chrissi saß eigentlich nur da und heulte unentwegt, während Sadic in einen wahren Rederausch verfallen war: »Mein Name ist Ludwig Sadic, ich bin Krankenpfleger und hatte in der Nacht, in der Eva Blessings Notizen entwendet wurden, Nachtschicht mit Martin Bries. Ich kann Ihnen versichern, dass Ihr Kollege … ich komme gerade nicht auf den Namen … nichts mit der Beschlagnahmung der Notizen zu tun hatte. Bries hatte die Idee, die Notizen zu klauen, um sie an den Meistbietenden zu verkaufen.« Er sah auf seinen Ärmelsaum hinab, an dem er herumnestelte. »Es ist nicht neu, dass man sich in unserer Branche nicht gerade eine goldene Nase verdient. Und ich … ich hatte mich mal mit dem Kauf eines Autos verzettelt und habe einen Riesenhaufen Schulden. Außerdem bin ich unterhaltspflichtig für zwei Kinder und …«

»Sie müssen sich nicht selbst belasten«, belehrte ihn der Polizist.

Selbstbewusst blickte Sadic wieder auf. »Doch, das muss ich. Denn das alles muss jetzt ein Ende haben. Bries muss gestoppt werden.« Chrissi schluchzte einmal laut auf, bevor Sadic fortfuhr: »Wir waren also vor einigen Tagen abends in Blessings Zimmer, nachdem Professor Robeski gestorben ist, und haben ihre Notizen genommen. Mann, sie ist abgegangen wie eine Rakete. Traut man so einem Püppchen gar nicht zu. Aber wie dem auch sei, irgendwie ist Ihr Kollege dahintergekommen und sie ...«, er nickte in Richtung Chrissi, »konnte ihre Klappe nicht halten und hat uns verraten. Daraufhin mussten wir ihm die Notizen umgehend aushändigen. Bries hatte aber Kopien gemacht, und weil uns aufgefallen ist, dass dieser Bulle auch nicht ganz vorschriftsmäßig gehandelt hat, haben wir unseren Plan in die Tat umgesetzt und die Kopien vertickt.«

Himfeld spürte, wie Wiegand ihn vielsagend von der Seite musterte, aber er konzentrierte sich auf die Aussage.

»Genauer gesagt haben nicht wir den Plan in die Tat umgesetzt, sondern Bries im Alleingang. Mittlerweile gab es Diskrepanzen zwischen uns, sodass er sich um alles gekümmert und mich anschließend ausgezahlt hat. Natürlich war uns klar, dass Eva Blessing aussagen würde, dass wir ihr ihre Notizen entwendet haben, also haben wir abgesprochen, dass wir aussagen, dies sei im Auftrag der Polizei geschehen.«

»Und den Auftrag gegeben hätte Ihnen Heinrich Himfeld?«, hakte der Polizist nach.

Sadic nickte. »Ja, genau. Das war der Name. Himfeld.«

»Und welche Diskrepanzen gab es zwischen Ihnen?«

Sadic kratzte sich ausgiebig am Hinterkopf und wechselte mehrfach seine Sitzposition auf der Suche nach der richtigen Formulierung. »Es ... wie soll ich sagen? Es stellte sich heraus, dass es Bries gar nicht um die Kohle gegangen war. Na ja, oder zumindest nur am Rande.«

»Worum ging es Herrn Bries dann?«

»Er ist absolut besessen von dieser Frau.«

»Welcher Frau?«

»Na, Eva Blessing. Wovon reden wir denn hier die ganze Zeit? Es geht immer nur um Blessing.« Ungehalten verdrehte

Sadic die Augen, während der Polizist mit ausdrucksloser Miene etwas notierte.

»Martin«, schluchzte plötzlich unerwartet Chrissi auf. »Er … als wir vorhin ins Zimmer kamen …« Weiter kam sie nicht, da ein erneuter Heulkrampf sie verbal außer Gefecht setzte.

Sadic wartete noch einen Augenblick, bevor er seine Erläuterungen fortsetzte: »Bries hat nur noch von dieser Frau gesprochen und davon, wie sie gemeinsam die Welt erobern würden.«

Himfeld starrte auf den Laptop und verspürte einen Stich. Aus irgendeinem Grund fühlte er sich von Eva betrogen. Um sein Ansehen, sein Vertrauen, sein Leben, seine neu gewonnene Einsicht.

So ein Quatsch, rügte er sich selbst. *Ich hab mich zu sehr reingesteigert und nun hab ich den Salat. Und trotzdem … gemeinsame Sache mit Martin Bries?* Eine leichte Übelkeit stieg in ihm auf, dennoch lauschte er weiter Sadics Ausführungen.

»Er führt eine Website. Keine Ahnung, was genau er damit bezweckt, aber seine Anhängerschaft ist mehr als beachtlich. Was immer er vorhat, die Leute scheinen ihm blind zu folgen. Sie müssen das stoppen. Der Kerl ist krank und im höchsten Maße gefährlich. Glauben Sie mir. Schließlich sitze ich nicht aus Spaß hier und belaste mich selbst.«

»Haben Sie eine Ahnung, wo Herr Bries sich jetzt aufhalten könnte? Familie, Freunde, Bekannte?«

Unwillkürlich wanderte Sadics Blick zu Chrissi. Als sie es registrierte, schüttelte sie den Kopf. »Nein, wir haben nie über Freunde oder so gesprochen.« Das schien ihr jetzt erst richtig bewusst zu werden.

»Kollegen?«, hakte der Beamte nach. »Oder ein Verein? Eine Stammkneipe?«

Erneut erstickten Tränen Chrissis Worte, woraufhin Sadic wieder einsprang. »Wie gesagt, nein. Wir wissen es nicht.

Hören Sie, wir sind hier, weil wir Ihnen eine drohende Gefahr melden wollen. Wir sagen Ihnen alles, was wir wissen. Aber ab einem bestimmten Punkt wär's prima, wenn Sie auch mal mit Ihrer Arbeit beginnen würden.«

Unbeeindruckt fragte der Beamte: »Sie haben Bries also heute Nacht in der Klinik das letzte Mal gesehen? Hatten Sie drei gemeinsam Nachtschicht?«

»Gestern Nacht«, korrigierte Sadic ihn. »Aber ich habe schon vor einigen Tagen die Station gewechselt. Chrissi und Bries hatten gemeinsam Schicht.«

»Und was hatten Sie auf der Station zu suchen?«

»Ich wollte mit ihm sprechen. Als ich dort ankam, sagte Chrissi, er wäre bei Blessing im Zimmer.«

»Warum um die späte Uhrzeit? Hatte Frau Blessing geklingelt?«

Sadic schnaufte verächtlich und deutete auf Chrissi. »Ganz bestimmt nicht. Chrissi erzählte mir, dass Bries Blessing in fast jeder Nachtschicht einen Besuch abgestattet hatte.«

Als Himfeld einen Druck in seiner Kehle und aufsteigende Tränen verspürte, verstand er die Welt nicht mehr. Er konnte sich nicht erinnern, wann er das letzte Mal geweint hatte, und er hatte beim besten Willen keine Idee, warum ihm jetzt danach war. *Vermutlich war alles ein bisschen viel und ich bin einfach übernächtigt und dann noch diese wochenlange Erkältung.*

»Warum tat er das?«, fragte der Beamte, erstmals direkt an Chrissi gewandt.

»Martin sagte, sie würden ihre Pläne besprechen. Martin ist Endzeit-Evas Sprachrohr.«

Erneut verdrehte Sadic die Augen, woraufhin der Beamte sich wieder zu ihm wandte. »Glauben Sie das auch?«

Gekünstelt lachte Sadic auf. »Ich habe es vorher nicht geglaubt und jetzt schon mal gar nicht.«

»Können Sie das näher erläutern?«

»Als wir Blessing die Notizen wegnahmen, wirkte sie alles andere als kooperativ.«

»Vielleicht gehörte das zum Plan?«

Ein grimmiges Grinsen unterstrich Sadics folgende Worte. »Wenn sie ihr Aufbegehren nur gespielt hätte, wäre es nicht notwendig gewesen, mit einer solchen Wucht gegen die Wand zu schlagen, dass sie sich die Finger bricht, oder? Abgesehen davon brauchen wir darüber auch nicht zu diskutieren. Was ich heute gesehen habe, reicht, um mir ein Bild zu machen.«

»Und was haben Sie heute gesehen?«

Nun begann Chrissi so laut zu weinen, dass sie das Zimmer verlassen musste.

Sadic beugte sich vor. »Ich lief in das Zimmer von Frau Blessing. Sie lag auf dem Bett ...«

Einem Reflex folgend, hätte Himfeld sich am liebsten die Ohren zugehalten. *Jetzt reiß dich mal zusammen. Was ist bloß los mit dir?,* schnauzte er sich in Gedanken an.

Offensichtlich fiel es Sadic nicht so leicht, das Gesehene zu beschreiben. Er war etwas blass um die Nase und sein Blick wirkte starr. »Martin stand mit dem Rücken zu uns vor Blessings Bett. Nackt. Und auf seinem Rücken«, erstmals griff Sadic nach seinem Wasserglas und leerte es in einem Zug, »war eine riesige Tätowierung. Er hat sich Blessings Gesicht über den gesamten Rücken tätowieren lassen. Ich halte mich ja für einen knallenharten Typen ... aber die Situation war extrem gruselig. Ich kriege jetzt noch eine Gänsehaut, wenn ich daran denke.«

»Wie hat Bries auf Ihr Erscheinen reagiert?«

»Er drehte sich zu mir um. Sein Blick war ... irgendwie teuflisch ... er wirkte weggetreten. Er grinste und drehte sich wieder zu Blessing, als wäre es ganz normal, was er dort tat. Ich bin nicht mal sicher, ob er uns wirklich registriert hat. Dann habe ich eingegriffen.« Langsam klärte sich Sadics Blick wieder und er sprach in ruhigerem Ton weiter: »Ich habe ihn gepackt und angeschrien. Ich weiß nicht mehr genau, was ich sagte.« Er fasste sich an die Rippen. »Bries rammte mir mehrfach sein Knie in den Bauch und schlug anschließend mit irgendeinem Gegenstand auf meinen Rücken. Als ich am Boden lag, schnappte er sich seine Sachen und lief raus.« Sadic überlegte kurz. »Er hat mir noch was zugerufen. Irgendwas in der Richtung, wir wären noch nicht fertig miteinander oder so.«

»Hat Martin Bries Sie auch angegriffen?«, erkundigte der Beamte sich bei Chrissi, die gerade wieder den Raum betrat und nun den Kopf schüttelte.

»Was hat Frau Blessing währenddessen getan?«

Himfelds Puls beschleunigte sich.

»Was soll sie währenddessen getan haben?«, entgegnete Sadic gereizt.

Der Beamte wurde konkreter. »Hat sie versucht, zu flüchten? Hat sie versucht, Herrn Bries zu verteidigen?«

Sadic sah den Beamten an, als wäre dieser geistig umnachtet und lachte verbittert auf. »Wohl kaum. Frau Blessing war bewusstlos. Hatte ich das nicht erwähnt? Keine Ahnung, ob Bries sie niedergestreckt hatte oder ob sie sediert war. Zumindest war sie komplett weggetreten. Oder dachten Sie ernsthaft, dass sie sich freiwillig auf diesen Wahnsinnigen eingelassen hätte?«

»Wieso nennst du mich Tanja?«

Chrissi hielt das Handy fest ans Ohr, warf sich die Bettdecke über den Kopf und flüsterte nur: »Weil Ludwig hier ist.«

»Bitte was?«, herrschte Bries sie an. »Was macht der Penner bei dir? Ich kann mir ja vorstellen, dass du da vorhin in Evas Zimmer was in den falschen Hals gekriegt hast, aber das ist kein Grund, gleich mit diesem Bettnässer in die Kiste zu steigen.«

»Das tu ich ja auch gar nicht«, quietschte Chrissi und die Tränen liefen erneut.

»Was macht er dann bei dir?«

Chrissi wischte sich die Tränen aus dem Gesicht und stellte eine Gegenfrage: »Warum hast du das gemacht, Martin? Du hast gesagt, kein Mann würde sich für Eva entscheiden, wenn er mich haben könnte. Wieso du?«

»Was? Ach, Herrgott, Chrissi. Du hast das völlig falsch verstanden. Ich habe doch nicht ... also, zumindest nicht so, wie du denkst. Das gehört alles zum Plan, verstehst du? Das hat mit Liebe nichts zu tun. Du bist die Einzige, die ich will, Baby.«

Stille.

»Bist du noch dran, Süße?«

»Ja.«

»Okay. Und du glaubst mir doch, oder? Du weißt, dass ich das alles nur für uns mache, richtig? Für uns und für das Wohl der Menschheit.« Bries schien ihr Nicken zu spüren, denn er fuhr fort: »Gut. Das ist mein Mädchen. Und darum musst du mir jetzt helfen. Du musst mir erzählen, was passiert ist, nachdem Sadic mich angegriffen hat.«

»Du meinst, nachdem du ihn niedergeschlagen hast und weggelaufen bist?«

»Hey, hey, hey. Ich hatte keine andere Wahl. Du hast doch gesehen, wie er abgegangen ist. Ich hatte Angst, dass er auch dir etwas antun würde.«

»Und deshalb bist du weggelaufen?«

Bries stöhnte. »Ich wusste, dass er dir nichts tun würde, wenn ich weg bin. Weißt du, es ist ziemlich offensichtlich, dass er scharf auf dich ist. Er wollte sich vor dir als harten Kerl beweisen. Das musste er ja nicht mehr, als ich dann weg war. Verstehst du? Ich habe nur versucht, dich zu schützen, aber wenn du das nicht kapierst, kann ich auch jemand anderen um Hilfe bitten und –«

»Nein!«, rief sie in dem starken Bemühen, seinen zweifelhaften Aussagen Glauben zu schenken. Dann flüsterte sie wieder: »Nein, leg nicht auf. Ich will dir ja helfen, aber du musst mich auch verstehen. Die Situation vorhin hat mich geschockt.«

»Natürlich verstehe ich das«, knurrte Bries unruhig. »Aber wenn ich dir alles genauer erklärt habe, wirst du darüber lachen, okay? Es war ganz harmlos und hatte nicht das Geringste mit dem zu tun, was zwischen uns ist. Das verspreche ich dir.« Er wartete einen Moment ab. »Also, bist du wieder bei mir?«

»Ja«, murmelte Chrissi zögerlich.

»Gut. Ich möchte, dass du mir jetzt genau erzählst, was passiert ist, nachdem ich weg war. Hast du dich krankgemeldet oder warum bist du jetzt schon zu Hause?«

»Ja. Richard wurde von der Vier abgezogen, um meine Vertretung zu übernehmen. Mit irgendeiner Schwesternschülerin. Patricia, glaube ich.«

»Okay ... also ist etwas von dem Vorfall nach außen gedrungen. Das ist schon mal nicht gut.«

»Das ließ sich nicht verhindern.«

»Wieso? So laut war es doch gar nicht, dass die Nachbarstationen was mitbekommen haben, oder?«

»Ähm, nein. Aber die Bullen haben Wachen vor Evas Tür abgestellt und uns zur Aussage aufs Revier geordert.«

»Die Bullen?!« Bries fauchte fast. »Hast du gerade gesagt, die Bullen?!«

»Ja, sicher. Was dachtest du denn ...?«

»Du hast nicht wirklich die Bullen gerufen, oder?«, unterbrach er sie unwirsch.

»Aber nein, natürlich nicht«, beruhigte sie ihn. »Sadic war's.«

Stille.

»Martin, bist du noch dran?«

»Sadic hat die Bullen gerufen und war zur Aussage auf der Wache?« In seinem Kopf liefen Filme ab. Das konnte nur eins bedeuten. »Was hat er ausgesagt?«

Als Chrissi nicht antwortete, erledigte er das für sie. »Lass mich raten. Er hat zugegeben, dass wir uns die Notizen unter den Nagel gerissen haben und dieser Drecksbulle nichts damit zu tun hatte, stimmt's?« Als sie weiterhin schwieg, brüllte er ungehalten in den Hörer: »Ob das stimmt?!«

»Ja«, hauchte sie kaum hörbar.

»Das glaub ich einfach nicht! Dieses Weichei. Dieser gottverdammte Hurensohn. Wie kann man nur ...« Bries atmete tief durch. »... Okay, Chrissi. Ich weiß, dass du nichts dafür kannst. Alles klar, Püppchen? Ich bin nicht sauer auf dich. Aber da du einiges verbockt hast, wird es komplizierter. Keine Sorge, ich krieg das hin, aber du wirst mir helfen müssen. Verstehst du? Kann ich auf dich zählen?«

»Natürlich.«

»Sehr schön«, entgegnete er so sanft es ihm möglich war und gleich darauf noch mal, um sich selbst zu beruhigen. »Sehr schön. Du musst ein paar Sachen für mich besorgen. Wir treffen uns morgen. Wann und wo, teile ich dir noch mit. Und Chrissi ... Wenn du auch nur ein Wort sagst, den Bullen oder Sadic oder sonst wem, werde ich die Enttäuschung nicht verkraften können. Dann ist es aus mit uns und unserem königlichen Leben. Hast du das verstanden?«

»Ja«, versicherte sie ihm eilig. »Ich werde dich nie wieder enttäuschen. Du kannst dich auf mich verlassen.«

»Gut. Und das Gleiche gilt übrigens auch für den Fall, dass du dich von diesem Widerling Sadic befummeln lässt. Alles klar?«

»Niemals, Schatz. Also, was brauchst du?«

Himfelds anfängliche Erleichterung wurde jäh von Bestürzung abgelöst.

Sie hat also nicht mit Bries gemeinsame Sache gemacht. Dem Himmel sei Dank! Aber was hat dieser Mistkerl mit ihr angestellt?

Unbändige Wut stieg in dem Polizeipsychologen hoch. »Ist er schon zur Fahndung ausgeschrieben?«

Wiegand nickte. »Natürlich. Die ging zeitgleich mit den Wachen raus, die wir bei Blessing abgestellt haben.«

Himfeld nickte und zögerte, doch die Frage musste raus. »Wie geht es ihr?«

»Blessing?«

Entgegen Himfelds Erwartung kam kein blöder Spruch von seinem Vorgesetzten, weil er sich nach dem Zustand von Eva Blessing erkundigte. »Schwer zu sagen. Sie wurde tatsächlich narkotisiert. Äußerlich gibt es kaum erkennbare Verletzungen. Sie wird noch untersucht.« Schweigend standen die beiden Männer im Raum und Himfeld spürte, dass er das dringende Bedürfnis niederkämpfen musste, umgehend mit Blaulicht in die Klinik zu fahren.

»Tja«, brach Wiegand endlich das Schweigen. »Es war eine lange Nacht. Im Moment können wir beide ohnehin nichts tun. Ich schlage vor, dass wir uns hinlegen. Sie sind natürlich wieder an Bord. Je nachdem, in welcher Verfassung Frau Blessing morgen ist, richte ich es ein, dass Sie Ihr Besuchsrecht zurückerhalten. Das wird Sie sicher auch freuen zu hören.«

Erstaunt sah Himfeld seinen Vorgesetzten an. »Wieso?«

Wiegand stapelte einige Papiere und stopfte sie in seine Aktentasche, bevor er seinen Mantel überwarf. »Blessing hat sich jeglicher Befragung unsererseits verweigert. Sie sagte, sie würde nur mit Ihnen sprechen.«

Himfeld fühlte sich von etwas durchrauscht, ohne greifen zu können, was es war.

»Nur leider hatte sie damit lediglich unseren Verdacht bestärkt, dass Sie irgendwas mit der Sache zu tun haben.« Etwas zerknirscht zog Wiegand die Augenbrauen hoch, hob die Hand zum Abschied und verließ das Büro. Himfeld stand noch immer wie angewurzelt da, als sich wenig später die Tür wieder öffnete und Wiegands Kopf darin erschien. »Ach, eins noch«, er hielt ein Blatt Papier hoch, »die Kollegen waren so freundlich, es intern weiterzuleiten.«

Himfeld griff nach dem Blatt und sah auf das Foto auf dem Bußgeldbescheid, das ihn mit Perücke verkleidet im Auto seiner Frau zeigte; es war der Abend, an dem er heimlich in die Klinik gefahren war, maskiert, um von der Presse unerkannt zu bleiben. *Ja, richtig, ich wurde geblitzt.*

»Ich hatte Ihre Frau ganz anders in Erinnerung«, merkte Wiegand leicht sarkastisch an und Himfeld setzte zu einer Erklärung an. Dann dachte er an all die bösen Verwünschungen von Ilona und überlegte es sich anders. *Ein wenig Strafe muss sein.*

»Nein, nein. Das ist sie schon. Und wissen Sie was? Die Kollegen sollen es ihr ruhig schicken. Ein kleiner Denkzettel sorgt für mehr Sicherheit im Straßenverkehr. Auch für Ehefrauen von Gesetzeshütern. Mit gutem Beispiel voran!« Schmunzelnd nahm er seinen Mantel und folgte Wiegand hinaus.

»Na, hör mal, du kannst so lange bleiben, wie du willst«, versicherte ihm die dralle Brünette und strahlte übers ganze Gesicht. »Immerhin bist du Endzeit-Evas Sprachrohr.«

Bries setzte ein charmantes Lächeln auf. *Sie war die richtige Wahl. Schon damals in der Schule stand sie auf mich und sie war eine der Ersten, die meinen Blog kommentiert und mir immer wieder ihre Hilfe angeboten hat. Nun, jetzt brauche ich ihre Hilfe.* Dass er zuvor schon bei zwei anderen gescheitert war mit seiner Suche nach Asyl, verdrängte er in diesem Moment geschickt. Er stupste mit seinem Finger gegen ihre Nase. »Danke, Vivienne.«

»Viola«, verbesserte sie ihn kurz stutzend. »Weißt du, ich mochte dich damals in der Schule schon und wusste, dass du für etwas Besonderes bestimmt bist.«

Ich weiß, grummelte Bries innerlich und schaffte es gerade so, einen Schauder zu unterdrücken. *Und ich fand dich schon damals scheiße.*

»Und als ich dann mitbekommen habe, dass du es bist …«, sie strahlte bis über beide Ohren, » …Mensch, ich kann es immer noch nicht fassen. Endzeit-Evas Sprachrohr sitzt hier bei mir. Möchtest du etwas trinken? Bier? Wein? Ich glaub, ich habe auch Whiskey.«

Bries winkte ab. »Wasser. Nur Wasser. Ich muss einen klaren Kopf behalten. Unser Plan geht jetzt in die kritische Phase.«

Aufgeregt setzte Viola sich zu ihm. »Ach wirklich? Erzähl.«

Bries setzte ein verwegenes Lächeln auf, das ihr Lust auf mehr machen sollte. »Das kann ich leider nicht. Aber sei dir sicher, du wirst alles als Erste erfahren. Ich vergesse nie jemanden, der mir mal geholfen hat. Du wirst ganz oben bei uns mitspielen, versprochen, aber jetzt ist erst mal Stillschweigen oberstes Gebot.«

Violas Augen füllten sich mit Tränen der Begeisterung. »Du meinst, ich werde neben dir und Endzeit-Eva unsere Gemeinschaft anführen?« Sie griff nach seiner Hand und er spürte Ekel, als ihre feuchten Wurstfinger ihn berührten. Sich innerlich schüttelnd, brachte er ein Lächeln zustande. »Was dachtest du denn? Ich bin doch nicht zufällig hier bei dir gelandet. Du bist auserwählt. Allerdings haben wir noch ein bisschen Arbeit vor uns. Bist du dazu bereit?«

Viola nickte wie ein Wackeldackel beflissen vor sich hin.

»Wunderbar«, sagte er kurz angebunden. Er wollte endlich vorankommen. »Zunächst mal muss ich ein paar Tage bei dir unterkommen ... und das Wichtigste: kein Wort zu niemandem.« Sie machte eine Geste, um zu zeigen, dass ihre Lippen verschlossen seien, und Bries nickte zufrieden, bevor er fortfuhr: »Ich müsste auch weiterhin dein Handy benutzen.«

Wie ferngesteuert legte Viola ihre Hand in seine. »200588«, verriet sie blindlings ihren Code.

Unter weiterem Schaudern entzog Bries ihr seine Hand, stand von der Couch auf und sah sich im Zimmer um. Vor einem gerahmten Foto blieb er stehen, es zeigte Viola mit einem Mann mit Nickelbrille neben sich.

»Weiß Endzeit-Eva schon von mir?«, erkundigte sie sich aufgeregt.

»Hm?«, entgegnete Bries gedankenverloren, war jedoch schnell wieder in seiner Rolle. »Selbstverständlich. Ich habe ihr mehrere Helfer empfohlen und sie hat dich quasi ausgewählt. Sie freut sich schon, dich kennenzulernen.« Viola lief vor unbändiger Freude puterrot an. Gerade, als sie munter weiterplappern wollte, hielt Bries das Foto hoch. »Sag mal, dein Bruder ist noch immer bei der Presse, oder?«

»Ja, sicher.« Sie machte eine wegwerfende Handbewegung. »Vom Ehrgeiz zerfressen. Wie eh und je. Ich krieg ihn kaum noch zu Gesicht. Er lebt eigentlich nur noch für die nächste heiße Story.«

Wunderbar, so hab ich mir das gewünscht. »Aber ihr habt noch Kontakt?«

»Klar. Seit er aus Syrien wieder da ist, hören wir uns zumindest regelmäßig. Warum?«

»Denkst du, er hätte Interesse an der Exklusivstory von der Endzeit-Eva?«

Violas Augen wurden groß, während sie aufstand und mit ungläubiger Miene näher kam. »Du meinst, du würdest … Sebastian die Story liefern?«

»Die Story inklusive der noch nicht veröffentlichten Texte aus der Psychiatrie *und* …«, theatralisch hob er einen Finger in die Höhe, »eines Interviews.«

Viola begann zu taumeln und musste sich an der Sofalehne festhalten. »Oh Gott, ich glaub, ich träume. Das passiert doch alles gar nicht wirklich, oder?« Sie stellte sich vor ihn, als erwarte sie, geküsst zu werden. Als nichts passierte, lenkte sie schnell ab. »Kneif mich mal. Die letzte Revolte beginnt und mein Bruder und ich werden ganz vorne mit dabei sein.«

Bries hob skeptisch die Augenbrauen. »Nur, wenn du es schaffst, einen kühlen Kopf zu bewahren. Jetzt ist kein guter Zeitpunkt, um durchzudrehen. Lass es mich nicht bereuen, dass ich dich gewählt habe«, ermahnte er sie, woraufhin ihr verschleierter Blick sich umgehend klärte.

»Ich werde schweigen wie ein Grab. Du hast mein Wort. Und jetzt fühlst du dich erst mal wie zu Hause. Ruh dich aus. Ich werde Sebastian gleich in der Früh anrufen.«

»Gern«, erwiderte Bries zufrieden. »Aber bestell ihn hierher. Nichts am Telefon besprechen. Besser ist besser. Außerdem erwarte ich natürlich eine kleine Gegenleistung, wenn ich ihn so reich beschenke. Das möchte ich persönlich mit ihm besprechen.«

Als Himfeld im schwachen Licht des Mondes seine Hotelchipkarte neben der Uhr ablegte, verriet ihm diese, dass es zwanzig vor vier war. An Schlaf war nicht zu denken. Himfeld war so aufgeputscht, dass er sich nicht vorstellen konnte, überhaupt jemals wieder zu schlafen.

Noch während er sich den Mantel abstreifte, verteilte er sämtliche Unterlagen, Akten und das Diktiergerät auf dem

Bett und legte seinen Notizblock mit den Anmerkungen, die er wenige Stunden zuvor gemacht hatte, daneben. Er öffnete das Fenster weit, positionierte sich mit seinem Coffee to go sowie einer Zigarette nahe der Frischluft, und betrachtete den Papierwulst. »Wo war ich stehen geblieben?«

Die Zeit drängte. In wenigen Stunden würde er Blessing gegenübersitzen, möglicherweise das letzte Mal vor der Pressekonferenz am Donnerstagmorgen, die über sein Ansehen in der Öffentlichkeit, aber auch sein angegriffenes Selbstwertgefühl entschied.

Jetzt oder nie, motivierte er sich selbst. *Sei sachlich, sei souverän, sei konzentriert, sei clever. Denk wie sie. Das kannst du doch jetzt. Und wenn dir diese Denkweise auch für den Rest deines Lebens ein Dorn im Auge sein wird, aber jetzt kannst du davon profitieren. Also, ganz von vorne ...* Er schnappte sich das Diktiergerät und ging jede einzelne Vernehmung erneut durch. Sein Stift flog nur so über den Notizblock und am Ende musste er feststellen, dass die aktuellen Anmerkungen nicht mehr das Geringste mit denen vom Anfang zu tun hatten.

Jetzt stellte er die korrekten Fragen. Er hatte einfach lernen müssen, richtig zuzuhören.

Doktor Mensching, der behandelnde Arzt, verließ ihr Zimmer, und einem Instinkt folgend stellte Blessing sich unter die Dusche. Sonst sorgsam darauf bedacht, ihren Gipsarm aus dem Wasserstrahl zu halten, verschwendete sie nun keinen Gedanken daran, sondern schrubbte sich wie besessen von oben bis unten. Trotz des Betäubungsmittels vom Abend zuvor arbeitete ihr Verstand messerscharf.

Von ein paar blauen Flecken abgesehen, konnten wir keine äußeren Verletzungen feststellen, ebenso keine Anzeichen für ein sexuelles Vergehen ... zumindest keins, das in den vergangenen

Stunden verübt wurde. Wir haben jedoch im Zervixschleim Spermien ausgemacht, was bedeutet, dass Sie innerhalb der letzten fünf Tage Geschlechtsverkehr hatten. Die Worte des Arztes hallten immer wieder in ihrem Kopf nach.

»Wie soll das gehen?«, hatte sie gereizt und vollkommen irritiert entgegnet. »Ich sitze hier seit einer Woche fest. Und damit das ein für alle Mal klar ist: Ich hatte weder mit Professor Robeski noch mit Herrn Himfeld ein Verhältnis.«

Im Gegensatz zu allen anderen Ärzten, denen sie nach Robeskis Ableben begegnet war, war Mensching sehr freundlich und bemüht gewesen. Er schien sogar ein schlechtes Gewissen zu haben, als er erklärte: »Davon bin ich auch nicht ausgegangen. Es ist nur so ...«, mit gerunzelter Stirn war sein Kopf hinter seinen Aufzeichnungen verschwunden, »in Ihrem Blut haben wir Rückstände von Flurazepam gefunden.«

»Ja, und?«, fragte Blessing verständnislos. »Was haben Sie denn erwartet, wenn Sie mich Nacht für Nacht zudröhnen?«

Nun war es an Mensching gewesen, verständnislos dreinzublicken.

»Ich habe jeden Abend brav geschluckt, was mir dargeboten wurde, und nun fragen Sie mich, wie dieser Wirkstoff in mein Blut gelangen konnte?« Verbittert lachend hatte sie den Kopf geschüttelt.

»Frau Blessing«, sagte Mensching nach einer Weile ruhig. »Diese Klinik verabreicht kein Flurazepam.« Die Nachricht hatte sie wie ein Vorschlaghammer getroffen. Eine Minute saßen Arzt und Patientin schweigend voreinander, bis Mensching ergänzte: »Wer hat Ihnen die Tabletten verabreicht?«

»Dieser Pfleger. Martin Bries. Laut seiner Aussage geschah es auf ärztliche Anordnung.«

Mensching hatte seine Brille abgesetzt und sich mit den Fingern über beide Augen gerieben. »Eine derartige Anordnung hat es nie gegeben. Und angesichts der vorliegenden Untersuchungsergebnisse denke ich nicht, dass wir darüber spekulieren müssen, warum Martin Bries Ihnen diese Tabletten verabreicht hat.«

Blessing hatte wie erstarrt dagesessen, als Mensching wissen wollte, warum sie keinen Arzt wegen der Schlaftabletten befragt hätte. »Ist diese Frage ernst gemeint?« Ihr Blick hatte Bände gesprochen. Aus schmalen Augen hatte sie ihn angefunkelt. »Ich sitze hier seit einer Woche fest, aus meiner Sicht grundlos, aber darüber lässt sich streiten. Fakt ist: Kein Mensch hier drin glaubt mir irgendwas; niemand hat mich jemals über was auch immer aufgeklärt. Ich habe nie irgendeine Diagnose gestellt bekommen, geschweige denn eine Antwort auf eine Frage erhalten, und es wurden mir alle Rechte entzogen, seit die Türen sich hinter mir geschlossen haben. Nun bin ich offenbar auch noch Opfer einer sexuellen Handlung, einer Ver-ge-wal-ti-gung«, sie hatte jede Silbe nachdrücklich betont, »geworden und Sie fragen mich ernsthaft, warum ich mich nicht erkundigt habe, was es mit meiner Medikation auf sich hat?«

Mensching hatte ausgesehen, als wäre er am liebsten im Erdboden versunken. Kein Wort brachte er hervor.

Blessing war aufgestanden und hatte mit den Worten »Und *ich* soll irre sein?« das Untersuchungszimmer verlassen. Als sie auf ihr Zimmer kam, registrierte sie zwei Wachposten vor ihrer Tür.

Herrgott, in weiblicher Ausführung gibt es die wohl nicht?, war ihr einziger Gedanke gewesen, bevor sie im Dunkel ihres Zimmers vor Verzweiflung und Wut in Tränen ausbrach. Mensching hatte immerhin so viel Anstand besessen, ihr kurze Zeit später zu folgen und im Namen der Klinik seine Entschuldigung auszusprechen. Er hatte erklärt, dass Bries bereits gesucht würde und sie nichts mehr von ihm zu befürchten hätte, woraufhin sie erneut nur verbittert lachen konnte. Mensching setzte sie über die Details in Kenntnis und zog sich dann mit einer weiteren leisen, jedoch aufrichtig wirkenden Entschuldigung zurück.

Und nun stand sie da, der kräftige Wasserstrahl prasselte unnachgiebig auf ihren Körper ein, der Gips war aufgeweicht, die Haut rot geschrubbt. Blessing trat aus der Dusche, trocknete sich ab und zog sich an. Sie fühlte sich immer noch beschmutzt. Die Haare in ein Handtuch gewickelt, setzte sie sich auf die Fensterbank und suchte in der frühmorgendlichen Dunkelheit des Krankenhausparks nach der Antwort auf die Frage, wie man sich hier wohl am besten umbringen könnte.

Es war ihm entgangen, dass es draußen bereits hell geworden war. Zumindest so hell, wie ein bewölkter Tag eben sein konnte.

Nach Stunden des besessenen Kritzelns, Suchens, Grübelns und Kombinierens hatte Himfeld plötzlich einen Rums in seinem Kopf vernommen: Der Groschen war gefallen. *Oder doch nicht? Eigentlich kann das nicht sein …*

Wie in Trance richtete er sich auf, registrierte beiläufig, dass er den Schreibtisch samt Stuhl direkt ans Fenster geschoben hatte, vermutlich, um Kette zu rauchen, und dass auf den Straßen emsiges Treiben herrschte. Doch all die umliegenden Infos versanken auch gleich wieder im Unterbewusstsein, denn im Moment fühlte er sich mental sprachlos.

Seit Tagen hatte er vor seinem inneren Auge gesehen, wie er durchdrehen würde vor Stolz und Freude, wenn er nur endlich die Lösung des Falls heraushätte. Wie in Zeitlupe hatte er sich mit erhobenen Siegesfäusten vom Stuhl aufspringen sehen, umjubelt von Kollegen, Presse, Menschenscharen und

Eva, die aus der Ferne ein stummes Dankeschön mit den Lippen formte; Feuerwerke, Fanfaren, knallende Sektkorken. Ja, das war der Moment gewesen, auf den er gewartet hatte, der ihm zustand. So hatte er ihn sich vorgestellt.

Himfeld zuckte kurz zusammen, als er in der Stille seines Hotelzimmers einen fahren ließ. Reflexartig schaute er sich um, obgleich er selbstverständlich allein in seinem Zimmer war. Den erbärmlichen Gestank ignorierend, schaute er wieder auf seine Ausarbeitungen hinab. Diese Fragen würde er Eva in Kürze stellen. Und auch wenn er es nicht glauben konnte, es würden die richtigen Fragen sein. Er kniff seine übermüdeten Augen zusammen und ging die bevorstehende Befragung ein letztes Mal durch.

Himmel, hoffentlich kann ich nachher meine Schrift lesen. Seine Sauklaue zeugte von der manischen Besessenheit, mit der er über Stunden hinweg vorgegangen war. Seine Augen begannen zu tränen und er merkte, wie Müdigkeit sich über seinen Körper ausbreitete, jetzt, wo der Adrenalinrausch langsam verebbte. Noch immer ungläubig die Unterlagen beäugend, legte er sich auf die schmale Seite vom Bett, auf der er nichts ausgebreitet hatte, als sein Handy klingelte. »Wiegand hier. Morgen. Gut, dass Sie schon wach sind.«

»Äh, ja …«, entgegnete Himfeld und warf einen Blick auf die Uhr. Es war 7.40 Uhr. »Natürlich. Was gibt's?«

»Also, zum einen habe ich Ihr Besuchsverbot in der Klinik aufgehoben. Frau Blessing ist wohl allerdings erst kürzlich eingeschlafen, also gönnen Sie ihr noch ein paar Stunden. In der Zwischenzeit können Sie ihre Untersuchungsergebnisse einsehen. Ich hab sie Ihnen per Mail geschickt.« Wiegand atmete einmal hörbar durch. »Nicht schön, Himfeld, nicht schön. Klinik und Polizei haben auf ganzer Linie versagt. Vor lauter Beweissuche, um sie eines Verbrechens zu überführen, haben wir es glatt versäumt, sie zu schützen.«

Himfeld verspürte stechendes Mitgefühl, blieb jedoch sachlich. »Dann sollten wir uns umso mehr bemühen, jetzt das Richtige zu tun.«

»Das ist die richtige Einstellung. So will ich Sie hören. Es gibt ein weiteres Indiz, das Sie bei ihren Ermittlungen berücksichtigen müssen.« Aufmerksam horchte der Polizeipsycholge auf. »Ich hab Ihnen noch einen weiteren Bericht geschickt. Die Autopsie von Professor Robeski ist endlich abgeschlossen ...«, Wiegand zögerte, »am besten lesen Sie es sich selbst durch.«

Himfeld legte auf und loggte sich in seinen Account ein. In Windeseile öffnete er den zweiten Anhang. Seine Augen flogen über die Zeilen, dann ließ er das Handy sinken, schaute einen Moment zum Fenster raus und begann schließlich zu lachen.

Nicht, dass irgendetwas daran komisch gewesen wäre, aber er konnte nicht anders. Er lachte so lange, bis ihn ein tiefer Schlaf überfiel und dem nahenden Wahnsinn vorerst ein Ende setzte.

Also dann!

Himfeld atmete tief durch, als er gute fünf Stunden später seinen Dienstausweis in der Klinik vorlegte. Er war so konzentriert, dass er nicht mal bemerkte, wie die Ärzte, die so viel Spaß daran gehabt hatten, ihm den Zutritt zu verweigern, innerlich kotzten. Freundlich und bis zur Fußspitze motiviert ging er über jeden zynischen Kommentar hinweg, bis er endlich im Aufenthaltsraum stand und Eva Blessing zum ersten Mal, seit er sie kannte, richtig lächeln sah. Es wirkte ansteckend. So standen sie beide voreinander und gaben sich lächelnd die Hand, obgleich er sie am liebsten fest gedrückt hätte. Diesen Impuls abschüttelnd, deutete er auf die Stühle und sie setzten sich.

»Es ist schön, Sie zu sehen«, eröffnete er ohne jeden Anflug von Eile das Gespräch, obwohl ihm die Zeit durchaus im Nacken saß. Seine Entspannung schien sich zu übertragen.

»Willkommen zurück«, entgegnete Blessing mit einem leicht süffisanten Grinsen im Gesicht. »Warum hat das so lange gedauert?«

In aller Ruhe breitete er seine Unterlagen aus und zwinkerte ihr verschwörerisch zu. »Ich musste all die kryptischen Andeutungen erst übersetzen, bevor ich sie zusammenfügen konnte.«

»Und jetzt haben Sie des Rätsels Lösung?«

Er ließ die Frage im Raum stehen. »Wir haben einigen Schaden angerichtet, Frau Blessing. Fühlen Sie sich in der Lage, mir dabei zu helfen, Sie hier rauszuholen?« Aufmerksam sah er sie an, während ihr Lächeln verschwand und sie anfing, an ihrem Ärmelsaum herumzunesteln.

Er kam ihr zur Hilfe. »Ich habe übrigens angeordnet, dass Ihre beiden Wachleute durch weibliche Kollegen ersetzt werden. In Kürze sind zwei eigens von mir ausgewählte Damen für Ihre Sicherheit zuständig.«

Es glitzerte verräterisch in ihren Augen, als sie ihren Blick von ihm abwandte und aus dem Fenster sah. »Danke.«

»Gerne.« Routiniert stellte er das Diktiergerät auf den Tisch, schaltete es jedoch noch nicht an. »Frau Blessing, ich weiß jetzt, dass Sie niemanden in den Tod getrieben haben, und ich respektiere ebenso, dass Sie mir nicht sagen wollen, warum Sie vom Hochhaus springen wollten, um Ihrem Leben ein Ende zu setzen.« Er hatte ihre Aufmerksamkeit. Ruhig sprach er weiter: »Und ich habe mit Ihrer Freundin Walburga Piefke ... Buggi gesprochen. Daher weiß ich auch, dass Sie einfach nur ein ruhiges, friedliches Leben führen möchten. Ich möchte den Fall lösen und ich sage Ihnen, dass das eine das andere nicht ausschließt.«

Er sah sie durchdringend an und sie nickte. »Klingt gut. Wie soll das gehen?«

Himfeld schlug seinen Notizblock auf. »Ich werde Ihnen einige Fragen stellen, Sie werden wahrheitsgemäß darauf antworten, und da ich nachweisen kann, dass Sie mit den Todesfällen nichts zu tun haben, werden Sie entlassen. Sie werden von der Klinik aufgrund der jüngsten schrecklichen Ereignisse eine Entschädigungssumme erhalten – ein Vergleich ist Ihnen angesichts des Presserummels um Ihre Person sicher lieber als ein Gerichtsverfahren. Auch wenn das nichts wiedergutmachen kann. Habe ich so weit recht?«

»Ja«, bestätigte Blessing. »Aber was die Fragerei angeht ... meinen Sie nicht, das haben wir schon bis zum Erbrechen durchexerziert? Mal ehrlich ...«

Mit einem Handwink unterbrach er sie. »Warten Sie es ab. Die erste Frage ist: Was kann die Polizei tun, um Ihnen zu helfen, ein ruhiges, friedliches Leben zu führen? Damit wir sicher sein können, dass Sie nicht sofort wieder versuchen, sich das Leben zu nehmen?«

Erstaunen huschte über ihr Gesicht. »Ich hatte gehofft, dass Sie das fragen würden. Das war sogar mein Plan, als ich Buggi auf Sie angesetzt habe.«

»Mich so neugierig zu machen, dass ich jedem Deal zustimmen würde?«, entgegnete Himfeld und Blessing wurde ein bisschen rot.

»Na ja, so ungefähr zumindest.«

»Und deshalb musste ich mir diesen dussligen Streifen *Das Leben des Brian* reinziehen? Gab es da keine andere Möglichkeit?«

Sie mussten beide lachen, bis Blessing nachdenklich antwortete: »Ich sag's mal so: Sie sitzen hier, oder?« Er nickte und sah sie auffordernd an. Blessing räusperte sich: »Meine Idee war folgende: Ich stelle mich ein einziges Mal der

Öffentlichkeit und stelle klar, dass ich aus Fleisch und Blut bin und es keinen ersichtlichen Grund gibt, mir nachzueifern.«

»Stopp!«, wurde sie auch schon unterbrochen. »Und schon da wird das Vorhaben scheitern. Sie haben keine Ahnung, was da draußen los ist. Die werden nicht aufhören, Sie zu verehren, bis irgendjemand anderes auf der Matte steht, der noch grundloser noch größere Massenhysterien heraufbeschwört.«

Blessing schüttelte den Kopf. »Oh doch, das werden sie. Mein großer und genau genommen einziger Trumpf ist die Schnelllebigkeit und Vergänglichkeit dieser Zeit. Wie diese One-Hit-Wonder: ein paar Wochen der in den Himmel gehobene Star und von einem Tag auf den anderen in der Versenkung verschwunden. Und genauso werde ich es auch machen. Ich werde die Leute hinhalten für eine gewisse Zeit und wenn dann einfach nichts mehr von mir zu hören ist, werden sie mich vergessen. Vielleicht werden sie in einigen Jahren fragen, was eigentlich aus Endzeit-Eva geworden ist, aber die Frage wird auch wieder vergessen sein, bevor jemand über die Antwort nachdenkt. Zu diesem Plan gehört allerdings ...«, sie kaute verlegen an ihrer Unterlippe, »... dass ich unbemerkt das Land verlasse. Vorerst am besten gleich den Kontinent. An Geld mangelt es mir nicht. Ich kann hingehen, wo auch immer ich hinwill. Aber es muss inkognito passieren, verstehen Sie?«

Himfeld grübelte einen Moment. »Ich verstehe, worauf Sie hinauswollen, und das ist durchaus umsetzbar. Ich frage mich nur, wie Sie die Leute so lange hinhalten wollen, dass sie Sie vergessen.«

»Mit einer Geschichte«, erwiderte Blessing prompt.

»Mit einer Geschichte?«, wiederholte Himfeld trocken mit gekräuselter Stirn.

Sie nickte gedehnt. »Wie gesagt, ich nutze die wenigen Vorteile, die mein unfreiwilliger Ruhm hat. Erstens, wie gesagt, sind solche Blitzpromis wie ich schnell vergessen. Irgendwann wird jemand interessanter sein oder irgendetwas anderes passieren, worüber die Welt spricht. Wer weiß, vielleicht kehrt die Pest zurück oder irgendein noch unbekanntes Virus legt das gesamte öffentliche Leben lahm.«

»Das klingt sehr unwahrscheinlich, aber egal. Und zweitens?«

»Und zweitens, warum auch immer, fressen mir die Leute im Augenblick aus der Hand und glauben jeden Scheiß, den ich sage.«

»Sie haben nie etwas gesagt«, korrigierte Himfeld und Blessing schmunzelte wohlig. Endlich fühlte sie sich verstanden.

»Ganz recht, ich habe nie etwas gesagt. Es wurde das geglaubt, was mir von anderen in den Mund gelegt wurde. Wenn ich nun aber direkt vor die Öffentlichkeit trete und etwas zum Besten gebe; etwas, das direkt aus meinem Mund an meine verrückten *Anhänger* geht ...« Sie ließ den Satz unvollendet und Himfeld begann zu verstehen.

»Könnte funktionieren. Kommt drauf an, was Sie ihnen auftischen.« Er dachte an die zahlreichen Internetbeiträge, einer skurriler als der andere, und korrigierte sich: »Nein, Sie haben recht. Ganz gleich, was Sie sagen, sie werden es schlucken.« Beide nickten sich zu. Himfeld trank einen Schluck Wasser und fragte: »Mit anderen Worten, Sie wollen mit zur Pressekonferenz?«

Wieder nickte Blessing und er überlegte.

»Das könnte sich auch positiv für mich auswirken.«

»Unbedingt. Sie könnten Ihren Namen nicht nur reinwaschen, sondern eine ganz neue Karriereleiter erklimmen als der Mann, der Endzeit-Eva aus der Klapse geholt hat und zu ihrem ersten öffentlichen Auftritt überredet hat. Toll, oder?«

Ihr Sarkasmus brachte ihn zum Schmunzeln, bevor er ernst zusammenfasste: »Also, kurzum: Wir bringen diese

Pressekonferenz gemeinsam hinter uns und direkt im Anschluss sorgen meine Kollegen dafür, dass Sie untertauchen können. Die finanziellen Mittel dafür haben Sie, wir machen den Rest möglich. Vielleicht nicht ganz vorschriftsmäßig, aber es ist nicht undenkbar. Die Kollegen sind schließlich auch ganz froh, wenn Sie vorerst von der Bildfläche verschwinden. Dieser Rummel ist ja kaum auszuhalten.«

Nachdenklich ließen beide die Worte auf sich wirken, bis Himfeld das Schweigen brach. »Fehlt nur noch eins«, er stellte das Diktiergerät an, »die Lösung des Falls.«

»Teufel noch eins, das brennt wie verrückt!« schimpfte Bries und warf einen Blick auf die Verpackung.

»Wer anonym bleiben will, muss leiden«, belehrte Viola ihn und nahm ihm die Blondierung aus der Hand. »Außerdem sind es nur noch vier Minuten Einwirkzeit. Das wirst du schon noch aushalten.«

»Ja, schon gut«, knurrte er und kämpfte den Drang nieder, sich am Kopf zu kratzen. »Dann lass mal sehen, was du noch besorgt hast.« Viola leerte eine der Tüten und freute sich über Bries' Lachanfall. »Ich muss sagen, Mädchen, ich habe dich wirklich unterschätzt. In diesen Klamotten wird mich mit Sicherheit niemand vermuten. Er legte die Hipsterjeans, unten eng anliegend, der Schritt hing hingegen fast auf Kniehöhe, beiseite und betrachtete das Karohemd. »Aber was soll ich hiermit? Das ist viel zu groß.«

Bevor er sich aufregen konnte, zeigte Viola ihm das Highlight ihres Einkaufs: einen Fakebauch aus Stoff. Bries verstand und grinste.

»Dein Body ist einfach zu perfekt, um nicht aufzufallen«, erklärte Viola ihre Wahl und Bries merkte, dass es ihm langsam auf die Nerven ging, wie sehr sie ihn anhimmelte. Aber nichtsdestotrotz hatte sie ganze Arbeit geleistet.

»Und was ist das hier?« Er nahm etwas in die Hand, das lang, blond und haarig war. Angewidert verzog er das Gesicht »Ein Bart?«

»Nein«, sie schüttelte den Kopf. »Falsche Bärte sind zu auffällig. Das sind Extensions.«

»Was für Dinger?«, entgegnete er gereizt.

Sie verdrehte lächelnd die Augen und zeigte ihm bei Google das Bild eines prototypischen Hipsters. »Sobald deine Haare blond sind, rasieren wir sie im Nacken aus und ich bringe dir im oberen Bereich die Extensions an. Die kannst du dann auf dem Kopf zu einem Dutt zusammenbinden. Haare färben kann jeder, aber niemand wird vermuten, dass deine Haare binnen weniger Tage dreißig Zentimeter gewachsen sind. Oder?« Stolz sah sie ihn an. »Ich hab doch gesagt, ich hab an alles gedacht.« Viola öffnete eine weitere Tüte. »Etwas schwieriger wird es, deine blauen Flecken im Gesicht zu verstecken. Ich habe Make-up mitgebracht, das kann sie hoffentlich überdecken. Trotzdem solltest du dir bis dahin regelmäßig ein Steak auf die betroffenen Stellen legen, das hilft gegen die Blutergüsse.«

Anerkennend sah Bries die junge Frau an. »Respekt. Ich muss sagen, du hast deinen Auftrag perfekt erfüllt.«

Viola lief rot an, sie war in ihrem Übereifer nicht zu bremsen. »Du kannst dir die Blondierung jetzt auswaschen. Und beeil dich. Sebastian müsste jeden Moment hier sein.«

»Frau Blessing, ich lasse jetzt das Tonbandgerät mitlaufen. Ich weiß, dass Sie in einer der vergangenen Nächte Opfer eines sexuellen Übergriffes wurden. Darum frage ich Sie, ob Sie sich zu der folgenden Befragung geistig und körperlich in der Lage sehen.«

»Ja, und ich bin einverstanden, dass das Tonband unser Gespräch aufzeichnet.«

»Frau Blessing, waren Sie auf irgendeine Weise in den Tod von Professor Robeski involviert?«

»Nein.«

»Haben Sie ihm den Tod gewünscht?«

»Nein ... Gott, nein. Warum sollte ich?«

»Wie verhält es sich bei dem Tod von Herrn Werding?«

»Auch ihm habe ich den Tod nicht gewünscht. Aber ... ich weiß nicht, möglicherweise hat ihn das in den Tod getrieben, was ich gesagt habe. Aber das haben wir doch schon hundertmal durchgekaut, Herr Himfeld. Sagten Sie nicht, dass ...«

»Wann haben Sie das erste Mal versucht, sich umzubringen, Frau Blessing?«

Sie stutzte. »Was? Sie haben doch da alles stehen.« Sie deutete auf die Akten.

Himfeld schüttelte jedoch den Kopf. »Die Akten vermerken, dass Sie mit schwerwiegenden Verletzungen im November 2017 in Wunstorf eingeliefert wurden und vor neun Tagen in die Nervenklinik Langenhagen, nachdem Sie von einem Hochhaus springen wollten. Meine Frage war, wann Sie das erste Mal versucht haben, sich umzubringen.«

Blessings Erstaunen verschlug ihr die Sprache.

Himfeld merkte, dass sie sich sammeln musste, und kam ihr entgegen. »Gut, beginnen wir mit etwas Leichterem: An dem Tag, als Sie in Wunstorf eingeliefert wurden, waren Sie da krank? Also, körperlich, meine ich?«

Blessing nickte, erinnerte sich dann an das Diktiergerät, und bestätigte ihre Antwort verbal.

»Sie hatten einen Infekt, richtig? Eine Erkältung.«

»Das ist richtig.« Sie legte den Kopf schief und schien gespannt, ob Himfeld die Informationen, die Buggi überbracht hatte, richtig verwertete.

»Haben Sie Medikamente eingenommen?«

»Die handelsüblichen aus der Apotheke.«

»War darunter auch Paracetamol?«

»Ja, unter anderem.«

»Genau, unter anderem«, wiederholte Himfeld mit erhobenem Finger. »Wussten Sie zu der Zeit, dass eine Überdosierung von Paracetamol zu einem qualvollen Tod führen kann?«

»Nein, das wusste ich nicht. Ich habe erst später erfahren, dass es zeitverzögert die Leber auffrisst und der Vorgang nur schwer gestoppt werden kann, selbst wenn man früh genug Hilfe bekommt.«

»Ganz recht. Nur schwer«, bestätigte Himfeld. »Und nur möglich mit ACC, uns Endverbrauchern vor allem als Hustenlöser bekannt.«

Blessings Blick war schwer zu deuten, aber sie wirkte sehr aufmerksam, als sie nickte. »Bevor Sie fragen: Auch das war mir bis dato nicht bekannt.«

»Das dachte ich mir schon«, bemerkte Himfeld. Er versuchte es mit einem abrupten Themenwechsel, um sie aus der Reserve zu locken. »Frau Blessing, sind Sie Ambidexter?«

»Ambi ... was?«

»Ein Ambidexter. Beidhändig. Haben Sie als Kind beide Hände gleichermaßen genutzt oder tun Sie das immer noch?« Irritiert rutschte sie auf ihrem Stuhl hin und her. »Ob ich ... ähm, nein. Ganz und gar nicht. Ich bin Rechtshänderin durch und durch.«

»Wenn Sie sich also die Pulsadern aufschneiden wollten, dann würden Sie mit der rechten Hand die Adern an Ihrem linken Arm durchtrennen, ist das richtig?«

»Das ist richtig, ja.«

»Und wenn Sie sich in einem Anflug von Borderline-Romantik einen Spruch in den Arm ritzten, dann würden Sie dafür ebenfalls die rechte Hand nutzen. Korrekt?«

Beide warfen sich ob seiner ausfallenden Formulierung einen amüsierten Blick zu, doch Blessings leichtes Lächeln blieb auch im Anschluss weiter bestehen. Langsam schien sie zu spüren, dass der Polizeipsychologe ausnahmsweise tatsächlich mitgedacht hatte. »Ja.«

Ein langer Blickwechsel folgte. Himfeld ahnte, dass er den richtigen Weg eingeschlagen hatte, und überlegte nun, ob er den Vorsprung wagen sollte. Die Spannung wuchs, im Zimmer schien es zu knistern.

»Das bedeutet also, dass der eingeritzte Schriftzug ›Keep on rockin' in the free world‹ durchaus beabsichtigt war«, kombinierte er, obgleich es auf der Hand lag.

Blessing sah ihn herausfordernd an. »Nun hauen Sie es schon raus«, forderte sie ihn auf, »oder muss ich es selbst sagen?«

Himfeld lehnte sich in seinem Stuhl zurück und zögerte noch einen Augenblick. Dann ersparte er sich die Frage, sondern sagte tonlos: »Die aufgeschnittene Pulsader am rechten Arm war es demnach nicht.«

Stille, bis Blessing ihn erinnerte: »Keine Frage, keine Antwort.«

»Sie haben vor Ihrem vereitelten Sprung vom Hochhaus vor neun Tagen niemals versucht, sich umzubringen. Ist das richtig, Frau Blessing?«

»Das ist richtig, Herr Himfeld.« Sie simulierte mit den Händen einen stummen Applaus und sah ihn anerkennend an. »Sie sind der Erste, der das verstanden hat. Ich hatte auch schon in Wunstorf anfangs versucht, es meinen Psychiatern zu erklären, mir wurde jedoch nicht geglaubt. Das steht vermutlich noch nicht mal in meinen Akten, weil sie es für so hinrissig hielten. Nachdem ich mitbekommen hatte, was für ein Presserummel herrschte, hatte ich die Wahl: Entweder bin ich die große Selbstmordmärtyrerin, die aber ihre horrenden Schulden begleichen kann, oder der größte Trottel der Nation, Privatinsolvenz inklusive. Also habe ich einfach gar nichts gesagt und meine Geschichte mutierte zum Selbstläufer. Aber was hat das alles mit dem Fall Werding oder Robeski zu tun?«

»Eine ganze Menge«, versicherte Himfeld ihr, wartete, bis sie wieder in ihrer vertrauten Position im Schneidersitz auf dem Stuhl saß, und fuhr dann fort, »aber alles zu seiner Zeit. Sie haben damals also nicht versucht, sich umzubringen.« In Gedanken versunken, aber hoch konzentriert, stand er auf und ging im Raum auf und ab. »Der spektakulärste Selbstmordversuch seit Jahrzehnten, der aus Ihnen eine skurrile Prominenz gemacht hat, eine Märtyrerin mit einer riesigen Schar von Anhängern, ist nie einer gewesen. Dennoch waren Sie schwer verletzt und wären fast gestorben.« Er stützte sich vor ihr mit einer Hand auf dem Tisch ab. »Sollen wir Punkt für Punkt Ihr Martyrium durchgehen oder wären Sie dieses eine Mal so entgegenkommend, es mir im Ganzen zu erzählen?«

Blessing zögerte, doch auf irgendeine Art schien sie so befreit, dass sie tatsächlich darüber sprechen *wollte*. »Wir hatten Streit. Mein damaliger Freund Sven Liebig und ich. Wie so oft. Oder nein, Streit ist eigentlich nicht das richtige Wort. Er hat sein Ding gemacht und mich dabei verletzt und verärgert, ohne es zu merken.«

»Wie oft kam das vor?«

Blessing hob die Augenbrauen und pustete hörbar Luft aus. »So vier- bis fünfmal …«, als sie Himfelds fragenden Blick sah, ergänzte sie, »… in der Woche.«

»Wie hat er Sie verletzt und verärgert?«

»Er hat mich bestohlen, belogen, und wenn ich es wagte, ihn darauf anzusprechen, hat er mich runtergemacht.«

»Mit Worten?«, hakte Himfeld nach.

»Auch, ja.«

Ihre Körperhaltung sprach Bände, sodass Himfeld sie erlöste. »Belassen wir es dabei. Sven Liebig hat Sie also mehrmals die Woche bestohlen. Wofür brauchte er so viel Geld?«

»Zunächst mal hat er selbst keins gehabt«, erklärte Blessing trocken. »Er hatte keinen brauchbaren Schulabschluss, keine Referenzen, nicht mal einen Führerschein und somit auch keinen Job. Er hatte eigentlich gar nichts, außer dem übersteigerten Wahn, für Höheres bestimmt zu sein, und war sich darum natürlich auch zu schade für niedere Hilfsarbeiten.«

»Er war also langzeitarbeitslos.«

»Richtig. Und zu seiner Langzeitarbeitslosigkeit gesellten sich eine ausgeprägte Alkohol-, Cannabis- und Kokainsucht. Als dann noch dieser Pokerhype losging, meinte er, seine Bestimmung gefunden zu haben. Er hat sich in seiner Traumwelt als großer mysteriöser Pokerstar gesehen. Er spielte online, in Casinos und auch illegal in irgendwelchen Spelunken mit zwielichtigen Leuten.« Blessing stand auf, zündete sich eine Zigarette an und ging zum Fenster. Erstaunt blickte sie Himfeld an, als der sich ebenfalls eine anzündete. »Oh, Sie rauchen jetzt öffentlich?«

»Woher wussten Sie, dass ich überhaupt rauche?« Sie lächelte und er winkte ab. »Zu Ihrer Fähigkeit, Menschen zu durchschauen, kommen wir später. Bitte, fahren Sie fort.«

»Ich muss zugeben, aufgrund unserer prekären finanziellen Lage, habe ich mich am Anfang gefreut, wenn er mit Pokergewinnen nach Hause kam. Sie müssen wissen, ich habe damals mit meinem Lektorgehalt und ein paar Nebenjobs in der Gastronomie gerade mal genug für zwei verdient. Dazu kamen dann leider noch der Unterhalt für sein Kind aus einer früheren Beziehung, einige Altschulden und sein Hang zu teuren Markenklamotten sowie ausgiebigen Wochenendorgien in diversen Rauschzuständen.« Nachdenklich sah sie aus dem Fenster. »Schon komisch, dass gerade die Menschen, die nichts haben, meinen, vor anderen auf dicke Hose machen zu müssen.« Einen Augenblick hing sie diesem Gedanken nach, bevor sie sich wieder Himfeld zuwandte. »Aber wie dem auch sei. Während ich also neben meiner Vollzeitstelle noch einen Nebenjob hatte, damit wir über die Runden kamen, startete Sven seine Pokerkarriere. Zwei Monate kam er oft mit kleinen bis mittelgroßen Gewinnen nach Hause, insgesamt vielleicht 1500 oder zweitausend Euro.« Blessing drückte ihre Zigarette aus und schnaufte verächtlich. »Als ich dann eines Tages die Abrechnung für meine Kreditkarte in den Händen hielt, traf mich der Schlag. Nun wusste ich, dass die Einsätze immer von meinem Konto ausgegangen waren. Die Gewinne hatten uns nicht das Geringste gebracht, denn er hatte mindestens die fünffache Summe dessen eingesetzt.« Abwehrend hob sie eine Hand. »Fragen Sie jetzt nicht, wie er darauf reagiert hat, als ich ihn darauf ansprach. Das alles war natürlich meine Schuld. Belassen wir es bei dieser Kurzfassung.« Blessing nahm wieder Platz und Himfeld stellte erfreut fest, dass ihr Redefluss anzuhalten schien. »Und so sah dann unser Alltag aus: Die Woche über kiffte er sich vorm Rechner zu und verjubelte mein Geld beim Onlinepoker, während ich versuchte, zwei Jobs unter einen Hut zu bekommen. Von Freitagabend bis Montagmorgen war er mit irgendwem irgendwo auf Achse und mimte den großen Pokerstar, der jedem, der nicht schnell genug weglaufen konnte, einen ausgab. Natürlich ebenfalls von meinem Geld. Ich weiß, dass ich genauso bescheuert war wie er, denn ich habe das alles mitgetragen. Also bitte kein falsches Mitleid. Ich bin nach und nach in diese Misere reingewachsen und als ich es erkannt habe, war ich bereits mit knapp siebentausend Euro verschuldet, wollte diesen Menschen nur noch loswerden, weil ich ihn einfach nicht mehr ertragen konnte, aber geriet schon in Panik, wenn ich nur daran dachte, ihn rauszuschmeißen.«

»Was genau machte Ihnen Angst daran?«

»Ich hatte Angst, dass er sich etwas antut; ich hatte Angst, dass er mir etwas antut; ich hatte Angst, dass er sich an meinem Eigentum vergreift, welches ich in der damaligen Lage nicht hätte ersetzen können.«

Himfeld nickte und kam zum Thema zurück. »An dem Abend des Selbstmordversuchs, der keiner war, waren Sie also vermutlich in keiner guten Verfassung.«

Blessing konnte sich ein bitteres Lachen nicht verkneifen. »Ich war sechs Jahre lang in einer miserablen Verfassung, um genau zu sein. Die gesamte Beziehung war einfach nur ein Desaster. Der besagte Abend war da keine große Ausnahme. Sven war wieder einmal unterwegs. Mittlerweile war ich an dem Punkt, an dem ich darüber immer froh war, wäre da nicht die Angst vor den Montagmorgen gewesen, an denen er immer in unberechenbarer Verfassung nach Hause kam.

Ich war ziemlich erkältet und wollte eigentlich früh ins Bett gehen. Da bemerkte ich durch Zufall, dass er meine letzte geheime Geldreserve in der Gardinenstange im Schlafzimmer gefunden hatte. Er hatte nicht mal versucht, es zu vertuschen, sondern einfach die gesamten siebenhundert Euro zum Verbraten mitgenommen. Ich hatte ihn angerufen, um ihn zur Rede zu stellen. Im Hintergrund hörte ich laute Musik und seine Freunde oder zumindest das, was er für Freunde hielt. Ich sagte ihm, wenn er die siebenhundert Euro nicht auf Heller und Pfennig wieder mit nach Hause bringe, zeigte ich ihn an. Er gab vor seinen Freunden vor, ein Gespräch, zu führen, das es eigentlich gar nicht gab. Sagte so Sachen wie ›Ja, Schatz, ich vermisse dich auch‹ und ›Klar, komme ich bald nach Hause‹ oder ›Ich darf ja wohl einmal mit meinen Freunden losziehen‹. Er stellte mich als das dumme Heimchen am Herd dar, das sich nach seinem großen, starken Mann sehnte. Vermutlich machte er noch irgendwelche Grimassen dazu, jedenfalls hörte ich nach jeder Aussage im Hintergrund jemanden lachen und gröhlen.« Blessing griff erneut zu ihren Zigaretten, spielte jedoch nur damit herum, anstatt sich eine anzuzünden. Gedanklich schien sie in der Vergangenheit zu sein. Es dauerte etwas, bis sie wieder aufsah. »Sie können sich nicht vorstellen, wie erniedrigend und verletzend das war.« Dann war sie wieder voll im Hier und Jetzt, ihr Blick eisiger denn je. Himfeld lief ein Schauer über den Rücken, als sie ihm direkt in die Augen sah. »Und Sie können sich nicht vorstellen, welch hilflose Wut in mir tobte. Nein, es war mehr als Wut. Es war blanker Hass! Meine Gedanken machten mir selbst Angst. Und ich rede hier nicht von einfachen Mordgelüsten. Minutiös stellte ich mir vor, wie ich Sven für alles büßen ließ. Diesen schwachen, kranken Bubi, der davon träumte, eine große Nummer zu sein, obwohl er es nicht mal schaffte, ein Taschentuch nach ausgiebigem Gebrauch in den Mülleimer zu schmeißen, und stattdessen an Ort und Stelle liegen ließ.«

Ich hätte ihr für diesen Mord sogar ein Alibi gegeben, erwischte sich Himfeld bei einem stillen Gedanken und spürte selbst, wie der Zorn in ihm aufstieg. »Frau Blessing, wenn Sie vielleicht mal eine Pause machen möchten ...«, bot er an, doch sie schüttelte den Kopf und sah umgehend wieder friedlicher aus.

»Nicht nötig. Ich bin auch gleich fertig mit meinen Ausführungen.« Sie lächelte und sah konzentriert an die Decke. »Ich muss nur mal eben alles rekonstruieren, ist schon eine Weile her.

Also, wie immer wollte ich mich unter der Bettdecke verkriechen und heulen, bis ich einschlafe. Klappte aber nicht, da waren zu viele Gedanken, außerdem bekam ich Kopfschmerzen von der Erkältung und vom vielen Heulen. Also stand ich wieder auf und nahm drei oder vier Paracetamol. Ich trank zu der Zeit aus Kostengründen nur Wasser aus der Leitung, aber irgendwie brauchte ich etwas mit Geschmack. Das Einzige, was der Kühlschrank zu bieten hatte, war Wodka. Immerhin noch halb voll. Damit spülte ich die Tabletten runter. Irgendwie tat das Gesöff gut und ehe ich mich versah, war die Flasche leer. Ich spürte, dass ich ruhiger wurde, hatte aber noch immer diesen Drang, jemanden verletzten zu müssen. Und da außer mir niemand da war, ritzte ich mir den Refrain des Liedes in den Arm, das gerade lief. Hinterher fühlte ich mich etwas besser, aber noch immer nicht müde genug, um die Augen vor der Welt verschließen zu können. Zunächst beschloss ich, meinen Husten zu bekämpfen, ebenso die restlichen Kopfschmerzen. Als ich aufstand, machte sich schon der typische Wodkaeffekt bemerkbar. Als hätte ich mit dem Vorschlaghammer eins vor die Stirn gekriegt, bewegte ich mich in die Küche, legte weitere Paracetamol nach, ich weiß nicht mehr, wie viele, und schmiss mehrere dieser Hustenlöser in ein Glas mit Wasser, das ich sofort hinterher kippte. Ich war ziemlich betrunken und als ich die Medikamente zurücklegen wollte, stellte ich mich etwas grobmotorisch an. Dabei fiel mir eine Packung Schlaftabletten entgegen, von der ich eigentlich dachte, sie wäre leer. Mit großer Freude stellte ich fest, dass noch eine Tablette da war, die ich gleich einwarf. Ab dem Zeitpunkt fehlen mir einige Erinnerungen. Ich weiß noch, dass ich irgendwas mit meinem Handy machte. Ich muss wohl Nick eine Nachricht geschrieben haben, zumindest kam er ja kurz darauf vorbei, weil er sich Sorgen gemacht hatte. Ich erinnere mich allerdings nicht, was beziehungsweise dass ich ihm überhaupt geschrieben hatte. Aus irgendeinem Grund hatte ich auf dem Küchentresen gesessen. Als ich runtersprang, vermutlich, um ins Bett zu gehen, wurde mir schwindelig und ich taumelte unkoordiniert und desorientiert durch die Küche. Über etwas muss ich gestolpert sein. Im

Zweifelsfall über meine eigenen Füße. In dem verzweifelten Versuch, meinen Sturz aufzufangen, stützte ich mich mit voller Wucht ausgerechnet an der Glastür zum Balkon ab. Die Scheibe zerbrach und schnitt in mein Handgelenk. Als ich all das Blut sah, wollte ich geistig umnebelt auf dem Balkon um Hilfe rufen, aber ich war wirklich extrem schwankend unterwegs. Meine Gliedmaßen waren einem wahren Tabletten-Wodka-Rausch unterworfen und machten, was sie wollten. Ich stolperte, verlor das Gleichgewicht und fiel über die Brüstung. Nick, der gerade eingetroffen war, schnappte mich in letzter Sekunde.«

Blessing zündete sich eine Zigarette an, setzte sich auf die Fensterbank und ließ die Beine baumeln. »Ich fasse also noch mal zusammen: Dieser ach so ernst gemeinte Selbstmordversuch war nichts anderes als eine Verkettung saupeinlicher, dummer Umstände. Eigentlich hatte ich nur versucht, meine Erkältungssymptome zu lindern, wobei ich mich versehentlich fast getötet und ebenso versehentlich das Gift neutralisiert habe. Und ich habe zu viel getrunken. Aber alles andere war reine Interpretation der Menschen um mich herum, vor allem der verdammten Presse, die die leeren Tablettenblister fotografierten, um zu behaupten, ich hätte alle Tabletten auf einmal genommen. Fragen Sie mich nicht, wie sie an die rangekommen sind.« Blessing verdrehte die Augen, während Himfeld an sein eigenes Paparazzifoto denken musste. Er hatte eine Zigarette geraucht und einen Kurzen getrunken; mit allem anderen, was auf dem Boden lag, hatte er nichts zu tun gehabt.

»Auch die schönste Packung Tabletten ist halt irgendwann mal leer«, erläuterte Blessing nachdrücklich. »Und ich bin auch nicht die Erste, die beim Saufen auf die Klappe geflogen ist. Passiert jeden Tag Tausenden Leuten sonst wie oft, aber in meinem Fall wurde ein Drama in zehn Akten daraus gemacht. Die Packung Schlaftabletten war schon vorher leer, ich habe nur eine einzige genommen. Und auch die Flasche Wodka ist nur halb voll gewesen.« Sie zuckte die Achseln und hüpfte vom Fensterbrett. »Ich weiß nicht, warum die Menschen etwas anderes daraus gemacht haben, als es war, Herr Himfeld.«

Der Polizeipsychologe sah sie schweigend, aber nicht überrascht an. *Dann basierte also wirklich alles nur auf unglücklichen Zufällen, die eigentlich zum Schreien komisch sind.* »Warum haben Sie ihnen nicht gesagt, wie es wirklich war?«, wollte er wissen.

»Weil sie nicht gefragt haben.«

»Sie hätten es von sich aus erzählen können.«

Blessing setzte sich ihm gegenüber. »Meinen Sie nicht, das hätte ich versucht? Menschen hören nur zu, wenn sie vorher eine Frage gestellt haben. Ansonsten interessiert es sie nicht, was andere zu sagen haben. Achten Sie mal drauf.

Und als ich dann berühmt wurde, war es mir einfach zu peinlich, die Wahrheit zu sagen, also hielt ich mich von der Öffentlichkeit fern, um nicht lügen zu müssen. Ich habe niemals damit gerechnet, dass es so einen Hype geben würde. Aber wenigstens konnte ich mit den Tantiemen meine Schulden loswerden und in ein halbwegs anonymes Leben flüchten. Abgesehen davon wissen Sie nun auch, warum ich Nick Siska dankbar war, dass er mir an jenem Tag das Leben gerettet hat. Sven war der Begünstigte meiner Lebensversicherung und so hätte dieses Arschloch mich auch noch über meinen Tod hinaus ausgenommen wie eine Weihnachtsgans.«

Himfeld dachte ernsthaft darüber nach, als Blessing noch hinzufügte: »Und nebenbei bemerkt glaubt einem ohnehin keiner, wenn man in der Klapse sitzt oder saß. Kein Mensch nimmt hier auch nur ein Wort ernst, das die Patienten von sich geben. Blicken Sie nur auf die letzten Tage zurück. Ich habe mehrfach betont, dass Sie meine Notizen nicht entwendet haben, dass aber Martin Bries hingegen mir sehr schräg vorkam. Und – was hat das gebracht? Glauben Sie mir, jeder lebt nur in seiner eigenen Blase, in seiner eigenen Welt. Jeder kennt nur seine eigene Wahrheit und sieht, was er sehen will. Und wahrscheinlich ist das der einzige Zustand, der uns die Welt noch ertragen lässt. Ich habe diese Gabe leider verloren. Ich sehe nur, was da ist. Und ich hoffe und bete, dass ich Sie damit nicht noch angesteckt habe. Denn das ist wirklich kein erstrebenswerter Zustand. Das ist auch der Grund, warum ich vor einer Woche meinem Leben ein Ende setzen wollte.«

Da war sie, die Antwort. Und sie kam fast beiläufig.

Himfeld hätte sich gern zurückgezogen, um darüber nachzudenken; für sich und sein eigenes Leben, sein neues Leben, von dem er noch gar keine Vorstellung hatte, wie es verlaufen könnte. Doch Blessing schaute ihn verwegen an. »Und damit wären wir endlich beim Fall Werding angelangt. Es sei denn, Sie möchten sich vorher noch umbringen.«

Es machte ihn rasend, dass dieser dämliche Bulle nicht an sein Handy ging. War das jetzt ein gutes oder ein schlechtes Zeichen? Oder gar keins? Vielleicht hatte dieser Playboy für Arme sich auch einfach wieder schlafen gelegt und Ivi völlig vergessen?

Siska sah auf die Uhr. Nur noch wenige Minuten trennten ihn vom Feierabend. Sein Körper schmerzte von der Schlägerei mit Bries und er hatte vor lauter Sorge um Eva keinen Schlaf finden können. Seit der Mittagspause sehnte er sich nach seinem Bett. Angetrieben wurde er nur noch von seiner inneren Unruhe. Na ja, und von den dämlichen Kommentaren seiner Kollegen über sein zerschundenes Gesicht. *Idioten!*

Geistesabwesend befestigte Siska die Dichtung einer Schiebetür und sah sich nach seinem Spätschichtkollegen um. Die Minuten schienen zu kriechen wie Schnecken. Bei dem Gedanken, dass dieses geisteskranke Sprachrohr frei herumspazierte, stieg umgehend wieder Adrenalin in ihm hoch. Warum hatten die Bullen ihm nicht einfach glauben können? Dieser Typ war nicht zurechnungsfähig und für Ivi eine Gefahr.

»Ey, Siska, die Schiebetür baut sich nicht von allein ein«, vernahm er einen Kollegen, der die Gunst der Stunde gleich wieder nutzte. »Obwohl du heute so schön geschminkt bist mit deinem blauen Lidschatten.«

Siska ignorierte das Gelächter und setzte die Tür ein, während er vor seinem geistigen Auge Bries zerquetschte wie eine Kakerlake. Und diesmal würde er ihn nicht die Oberhand gewinnen lassen. Er würde vorbereitet sein. *So irre wie du kann ich schon lange sein, Bries.*

»Ey, allet jut?«, riss ihn der Berliner Akzent neben ihm aus seinen Gedanken. »Schichtwechsel!« Seelenruhig schlenderte Siskas Kollege an seinen Platz und zog sich Handschuhe an. »Ick bin 'n bisscken spät, wa'? Nix für unjut. Boah, wie siehst'n du oos?«

Siska warf ihm seine Handschuhe entgegen. »Ach, leck mich!« Er holte seine Sachen aus dem Spind und verschwand unter der Dusche. Während das Wasser auf seinen geschundenen Körper niederprasselte, malte er sich die schlimmsten Dinge aus, die Bries mit Blessing angestellt haben könnte und als er sich zwanzig Minuten später in sein Auto setzte, überwog seine Wut eindeutig die Müdigkeit. Und so verließ er das VW-Werk Stöcken, um Richtung Stadt aufzubrechen. Wahllos fuhr er mit Adleraugen umher, überwiegend pendelte er zwischen Bries' Wohnung und der Klinik.

Irgendwann werd ich dich erwischen, Bries. Und dann gnade dir Gott!

Himfeld lachte nicht über den vermeintlichen Witz. Ernst sah er Blessing an. »Nein, ich habe nicht vor, mich umzubringen, obwohl ich inzwischen verstehe, was Sie damit meinen, dass Sie die Welt so sehen, wie sie ist.«

Abgeklärt nickte Blessing. »Das hatte ich befürchtet.«

Schweigender Blickwechsel. Blessing setzte sich im Schneidersitz wieder auf den Stuhl und spielte mit einem losen Faden an ihrem Hosenbein. »Mit Floskeln, Schönrederei, eigenen Exegesen, Lügen und Phrasen lebt es sich deutlich besser, oder?« Sie ließ von dem Faden ab und sah den Polizeipsychologen wieder direkt an. »Ich hätte Ihnen gewünscht, dass Sie bei Ihrer alten Sichtweise bleiben.«

»Ja«, entgegnete Himfeld ungerührt und lehnte sich in seinem Stuhl zurück. »Das hätte ich mir auch gewünscht. Aber ich kann Ihnen versichern, dass ich nicht vorhabe, mich umzubringen. *Und* ...«, erhob er nachdrücklich die Stimme, »... ebenso kann ich Ihnen versichern, dass sich mein Blick auf die Welt nicht durch Ihre Worte verändert hat. Na ja, zumindest *nicht nur* durch Ihre Worte. Zugegeben, Sie haben viel dazu beigetragen, dass mein Weltbild ins Wanken geriet. Aber es kamen einfach viele Faktoren zusammen. Meine häusliche Situation, meine Ehe, die Medien, die sich einen unfassbaren Stuss zusammengelogen und -fotografiert haben.« Er schüttelte den Kopf. »Es war eine überaus bewegte Woche und genau genommen haben Ihre Worte mir geholfen, Klarheit über einige Dinge zu erhalten.«

Erstaunt schnellten Blessings Augenbrauen in die Höhe. »Ist das so?«

»So ist das«, sagte er kurz angebunden, lehnte sich vor und spannte den Bogen zum eigentlichen Thema. »Und ich kann Ihnen die erfreuliche Nachricht überbringen, dass auch Sie gelegentlich noch zum Interpretieren neigen, denn ich bin fest überzeugt, dass Sie mit Ihrer Vermutung falschliegen und Ihre

Worte Werding nicht in den Tod getrieben haben. Zumindest nicht die Worte, die Sie mir soeben anvertraut haben; der Grund, warum Sie es nicht ertragen, weiterzuleben.

Wissen Sie, ich habe in den vergangenen Stunden tatsächlich eine Art von Verständnis dafür aufgebracht, dass Sie unter diesen Umständen nicht weiterleben können oder wollen. Es ist nicht sonderlich erbaulich, die ungeschminkte Realität zu sehen. Wenn man allerdings den Grund nur hört und nicht selber fühlt, klingt es banal. Etwa so, wie wenn ein Depressiver sein Leid klagt und sein Gegenüber sagt ›Jaja, wie schlimm‹, aber insgeheim nicht nachvollziehen kann, warum der Erkrankte nicht einfach seinen Arsch hochkriegt und wieder fröhlich ist.«

»Verstehe«, sagte Blessing, als sie Himfelds fragenden Blick bemerkte. »Fakt ist aber, dass Werding gesprungen ist, nachdem ich ihm meinen Grund genannt habe. Und wie ich gesehen habe, ist er nicht wie ich damals gefallen, sondern bei vollem Bewusstsein über die Brüstung geklettert und gesprungen. Mit Absicht. Ich weiß, dass ich mich damit wieder selbst belaste«, sie deutete auf das Diktiergerät, zuckte die Achseln und kaute auf ihrem Daumennagel, »aber so war es nun mal.«

»So war es nun mal«, wiederholte Himfeld und begann, motiviert in seinen Unterlagen zu wühlen. »Genau darüber habe ich auch nachgedacht, während ich den Film *Das Leben des Brian* gesehen habe, in dem ein Missverständnis das nächste jagt.« Himfeld sah Blessing ihr aufrichtiges Interesse an. Wie er wollte auch sie ganz offensichtlich eine Antwort auf diese skurrile Misere haben. Aufmerksam fuhr er fort: »Es ist jetzt ganz wichtig, dass Sie sich ganz genau daran erinnern, was Sie Werding gesagt haben.«

»Ähm, Herr Himfeld, falls Sie es nicht mitbekommen haben, ich habe Ihnen vor wenigen Minuten bereits den Grund genannt, warum ich mich umbringen wollte. Der Grund, auf den Sie seit einer Woche so scharf sind.«

»Nein, nein, nein«, korrigierte er sie mit einem Hauch von Stolz in der Stimme. »Ich bin Ihnen dankbar, dass Sie mir so viel Vertrauen entgegengebracht haben, Frau Blessing, aber wie ich schon sagte, Ihr Grund wird nicht Werdings Grund gewesen sein. Also habe ich Ihre Anweisung befolgt: Ich habe richtig zugehört. Und Sie hatten mir während einer Vernehmung gesagt, dass Werding nicht mal den Bruchteil Ihrer Begründung verkraftet habe. Er sei schon gesprungen, bevor Sie überhaupt auf den Punkt gekommen sind. Ist das richtig?« Blessing überlegte kurz, dann bestätigte sie und Himfeld sprang voller Tatendrang auf. »Sehr schön. Dann erinnern Sie sich bitte so präzise wie möglich, wie Sie Ihre Begründung eingeleitet haben bis zu dem Punkt, an dem Werding sprang.«

Blessing pustete hörbar Luft aus, als läge ein Riesenberg Arbeit vor ihr. »Na, Sie sind ja lustig. Ich war bis dato im Begriff, mich umzubringen und nicht wirklich konzentriert auf dieses für mich überflüssige Geplänkel. Ich hatte wirklich andere Sachen im Kopf.«

Himfeld lehnte sich an die Fensterbank, rückte sein Jackett zurecht und sah sie aufmunternd an. »Ich bin sicher, Sie können sich erinnern. Nehmen Sie sich Zeit.«

Blessing sah an die Decke, auf den Boden, aus dem Fenster, im Sekundentakt wechselte ihre Mimik von angespannt zu entspannt, bevor sie eigentlich mehr feststellte als fragte: »Darf ich laut denken?«

»Unbedingt!«

Sie schloss die Augen und vergrub ihr Gesicht in den Händen, als sie anfing, vor sich hin zu murmeln: »Also, erst hat er sich unsinnigerweise vor mir versteckt, dann gab es dieses Hin und Her mit der Zigarette und plötzlich wurde er neugierig, hat mit hölzernen Floskeln aus irgendwelchen Kitschfilmen um sich geschmissen und ist mir furchtbar auf die Nerven gegangen, weil ich eigentlich in Ruhe meinen Text zu Ende schreiben wollte.« Blessing begann, sich die Schläfen zu massieren, als könne sie so ihr Gedächtnis ankurbeln. »Er wollte immer wieder wissen, warum ich springen will. Ich sagte ihm, dass ich ihm das nicht sagen könne, da ich ihn in Gefahr bringen würde und so weiter. So in etwa das Gleiche, was ich Ihnen sagte.«

Himfeld nickte. »Aber er hat nicht lockergelassen?«

»Nein«, bestätigte Blessing. »Er hat immer wieder nachgebohrt und mich aus dem Konzept gebracht. Das hat mich genervt. Ich wollte meine Ruhe haben und da ich ohnehin die Meinung vertrete, dass jeder für sein Schicksal selbst verantwortlich ist, habe ich nachgegeben.« Konzentriert schloss sie erneut die Augen und wurde ausführlicher: »Ich bin aufgestanden, woraufhin er erstmals komplett aus seiner Deckung kam und sich ein Stück übers Geländer beugte, als wolle er wirklich jedes Wort verstehen, das ich zu sagen hatte.« Sie sah Himfeld an. »Es ist faszinierend, wie Menschen plötzlich zuhören können, wenn sie denken, man wäre gleich nicht mehr da.« Nach einigen Sekunden kam sie aufs Thema zurück: »Okay, lassen Sie mich überlegen. Ich warnte ihn ein letztes Mal. Oder nein, ich fragte ein letztes Mal nach, ob er sich ganz sicher sei, dass er meinen Grund wirklich hören wolle. Und das war er. Ich schätze, seine Lehrer wären glücklich gewesen, wenn er in der Schule nur einen Bruchteil des Eifers gezeigt hätte, mit dem er dort auf dem Balkon stand.« Blessing ging in sich, starrte über Himfeld hinweg ins Nirgendwo. »Ich wusste nicht genau, wie ich es ihm erklären sollte. Er machte auf mich nicht den Eindruck, als verfügte er über eine gut ausgereifte Auffassungsgabe. Also leitete ich über Umwege ein. Irgendwie wollte ich ihm begreiflich machen, wie ich die Welt sah und da mir kein anderes Beispiel einfiel, demonstrierte ich es an ihm selbst.«

»Wie genau?«, bohrte Himfeld nach.

»Ich glaube, ich habe beschrieben, was ich in ihm sehe. Dabei sagte ich, dass er ungepflegt sei, unehrlich, mit sich selbst nicht zufrieden ... eben das, was ich in der kurzen Zeit auf dem Hochhaus über ihn zu wissen glaubte. Damit wollte ich den Bogen zur Allgemeinheit spannen, die genauso unehrlich und nicht mit sich im Reinen ist, es jedoch nicht merkt.«

»... Um ihm zu demonstrieren, dass aus Ihrer Sicht das gesamte Leben unserer Spezies nur Lug und Trug ist und Sie das nicht mehr ertragen. Verstehe ich«, half Himfeld ihr auf die Sprünge. »Werding war nicht glücklich über die Beschreibung von Ihnen.«

»Ja nun, so war es aber«, sagte Blessing achselzuckend. Wie auch schon, als sie das erste Mal über ihre kompromisslos ehrliche Analyse von Werding gesprochen hatten, zeigte sie keinerlei Reue.

»Darum benötige ich Ihren genauen Wortlaut.«

»Ja doch!«, entgegnete Blessing leicht gereizt, stand auf und holte sich eine Flasche Wasser, mit der sie sich auf den Tisch setzte und grübelte. Plötzlich sah sie auf. »Mein genauer Wortlaut war: ›Sie stehen in aller Herrgottsfrühe auf dem Balkon, um den Helden zu spielen, aber wissen Sie, was Sie in Wirklichkeit sind?‹ Als er nonverbal verneinte, fuhr ich fort: ›Ich weiß genau, wer Sie sind und was Sie sind. Glauben Sie mir, ich weiß über Sie Bescheid‹. In diesem Moment meine ich, war er schon etwas blass um die Nase geworden.«

Himfeld stieß sich abrupt von der Fensterbank ab, doch Blessing gebot ihm mit der Hand Einhalt und kniff die Augen angestrengt zusammen. »Moment, das war noch nicht alles. Er fragte, nein, er stotterte, woher ich über ihn Bescheid wisse. Ich antwortete, das wolle er gar nicht wissen, es sei schlimm genug, dass es so ist.«

»Und was genau meinten Sie, worüber Sie Bescheid wüssten?«

»Na, eben das, was ich sagte: Dass er ein ungepflegter Nichtsnutz ist, der sich schon am frühen Morgen die Hucke vollsäuft, um sich seine Lebenslügen selbst abzukaufen, und nun plötzlich meint, sich aufspielen zu müssen, um mit etwas Glück nach Feierabend vielleicht auch mal 'ne Alte flachzulegen. Oder es zumindest in die Regionalnachrichten zu schaffen. Sorry, aber nach meiner Beziehung mit Sven Liebig ist mein Verständnis für Alkoholiker aufgebraucht.«

Himfeld musste ein Glucksen unterdrücken, war aber sofort wieder bei der Sache. »Haben Sie ihm das so gesagt?«

»Nein«, entgegnete Blessing, nun wirklich genervt. »Das habe ich *Ihnen* gesagt, weil *Sie* gefragt haben. Bei Werding bin ich gar nicht so weit gekommen. Wenn Sie wollen, dass ich mich wortgenau erinnere, sollten Sie vielleicht aufhören, mich ständig zu unterbrechen.«

»'tschuldigung«, nuschelte Himfeld. »Aber das war wichtig.«

Ihre Mimik forderte ihn unmissverständlich auf, endlich die Klappe zu halten, bevor sie wieder ihre Denkerposition einnahm. Das Gesicht tief in den Händen vergraben, murmelte sie das soeben Gesagte noch einmal vor sich hin. Dann fuhr sie fort: »Ich sagte also, er wolle es gar nicht wissen und es sei schlimm genug, dass ich es weiß. Dann sagte er etwas Merkwürdiges. Er fragte, ob ich das beweisen könne.« Fragend sah Blessing den Polizeipsychologen an, der sie mit seinem wissenden Lächeln noch mehr irritierte, dennoch redete sie weiter: »Irgendwie wurde ich aus der Frage nicht ganz schlau.« Sie winkte ab. »Keine Ahnung, aber wie dem auch sei. Ich hatte nicht den Nerv, mich damit herumzuschlagen. Ich wollte wirklich gerne zum Ende kommen – mit der Unterhaltung und meinem Leben. Also tat ich das, was ich immer tue: Ich antwortete eins zu eins auf seine Frage. Ich wollte ihm quasi eine Kurzfassung seines Profils vorbeten und entgegnete: ›Klar, kann ich das beweisen, mehr, als Ihnen lieb ist. Und wenn Sie hier weiter so blöd rumstehen und versuchen, den Helden zu spielen, wird es vermutlich bald die ganze Welt wissen. Da unten ist nämlich so ziemlich jeder große Fernsehsender anwesend.‹ Und noch bevor ich mit meiner Analyse anfangen konnte, ist er gesprungen. Er hat nur einen winzigen Augenblick gezögert, dann ist er über die Brüstung geklettert.« Sie verharrte noch einige Sekunden in ihrer Haltung, bis sie die Augen öffnete, einen großen Schluck aus der Wasserflasche nahm und den Polizeipsychologen ansah. »Das war's.« Überrascht stellte Eva Blessing fest, dass ihr Gegenüber selig ihren Blick erwiderte. »Gibt es einen Grund für Ihr selbstgefälliges Grinsen?«, erkundigte sie sich.

Als sie seine Antwort vernahm, erstarrte sie förmlich. »Ja, den gibt es. Denn der Fall ist nun gelöst.«

Bries starrte Violas Bruder Sebastian an, der seit gut fünf Minuten schwieg, gelegentlich seine Nickelbrille richtete und sich räusperte. *Kommt da jetzt noch eine Antwort auf meine Frage oder kann ich mir ein Bier holen?,* dachte Bries grimmig. *Das Wohl meiner Anhänger hängt scheinbar von einem Schneckendenker ab.*

Stark um Ruhe bemüht lehnte er sich in seinem Sessel zurück und begann schon, gedanklich einen Plan B zu erstellen, als Sebastian sich endlich zu Wort meldete. »Ich weiß nicht, ob mir das als Beweis reicht.« Er deutete auf das Laptopdisplay, das die Bless.ing-Systems-Seite zeigte, und räusperte sich ein weiteres Mal. »Und ich weiß nicht, ob du eine Ahnung hast, wie schwer es war, in diese Pressekonferenz reinzukommen. Ich fürchte, ich brauche etwas mehr Sicherheit.«

Bries beugte sich vor und zeigte lediglich auf die Anzahl der Besucher und Beiträger, die stetig wuchs. Jede Sehne, jeder Muskel seines Armes war bis aufs Maximum angespannt. »Ist das dein Ernst? Ich biete dir die komplette Story, alle Texte, auch die noch kommenden, und das einzige Interview, das je mit Endzeit-Eva stattfinden wird. Im Gegenzug will ich nur, dass du mir einen Presseausweis verschaffst. Ich weiß, dass du selbst Zugang zur Konferenz hast, also wird es wohl möglich sein, mich da einzuschleusen.« Bries lachte ungläubig. »Mann, ich dachte, du willst nach ganz oben und dann schlägst du die Chance deines Lebens aus?«

Sebastian starrte nachdenklich auf den Laptop, registrierte die Beiträge, die im Sekundentakt eingingen, und spielte mit seinem Kugelschreiber. Seine Miene war absolut reglos. Weitere Minuten verstrichen, bis Bries den Laptop zuklappte und aufstand. Sofort stand Viola neben ihm. »Martin, nein. Bleib. Bitte. Er denkt doch nur nach.«

»Er denkt mir ein bisschen zu lange nach. Jeder andere würde mir die Füße küssen für dieses Angebot. Endzeit-Eva und ich haben ihn ausgewählt, aber ich glaube, er war die falsche Wahl.«

Viola hielt ihn fest, als er Anstalten machte zu gehen, und motzte ihren Bruder an: »Mensch, Sebastian. Jetzt sag doch mal was. Wo ist eigentlich dein Scheißproblem?«

»Lass gut sein, Viola.« Bries entriss sich ihrem Griff. »Er ist eben noch nicht so weit.«

»Martin«, rief sie ihm nach. »Wo willst du denn jetzt hin?«

»Was denkst du denn?«, entgegnete er leicht beleidigt. »Zur Konkurrenz natürlich.«

Er schmiss die Tür hinter sich zu, ging drei Stufen nach unten und atmete tief durch. Dann zählte er langsam herunter: »Fünf, vier, drei, zwei …« Sein Handy piepte und er schaute grinsend aufs Display. Sebastian. »Bries, komm zurück. Der Deal steht.«

»Wie? Der Fall ist gelöst?« Blessing, die wieder einmal ruhelos herumgewandert war, sich nun aber auf der Fensterbank niedergelassen hatte, verengte die Augen. »Nachdem ich es jetzt noch mal laut erzählt habe, weiß ich noch weniger, was das Ganze soll, als zuvor.«

»Setzen Sie sich bitte«, forderte Himfeld sie auf und sie sah an sich herab.

»Ich sitze doch schon.«

»Auf den Stuhl, meine ich.« Zuvorkommend schob er ihren Stuhl zurück, bis sie von der Fensterbank heruntergekommen war und Platz genommen hatte, und setzte sich dann auf seinen eigenen. Er ließ sich Zeit, wählte seine Worte sorgfältig. Seine gefalteten Hände auf dem Tisch ruhend, strahlte er zum ersten Mal, seit Blessing ihn kannte, so etwas wie Entspannung und Ruhe aus. »Sehen Sie«, begann er und sah Blessing ihre aufrichtige Neugier an. »Ich habe mich gefragt, warum ich eigentlich so eingenommen von Ihnen war.«

»Die Antwort darauf habe ich Ihnen schon gegeben. Aus irgendeinem Grund hören Menschen einem erst richtig zu, wenn man gar nichts sagt. Und wenn sie dann noch annehmen, man würde sich bis in den Tod zugrunde richten, wird das Interesse noch zusätzlich angestachelt.«

Himfeld nickte und schüttelte gleich darauf den Kopf. »Richtig. Aber Sie müssen bedenken, dass ich es in meiner beruflichen Laufbahn schon oft mit Selbstmördern zu tun hatte, und keiner von ihnen hat mein Leben beeinflusst. Nicht im Geringsten, ganz egal, was sie mir für eine Story aufgetischt haben. Sie hingegen haben mein Leben komplett umgekrempelt. Nichts ist mehr, wie es war.«

Blessing lehnte sich zurück und verschränkte die Arme vor der Brust. »*Ich* krempel grundsätzlich gar nichts um, Herr Himfeld. Ich will Ihnen ja nicht zu nahe treten, aber die Leben anderer interessieren mich nicht im Geringsten. Ich will niemanden kennenlernen und folglich auch niemanden ändern.«

Beschwichtigend schoss seine Hand in die Höhe. »*Jetzt* weiß ich das auch. Letztlich habe ich alles geändert, weil Sie mir eine neue Sichtweise gezeigt haben. Ohne Absicht, auch das ist mir inzwischen klar.« Ihre Haltung entspannte sich etwas und er fuhr fort: »Also, der Grund, warum ich meinte, von Ihnen manipuliert worden zu sein, lag natürlich in der Gesamtsituation begründet. Bei Ihrer Vorgeschichte und der obskuren Situation auf dem Hochhaus gerät das alltägliche Denken schon mal ins Wanken. Dann kam hinzu, dass ich mich, wenn auch unbewusst, komplett von den verrücktspielenden Medien irremachen ließ. Mein Verstand wusste, dass es Schwachsinn war, aber unbewusst habe ich doch alles gespeichert, was ich hörte und las. Und als ich dann mit Ihnen gesprochen habe ... Wie soll ich das sagen? Sie sind in der Tat erst mal anders. Ich schätze, das wurde Ihnen schon öfter gesagt. Sie haben eine sehr außergewöhnliche Art der Kommunikation, die mich, mit Verlaub, extrem genervt hat, aber auch meine Neugier entfachte. Tja, und last but not least kam natürlich der Inhalt Ihrer Worte zum Tragen, die mich zum ersten Mal aus meinem Alltagstrott ausbrechen ließen. Denn Sie haben absolut recht: Wir denken, kommunizieren, leben in Floskeln und Phrasen. Kaum etwas ist noch echt, inklusive der eigenen Person. Immer häufiger ertappte ich mich bei dem Gedanken, dass ich im Prinzip nur verscheißert werde, wenn mir jemand einen schönen Tag wünscht oder ich jemanden an der Nase herumführe, wenn ich ihm sage, dass ich mich freue, ihn zu sehen.«

Blessing winkte ab. »Schon klar. Ich werde mich nicht noch mal dafür entschuldigen, dass ich Sie versehentlich auf diesen Weg geführt habe. Aber was hat das alles mit dem Fall Werding zu tun?«

Voller Tatendrang deutete Himfeld mit dem Zeigefinger auf sie, seine gute Kinderstube für einen Moment vergessend. »Ganz genau! Was hat das mit dem Fall Werding zu tun? Ich bin inzwischen dahintergekommen, dass jeder Mensch mit seinen Sinnensorganen Reize aufnimmt und diese dann einfach so interpretiert, wie es sich für ihn am besten fügt. Sie haben während meiner Befragungen lediglich auf meine Fragen geantwortet. Dass ich anschließend Ihre Aussagen auf mein Leben projiziert und meine Ehe beendet, meine sogenannten Freunde vergrault und fast meinen Job verloren habe, war nie Ihre Intention. Ganz zu schweigen davon, dass ich mittlerweile rauche wie ein Schlot.«

Bei diesem Stichwort zündete er sich eine an, während Blessing ihn mit großen Augen ungläubig ansah. »Ich dachte nicht, dass es so schlimm wäre«, konstatierte sie. »Sie sollten da einiges noch mal überdenken.«

Er nickte beiläufig, blieb aber beim Thema. »Ihre Freundin Buggi sagte mir dann, dass es quasi schon immer so in Ihrem Leben gewesen sei, dass viele Menschen sich Ihre Worte zu Herzen nähmen, wenn auch in ungwollter Eigenregie. Und ich schätze, dass es Herrn Werding nicht anders ging.« Triumphierend schaute er sein Gegenüber an, bis er Blessings ratloses Gesicht bemerkte und weiter ausholte. »Frau Blessing, was *wissen* Sie über Herrn Werding?«

Sie stöhnte gedehnt und schlug leicht mit der flachen Hand auf den Tisch. »Wie oft soll ich Ihnen das noch sagen? Ich kannte ihn nicht und folglich wusste ich auch nichts über ihn. Ich wünschte wirklich, Sie würden endlich auf den Punkt kommen.« Sie nahm einen Schluck aus der Wasserflasche und fügte unwirsch ein »Herrgott« hinzu.

Himfeld musste schmunzeln. »Blöd, wenn man seinem Gesprächspartner jedes Wort aus der Nase ziehen muss, hm?«, spottete er.

Ihr Miene verfinsterte sich, sie hatte den Seitenhieb registriert.

»Sie wussten also nicht, dass er im Netz mit falschem Foto und ebenso falschen Personenangaben Kontakt mit verheirateten Frauen aufgenommen hat, um sich bei heimlichen Treffen sexuell an ihnen zu vergehen?«, wurde er nun konkreter.

Blessing zuckte die Achseln. »Diese verabscheuungswürdige Kreatur namens Martin Bries hat mir davon berichtet, das schon. Aber der lügt sich seine Welt, wie sie ihm gefällt. Ihre Frage war, was ich über Werding weiß, und meine Antwort ist: nichts.«

»So sehr ich nachvollziehen kann, dass Sie Martin Bries nichts glauben, und so sehr es Sie auch ehrt, dass Sie nichts auf Gerüchte geben, aber in diesem Fall hat er recht gehabt. Werding hat sich tatsächlich als Gigolo im Netz dargestellt und mit einem falschen Foto Frauen zu Dates gelockt, bei denen er seine perversen Gelüste rücksichtslos ausgelebt hat. Geschützt wurde er durch das Schamgefühl und das Schweigen seiner Opfer. Keine der Damen hat ihn angezeigt, da sie um ihre Ehen fürchteten.«

Blessing schwieg, ihre Miene war genauso verschlossen wie ihr Mund. Himfeld ergänzte: »Erst nach Ihrer Hochhausaktion und dem offiziellen Tod Werdings trauten sich die Frauen, zumindest in einem Chat, sich über ihr Martyrium auszutauschen. Ich brauche an dieser Stelle wohl nicht zu erwähnen, dass Sie für diese Damen eine Heldin sind.«

Blessing schnaubte verbittert. »Ich wusste nichts von seinen Machenschaften, als ich ihm auf dem Hochhaus begegnete.«

»Ich weiß«, entgegnete Himfeld ihr geduldig. »Aber jetzt denken Sie mal an Ihre Worte. Nicht an das, was Sie ihm eigentlich sagen wollten, sondern daran, wie sie – mit dem Hintergrundwissen, das Sie nun haben – bei Werding angekommen sind.«

Sie sahen sich lange an, dann blinzelte Blessing ein paarmal und sah nachdenklich zur Seite.

»›Ich weiß genau, wer Sie sind‹«, half Himfeld ihr auf die Sprünge, indem er ihre Worte wiederholte, den Ablauf der Ereignisse noch einmal schilderte. »›Ich weiß über Sie Bescheid.‹ Dann Werdings Frage, die Sie nicht einordnen konnten, ob Sie das beweisen könnten.« Ohne den Kopf zu bewegen, hob Blessing langsam die Augenlider und sah Himfeld fest ins Gesicht. Allmählich schien sie zu verstehen, als er von seinem Notizblock ablas: »Ihre Antwort war: ›Klar, kann ich das beweisen, mehr, als Ihnen lieb ist. Und wenn Sie hier weiter so blöd rumstehen und versuchen, den Helden zu spielen, wird es vermutlich bald die ganze Welt wissen. Da unten ist nämlich so ziemlich jeder große Fernsehsender anwesend.‹« Blessings angespannten Gesichtszügen war anzumerken, dass ihr Kopf noch angestrengt arbeitete, um alle Informationen zu bündeln und auszuwerten. Himfeld lehnte sich beobachtend zurück und überließ sie ihren Gedanken.

»Sie ... Sie meinen, er dachte, ich wüsste über seine Vergehen Bescheid und hätte Polizei, Schaulustige und Presse eingeladen, um ihn bloßzustellen?«, kombinierte sie zaghaft.

Himfeld nickte langsam. »So ungefähr. Zumindest dachte er, Sie könnten ihn ans Messer liefern. Und der Knast wäre für ihn sicher kein Sonntagnachmittagsspaziergang gewesen. Ganz zu schweigen von den Medien, die dafür gesorgt hätten, dass er für immer einen Stempel trägt, selbst wenn er den Knast irgendwann lebend verlassen hätte.«

»Wie oft soll ich den Leuten noch sagen, dass sie lernen müssen, richtig zuzuhören?«, murmelte Blessing geistesabwesend, bevor sich beide einige Minuten schweigend ansahen und sich der Dramatik des Geschehens bewusst wurden. »Scheiße«, brach Eva Blessing letztlich das Schweigen und setzte sich nachdenklich in den Schneidersitz. »Das hat er wohl falsch verstanden.«

Nicht, dass sie es gewollt hätten, ja, sie versuchten beide immer wieder, es zu unterdrücken, aber dann brach das Lachen aus ihnen heraus.

»Aber wie soll ich das machen?«, schluchzte Chrissi ins Handy. Gefühlt hatte sie 24 Stunden durchgeheult.

»Muss ich dir jetzt wirklich erklären, wie man einen Terminplaner aufschlägt und liest? Es muss doch möglich sein, herauszufinden, wann Eva Donnerstag für die Pressekonferenz abgeholt und wann sie zurückgebracht wird.«

»Ich ...«, sie kniff die Augen zusammen in Erwartung eines Wutanfalls. »Ich wurde versetzt.«

Stille. Dann etwas, das mehr ein tierisches Knurren als eine menschliche Stimme war. »Was?«

»Ich wurde auf eine andere Station versetzt.«

Wieder Stille.

»Weil ich beteiligt war an dem Notizenraub. Zumindest war ich Mitwisserin.«

»Das. War. Kein. Raub.« Bries betonte jedes Wort einzeln. »Schon vergessen? Das war der Plan.«

»Nein, das weiß ich ja. Ich hab nur wiedergegeben, was die Polizei mir vorwirft.« Chrissi zuckte zusammen, als sie ein dumpfes Geräusch vernahm. Vermutlich hatte Martin irgendwo gegen geschlagen. »Martin?«, säuselte sie vorsichtig in den Hörer. »Wann können wir uns sehen?« Sie lauschte seinem schnellen Atem, der sich nur langsam beruhigte.

»Süße, du fehlst mir unendlich, aber wir dürfen jetzt keinen Fehler machen. Darum musst du einen Weg finden, an die Informationen zu kommen.«

»Ja, aber wie denn?«, quiekte sie verzweifelt.

»Das ist deine Aufgabe«, entgegnete er gereizt. »Dafür wurdest du ausgewählt. Ich kann schließlich nicht alles alleine machen.«

»Aber ich ...«, begann sie, unterbrach sich aber selbst, bevor er es tun konnte.

»Finde einen Weg. Besorge mir die Infos und erwarte meinen Anruf morgen um fünfzehn Uhr. Das ist genug Zeit. Ciao.«

Und wieder liefen ihr die Tränen in Sturzbächen hinunter.

»Verflucht, das ist überhaupt nicht komisch«, japste Blessing, als der Lachanfall langsam abebbte.

Himfeld wischte sich die Tränen des Gelächters aus dem Gesicht und bemühte sich um Contenance. »Ich weiß. Nicht im Geringsten.« Als sie es dennoch nicht schafften, ein gelegentliches Kichern zu unterdrücken, räusperte sich Blessing, stand auf und ging zum Fenster. Es half, sich nicht anzuschauen. Wenn sie überhaupt jemals wieder aufhören wollten zu lachen, durften sie einander nicht sehen, denn immer, wenn einer sich eingekriegt hatte, fing der andere von Neuem an.

Während Blessing beobachtete, wie der Regenguss einigen zaghaften Sonnenstrahlen wich, fiel ihr jedoch etwas ein, das ihr den nötigen Ernst zurückbrachte. Himfeld noch immer den Rücken zugewandt, drehte sie den Kopf halb in seine Richtung, ohne ihn anzuschauen. »Was ist mit Robeski?«

Nun endlich verstummte auch Himfelds Gegacker. »Auch was das angeht, sind Sie entlastet.«

»Inwiefern?«, fragte sie, ohne ihre Position zu verändern.

»Nun, es hat lange gedauert und auch in diesem Fall muss ich leider zugeben, dass die Obduktion wesentlich schneller über die Bühne gegangen wäre, wenn die Zuständigen Ihnen richtig zugehört beziehungsweise Ihnen überhaupt Glauben geschenkt hätten.« Er blätterte in seinen Unterlagen. »Sie beschrieben, dass er an jenem Tag fahrig und unkonzentriert war und sich immer wieder die Schläfen massierte.«

Blessing nickte kaum merklich, während Himfeld kurz entschlossen das Diktiergerät ausschaltete.

»Und ich hätte spätestens dann aufmerksam werden müssen, als ich illegalerweise in seinem Schreibtisch geschnüffelt und Unmengen starker Schmerzmittel gefunden habe.« Himfeld nahm den Obduktionsbericht zur Hand und schlug ihn auf. »Professor Robeski hatte ein Hirnaneurysma, das in dem Moment, als Sie in seinem Zimmer waren, platzte. Er muss vernichtende Kopfschmerzen gehabt haben. Ihre Beobachtungen waren also goldrichtig. Leider hat die Gerichtsmedizin ihren Fokus wohl auf äußere Gewalteinwirkung, beziehungsweise den Nachweis giftiger Substanzen gelegt. Darum auch das späte Ergebnis.«

Himfeld rechnete mit Äußerungen wie ›Hab ich doch gesagt‹ oder Ähnlichem, doch Blessing nickte nur ein weiteres Mal und schwieg, den Blick wieder auf das Fenster gerichtet. Es war nur zu offensichtlich, dass sie sehr routiniert war, was Absurditäten in ihrem Leben betraf. Einige Minuten verstrichen, bis sie sich umdrehte und fragte: »Dann bin ich also von allen Tatvorwürfen entlastet?«

Himfeld nickte gedehnt. Plötzlich spürte er eine grenzenlose Müdigkeit in sich aufsteigen. Nun, da alles geklärt war, machte sich die durchgearbeitete Nacht bemerkbar.

»Heißt das, ich kann gehen?«

Er hatte gewusst, dass diese Frage kommen würde, und er hatte sie gefürchtet. Den Blick gen Boden entgegnete er: »Theoretisch, ja.«

»Und praktisch?«, hakte sie nach, erntete jedoch nur einen schweigenden Blick.

Langsam ging sie auf ihn zu. »Ich weiß nicht, ob Sie es nachvollziehen können, aber nach dem, was mir hier drin angetan wurde, wünsche ich mir nichts sehnlicher, als nach Hause zu kommen. Ich weiß, Sie haben Wachen abgestellt, und Martin Bries kann mir nichts tun, aber ich ...«

Oh nein, dachte er, als er das Glitzern in ihren Augen bemerkte. *Bitte nicht weinen*. Als er merkte, dass auch in seiner Kehle ein Kloß heranwuchs, unterbrach er sie: »Ich verstehe das absolut, Frau Blessing. Es ist nur so, dass ... gerade nach den aktuellen Ereignissen ... Wissen Sie, Sie sind entlastet und dürfen gehen, aber der eigentliche Grund, warum Sie hier sind, wird dabei nicht berücksichtigt. Sie wollten sich umbringen.«

Blessing setzte sich auf ihren Stuhl und sah ihn erstaunt an. »Sie haben Angst, dass ich wieder versuche, mich umzubringen?« Ohne eine Antwort abzuwarten, fuhr sie fort: »Aber Sie können nicht den Rest meines Lebens hinter mir stehen. Oder mich hier drin festhalten.«

Zu ihrer Überraschung verharrte er in seinem nachdenklichen Schweigen.

»Herr Himfeld, es ist ja ganz entzückend von Ihnen, dass Sie scheinbar besorgt um mich sind. Und ich kann Ihnen auch keine Garantie geben, dass ich künftig eine vorbildliche Bürgerin sein und keinen Unfug mehr machen werde.« Sie beugte sich vor und ihre stahlgrauen Augen bohrten sich in seine. »Aber ich kann Ihnen versprechen, dass ich ernsthaft versuchen werde, weiterzuleben und dazu gehört, dass ich die Pressekonferenz und meine anschließende Auswanderung bewältigen muss. Anders gesagt, ich gebe Ihnen mein Wort, dass ich mich durch die folgenden Tage kämpfen werde.«

Sie sahen sich intensiv an, bis sie ihm ihre Hand reichte. Nach einem langen Zögern schlug er ein. »Also schön«, überwand er sich. »Ich werde veranlassen, dass Sie noch heute in einem Hotel unterkommen, und ich werde Sie persönlich dort abliefern, nachdem Sie in Ihrer Wohnung alles zusammengepackt haben, was Sie für Ihre lange Reise benötigen, denn nach der Pressekonferenz werden meine Kollegen Sie umgehend in den Flieger setzen.«

Er konnte die Steine quasi hören, die von ihrem Herzen fielen. Dankbar lächelte sie ihn an und er konnte deutlich sehen, dass sie am liebsten sofort aufgesprungen wäre, um ihre Sachen zu packen und die Klinik zu verlassen. Einen langen Moment hielt er ihre Hand noch fest gedrückt und sie ließ es zu. Nach einiger Zeit überzog ein Grinsen ihr Gesicht. »Wie haben Sie sich eigentlich gefühlt, nachdem Sie festgestellt haben, dass Sie Ihr ganzes Leben nur basierend auf der Aussage des weltgrößten Tollpatsches auf den Kopf gestellt haben?«

Himfeld ließ Blessings ganze Missgeschicke, die sie da hingeführt hatten, wo sie jetzt war, Revue passieren: angefangen von ihrem Versuch, lediglich ihre Erkältung zu bekämpfen, über die missverständliche Unterhaltung mit Werding, die zu seinem Sprung führte, bis hin zu Robeskis Ableben. Er konnte ein – unangemessenes – breites Grinsen nicht verhindern, das sich danach auf seinem Gesicht ausbreitete. Abrupt ließ er ihre Hand los, klopfte zum Abschied auf den Tisch und stand auf. »Dann mal los. Wir haben morgen einen Arschvoll Arbeit, um die Pressekonferenz vorzubereiten. Wir sollten Sie also möglichst schnell in ein Hotel bringen.«

Er zückte sein Handy, um alles in die Wege zu leiten, und spürte Wärme in sich aufsteigen, als er Blessing zum allerersten Mal übers ganze Gesicht strahlen sah.

Nick Siska fuhr noch immer zwischen der Klinik und Bries' Wohnung hin und her. Zwischendurch checkte er die Bless. ing-Systems-Seite. *Dieser Mistkerl!* Stündlich postete Bries neue Einträge, um seine Gemeinde anzustacheln. Und es funktionierte. Die Meute lief heiß. Er prophezeite die baldige Erlösung, hetzte gegen die Polizei, die versuchte, seine und Endzeit-Evas Pläne zu durchkreuzen, und machte Stimmung gegen jeden, der sich ihm noch nicht angeschlossen hatte. Nur wie, wann und wo es zum großen Showdown kommen sollte, ließ er natürlich nicht durchblicken. Er bereitete seine fanatischen Anhänger lediglich darauf vor, dass die bevorstehende Pressekonferenz ein Vorwand sein würde, um Endzeit-Eva endlich aus der Psychiatrie zu bekommen, und dass sie kein Wort glauben sollten. Die wahre Message würde sich ihnen später, zu einem geeigneten Zeitpunkt, eröffnen.

Wenn dieser Idiot so weitermacht, wird Ivi nie entlassen.

Zum wiederholten Mal bog er in Bries' Straße ein, als er abrupt auf die Bremse trat. Ungeachtet des Hupens und Schimpfens hinter sich, kniff er die Augen zusammen und starrte auf den Hauseingang. *Das ist doch der Typ, den ich vor dem Polizeirevier mit dieser aufgetakelten Blondine gesehen habe …*

Mit quietschenden Reifen fuhr er an und parkte quer auf dem Bordstein. Mit einem Satz war er aus dem Auto gesprungen und auf den Mann zugelaufen. »Wo ist das Arschloch?«

Dieser hob abwehrend die Hände und ging ein paar Schritte zurück. »Hey, hey, hey, immer mit der Ruhe. Ich hab zwar keine Ahnung, wer du bist, aber ich schätze, wir suchen das gleiche Arschloch.«

Pumpend vor Adrenalin hielt Siska inne. »Wer bist du?«

»Ludwig. Ludwig Sadic.«

»Ist mir scheißegal, wie du heißt. Ich will wissen, was du mit Bries zu tun hast. Ich hab dich bei den Bullen gesehen.«

Sadic kniff die Augen zusammen. Dann schien er sich zu erinnern. »Stimmt. Du bist gerade gegangen, als wir kamen, richtig? Ich bin ... ein Kollege von Martin Bries. Und wer bist du?«

»Ich bin der, der dir gleich die Fresse poliert, wenn du mir nicht augenblicklich sagst, wo dein Kollege sich versteckt.«

Plötzlich huschte ein Grinsen über Sadics Gesicht. Er sah die unübersehbaren Spuren eines Kampfes in Siskas Gesicht und zählte eins und eins zusammen. »Du bist der Typ, der Bries vermöbelt hat, richtig?« Siska antwortete nicht, das Gesicht noch immer eine steinerne Herausforderung. »Hör zu, ich bin auf deiner Seite. Ich habe Bries gestern angezeigt, okay? Er ist ein Dreckskerl. Und komplett gestört.«

»Und was machst du dann hier vor seiner Wohnung?«

»Ich schätze, das Gleiche wie du. Ich suche ihn.«

»Warum?«

»Weil er gestoppt werden muss. Du hast ja keine Ahnung, was der Typ mit dieser Blessing abgezogen hat.«

Siskas Zähne mahlten, der Grad von einer ausgestreckten Hand zu einer Faust war in diesem Augenblick sehr schmal.

»Und weil die Bullen offenbar zu blöde sind, ihn zu finden«, fuhr Sadic fort, »mach ich mich selbst auf die Suche. Zu Hause fällt mir ohnehin die Decke auf den Kopf, da dachte ich, ich nehme mir mal seinen Mitbewohner vor.«

»Was hat er mit Eva gemacht?«, knurrte Siska zwischen fest aufeinandergepressten Zähnen.

»Scheiße, Mann. Ich wusste, dass er 'ne Macke hat, aber damit hab selbst ich nicht gerechnet. Er hat ihr Schlaftabletten gegeben. Jeden Abend. Und als ich gestern ins Zimmer kam, stand er plötzlich vor ihr, wie Gott ihn schuf, wenn du verstehst, was ich meine. Und auf seinem Rücken hatte er ein riesiges Tattoo mit ihrem Gesicht.«

Siska registrierte, dass Sadic bei der Erinnerung ein Schauder überlief. Er schnappte ihn am Kragen und wiederholte: »Was hat er mit ihr gemacht?«

»Ich weiß nicht, Mann.« Sadic wurde laut und versuchte, sich aus dem Griff zu befreien. »An dem Abend nichts mehr. Nachdem ich ihn erwischte, hat er mich niedergestreckt und ist getürmt. Aber wenn er den Scheiß jeden Abend abgezogen hat ...« Er musste nicht weitersprechen, Siska konnte eins und eins zusammenzählen. »Hey«, unterbrach Sadic seine Gedanken, »du kannst mich jetzt loslassen. Wir beide haben das gleiche Ziel. Okay? Raff das mal. Du müsstest dir eher Sorgen um Chrissi machen.«

»Wer ist das?«

»Na, sein Betthäschen. Die Blonde, mit der ich auf der Wache war.«

»Habt ihr nicht zusammen gegen ihn ausgesagt?«

»Schon«, bestätigte Sadic, inzwischen wirklich genervt, weil Siska seinen Griff nicht lockerte. »Aber sie ist naiv bis zum Gehtnichtmehr und bis über beide Ohren in Bries verliebt. Ich habe keine Beweise dafür, aber ich bin mir sicher, dass sie ihm trotz allem vergeben und helfen würde.«

Endlich ließ Siska von ihm ab. »Wo finde ich sie?«

Gerade, als Sadic antworten wollte, klingelte Siskas Handy. Überrascht las er den Namen *Bulle Himfeld* auf dem Display, ging ein paar Schritte zurück und wandte sich von Sadic ab. »Ja?«

»Nick?«

Siska erstarrte. Fast hätte er laut »Ivi« gerufen, besann sich aber eines Besseren nach einem flüchtigen Seitenblick auf Sadic. »Wo bist du?«, fragte er stattdessen.

»Auf dem Weg in meine Wohnung. Ich packe meine Sachen.«

»Alleine?«

»Nein, Herr Himfeld fährt mich. Und eine kleine zivile Bulleneskorte hängt ebenfalls an uns dran. Wir verlassen gerade die Klinik.«

Siska atmete erleichtert aus, doch es nervte ihn, dass er nicht frei sprechen konnte, er traute Sadic nicht.

»Du kannst gerade nicht sprechen, stimmt's?«, entgegnete sie ihm wissend und er bestätigte es.

»Okay, ich werde etwa in einer Stunde im Hotel Courtyard am Maschsee unterkommen. Zimmer 174. Kannst du da hinkommen? Die Minibar geht auf Staatskosten.« Es war unglaublich schön, sie endlich wieder zu hören. Sie plauderte mit ihm, als wäre nichts gewesen.

»Ich … ähm, ja. Aber ich schreib dir gleich noch eine Nachricht, okay? Lies sie bitte gleich. Bis dann.« Er legte auf und tippte wie wild: »Du bist in Gefahr. Bries rennt frei herum. Ich denke, der Bulle hat dich darüber informiert. Sag ihm, er muss auf diese Krankenschwester, Chrissi, aufpassen. So wie es aussieht, macht sie mit Bries noch immer gemeinsame Sache.«

»Jetzt aber hopp, hopp.«

»Entschuldigung, es ist so schön, wieder draußen zu sein.«

Himfeld sah seine Schutzbefohlene skeptisch an. »Sie waren gerade mal eine Woche in diesem Bunker.« Er deutete auf die Klinik, vor der sie standen.

»Neun Tage«, korrigierte Blessing und gab ihm dankend sein Handy zurück, das im gleichen Moment piepte. Umgehend griff sie wieder danach und las. »Nick konnte nicht frei reden. Er hat geschrieben, ich sei in Gefahr wegen Bries und die blonde Krankenschwester solle nicht an Informationen kommen, da sie Bries noch immer unterstützt.«

Himfeld zuckte fragend die Achseln. »Sie hat gegen ihn ausgesagt.« Blessing zeigte ihm wortlos die Nachricht.

»Möglicherweise hat Ihr Freund recht. Aber sie wurde bereits auf eine andere Station versetzt. Sie dürfte also nicht mitbekommen haben, dass Sie entlassen worden sind.«

Blessing nickte und sie setzten ihren Weg zu Himfelds Auto fort.

Kaum, dass sie um die Ecke verschwunden waren, löste sich ein Schatten aus einer Nische hinter der Eingangstür und zückte das Handy. »Martin? Ich bin's, Chrissi. Du wirst es nicht glauben: Sie hat soeben mit dem Polizisten die Klinik verlassen. Sie wurde offiziell entlassen.«

»Wo will sie hin?«, presste Bries atemlos hervor.

»Habe ich nicht richtig verstanden.«

»Dann folge ihnen!«, herrschte er sie an.

»Wie denn? Sie sind mit dem Auto gefahren. Ich habe nur ein Fahrrad.«

»Fuck!«, brüllte es ihr aus dem Lautsprecher des Handys entgegen.

»Aber ich hab doch gute Arbeit geleistet, oder?« fragte sie noch, aber sie hörte auf der anderen Seite nur noch ein Tuten.

Der Aufzug setzte sich surrend in Bewegung, während Himfeld sich im Spiegel betrachtete. Er hatte Augenringe, seine Kleidung war zerknittert und seine Haare zerzaust, aber aus irgendeinem Grund betrachtete er sich gern und zum ersten Mal in seinem Leben ohne einen Hauch von Eitelkeit.

Nachdem sie Blessings Koffer gepackt hatten, waren sie ins Hotel gefahren. Er hatte gewartet, bis die bestellten Wachposten eintrafen. Nick Siska war noch vor ihnen erschienen. Der Polizeipsychologe dachte über die Begrüßung zwischen Siska und Blessing nach. Sehr innig, aber irgendwie auch ruppig. Ein Paar waren sie tatsächlich nicht, genau wie Blessing gesagt hatte. Aber eine enge Verbundenheit war augenblicklich zu spüren gewesen. Himfeld war letztlich froh gewesen, dass Siska die Nacht bei Frau Blessing verbringen würde, obwohl die beiden Männer anfänglich gockelartig darum streiten mussten, wem Evas Wohl mehr am Herzen lag. Himfeld grinste darüber, als ihn plötzlich sein piependes Handy aus seinen Gedanken riss. Zwei Nachrichten von Ilona. Die erste zeigte eine Fotografie von dem Bußgeldbescheid mit dem Foto von Himfeld samt Perücke in dem Wagen seiner Frau. Die zweite Nachricht lautete: »Willst du mich verarschen? Du glaubst doch nicht ernsthaft, dass ich für deine Kindereien auch nur einen Cent zahlen geschweige denn meinen Führerschein abgeben werde! Meinst du nicht, du hast mich all die Jahre genug leiden lassen? Das werde ich so nicht hinnehmen!«

Mit unverändertem Schmunzeln steckte er sein Handy in die Tasche, als der Fahrstuhl die gewünschte Etage erreicht hatte, und betrat kurz darauf sein Zimmer. Seelenruhig entledigte er sich seines Mantels und seiner Schuhe und legte einen Karton mit warmer, gut duftender Pizza darin neben sich aufs Bett. Während er überlegte, wie er sie am besten ohne Besteck essen sollte, fiel er in einen tiefen, traumlosen Schlaf.

Mittwoch, 13. März 2019

Ich war …

dein Trost, wenn du traurig warst, dein weiches Kissen, wenn du gefallen bist, dein Lachen, wenn du fröhlich warst, deine Decke, wenn du gefroren hast, dein Licht in der Nacht, deine Sonne im Winter, deine Abkühlung im Sommer, die Sekretärin für dein Leben, das Verständnis für deine Probleme.

Du warst.

Jetzt bin ich.

Siska legte das Blatt Papier wieder auf den Tisch und rief ins Badezimmer: »Wurde auch mal langsam Zeit, dass du mit diesem Scheißkerl Liebig abschließt.«

»Schön, dass du in meinen Unterlagen herumschnüffelst«, konterte sie, ihre Stimme durch das laufende Wasser der Dusche gedämpft.

Er ging ins Bad, lehnte sich an den Türrahmen und betrachtete Blessings Silhouette durch die beschlagene Glaswand der Dusche. »Ich hab nur mitgekriegt, dass du mitten in der Nacht aufgestanden bist und irgendwann gen Morgen wie wild geschrieben hast. Wollte nur sichergehen, dass es kein Abschiedsbrief ist.« Siska wartete das Schweigen ab und ergänzte: »Versuchst du dich gerade in der Dusche zu ertränken oder kommst du irgendwann auch wieder da raus?«

Der Wasserstrahl versiegte und das blütenweiße Badetuch wurde von draußen in die Duschkabine gezogen, bevor Blessing, in das Handtuch eingewickelt, heraustrat und ihren Freund schräg ansah. »Überraschung, ich lebe! Hurra!«, verkündete sie dann mit gespielter Euphorie. Sarkastisch fuhr sie fort: »Aber schön, dass du so besorgt um mich bist.«

»Bin ich nicht.« Siska schüttelte den Kopf. »Ich hätte mich nur geärgert, wenn ich umsonst auf dem harten Sofa geschlafen hätte. Wenn du dich umgebracht hättest, wäre das Bett frei gewesen.« Irgendwo zwischen Lachen und Weinen sahen die beiden sich schweigend an, bis sie sich umarmten. Tief. Innig. Herzlich. Hilfesuchend. Verzweifelt. Alles auf einmal. Brüderlich küsste Siska Blessing auf den Kopf. »Du hast mir gefehlt.«

Einen langen Moment verharrten sie in dieser Position und Siska wiederholte seine Worte. Blessing löste sich von ihm und nickte. Mit gesenktem Blick nuschelte sie eine Art Entschuldigung: »Sorry wegen des harten Sofas. Es ist nur ... Ich kann das jetzt nicht. Die ganze Sache ist nicht spurlos an mir vorbeigegangen, vor allem nicht Bries ...«

Siska nahm ihren Kopf in beide Hände. »Wir haben nie Erklärungen gebraucht und werden jetzt auch nicht damit anfangen.«

Sichtlich erleichtert tätschelte sie anstelle von Worten Siskas Hintern und kramte einige Sachen aus ihrem Koffer.

»Warum warst du eigentlich schon so früh wach?«, erkundigte sich Siska beim Zähneputzen.

»Herr Himfeld kommt bald. Wir haben viel Arbeit vor uns. Und ich wollte vorher noch laufen gehen.«

Aufgewühlt trat Siska aus dem Badezimmer, den Zahnpastaschaum auf seinem Gesicht ignorierend. »Du warst joggen?«

Blessing hielt kurz inne und nickte, bevor sie anfing, sich anzuziehen. »Natürlich. Was dachtest du denn? Ich war eine Woche eingesperrt und habe von nichts anderem geträumt als zu rennen.«

»Sag mal, bist du bescheuert?«, wütete ihr Gegenüber. »Dieser psychopathische Krankenpfleger ist auf freiem Fuß und du hast nichts Besseres zu tun, als fröhlich in der Weltgeschichte herumzuturnen? Sind wenigstens deine Personenschützerinnen mitgelaufen?«

Blessing verdrehte die Augen. »Eine der beiden ist mitgekommen, aber an der Löwenbastion hab ich sie verloren. Inzwischen steht sie aber wieder vor der Tür und jetzt krieg dich wieder ein. Ist doch nichts passiert. Himmel ...«

»Mehr Glück als Verstand, kann ich dazu nur sagen. Ich sollte dir gehörig den Arsch versohlen. Unfassbar, wie du so unvorsichtig sein kannst.«

Blessing, nur in Unterwäsche bekleidet, warf eine Hose zurück in den Koffer, schloss die Augen und atmete tief durch. »Was hätte er denn schon groß machen können, was er nicht sowieso schon angerichtet hat?«, fragte sie zynisch.

»Oh warte, lass mich überlegen ... Dich umbringen, vielleicht?« Mit herausforderndem Blick sah er zu, wie sie eine andere Hose aus dem Koffer angelte und sich ausschwieg. Die Hände in die Hüften gestemmt, setzte er brodelnd nach: »Oder kommt dir das vielleicht ganz gelegen?«

Blessing donnerte ihre Hose auf einen Sessel und baute sich in der gleichen Haltung vor ihm auf. »Nein, stell dir vor, kommt es nicht. Ich habe beim besten Willen keine Ahnung, was die Zukunft mir bringen wird und wie ich es schaffen soll, ein ganz normales, ruhiges, anonymes Leben zu führen. Aber eins weiß ich mit Sicherheit«, sie ging ganz dicht an Siska heran und hob nachdrücklich einen Zeigefinger in die Luft, »was auch immer kommen wird, es gibt zwei Menschen auf diesem Planeten, die daran in keiner Weise teilhaben werden. Und das sind Martin Bries und Sven Liebig. Nicht mal über meine Leiche. Und genauso wenig werde ich mich von ihnen einschränken lassen. Wenn ich laufen will, dann laufe ich!« Einen Augenblick verharrte sie in dieser Stellung und Siska konnte eine unbändige Wut in ihren Augen flackern sehen. Dann wandte sie sich langsam ab und nahm ihre Tätigkeit wieder auf. »Abgesehen davon würde ich beim nächsten Mal auf Nummer sicher gehen und mich vor den Zug schmeißen. Außerdem hatte ich eine Mütze auf und einen Schal um. Er hätte mich wohl kaum erkannt, selbst wenn er rein zufällig um fünf Uhr morgens in vollkommener Dunkelheit ausgerechnet hier am Maschsee herumgelaufen wäre.«

Eine Minute des Schweigens verstrich, in der sich die Gemüter abkühlten, dann ergriff Blessing erneut das Wort. Sie deutete auf Siskas Kinn und Wange. »Übrigens, du hast Zahnpastaschaum im Gesicht.«

Nach einer intensiven Musterung hob Viola skeptisch die Augenbrauen. »Ich weiß nicht. Also, ich würde dich unter Millionen wiedererkennen, ganz gleich, was du mit dir anstellst.«

Verunsichert sah Bries an sich hinunter, dann wieder in den Spiegel. Seine Verwandlung in einen Hipster war vollbracht. »Willst du mich verarschen? Ich erkenne mich selbst kaum.«

Viola lachte laut auf. »Alles gut, ich wollte mein Werk nur nicht zu sehr selbst loben. Du siehst wie ausgewechselt aus. Perfekt! Nicht mal deine Mutter würde dich erkennen. Apropos, sag mal, wie geht es ihr eigentlich?«

Bries drehte sich weiter vor dem Spiegel hin und her. »Wem?«

»Na, deiner Mutter.«

»Wie meinst du das?«, fragte er geistesabwesend, während er testete, wie seine Hose am besten saß.

»Na ja«, nuschelte Viola vorsichtig. »Damals, kurz vor unserem Schulabschluss, ist sie doch in eine Klinik eingeliefert worden.«

Mit zwei großen Schritten war Bries bei ihr und stemmte seine Hände rechts und links neben ihrem Kopf an der Wand ab, sodass sie zwischen seinen sehnigen Armen gefangen war. »Ist sie nicht!«, fauchte er sie an. Weder seine Worte noch seine Mimik ließen Raum für Nachfragen, darum schloss Viola ihren Mund wieder, kaum dass sie ihn geöffnet hatte. »Ist sie nicht«, wiederholte er und kehrte zum Spiegel zurück, wo er fortfuhr, an seinem Outfit zu nesteln, als wären die letzten dreißig Sekunden nie geschehen.

Während Viola sich von der unerwarteten Attacke erholte, sah Bries auf die Uhr. »Mensch, wo bleibt denn dein Bruder?«

»Es ist gerade mal Mittag durch«, entgegnete Viola noch etwas zurückhaltend. »Sobald er den Presseausweis hat, wird er hierherkommen.«

»Und wenn nicht?«

»Er wird. Er hält sein Wort. Immer.«

»Na, wollen wir es hoffen«, knurrte Bries in sich hinein, wandte sich endlich vom Spiegel ab und schien Viola das erste Mal an diesem Tag wirklich zu registrieren. »Alles okay? Bist ein bisschen blass um die Nase«, merkte er an.

»Nein, alles gut«, versicherte sie und zwang sich, die Furcht, die sie nach seinem Ausbruch ergriffen hatte, hinter einem Lächeln zu verstecken.

»Wunderbar«, strahlte er sie an. »Denn auch Halbgötter müssen mal was essen. Wärst du wohl so gut?« Er deutete auf die Küche.

»Ja, sicher.« Sofort setzte sie sich in Bewegung.

»Aber bitte nicht wieder so einen Gesundheitsfraß wie gestern. Etwas Fleisch wäre nicht schlecht.«

»Na, dann wollen wir mal!« Übermotiviert warf Himfeld einige Akten schwungvoll auf den Schreibtisch und deutete auf die Frau neben sich. »Frau Blessing, das ist Bettina Zimmer, unsere Pressesprecherin. Sie wird uns beratend zur Seite stehen.«

Blessing reichte der Frau mit den roten Korkenzieherlocken die Hand, die sie überschwänglich ergriff. »Es freut mich außerordentlich, Sie kennenzulernen, Frau Blessing. Ich habe Ihr Buch gelesen und war von der ersten bis zur letzten Seite fasziniert.«

»Tatsächlich?«, entgegnete Blessing wenig begeistert, was Himfeld animierte, gleich zur Sache zu kommen. Alle drei nahmen Platz.

»Ich denke, der Sachverhalt bezüglich der Todesfälle Werding und Robeski ist klar. Ich werde kurz erläutern, dass ein geplatztes Aneurysma die Todesursache bei Professor Robeski war, und was Werding betrifft, werde ich ebenfalls wahrheitsgemäß berichten, dass er den Freitod wählte, weil er sich von Ihnen entlarvt glaubte. Auf Einzelheiten verzichte ich allerdings. Der genaue Wortwechsel zwischen Ihnen würde vermutlich nur weitere Fragen aufwerfen und Restzweifel an Ihrer Schuld lassen.«

»Zumal es recht unglaubwürdig klingt«, warf Zimmer ein. »Darum habe ich Herrn Himfeld dazu geraten, lediglich anzumerken, dass Werdings Suizid mehr auf sein schlechtes Gewissen beziehungsweise die Angst, für seine Taten belangt zu werden, zurückzuführen ist als auf Ihre Worte, Frau Blessing. Sie waren nur zufällig zur falschen Zeit am falschen Ort.« Stolz über ihre Darstellung der Geschehnisse nickte sie Blessing mit einem breiten Lächeln zu und schien auf Begeisterung zu hoffen, die jedoch ausblieb.

Blessing nickte lediglich. »Wenn Sie meinen. Hauptsache, ich muss dazu nichts sagen. Ich bin nicht besonders gut im Lügen.«

»Manchmal muss man lügen, um in Wahrheit weiterleben zu können«, nuschelte Himfeld, ohne von der Akte aufzusehen, durch die er gerade blätterte.

»Das ist mir neu«, schmunzelte Blessing und lehnte sich in ihrem Stuhl zurück. »Aber wenn's denn hilft ...«

»So viel zu den Todesfällen.« Himfeld schloss die Akte und sah Blessing offensiv an. »Wesentlich komplizierter wird es, die fanatische Meute da draußen zu überzeugen, dass sie aufhören soll, Sie wie einen Gott zu verehren. Denken Sie an *Das Leben des Brian*. Je mehr er es bestritten hat, desto zahlreicher sind die Menschen ihm gefolgt.« Fragend schwieg er sie einen Augenblick an, bevor er fortfuhr: »Und ich muss Sie wohl nicht fragen, ob Sie die wahre Geschichte von Ihrem ersten vermeintlichen Selbstmordversuch in der Öffentlichkeit preisgeben wollen, richtig?«

»Richtig«, bestätigte Blessing, an einem Daumennagel kauend, und verschränkte ihre Beine wieder, bis sie im Schneidersitz saß. »Das möchte ich nicht. Ich hatte damals versucht, den Ärzten und Psychiatern zu erklären, dass ich einfach nur viele unglückliche Zufälle magisch angezogen habe, woraufhin sie mich für komplett verrückt erklärten. Wenn ich jetzt, Jahre später, Tausenden von Menschen die gleiche Story auftische, wird die eine Hälfte sie nicht glauben. Und die andere Hälfte wird es glauben und mich zur Lachnummer des Jahrhunderts erklären, womit die Leute ja auch nicht ganz unrecht haben. Damit bliebe ich weiterhin im Fokus der Medien, nur diesmal als der größte Trottel der Welt. Das würde meine Situation nicht gerade verbessern.«

Während Himfeld zustimmend nickte, meldete Zimmer sich eifrig zu Wort. »Ich habe da mal ein paar Ideen vorbereitet. Sie haben vor, abzutauchen und ein ganz normales, anonymes Leben fernab der Öffentlichkeit zu führen, ist das korrekt, Frau Blessing?«

»Das ist korrekt, Frau Zimmer.«

Als hätte sie auf dieses Stichwort gewartet, setzte Zimmer ihre Brille ab und begann, sinnierend auf und ab zu gehen, als trüge sie eine Arie vor. »Zunächst gäbe es die Möglichkeit, die Öffentlichkeit darum zu bitten, von Ihnen abzulassen, um zur Ruhe zu kommen. Erfahrungsgemäß würde ich von dieser Variante eigentlich abraten, es sei denn …«, verschlagen dreinschauend hob sie einen Finger, als wolle sie zum großen Finalschlag ausholen, »… Sie spielen den Mitleidsjoker aus. Bei Bittstellungen zieht nämlich immer eine tragische Schicksalsgeschichte. Und das Beste ist: In Ihrem Fall müssen wir uns die noch nicht mal ausdenken. Es reicht voll und ganz, wenn Sie der Öffentlichkeit schildern, was Ihnen in der Psychiatrie angetan wurde. Dieser Krankenpfleger …« Erschrocken blickte Himfeld zu der Pressesprecherin, als hätte er sich gerade verhört. Diese eilte zum Tisch, setzte ihre Brille auf und warf einen Blick auf ihre Aufzeichnungen, bevor sie die Brille wieder abnahm und weiterreferierte: »Martin Bries … Wenn bekannt wird, was er mit Ihnen angestellt hat, während Sie hilflos und unter Drogen gesetzt auf der Geschlossenen verweilten, können Sie sich des Mitleids Ihrer Mitmenschen gewiss sein.«

Entgeistert über das Ausmaß an Empathielosigkeit starrte der Polizeipsychologe Bettina Zimmer mit offenem Mund an. Dann schwenkte sein Blick zu Blessing, die sich keinen Millimeter rührte. Ihre Mimik war ein perfektes Pokerface, dennoch spürte Himfeld, dass tief in ihr die Gefühle tobten: Wut, Scham, Fassungslosigkeit, Angst … All das brodelte wie in einem kurz vor dem Ausbruch stehenden Vulkan in ihr hoch. Himfeld befürchtete schon, dass sie jeden Augenblick explodierte, als die Zimmertür sich öffnete und Siska eintrat. Er trug Joggingkleidung und war verschwitzt. Ein kurzer Blick auf seine Freundin genügte, um zu wissen, dass etwas nicht stimmte.

Er trat hinter sie und legte ihr beide Hände auf die Schultern. »Alles okay, Ivi?«

Blessings Blick ruhte weiterhin reglos auf der Pressesprecherin. »Ja, alles bestens«, entgegnete sie tonlos. »Frau Zimmer hatte da nur gerade eine unglaubliche Idee.« Siska strahlte. Er hatte sich allerdings zu früh gefreut, denn Blessing fügte hinzu: »Eine unglaubliche Idee, die ich hiermit ablehne. Und Sie, Frau Zimmer, fordere ich auf, umgehend diesen Raum zu verlassen.«

Nick Siskas Lächeln erstarb im Bruchteil einer Sekunde, wurde erst von Erstaunen und schließlich Herablassung abgelöst.

»Das haben Sie nicht zu entscheiden!«, ließ die Pressesprecherin sie wissen und verschränkte die Arme vor der Brust.

Blessing richtete sich kaum merklich in ihrem Sessel auf. Ihre Stimme klang unheimlich ruhig, als sie antwortete: »Ich kann sehr wohl entscheiden, wen ich in meiner Nähe haben möchte und wen nicht.«

Demonstrativ setzte Bettina Zimmer sich wieder hin. »Ich habe den Auftrag erhalten, Sie morgen ohne weitere Desaster durch die Pressekonferenz zu bringen, und ...«

»Und soeben haben Sie den Auftrag erhalten, sich zu verpissen«, fiel Siska ihr ins Wort.

Zimmer lehnte sich zurück und schlug die Beine übereinander. »*So* schon mal gar nicht. Nicht in diesem Ton!«

»Gut, dann gerne auch in einem anderen Ton«, entgegnete Siska und machte einen Schritt auf Bettina Zimmer zu, deren Augen sich erschreckt weiteten.

»Hey, hey, hey«, ging Himfeld dazwischen, stellte sich zwar schützend vor die Pressesprecherin, erteilte ihr aber ebenso eine deutliche Abfuhr. »Frau Zimmer, wir scheinen nicht die gleiche Auffassung dessen zu haben, was morgen thematisiert wird, und ich schließe mich der Meinung an, dass Sie jetzt Feierabend machen dürfen.«

»Es ist nicht mal halb zehn am Morgen«, presste sie zwischen ihren geschürzten Lippen trotzig heraus.

Himfeld hob die Arme an wie zu einem Jubel. »Ja Mensch, wann hat man mal so ein Glück? Gehen Sie heim, genießen Sie den Tag.«

»Erst, wenn ich meine Arbeit erledigt habe«, meckerte sie und blätterte in ihren Unterlagen, als wäre nichts gewesen.

»Das haben Sie bereits. Sie kamen, redeten und verloren diesen Auftrag. Ende«, schnauzte Siska zynisch und versuchte, sich an Himfeld vorbeizuschieben, der jedoch standhaft blieb, Nick zurückschob und sich ganz der Pressesprecherin widmete.

»Frau Zimmer, ich habe es eben mit netten Worten versucht, aber wenn Sie es nicht anders verstehen, dann eben deutlicher: Sie haben es geschafft, mit wenigen Sätzen den Gipfel der Pietätlosigkeit zu erklimmen, was mir unwiderruflich gezeigt hat, dass Sie für die morgige Konferenz mehr als ungeeignet sind. Und seien Sie versichert, dass ich dies auch unserem Vorgesetzten glaubhaft vermitteln werde. Machen Sie es nicht noch schlimmer. Verlassen Sie einfach unsere Runde.«

Zimmers Blick huschte von einem zum anderen. Finstere Mienen unterstrichen die Ernsthaftigkeit seiner Worte. Letztlich stand sie auf, griff in einer Mischung aus Fassungslosigkeit und blanker Wut nach ihrer Tasche und wirbelte so scharf herum, dass sie nicht einmal bemerkte, dass einiges vom Inhalt hinausfiel. Ihr geblümtes Halstuch blieb an der Stuhllehne hängen und glitt von ihrem Hals. Zimmer eilte zur Tür, um diese kurz darauf hinter sich zuzuknallen.

Einen Augenblick ließ jeder diesen dramatischen Abgang auf sich wirken, bis Blessing sich zu Wort meldete: »So ... wo waren wir stehen geblieben?«

Adrenalin pumpte durch Bries' Körper, als er das Foto von Himfelds Auto auf seinem Handy sah. »Wo?«, schrieb er nur zurück, ohne einen Hauch von Interesse daran, wie Sebastian Himfelds Standort ausfindig gemacht hatte. Es war ihm scheißegal, ob es Zufall war oder Sebastian seine Kontakte hatte spielen lassen.

»Ruhig, Junge. Keine Alleingänge. Bleib bei deinem Plan. Sonst bin ich mit am Arsch«, war die Antwort des Journalisten, die Bries nahezu zur Weißglut brachte.

Fast hätte er sein Handy mit bloßer Hand zerdrückt, besann sich dann jedoch eines Besseren. Mit knirschenden Zähnen riss er sich zusammen und betätigte die Tasten: »Super Arbeit, Basti! Sei dir sicher, dass ich den Plan nicht gefährden werde. Unser Durchbruch findet morgen statt und *nur* morgen. Ich würde so kurz vorm Ziel niemals ein Risiko eingehen. Und Endzeit-Eva besteht ebenfalls auf den großen Auftritt morgen. Auch wenn ich keinen Kontakt zu ihr aufnehmen kann, weil dieser dämliche Bulle sie vor der Pressekonferenz von der Öffentlichkeit fernhält, weiß ich, dass ich mich zu tausend Prozent auf sie verlassen kann. Sie wird keine Fehler machen und ich auch nicht. Möchte nur wissen, wo sie abgeschottet wird, falls morgen irgendwas schiefläuft und wir sie rausholen müssen.«

Minutenlang starrte Bries gebannt auf sein Display. Dieser nichtsnutzige Reporter schien zu zögern. Fieberhaft überlegte Bries, was er noch hinzufügen könnte, um ihn in Sicherheit zu wiegen, als endlich das erlösende Piepen erklang. Ein breites Lächeln spannte sich über sein Gesicht, als er die Adresse las, sein Gesicht hinter Mütze, Schal und hohem Kragen verbarg, und das Haus verließ.

Zimmer tobte innerlich vor Wut. So etwas war ihr noch nie passiert. Mit einem Knall zog sie ihre Autotür zu und fuhr mit quietschenden Reifen an. Ihre Finger trommelten unwirsch auf dem Lenkrad, während sie überlegte, wie sie gegen diese bodenlose Frechheit vorgehen könnte. Auf keinen Fall wollte sie sich ihren morgigen Auftritt nehmen lassen. Er würde der Gipfel ihrer bisher steil verlaufenden Karriere sein und den wollte sie sich nicht von diesen Rotzgören und einem abgehalfterten Womanizer verderben lassen. Sie würde schnurstracks zu ihrem Vorgesetzten fahren und ihn überzeugen, dass Blessing und Himfeld nicht professionell genug waren, um sie allein der Öffentlichkeit zum Fraß vorzuwerfen. Und ihr Diktiergerät würde das bezeugen.

Die Augen auf die Straße gerichtet, kramte sie mit ihrer rechten Hand in ihrer Handtasche. »Wo ist das verdammte Ding?«, murmelte sie unwirsch, fuhr rechts ran und nahm nun auch ihre Augen zur Hilfe. Nichts. »Nicht auch das noch!«, jammerte sie und schloss die Augen, um zu rekonstruieren, wann sie es das letzte Mal gesehen hatte. Sie erinnerte sich an ihren schwungvollen Abgang und daran, dass etwas scheppernd zu Boden gefallen war. Sie sah erneut in die Handtasche. Auch Lipgloss und Mundspray waren verschwunden. »Mist!«

Mit einem schwungvollen U-Turn steuerte sie ihr Auto zurück Richtung Hotel.

»Gibt es noch eine andere Pressesprecherin in Ihrer Mitte?«, erkundigte Siska sich und Himfeld hob die Augenbrauen.

»Das war die beste, die die Polizei zu bieten hat.«

»Das tut mir leid«, entgegnete Siska ebenso kühl wie herablassend.

»Oh, sie hat uns schon einige Male aus der Scheiße geholt«, erläuterte Himfeld eine Spur feindselig. »Fachlich ist sie kompetent.«

»Ja, und empathisch eine Null.«

Verärgert stand Himfeld auf. »Herr Siska, falls es Ihnen entgangen ist, ich stehe auf Ihrer Seite, ich habe meine Kollegin vor die Tür gesetzt, was mit Sicherheit ein Nachspiel haben wird, und ich ...«

»Was die Olle hier abgezogen hat, ging gar nicht«, schoss Siska zurück. »Wie kann man auch nur daran *denken*, Ivi auf diese Weise vorzuführen?«

»Das war geschmacklos, keine Frage, aber Sie tragen gerade auch nicht viel Produktives bei.«

Nun stand Siska ebenfalls auf. »Oh, ich kann gern aktiver werden, wenn Sie das wirklich möchten, Herr Himfeld. Ich ...« Beide unterbrachen ihren Hahnenkampf, als sie Blessing an der Brüstung des Balkons stehen sahen. Ein kurzer, entsetzter Blickwechsel, beide Männer machten Anstalten, zu ihr zu stürmen, dann hielten sie den jeweils anderen zurück, um sich ihr vorsichtig zu nähern. »Ivi, mach das nicht. Vergiss, was diese Tussi gesagt hat. Es ist viel Scheiße passiert, aber das ist es nicht wert, dafür dein Leben ...«

Siska unterbrach sich, als Blessing sich zu ihm umdrehte. Sie hatte sich lediglich eine Zigarette angezündet und offenbar gar nicht daran gedacht, sich in die Tiefe zu stürzen.

»Ich glaub, ich hab eine Idee«, verkündete sie zögerlich, hielt dann kurz inne, als sie in die blass gewordenen Gesichter der Männer schaute. »Was ist denn mit euch passiert? Habt ihr ein Gespenst gesehen?«

Siska und Himfeld sahen einander kurz an und gaben sich dann, als wäre nichts gewesen. »Ähm, alles bestens, Frau Blessing«, fand Himfeld als Erster die Sprache wieder und setzte sich an seine Unterlagen. »Bitte, erzählen Sie uns von Ihrer Idee.«

Blessing stellte sich in den Türrahmen und blies den Rauch nach draußen. »Ich habe nachgedacht. Ich brauche etwas Zeit, um zu verschwinden. Ich muss die Leute also mit irgendetwas hinhalten. Dann habe ich überlegt, womit ich sie kriegen kann, womit ich ihren Nerv treffe. Das wäre ein

Mysterium, denn darauf fahren sie offensichtlich ja ab und dann habe ich quasi ein Ass im Ärmel. Die Leute wollen mir alle folgen, um selbst nicht denken oder aktiv werden zu müssen, richtig? Ich muss ihnen also eine Aufgabe stellen, irgendetwas Rätselhaftes, für das sie selbst ihren Arsch hochkriegen müssen. Das wird den meisten zu anstrengend sein, sodass sie sich jemand Neues suchen, den sie vergöttern können. Und die Kurzlebigkeit dieser Zeit wird ihr Übriges tun. Überlegen Sie doch mal: Die Gewinner von diesen Castingshows werden für einige Wochen umjubelt und anschließend weiß kein Schwein mehr, dass es sie mal gab.«

»Es sei denn, sie gehen ins Dschungelcamp«, fügte Siska amüsiert hinzu.

»Was ich aber nicht vorhatte.« Blessing bedachte ihn mit einem müden Seitenblick.

»Gut«, versuchte Himfeld das Gespräch auf das Wesentliche zu lenken. »Sie haben also eine Idee, sich etwas Zeit zum Abtauchen zu verschaffen, indem Sie Ihre verrückte Anhängerschaft zunächst hinhalten und anschließend mit etwas beschäftigen, dessen sie schnell überdrüssig wird, in der Hoffnung, dass in diesem Zeitraum jemand anderes in den Fokus der Medien rückt, sodass Sie in Vergessenheit geraten. Ist das so in Kürze richtig zusammengefasst?«

Blessing nickte und sah in das skeptisch dreinblickende Gesicht des Polizeipsychologen, der seinen Stift zückte.

»Na, da bin ich aber gespannt. Lassen Sie hören.«

Außer Atem stellte Bries sein Fahrrad in sicherer Entfernung zum Hotel ab. Obwohl ihm der Schweiß herunterlief, mummelte er sein Gesicht tiefer in sein Winteroutfit, um unerkannt zu bleiben. Während er alibimäßig mit Handy und Stadtplan herumfuchtelte, checkte er die Lage. Vor dem Hotel lungerten ganz offensichtlich zwei Polizisten in Zivil herum. Vermutlich sähe es in der Lobby nicht anders aus. Ebenso war glasklar, dass ihm niemand Auskunft geben würde, in welchem Zimmer Eva sich befand.

Während er so unauffällig wie möglich das Hotel beobachtete, bemerkte er nicht den silbernen Mercedes, der mit hoher Geschwindigkeit direkt auf ihn zukam. In letzter Sekunde sprang er zur Seite. Es erforderte seine gesamte Disziplin, einen Wutanfall zu unterdrücken, um keine Aufmerksamkeit auf sich zu ziehen. Eine aufgebrachte Dame mit auffallend roter Lockenmähne stieg aus, ohne nach rechts oder links zu gucken, geschweige denn, sich bei ihm zu entschuldigen, und stürmte ins Hotel. Bries' Puls fuhr nur langsam wieder runter. Der Schreck saß ihm in den Gliedern. Noch immer starrte er auf die knappe Lücke zwischen seinen Beinen und dem Mercedes, als plötzlich ein breitschultriger Mann mit Knopf im Ohr auf ihn zugelaufen kam. *Sieh an*, dachte Bries bei sich, *noch ein Zivilbulle. Respekt, den hätte ich aus der Ferne nicht erkannt.*

»Alles in Ordnung bei Ihnen?«, fragte der Mann. »Das sah ziemlich knapp aus.«

»Ja sicher, alles gut«, murmelte Bries, peinlich darauf bedacht, sein Gesicht unauffällig bedeckt zu halten.

»Ganz sicher?«, erkundigte der Mann sich ein weiteres Mal und sah an ihm herunter. »Die Dame ist heute ziemlich schnell unterwegs. Vorhin ist sie schon mit Vollgas angefahren.«

»Ist wohl nicht ihr Tag«, nuschelte Bries in seinen Schal in einer Mischung aus Amüsement darüber, dass der Bulle ihn nicht erkannte, und dem Drang, möglichst schnell dieser Situation zu entkommen.

»Nein«, knurrte der Breitschultrige. »Eigentlich hätte ich sie vorhin schon anhalten müssen«, er schaute der Dame hinterher und wandte sich dann noch einmal an Bries. »Und Sie sind wirklich sicher, dass Sie in Ordnung sind?«

Herrgott! »Ja, danke. Es geht schon.«

»Gut«, nickte der Zivilpolizist und klopfte ihm auf die Schulter, dann eilte er der Frau ins Hotel hinterher. Irgendeiner Intuition folgend, ging Bries davon aus, dass dieser Rotschopf etwas mit der Endzeit-Eva zu tun haben musste. Immerhin schien diese Frau in Aufruhr zu sein und Eva Blessing war Meisterin darin, Aufruhr zu verbreiten.

Er grinste, zündete sich eine Zigarette an und nestelte weiter an seinem Handy herum, während er im Beobachtungsmodus verweilte.

»Das könnte klappen«, schlussfolgerte Himfeld nach gefühlten tausend Einwänden, die Blessing glaubhaft hatte entkräften oder zumindest abmildern können.

»›Könnte‹ hin oder her«, sagte Siska wie immer eine Spur zu grob. »Entweder es klappt oder es klappt nicht. Eine Alternative haben wir eh nicht. Und je länger ich darüber nachdenke, desto weniger dämlich finde ich deine Idee, Ivi.«

»Herzlichen Dank auch«, entgegnete diese trocken und sah Himfeld fragend an, als es plötzlich an der Tür klopfte. Alle drei sahen einander alarmiert an.

Himfeld machte eine mäßigende Handbewegung. »Sachte, sachte. Unsere Leute sind im und ums Hotel verteilt. Hier kommt niemand so ohne Weiteres bis an Ihre Tür, Frau Blessing.« Vorsichtshalber rief er dennoch die Rezeption an, sah sich kurz im Raum um und nickte dann Blessing und Siska besänftigend zu, während er weiter mit dem Rezeptionisten sprach. »Ja, das stimmt in der Tat. Hier liegen noch Sachen von Frau Zimmer, trotzdem wäre es schön gewesen, wenn Sie mich informiert hätten, bevor die Dame vor der Tür steht … Ja, wie auch immer.« Er legte auf.

Ein erneutes Klopfen. Siska stand auf und besah sich erstmals den Inhalt von Zimmers Handtasche. Das Mundspray, eine Packung Taschentücher, ein Lipgloss … »Oh, na so was!« Er hielt ein Diktiergerät hoch, das noch immer aufnahm. Zeitgleich hatte Himfeld der Pressesprecherin die Tür geöffnet. Eilig stapfte Zimmer auf Siska zu, der jedoch mit dem Gerät in der Hand rückwärts auf den Balkon ging.

»Das gehört mir«, zischte Zimmer und streckte den Arm nach dem Gerät aus, konnte es jedoch nicht erreichen.

»Falsch«, konterte Siska. »Das sind Privataufnahmen, die Ihnen nicht zustehen.«

Ein giftiges Lächeln überzog ihr Gesicht. »Du kleiner Scheißer machst dich gerade strafbar. Das ist Staatseigentum. Glaub mir, du bist nicht scharf auf die Konsequenzen, wenn du es mir nicht unverzüglich zurückgibst.«

Siska warf Himfeld einen fragenden Blick zu, der ihm mit den Augen zu verstehen gab, dass sie vermutlich recht hatte, das Gerät jedoch trotzdem nicht in die Finger kriegen sollte. Somit hielt Siska das Diktiergerät über die Brüstung, ließ los und kommentierte den ganzen Vorgang mit einem knappen wie aufgesetzt entrüsteten »Upps!«.

Zimmer lehnte sich über die Brüstung und schaute acht Stockwerke in die Tiefe. Ihr Gesicht war so rot wie ihre Locken, als sie mit ihrem Zeigefinger vor Siska herumfuchtelte. »Das wird dir noch leidtun!« Sie schnappte sich ihre anderen Sachen und ließ ein weiteres Mal krachend die Tür hinter sich ins Schloss fallen.

»Das nennt man wohl Wechseljahre«, wagte Himfeld einen zaghaften Witz und erntete tatsächlich Glucksen von beiden Seiten.

»Ihr seid ja meine Zeugen, dass es mir aus der Hand gefallen ist, richtig?«, erkundigte Siska sich.

Blessing winkte ab. »Viel mehr Sorgen mache ich mir um das Diktiergerät. Was, wenn es jemand findet?«

»Ivi, wir sind im achten Stock. Wenn das Ding jemand findet, liegt es in vielen kleinen Einzelteilen zerbrochen auf dem

Boden. Das interessiert kein Schwein. Niemand würde sich die Mühe machen, es zu reparieren.«

»... Was vermutlich auch nicht mehr möglich wäre«, ergänzte Himfeld, ausnahmsweise mal einer Meinung mit Siska, der ihm dankend zunickte.

»Also, dann steht der Plan?« Nach einem einhelligen Nicken zückte Himfeld wieder seinen Stift. »Dann geht's jetzt an den Feinschliff.«

Bries hatte gerade bemerkt, dass der Mercedes ihn wohl doch an der rechten Wade gestreift hatte. Ein dicker Bluterguss sandte bei Bewegung Schmerzen aus, und er krempelte seine Jeans hoch, um den Schaden zu begutachten. Ein großflächiger roter Fleck versprach, in den folgenden Tagen blau, lila und schließlich grün zu werden.

»Hysterische Ziege!«, nuschelte er in Gedanken an die rothaarige Fahrerin, als plötzlich etwas seine Aufmerksamkeit erregte. Irgendetwas Kleines fiel gerade vom Balkon und steuerte auf den neu gestalteten Eingangsbereich zu. Es landete weich auf der vor wenigen Tagen angebrachten Markise des Hoteleingangs, rutschte langsam herunter und fiel in einen Busch, der zu einer perfekten Kugel geschnitten war. Der breitschultrige Zivilbeamte, der zuvor sehr um Bries' Wohl besorgt gewesen war, hatte es ebenfalls gesehen, unterbrach das Gespräch mit seinem Kollegen und steuerte auf den Busch zu.

Oh nein, dachte Bries wie besessen, *es fallen äußerst selten Dinge einfach so aus Hotelfenstern. Ich verwette meinen Arsch darauf, dass es was mit Endzeit-Eva zu tun hat. Was auch immer es ist,* ich *will es haben*.

»Entschuldigung!«, rief er dem Zivilbeamten zu, der sein Tempo tatsächlich drosselte und auf Bries wartete. »Ich, ähm, das klingt jetzt vielleicht ein bisschen blöd«, sagte Bries.

»Aber scheinbar hat der Mercedes mich doch mehr erwischt, als ich dachte.« Zum Beweis zeigte er den dicken Fleck auf seiner Wade. »Vorhin hatte ich das noch gar nicht bemerkt«, ereiferte er sich. »Vermutlich war das der Schock.«

Der Beamte schaute von Bries' Wade zum Kugelbusch und wieder zurück. »Ja ... Okay, können Sie einen Moment warten? Ich ...« Er deutete auf den Busch. Bries lies sein ramponiertes Bein wegknicken. Besser hätte das kein Schauspieler hinbekommen. »Bitte. Ich will Sie wirklich nicht weiter belästigen, aber ich fürchte, ich brauche einen Arzt und der Akku meines Handys hat gerade den Geist aufgegeben.« Schnell setzte er noch ein schmerzverzerrtes Gesicht auf.

Der Beamte zögerte, blickte noch einmal zum Busch und rief dann seinem Kollegen zu: »Micha, unsere liebe Pressesprecherin hat den jungen Mann hier angefahren. Kannst du mal einen Krankenwagen rufen?«

Mist! »Ah«, stöhnte Bries auf und deutete auf die Bank neben dem Busch. »Könnten Sie ...?« Der Zivilbeamte eilte auf den wankenden Bries zu, stützte ihn behände mit seinen breiten Schultern und setzte ihn auf der Bank ab.

»Danke«, ächzte Bries und legte sein Bein mithilfe seiner Hände der Länge nach auf die Bank. »Das ist sehr freundlich von Ihnen.«

»Keine Ursache«, erwiderte der Beamte, sah sich jedoch gehetzt nach allen Seiten um, um seiner Aufsichtspflicht nachzukommen. »Der Krankenwagen müsste demnächst eintreffen. Ich gebe Ihnen meine Karte, falls Sie mich als Zeugen benötigen. Okay? Ich müsste jetzt aber ...«

Bries hielt ihn zurück. »Ich glaube, es schwillt gerade an. Könnten Sie mir wohl noch ein Kühlkissen bringen? Dann werde ich Sie nicht weiter belästigen.«

Der Beamte stutzte nur eine Sekunde, dann setzte er sich in Bewegung. Bries wartete, bis er im Hotel verschwunden war. Mit einem Satz war er beim Kugelbusch und wühlte sich durchs Gestrüpp, bis er etwas in den Händen hielt. Er betrachtete den Gegenstand und konnte gerade so einen Jubelschrei unterdrücken. Ein Diktiergerät! Leicht ramponiert, aber sicher nicht irreparabel. Er stopfte es in seine Jackentasche und setzte sich wieder auf die Bank. Professionell hielt er seine Tarnung aufrecht, fuhr mit dem Krankenwagen ins Krankenhaus, ließ sich unter Angabe eines falschen Namens vor der Radiologie absetzen und nutzte den ersten unbeobachteten Moment, um sich aus dem Staub zu machen.

Unter seinen Anhängern befanden sich zahlreiche Technikfreaks. Bries scrollte durch sein Adressbuch und rief eine der Nummern auf. »Hey Uwe! Mein Diktiergerät ist kaputtgegangen. Kannst du mir helfen«?

Himfeld wusste selbst nicht genau, warum, aber er war zu Ilona gefahren, nachdem er mit den Vorbereitungen für den morgigen Tag fertig war. Nun saß er hier am Küchentisch, blickte in das Gesicht seiner zukünftigen Ex-Frau und lauschte dem Regen, der von draußen in der Dunkelheit des späten Abends gegen das Fenster prasselte.

»Möchtest du mir irgendetwas sagen?«, fragte er und sie schnaubte verächtlich.

»Du bist doch hierhergekommen. Ich habe dir gar nichts mehr zu sagen.«

»Ich meinte, ob du mich beschimpfen möchtest, deiner Wut freien Lauf lassen, oder sonst etwas, damit es dir besser geht«, forderte er sie auf. Die Wortwahl signalisierte Herablassung, aber er meinte es ernst.

»Damit es mir besser geht?« Sie lächelte, doch ihre Stimme kippte fast. »Es geht mir super. Ich habe mich noch nie besser gefühlt. Seit du weg bist, läuft mein Leben wieder so, wie es mir gefällt.«

Himfeld ignorierte ihren aufgesetzten Sarkasmus und nickte. »Gut. Das freut mich sehr. Dann können wir ja einige Sachen klären. Was das Haus betrifft, werden wir uns sicher einig. Wenn du hier wohnen bleiben möchtest, ist das für mich okay. Wenn nicht, werde ich dich auszahlen. Bezüglich deines Unterhalts tritt unser Ehevertrag in Kraft und du kannst dir sicher sein, dass ich nichts davon anfechten werde. Du wirst deine Zahlungen pünktlich und vollständig erhalten. Den Angelteich werde ich behalten. Die Autos …«

»Ööö!« Ilona ahmte das Geräusch eines Buzzers in einem Fernsehquiz nach, bis Himfeld innehielt. »Den Angelteich kannst du dir abschminken. Den behalte ich.«

Fragend hob Himfeld die Augenbrauen. »Weil …?«

»Weil ich ihn will!« Sie grinste zynisch.

»Ilona, du bist seit Jahren nicht dort gewesen. Abgesehen davon hast du nicht mal einen Angelschein.«

»Ich kann einen machen.« Sie reckte ihr Kinn vor. »Ich kann nämlich alles, was ich will.«

»Könntest du mal bitte mit dieser Amazonennummer aufhören, damit wir zu einer friedlichen Einigung kommen?«

»Amazonennummer?«, äffte sie ihn nach und lachte etwas zu überheblich auf. »Stina hatte vollkommen recht. Du hast einfach nur Angst vor starken Frauen; Frauen, die wissen, was sie wollen.«

Himfeld schloss die Augen. Er hatte wirklich keinen Nerv auf so etwas und lächelte sie süffisant an. »Das mag ja sein, Loni, aber was hat das mit dir zu tun?«

Ilona brauchte eine Sekunde, bis der Seitenhieb sie traf, dann brauste sie auf. »Jetzt will ich dir mal was sagen, Hein. Du bist fertig! Du bist am Ende! Deine Karriere ist ruiniert. Deine Freunde schämen sich für dich und nun läuft dir auch noch deine Frau weg.«

Fasziniert ließ Himfeld auf sich wirken, was seine Ex-Frau in spe aus dem gemacht hatte, was noch da war: ein Märchen, das es ihr leichter machte, die Wahrheit zu verdrängen. Es zeigte ihm, dass es sinnlos war, ein vernünftiges Gespräch mit ihr zu führen.

Er stand auf. »Sei's drum. So mögen sich unsere Anwälte eine goldene Nase verdienen«, sagte er nur und nickte zum Abschied. Ilona lief ihm zur Tür hinterher.

»Du Versager!«, schrie sie ihn an. »Nichts wirst du kriegen. Dafür sorge ich. Am Ende wirst du dir wünschen, du wärst tot, denn ich werde dich bis auf die Knochen ausziehen! Am besten fährst du gleich zu deinem bescheuerten Tümpel und verabschiedest dich, denn in Zukunft werde ich dort sitzen und die vernichtende Kritik in den Zeitungen über dich lesen.«

»Du bist nicht auf dem neuesten Stand, meine Liebe!«, entgegnete Himfeld unbeeindruckt.

Ilona erwiderte ebenso ungerührt: »Trotzdem werde *ich* diejenige sein, die jeden Abend Fische aus deinem Angelteich zieht.«

Er fuhr herum. »Nur über meine Leiche!«

»Wenn nötig, auch das!«, zischte sie und knallte die Tür zu.

»Und du bist dir absolut sicher, dass ich nicht mitkommen soll? Wenigstens für die Eingewöhnungszeit?«

Blessing sah Siska lange an, doch ihr Nicken wirkte entschlossen. »Ganz sicher. Ich brauche Abstand.«

»Aber doch nicht zu mir!«

»Zu allem ... zu der Welt.« Sie lächelte ihn an.

»Ich sag dir das nur ungern, aber Neuseeland ist nicht aus der Welt.«

Sie wuschelte ihm über den Kopf, stand auf und bediente sich an der Minibar. »Richtig, aber zumindest fast. Bist du je auf der Südinsel gewesen? Mitunter vergehen Stunden, bis man einem anderen Menschen begegnet. Das ist es, was ich will.«

Siska schüttelte den Kopf. »Das kann man nicht wollen.«

Blessing lachte, warf ihm einen Jägermeister zu und kam mit ihrem eigenen zurück aufs Sofa. »Es ist ja nicht für immer ... es sei denn, es gefällt mir in zehn Jahren auch noch. Dann ist es doch für immer.«

Siska betrachtete sie noch eine Weile schweigend, bis er abwinkte. »Du machst eh, was du willst. Aber glaub bloß nicht, dass ich dich bei den Hinterwäldlern besuche.«

»Dort sind gar nicht genug Frauen für dich, Nick, du würdest es nicht länger als drei Tage aushalten.«

Er grinste schief, sie prosteten sich zu und schluckten die bittere Flüssigkeit runter.

»Bist du sicher, dass für morgen alles vorbereitet ist?«

Blessing blickte nachdenklich an die Decke und zählte auf: »Siebzehn bis achtzehn Uhr Pressekonferenz, Ablenkungsmanöver durch die Polizei, bis der größte Ansturm und die Presse sich verzogen haben.«

»Hast du eine Doppelgängerin?«

Blessing zuckte die Achseln. »Eine Polizistin mit meiner Statur und meiner Haarfarbe wird sich eine Sonnenbrille aufsetzen und ein Tuch umbinden, und von Bodyguards und Polizisten begleitet durch einen Seiteneingang zu einem Auto gebracht werden. Das sollte die Meute eigentlich schlucken. Um zwanzig Uhr werde ich nach Hamburg ins Hotel verfrachtet, wo meine Papiere und eine Stylistin auf mich warten, um mich in jemand anderen zu verwandeln. Um vier Uhr morgens geht mein Flieger nach Singapur und von dort geht es weiter nach Christchurch.«

»Wie wirst du künftig heißen?«

»Das erfahre ich erst morgen Abend.«

»Hoffentlich ein sexy Name, nicht so ein Meier-Müller-Schmidt-Mist. Hast du wenigstens bei deiner Frisur Mitspracherecht?«

»Das will ich doch hoffen.«

»Dann mach dich blond, Süße.« Siska strich ihr durchs Haar. »Ich hab mir dich immer blond gewünscht.«

»Macho!« Beide lachten.

Nachdem sie eine Weile geschwiegen hatten, machte sich etwas Wehmut breit. Siska zog Blessing in die Arme und sie verweilten lange eng umschlungen, bis der Schlaf sie überkam.

»Das mit dem Blond war Quatsch«, war das Letzte, was Siska säuselte. »Du bist perfekt so, wie du bist. Das perfekte Chaos.«

Die Turmuhr der Marktkirche schlug Viertel vor zwölf, als Himfeld sich für eine letzte Zigarette aus seinem Hotelfenster quetschte und den Mond betrachtete. Was war das nur für eine Woche gewesen! Binnen weniger Tage war er vom Möchtegern-Star zum Abschaum erklärt worden, um kurz darauf als Phönix aus der Asche emporzusteigen. Morgen würde alles wiederhergestellt sein: sein guter Ruf, sein Ansehen, seine Lebensenergie. Alles würde in neuem Glanz erstrahlen.

Freunde und Kollegen, die ihn die letzten Tage gemieden hatten, schienen Wind davon bekommen zu haben, dass er morgen an Endzeit-Evas Seite auf der Pressekonferenz erscheinen würde als der Mann, der den Fall gelöst *und* ihn überlebt hatte. Nun versuchten sie, sich an lobenden Worten in Kurzmitteilungen, E-Mails und Telefonaten zu übertrumpfen. Und das Beste daran: Er war endlich frei. Er konnte seinen bevorstehenden Ruhm gebührend feiern und auskosten, ohne dass zu Hause jemand saß und ihm die Hölle heiß machte. Es könnte nicht besser sein. Eigentlich …

Himfeld starrte in den nachtschwarzen Himmel und wartete auf die Vorfreude, die schon längst hätte einsetzen müssen. Doch aus irgendeinem Grund blieb sie verborgen unter etwas anderem, etwas nicht Greifbarem, etwas, das ihm gänzlich unbekannt war ... *Melancholie!* Er zuckte kurz zusammen, als ihm dieses Wort durch den Kopf schlich. Aber traf es wirklich das, was er meinte? Er dachte an die vielen Hundert Gesichter, die morgen auf ihn gerichtet sein würden, an die Menschen, in deren Anerkennung er Zeit seines Lebens nur zu gerne gebadet hatte. Doch wenn er sie sich nun vorstellte, sah er gähnende Leere. Augen, die nicht ihn sahen, nicht wirklich. Münder, deren Worte ihn nicht interessierten. Menschenmassen, Wachsfiguren, die ihm nichts bedeuteten.

Und was würde aus Eva werden? Gelang es ihr, weiterzuleben?

Himfeld spürte ein flaues Gefühl in der Magengegend. Es würde niemand mehr da sein, um auf sie aufzupassen. Irgendetwas sagte ihm, dass das nicht gut gehen würde. Dass sie unmittelbar nach ihrer Flucht ihrem Leben ein Ende setzen würde. Und es gab nichts, was er tun konnte, um das zu verhindern. *Warum glaube ich nicht an ein Happy End? Früher war ich doch Meister darin, mir alles schönzureden!*

Er schnippte seine Zigarette in die Tiefe und griff erneut nach der Schachtel. Dann zögerte er, zerquetschte sie in der Hand und warf sie ebenfalls hinunter. »Viel zu ungesund«, säuselte er sich selbst zu, schloss das Fenster und ging ins Bad. Immer wieder rotierten seine Gedanken um Evas Weiterleben.

Als er sich endlich erschöpft aufs Bett fallen ließ, redete er sich ein, dass er nur Lampenfieber hatte und sicher alles gut werden würde. Trotz des Wissens, dass er sich wieder einmal nur selbst beruhigt hatte, schlief er ein.

Donnerstag, 14. März 2019

Der Fahrer des Wagens war der Prototyp eines Chauffeurs: höflich, distanziert und etwas versnobt. Himfeld saß neben Blessing auf der Rückbank und beobachtete sie, obwohl sie lediglich gedankenverloren aus dem Fenster schaute. Seit fast zwei Wochen wünschte er sich nun schon, in ihren Kopf schauen zu können, doch in diesem Moment hätte er wahrlich sein ganzes Hab und Gut dafür gegeben, ihre Gedanken lesen zu können. Allerdings entschied er sich dagegen, sie zu fragen, was ihr durch den Kopf ging, weil er befürchtete, ihre nüchterne Antwort könnte seine selige Grundstimmung, die die Nervosität momentan überwog, zerstören.

Sein Handy klingelte. Er nahm den Anruf eines Kollegen entgegen, hörte eine Minute zu, bedankte sich und wandte sich Blessing zu. »Sie sollten sich auf einen Wahnsinnsandrang gefasst machen. Der Konferenzraum platzt jetzt schon aus allen Nähten, einige Reporter mussten bereits unsanft hinauskomplimentiert werden, weil sie etwas zu nachdrücklich um die besten Plätze gerungen haben.« Wie aufs Stichwort fuhr ein Rettungswagen mit Blaulicht und Sirene an ihnen vorbei. »Sind Sie bereit?«, erkundigte Himfeld sich, nachdem der Lärm der Sirenen sich entfernt hatte.

»Nein«, antwortete Blessing und sah ihn an. »Und Sie?«

»Nicht im Geringsten.« Sie lachten beide, aber es klang wenig amüsiert.

Während Blessing wieder in Schweigen verfiel, ergriff Himfeld nach ein paar Augenblicken erneut das Wort. »Hören Sie, wenn Sie noch nicht so weit sind, hat jeder Verständnis, wenn ...«

Ohne ihren Blick vom Fenster abzuwenden, hob sie eine Hand und er verstummte. »Ich wäre in einer Woche genauso wenig bereit wie jetzt, aber es muss ein Ende haben.« Nach einiger Zeit fuhr sie ihm nun zugewandt fort: »Dieser Albtraum in Form von Massenhysterie um mein Leben und meine Person muss enden. Hier und heute.« Etwas zögerlich fügte sie hinzu: »Vermutlich ist diese Pressekonferenz meine einzige Chance. Und die werde ich nutzen. Oder wollen Sie etwa kneifen?«

Himfeld schüttelte den Kopf. »Nein. Ich sorge mich weniger um die Pressekonferenz als um das, was danach kommt.«

Fragend zog Blessing die Augenbrauen zusammen. »Was meinen Sie?«

Himfeld zögerte einen Moment, doch es musste raus. »Ich mache mir Sorgen, was aus Ihnen wird. Schließlich hat sich während Ihres Psychiatrieaufenthalts niemand darum gekümmert, *warum* Sie sich umbringen wollten. Sie sind entlassen worden, weil Sie keine Morde begangen haben, aber geheilt wurden Sie nicht.«

Blessing betrachtete ihn lange. Himfeld hoffte wider besseres Wissen, dass sie etwas sagte, dass ihn davon überzeugte, dass sie nie wieder versuchen würde, sich umzubringen. Stattdessen fragte sie stumpf: »Und nun?«

Einmal mehr verdrehte er innerlich die Augen. »Und nun«, imitierte er sie nachdrücklich, »würde ich am liebsten die Kollegen in Neuseeland bitten, regelmäßig nach Ihnen zu schauen. Oder ich könnte die erste Zeit mitkommen. Sozusagen auf Sie aufpassen, falls Sie jemanden zum Reden brauchen oder ... ich weiß nicht, sich unsicher fühlen oder sich einfach mal ausheulen möchten. Grund genug dazu hätten Sie und ich bin immerhin Psychologe.«

Unerwartet fing Blessing an zu lachen. Als sie fertig war, empfing ihn der wohlwollendste Blick, den er je zu Gesicht bekommen hatte. »Herr Himfeld, nach allem, was in den letzten Tagen passiert ist, sollte Ihnen klar geworden sein, dass ich der einzige Mensch in Ihrer Umgebung bin, der keinen Psychologen braucht.«

Da ist was Wahres dran, dachte er im Stillen, *trotzdem hast du richtig einen an der Waffel! Und suizidgefährdet bist du auch.* »Es ist ja nicht so, dass ich Sie für psychisch krank halte. Ich hätte nur gern …«, er suchte nach den richtigen Worten und dem Mut, sie auszusprechen, »… sagen wir mal, ich hätte nur gern ein Auge auf Sie. Ich will Sie nicht bevormunden oder einengen, ich würde die Leine ja lang lassen.« Als keine Erwiderung kam, war es an ihm, schweigend aus dem Fenster zu schauen. Langsam füllten sich die Wege, die sie passierten, mit Reportern, Schaulustigen und manischen Fans, die alle in dieselbe Richtung strömten.

»Kennen Sie sich mit Hunden aus?«, fragte Blessing plötzlich.

»Hä?«

»Ob Sie sich mit Hunden auskennen?«, wiederholte sie, als wäre er begriffsstutzig. »War doch nicht so schwer zu verstehen die Frage.«

»Ich … na ja, auskennen wäre übertrieben. Ich mag Hunde, hätte selbst immer gern einen gehabt.« Ihr Blick sprach Bände: *Das ist nicht die Antwort auf meine Frage.*

Dennoch fuhr sie fort: »Meine Eltern haben einen Barsoi. Das ist ein russischer Windhund. Er heißt Louri und ist der schönste Hund der Welt.«

Fragend erwiderte der Polizeipsychologe ihren Blick. »Das ist sehr schön für Ihre Eltern.«

»Ja«, entgegnete Blessing fröhlich und ungeachtet seines offenkundigen Desinteresses. »Und er ist nicht nur der schönste Hund der Welt, er ist noch dazu sehr klug, sensibel, lernfähig und extrem gutherzig. Doch so schön, wie er ist, so stur ist er leider auch. Zudem gehören Windhunde zur Gattung der Jagdhunde. Das heißt, dass sie über Jahrhunderte in den Genen verankert haben, was immer sie laufen sehen, zu fangen. Und mit ihrer Laufgeschwindigkeit von sechzig Kilometern pro Stunde haben sie damit auch meist Erfolg.«

Grübelnd kniff Himfeld die Augen zusammen, obwohl er eigentlich keine große Lust verspürte, Hundegeschichten zu hören. »Barsois sind doch diese Riesenviecher mit aerodynamischen Körpern, oder?«

Blessing nickte. »87 Zentimeter Stockmaß. Sie können sich sicher vorstellen, wie die Menschen reagieren, wenn so ein riesiger Hund im Affenzahn auf sie zugestürmt kommt. Sie scheißen sich in die Hose vor Angst. Nebenbei bemerkt ist das Schwachsinn, denn Louri würde nie im Leben einen Menschen beißen, auch wenn das alle Hundebesitzer behaupten. Er ist kuschelsüchtig und würde sich nicht einmal verteidigen, wenn er angegriffen wird, sondern weglaufen. Aber das weiß man ja nicht, wenn man ihn nicht kennt.«

Himfeld bemerkte beiläufig, wie die Menschenmassen um sie herum anwuchsen, und sah die ersten abgesperrten Straßen. In etwa fünf Minuten würden sie ihr Ziel erreicht haben und er wäre eigentlich gern noch mal mit Blessing ihren Text durchgegangen.

»Schon klar«, merkte er an. »Louri folgt nur seinem Trieb, versetzt andere damit versehentlich in Angst und Schrecken, und bringt sich somit vermutlich selbst in Gefahr.«

»Ganz recht. Viele haben bereits aus Angst versucht, ihn zu treten, zu schlagen oder mit Pfefferspray zu attackieren. Meine Eltern waren verzweifelt und traten in einen Hundesportverein ein. Sehr schnell lernte Louri Sitz, Platz und überflüssige Kunststückchen, zumindest, wenn er Lust darauf hatte. Aber seine Abrufbarkeit wollte einfach nicht besser werden. Also besorgten sie sich eine Schleppleine.« Blessing registrierte, dass Himfeld nun endlich kapiert hatte, dass ihre Hundegeschichte sich auf seine letzte Äußerung bezog. Sie hob einen Mundwinkel an. »Zwanzig Meter. Haben Sie so ein Ding schon mal gesehen? Es war eine Katastrophe! Ständig verhedderte es sich, schnürte Hunde und Menschen beim Spielen ein, blieb in Büschen und Bäumen hängen und verursachte nichts als Frust. Am Problem der Abrufbarkeit jedoch änderte es nicht das Geringste. Ganz im Gegenteil. Louri war verunsichert und meinen Eltern machten die Spaziergänge keinen Spaß mehr, weil sie mehr mit der Leine als mit dem Hund beschäftigt waren. Auf Anraten der Hundetrainer fingen sie dann mit Übungen an, die die Bindung zwischen Hund und Mensch festigen und ausbauen sollten. Zugegeben, es dauerte seine Zeit, aber irgendwann wuchsen sie zu einer Einheit zusammen.«

»Und jetzt ist er abrufbar?«

Blessing schüttelte den Kopf. »Die Macht der Gene ... den Jagdtrieb wird man nie ganz aus ihm rausbekommen. Wenn er ein Reh sieht, folgt er seinem Impuls und jagt. Aber sobald er meine Eltern nicht mehr sieht, kommt er sofort zurück.«

»Wegen der Bindung?«

»Wegen der Bindung, die ihm Sicherheit und Wohlbefinden vermittelt. Lange Rede, kurzer Sinn: In dicht besiedelten Gebieten oder in Wäldern mit viel Wild kommt Louri an die kurze Leine, um ihn vor sich selbst zu schützen. In Arealen mit überschaubarem Risiko läuft er frei und meine Eltern sind entspannt, weil sie wissen, dass er zu ihnen zurückkommt.«

»Mit anderen Worten: Sie fahren klare Linien. Gefahr: Leine dran. Risikofrei: Leine ab. Aber mit diesem Mittelweg, der Schleppleine, wurde alles nur noch schlimmer.«

Blessing nickte langsam. »So ist es. Louri konnte Louri bleiben und aus Dankbarkeit und Liebe bleibt er seinen Besitzern treu. Man braucht keine Leine, wenn die Bindung stimmt. Und wenn sie nicht stimmt, bringt die Leine auch nichts.«

»Frau Blessing, Sie sollten jetzt Sonnenbrille und Kapuze aufsetzen. Wir sind da«, verkündete der Fahrer mit einem flüchtigen Blick in den Rückspiegel. Blessing sah Himfeld an, der nun darüber nachdachte, ob sie eine tragfähige Bindung zueinander aufgebaut hatten oder nicht. Sie schenkte ihm ein Lächeln, das keinerlei Nervosität verriet. Viel eher sah sie aus, als würde sie mit einer sehr lieben Freundin ein Eis essen gehen.

Der Wagen schob sich vorbei an den Massen in einen Hinterhof, der hinter ihnen umgehend von den Beamten abgesperrt wurde. Blessing verschanzte sich hinter Kapuze und Sonnenbrille, öffnete die Tür und sah sich zu Himfeld um, als dieser zögerte.

»Nun kommen Sie schon. Wer weiß, vielleicht wird's ja ganz lustig.«

Himfeld wusste nicht, ob sie versuchte, ihm die Angst zu nehmen oder sich selbst, doch es wirkte. Mit neuem Kampfgeist stieg er aus dem Auto.

Am liebsten hätte Bries laut gelacht. Es war viel zu einfach gewesen, sich als Hipster in die Pressekonferenz hineinzuschmuggeln. Der Presseausweis, den Sebastian ihm verschafft hatte, baumelte um seinen Hals, als er sich zwischen den Unmengen an Reportern vorbeiquetschte. Im Gegensatz zu allen anderen kämpfte er nicht um die Plätze in den ersten Reihen. Es war besser, im Verborgenen zu bleiben.

Er bezog einen Platz, verhielt sich unauffällig und überprüfte sein Equipment. Dann sah er auf die Uhr. Nur eine halbe Stunde trennte ihn noch von seinem neuen Leben. Seinem ruhmreichen Leben, seiner Bestimmung. Das Kribbeln in seinem Bauch bahnte sich bereits einen Weg durch seine

Extremitäten und stieg ihm bis in den Kopf. *Ruhig bleiben*, ermahnte er sich selbst, *bleib ruhig und versau es jetzt nicht.*

Von Himfelds Nervosität war nichts mehr zu spüren, als es darauf ankam. Während er neben Blessing den langen Korridor zur Pressekonferenz entlangschritt, hatte seine Wahrnehmung auf den Zeitlupenmodus geschaltet. Er passierte Kollegen, die ihn die letzten Tage mit dem Arsch nicht angeschaut hatten und ihn nun mit Gesten und Worten bestätigten und anfeuerten. Sogar Frau Krempel war gekommen und winkte ihm – die ausgelatschten Turnschuhe hatte sie tatsächlich gegen Pumps mit Pfennigabsatz eingetauscht – zu.

Am Ende des Korridors sah er schon die aufblitzenden Kameras. Er fühlte sich gut, allerdings nicht, weil er im Rampenlicht stand, sondern weil er wusste, dass er das Richtige tat. Er dachte nicht an seine Frau, die sich schwarzärgerte, wenn die Presse ihn nun wieder als Held feierte, er dachte an überhaupt nichts. Er ruhte in sich, er würde abliefern.

Er sah im gleichen Augenblick zu Blessing, als auch sie ihm einen Blick zuwarf. Ihre Augen waren wirklich unverkennbar. Sie würde bei ihrer anschließenden Typveränderung unbedingt farbige Kontaktlinsen benötigen, ansonsten brachte die beste Verkleidung nichts.

Sein Augenmerk wandte sich wieder dem nahenden Korridorende zu. Beiläufig ließ er die vergangenen Tage an sich vorüberziehen. Dann plötzlich spürte er es: Sein neues Leben konnte beginnen. Er war bereit, er war neugierig, er konnte es kaum erwarten. Er hoffte nur, dass es Eva ebenso ging.

Sie hatten den Eingang erreicht. Blessing blieb stehen und sah ihn an, als wollte sie, dass Himfeld vorging, doch er spielte den Gentleman und bedeutete ihr mit einer kleinen Geste, dass er ihr den Vortritt gewährte. Sie lächelten sich an, aufmunternd, verlegen, echt. Dann traten sie hinaus und

Himfeld stockte der Atem. Kaum dass Blessing den Konferenzsaal betreten hatte, herrschte andächtiges Schweigen. Kein Pieps war mehr zu hören. Er hatte schon viele Pressekonferenzen erlebt und normalerweise wurde es erst richtig laut, wenn die Hauptpersonen eintrafen. *Unfassbar*, dachte er und betrachtete die Reporter, die andächtig Blessing ansahen, während diese ihren Platz einnahm. Himfeld setzte sich neben sie und ließ diesen denkwürdigen Eindruck noch etwas auf sich wirken. Die Meute sah Eva Blessing an, als hielte sie gleich die Bergpredigt der Moderne. Sie hingen an ihren Lippen, noch bevor sie diese überhaupt geöffnet hatte. *Unfassbar*, wiederholte er in Gedanken und scherzte stumm vor sich hin. *Ich scheine neben dem weiblichen Jesus Christus zu sitzen. Cool!*

Blessing selbst hingegen saß da, als hätte sie lediglich eine untergeordnete Rolle in dieser Pressekonferenz, Schriftführerin oder etwas Ähnliches. Sie saß einfach da und schaute geradeaus, ohne jemanden direkt anzusehen. Sie zitterte nicht, ihr Blick irrte nicht suchend umher und ausnahmsweise kaute sie auch nicht an ihren Fingernägeln. Himfeld erstickte den Gedanken, dass sie doch alles geplant hatte und sich in Wirklichkeit im Rampenlicht durchaus wohlfühlte, im Keim. *So ein Quatsch*, maßregelte er sich selbst und stellte kurz darauf erstaunt fest, dass die Menge noch immer schwieg.

Plötzlich ertönte ein gedämpftes Hüsteln aus einer der mittleren Reihen und schon war es vorbei mit der Ruhe. Wie auf Kommando prasselten Fragen auf Blessing ein und die Blitzlichter liefen heiß, als gäbe es kein Morgen. Jürgen Ewald, der neue Pressesprecher, der Frau Zimmers Rolle übernommen hatte, betrachtete den Tumult, als hätte er genau das erwartet ... und darauf keine Lust! Es dauerte fast eine Minute, bis er die Menge durch sein Mikrofon zumindest halbwegs zur Ruhe ermahnt hatte. Dennoch hagelte es weiterhin vereinzelte Zwischenrufe. Ewald hatte inzwischen zweimal gewarnt, dass jeder weitere Störer unwiderruflich des Raumes verwiesen werde.

Gerade, als er sich zum dritten Mal ans Mikro beugte, meldete sich ungeplant Blessing zu Wort. »Wenn Sie alle durcheinander reden, kann ich keinem von Ihnen zuhören. Wenn Sie also bitte so freundlich wären, den Mund zu halten, bis Sie an der Reihe sind …«

Stille, dann vereinzeltes Lachen, und wieder Stille. Himfeld lehnte sich zurück, verbiss sich ein Schmunzeln und betrachtete seinen Schützling. Andere hätten sich für solch einen großen Auftritt herausgeputzt und jeden noch so kleinen Reiz zur Geltung gebracht. Eva Blessing hingegen schien so unauffällig wie möglich aussehen zu wollen. *Wie erfrischend.* Der Polizeipsychologe dachte an seinen Abend in der Disco zurück, an die Tonnen von Make-up, die Haarteile und meterlangen falschen Wimpern, ganz zu schweigen von den Outfits, die quasi alles freilegten, was nicht in den spärlichen Stoff gequetscht werden konnte. *Heutzutage ist man anders, wenn man normal ist.*

Ewald nutzte die kurzweilige Stille und trug emotionslos seinen Part vor. »Wir möchten uns zunächst der Aufklärung der Todesfälle widmen. Und, das vielleicht vorweg, diese sind tatsächlich aufgeklärt und räumen hoffentlich alle möglichen kruden Theorien aus dem Weg, die sich um diese Fälle ranken. Anschließend werden Frau Blessing und der leitende Beamte dieser Ermittlungen, Heinrich Himfeld, Ihnen für Fragen zur Verfügung stehen. Ich würde Sie bitten, Fragen zu finden, die mit den hier getätigten Aussagen im Zusammenhang stehen. Für Märchenstunden ist hier kein Raum. Die Dauer dieser Pressekonferenz wird exakt eine Stunde betragen und keine Minute länger.« Ewald ließ seinen Blick kurz über die Zuschauer gleiten, setzte sich dann eine Brille auf und nahm seine Unterlagen zur Hilfe. »Wir beginnen mit dem Todesfall

Werding.« Buhrufe ertönten. Ewald nahm seine Brille ab und rieb sich genervt über die Nasenwurzel. Blessing, die zuvor ihren Blick gesenkt gehalten hatte, schaute auf. Kameras blitzen auf, von überall her im Raum vernahm man das Klicken der Auslöser. Doch ein Augenaufschlag hatte genügt, um die Zwischenrufe zu unterbinden.

Ewald fuhr fort: »Ihnen allen sind jene dramatischen Ereignisse vom 3. März vermutlich noch sehr präsent. Die hier anwesende Eva Blessing stand auf dem Dach eines Hochhauses in der Oststadt und beabsichtigte zu springen, als sich völlig unerwartet ihr Nachbar vom Hochhaus gegenüber in die Tiefe stürzte, nachdem er mit Frau Blessing ins Gespräch gekommen war. Der genaue Ablauf verhielt sich wie folgt ...«

Bries konnte gerade so ein Gähnen unterdrücken.

Dieser Ewald laberte und laberte. Irgendein belangloses Zeug und noch dazu pure Lügen. Natürlich war es Endzeit-Evas Einfluss gewesen, der die Menschen in den Tod getrieben hatte. Am liebsten wäre er aufgesprungen und hätte laut die Wahrheit verkündet. Doch dafür war später noch genug Zeit. Wenn er jetzt seine Tarnung aufgab, würde alles zunichtegemacht werden.

Er betrachtete das Objekt seiner Begierde. Relativ teilnahmslos saß Endzeit-Eva da, ließ ihren Blick gelegentlich durch den Raum schweifen und blieb irgendwann an einem losen Faden ihres Ärmelsaums hängen, bis sie wieder davon abließ. *Sie wirkt, als ginge sie das alles gar nichts an*, lächelte er in sich hinein. *Gut so, mein Mädchen. Halte durch. Bald erlöse ich dich!*

Bries erinnerte sich an ihre weiche Haut, ihren Duft, ihre hervorstehenden Schlüsselbeine und Hüftknochen, als sie vor ihm auf dem Bett lag; daran, wie seine Fingerspitzen sie das erste Mal berührt hatten. Blitze waren durch seine Adern gejagt, dass er dachte, er würde das Zusammentreffen mit ihr ebenfalls mit dem Leben bezahlen. Doch sie ließ ihn am Leben. Sie hatte nicht vor, ihn zu töten. Sie wusste, dass er zu ihrem Plan gehörte, wie der Tod zum Leben. Auch wenn sie es nach außen nicht zeigte, war es doch offensichtlich, dass sie ihn brauchte. Für ihren Plan, für ihr Leben, für sich selbst.

Bries bemerkte, wie seine Hand in seinen Schritt wanderte, und riss sich gedanklich ins Hier und Jetzt zurück. *Idiot*, maßregelte er sich selbst. *Mach deinen Plan jetzt nicht durch Geilheit kaputt!* Er richtete sich etwas auf und stellte erstaunt fest, dass Jürgen Ewald mit seinem Monolog bereits bei Robeski angekommen war.

Ruckartig schaute er auf die Uhr. 35 Minuten waren vergangen. Blessing würde in Kürze mit Fragen bombardiert werden und ihre eigens angefertigte Idee zum Besten geben, die Bries dank des vom Balkon gefallenen Diktiergeräts bereits bekannt war. Er wartete noch eine Minute, dann zückte er sein Handy und schrieb Sebastian eine Nachricht: »Es ist Zeit. Stell es online.« Zwei Minuten später erhielt er einen Daumen nach oben als Antwort. Zufrieden steckte er sein Handy in die Tasche, lehnte sich zurück und wartete.

»... und somit ist Frau Eva Blessing eindeutig von den Anschuldigungen beider Todesfälle freigesprochen«, beendete Ewald sichtlich erleichtert seinen Vortrag, setzte seine Brille ab und übergab mit einem Handzeichen an Ina Bargmann, die Moderatorin der Pressekonferenz. Sie erhob sich. »Danke, Herr Ewald. Wir haben nun noch knapp zwanzig Minuten für Fragen. Ich möchte Sie bitten, sich per Handzeichen zu melden und Ihren Aufruf abzuwarten, bevor Sie sprechen. Hereingerufene Fragen wird Frau Blessing nicht beantworten.« Bargmann ließ ihren Blick freundlich zu Blessing wandern, als sie Himfeld bemerkte, den sie offenbar vergessen hatte. Eilig fügte sie hinzu: »Und der Polizeipsychologe Himfeld auch nicht. Versteht sich von selbst.«

Es gab keine Hand, die nicht in die Höhe schoss. Bargmann rümpfte kaum merklich die Nase, doch sie war ein Profi und überlegte nur eine Sekunde, bevor sie auf einen korpulenten Reporter in der ersten Reihe zeigte, der sofort loslegte: »Frau Blessing, wie ist es Ihnen in der Psychiatrie ergangen? Was ist es für ein Gefühl, unschuldig eingesperrt zu sein?«

Himfeld spürte förmlich Blessings Gedanken: *Was für eine dämliche Frage. Schlechter Opener!* Ebendies sagte ihr Blick aus, als sie mit fester Stimme antwortete: »Ich wurde dort professionell sediert und hatte somit kaum Gelegenheit, über meine Gefühle nachzudenken.«

Ein Kichern ging durch die Reihen, als schon die nächste Frage ertönte: »Frau Blessing, wollen Sie noch immer die Welt erobern?«

Blessings perfektes Pokerface blieb standhaft. »Ich erinnere mich nicht, das je gewollt zu haben.«

Perfide grinsend hakte der gleiche Reporter noch einmal nach. »Wollen Sie es jetzt?«

»Lassen Sie mich kurz darüber nachdenken ...«, entgegnete sie sarkastisch und gab sich betont grüblerisch. »Nein!« Wieder wurde gelacht.

»Herr Himfeld, hatten Sie keine Angst, während Sie Frau Blessing befragt haben?«

»Wovor?«, erkundigte sich Himfeld ungerührt.

»Na ja ... zu sterben?«

Nun beugte er sich etwas vor. »Frau Blessing wurde von allen Tatvorwürfen entlastet, wie Sie ja bereits gehört haben.«

»Aber das wussten Sie doch damals noch nicht.«

»Nein, das wusste ich nicht, aber mein gesunder Menschenverstand sagte mir schon da, dass ich nicht von einem Fluch getroffen werden könnte.« *Darüber nachgedacht habe ich aber trotzdem*, gestand Himfeld sich nach wie vor peinlich berührt über seine Dummheit ein. Die Fragestellerin öffnete den Mund, doch Himfeld kam ihr zuvor. »Und fragen Sie mich jetzt nicht, warum.«

Bargmann stand ihm bei. »Wie Herr Ewald zu Beginn schon ganz treffend bemerkte, sind wir hier nicht in der Märchenstunde. Fragen in diese Richtung werden von nun an nicht mehr beantwortet. Ja, ... bitte ... die Dame in Grün.«

»Wie stehen Sie zu unserer Flüchtlingspolitik, Frau Blessing?«

»Keine politischen Fragen, bitte«, intervenierte Bargmann schnell.

»Frau Blessing, hatten Sie eine Affäre mit Ihrem behandelnden Psychiater?!«

Elektrisierende Stille knisterte im Raum. Leicht verwundert drehte Blessing sich zu Frau Bargmann um. »Wo bleibt Ihr Einwand? Politische Fragen sind unzulässig, aber mein Sexualleben darf vor aller Welt breitgetreten werden? Da hätte ich lieber auf die Flüchtlingsfrage geantwortet.«

Unter dem Gelächter der Menge lehnte sich Bargmann zum Mikrofon vor. »Frau Blessing wird keine Fragen bezüglich Ihres Sexuallebens oder Ihrer Sexualität beantworten.«

»Also *hatten* Sie eine Affäre mit ihm?«, bohrte der blutsaugende Reporter gewitzt nach.

Ungläubig lächelnd schüttelte Blessing den Kopf. »Wissen Sie was? Schreiben Sie einfach, ich hätte eine Affäre mit dem Prof gehabt, gleich nachdem ich Werding als Krönung unseres heißen Liebesaktes getötet und damit meine Liebesbeziehungen zum Papst und zu George Clooney aufs Spiel gesetzt habe. Außerdem hatte ich zeitgleich was mit dem Hausmeister, dem Installateur, dem Gärtner, den Pflegerinnen ...« Sie überlegte kurz, sah sich um. Als ihr Blick auf Himfeld fiel, fragte sie: »Und hatten wir nicht auch was miteinander, Herr Himfeld?«

Himfeld wusste, dass man mit dem Feuer spielte, wenn man die Presse für dumm verkaufen wollte. Am Ende bezahlte man dafür doppelt und dreifach. Aber nun war das Kind ohnehin in den Brunnen gefallen. Deshalb stieg Himfeld, ohne mit der Wimper zu zucken, auf Blessings Spiel ein. »Jaaa, heiß und innig. In der Psychiatrie, vor der Psychiatrie, auf dem Psychiatriedach ... Romantische Orte sind das.« Er hatte Spaß, doch ein kleiner Seitenblick auf Jürgen Ewalds vor Wut rot angelaufenes Gesicht ließ ihn wieder ernst werden. »Liebe Anwesende, was Frau Blessing Ihnen zu sagen versucht, ist: Wir sitzen hier, um mit Mythen aufzuräumen und Sie über zwei Todesfälle aufzuklären. Also halten Sie bitte Ihre lüsternen Gedanken im Zaum und konzentrieren sich auf das Wesentliche. Eine Viertelstunde werden Sie das wohl noch schaffen.«

Ina Bargmann nahm eine weitere Handmeldung dran. »Frau Blessing, stimmt es, dass viele für Sie zuständige Pfleger aus Angst vor Ihnen gekündigt oder zumindest die Station gewechselt haben?«

Blessing zuckte die Achseln. »Es stimmt, dass ich selten die gleichen Pflegekräfte zweimal gesehen habe, aber das ist im Schichtdienst wohl normal. Inwiefern diese Wechsel über das normale Maß hinausgingen, müssten Sie allerdings die Klinikleitung fragen. Wer, wann und warum gegangen ist, entzieht sich meiner Kenntnis.«

»Wie ist das, wenn das Umfeld einen derart fürchtet?«

»Ehrlich gesagt habe ich das gar nicht wirklich registriert.«

Die Reporterin warf ihr einen ungläubigen Blick zu, eine Aufforderung an Blessing, ihre Aussage zu erläutern, aber sie blieb stumm. Himfeld schmunzelte in sich hinein. Wie oft hatte ihn genau dieses Verhalten an Blessing genervt. Dabei war es letztlich richtig: keine Frage, keine Antwort. Warum sollte man auf suggestive Blicke einer Journalistin eingehen, wenn diese sich ihre Meinung ohnehin schon längst gebildet hat? Und warum, zum Teufel, sollte man sich überhaupt immer erklären oder gar rechtfertigen für alles, was man sagt, tut oder denkt? Amüsiert betrachtete er die verdrossene Journalistin, diese offensichtlich vom Ehrgeiz zerfressene Emanze, die bei Blessing auf Granit gebissen hatte. *Was für ein Spaß!*

Bargmann rief gerade eine weitere Wortmeldung auf, als die Emanzenreporterin gereizt dazwischenfuhr: »Ich war noch nicht fertig. Frau Blessing, das ganze Land stand Kopf wegen Ihnen. Menschen liebten Sie, hassten Sie, fürchteten Sie, aber jeder hatte zumindest eine Meinung über Sie. Und Sie wollen uns erzählen, dass Sie das ›nicht wirklich registriert haben‹?«

Erstmals setzte Blessing sich ein wenig auf, die Stimme ungewohnt nachdrücklich. »Erstens: *Ich* will Ihnen gar nichts erzählen. *Sie* haben nach dieser Pressekonferenz gelechzt. Ich bin diesem Wunsch lediglich nachgekommen. Zweitens habe ich ansonsten nichts weiter gemacht, als in der Klapse zu sitzen und Tagebuch zu schreiben. Nicht sonderlich spannend, hm? Drittens: Sie stellen mir all diese Fragen, zweifeln jedoch meine Antworten an. Wenn Sie mir ohnehin nicht glauben, können wir uns das hier auch gerne sparen. Und zu Ihrer letzten Frage: Nein, ich habe tatsächlich nicht viel von dem Rummel mitbekommen, da ich in der geschlossenen Abteilung der Landesnervenklinik Langenhagen saß. *Sie* sind hier draußen rumgelaufen und haben sich wirre Geschichten zurechtgelegt und mir Morde angehängt. *Ich* wusste, dass ich niemanden ermordet habe.« Verhaltenes Glucksen ertönte aus einigen Ecken.

Die Lippen der Reporterin waren inzwischen nicht mehr als eine schmale Linie. »Ach, und Sie fanden es natürlich ganz schrecklich, permanent im Mittelpunkt zu stehen und Ihr Gesicht auf jedem Titelblatt zu sehen?« Ihre Stimme troff nur so vor Ironie.

Blessing dachte kurz nach, bevor sie engelsgleich lächelte, ihr Blick war jedoch eisig. In diesem Moment wurde sie ihrem unliebsamen Spitznamen mehr als gerecht. »Ja.«

Gerade wollte die schmallippige Frau erneut ansetzen, als Frau Bargmann sich einmischte. »Gut«, sagte sie. »Angesichts der Tatsache, dass es noch weitere Fragen gibt, würde ich gern weitermachen. Der Nächste ... Ja, Sie.«

»Herr Himfeld, wie stehen Sie zu der Negativpresse über Ihre Person?«

Himfeld grinste charmant. »Ihre Zunft kann unglaublich grausam sein.« Gelächter ertönte. »Aber wenn es nur einem von Ihnen eine Lehre war, vielleicht etwas mehr zu recherchieren als zu interpretieren, dann habe ich meinen Kopf gern dafür hingehalten.« Weiteres Gegluckse, vereinzelter Applaus, aber auch Schnauben und verärgerte Blicke. Sein Gutmenschentum erntete nicht nur Zustimmung.

»Frau Blessing, jetzt, wo Sie aus der Psychiatrie entlassen wurden, werden Sie wieder versuchen, sich umzubringen?«

Blessing sah auf die Uhr. »Heute nicht mehr. Ich muss schließlich noch die Weltherrschaft an mich reißen.«

Sie führt sie alle vor, dachte Himfeld gleichermaßen anerkennend wie amüsiert. *Und die Leute lieben sie dafür*. Er sah in die Menge. *Na ja, außer vielleicht die Hallo-ich-bin-wichtig-Reporterin von eben und dieser komische blonde Hipster dahinten, der so gelangweilt dreinschaut.* Beide waren gerade im Begriff, den Raum zu verlassen.

»Herr Himfeld, wie geht es nun beruflich für Sie weiter?«

Himfeld lachte. »Genauso wie zuvor auch. Morgen früh um sieben sitze ich wieder in meinem Büro.« Die Menge lachte trocken.

Bargmann räusperte sich nach einem Blick auf die Uhr. »Das ist jetzt die letzte Frage. Bitte ...«

Doch der aufgerufene Journalist wurde jäh von einem anderen unterbrochen. »Frau Blessing, werden Sie denn nun Ihre aktuellen Aufzeichnungen veröffentlichen?«

Andächtiges Schweigen. Gebanntes Warten. Hunderte gezückter Stifte schwebten über ihrem jeweiligen Notizblock.

»Wozu?«, entgegnete Blessing ungerührt, als Bargmann nicht einschritt, um den ungebetenen Zwischenrufer zur Raison zu bringen. »Sie sind doch schon für jeden zugänglich gemacht worden.«

»Aber nicht vollständig und zudem ohne Ihre Zustimmung, oder?«

»Das ist richtig, meine Zustimmung hatte ich dazu nicht gegeben.«

Sie warf Himfeld einen knappen Blick zu. Dies war der richtige Moment, um ihren Plan umzusetzen und so der Meute zu entkommen. Der Polizeipsychologe nickte kaum merklich und sie wandte sich wieder dem Blitzlichtgewitter zu, das, während sie sprach, immer weniger wurde, bis alle Anwesenden nur noch mit Zuhören beschäftigt waren. »Ebenfalls richtig ist, dass die Aufzeichnungen nicht vollständig veröffentlicht wurden. Es ist nur so, dass ich nach den vergangenen Tagen ein wenig Abstand brauche von dem ganzen Rummel und unsicher bin, ob ich meine Texte wirklich der breiten Masse darlegen möchte. Immerhin sind sie – entgegen der landläufigen Meinung – ursprünglich nicht dafür angefertigt worden.« Sie ließ den letzten Satz nachdrücklich auf die Reporter wirken. »Aber wie dem auch sei. Ich werde das Schicksal entscheiden lassen.«

Himfeld ließ seinen Blick über den Mob streifen. *Warum starren die alle nacheinander auf ihre Handys?*, fragte er sich, verwarf den Gedanken jedoch wieder, als Blessings Stimme wieder ertönte.

»Genau heute in einem halben Jahr werden Infos zu einer kleinen Kreuzfahrt veröffentlicht, die an Silvester dieses Jahres in Puerto Rico starten wird. Die dreihundert schnellsten Bucher sind dabei. Genau um Mitternacht, also zum Jahreswechsel, wird jeder dieser dreihundert Auserwählten unter Aufsicht eines Komitees eine Flaschenpost schreiben und auf Höhe des Puerto-Rico-Grabens ins Wasser werfen. Anschließend geht die Fahrt weiter.«

Die Blicke der Reporter verschlangen Blessing förmlich, sie tippten eifrig in ihre Handys oder kritzelten wie wild in ihre Blöcke. Einige wirkten verwirrt, aber alle arbeiteten fieberhaft, um die Story vollständig zu erfassen. »Und wenn irgendwann, ganz egal zu welchem Zeitpunkt und an welchem Ort, einer dieser Menschen seine eigene Flaschenpost wiederfindet, werde ich das Buch veröffentlichen.«

Stille. Wieder schnellten die Blicke der Journalisten auf ihre Handys, leises Getuschel erklang. Eine leichte Unruhe machte sich breit.

Blessing ließ sich nicht davon irritieren, sondern fuhr erklärend fort: »Es klingt unmöglich, aber ob Sie es glauben oder nicht, weltweit gibt es einen bekannten Fall, bei dem ein Mann nach fünf Jahren seine eigene Flaschenpost am Strand wiederfand.«

Die Stille, unterbrochen von leisem Raunen, hielt an. Die Blicke wanderten von den Handys zu Blessing und zurück. Nach etwa einer halben Minute erklang ein verhaltenes Hüsteln. Himfelds Befürchtung, dass es die Ruhe vor dem Sturm war, sollte sich bestätigen, denn plötzlich fingen alle gleichzeitig zu reden an. Vergessen waren die zu Beginn verkündeten Verhaltensregeln. Bargmann und Ewald brachten die Meute mühevoll zur Ruhe, als gerade noch eine Frage aus dem Gewirr auszumachen war: »Warum findet dieses Happening ausgerechnet im Bermudadreieck statt?«

Ein verschmitztes Lächeln erschien auf Blessings Lippen. »Verzeihen Sie mir diese kleine Spielerei, ich habe ein Faible für Seemannsmythen.«

Verhaltenes Lachen ertönte, dann die erste sinnvolle Frage des Tages: »Frau Blessing, meinen Sie nicht, dass Sie damit nicht schon die Entscheidung getroffen haben, Ihre Texte nicht zu publizieren? Dass der von Ihnen beschriebene Fall eintritt, ist schließlich äußerst unwahrscheinlich. Wie der Kollege bereits sagte, ist das erst einem Mann weltweit gelungen.«

Unbeeindruckt lehnte Blessing sich etwas vor. »Hey – *Sie* sind diejenigen, die mir magische Fähigkeiten unterstellen. Und wenn mein Orakel aufgeht, dann werde auch ich daran glauben, dass meine Worte dazu gemacht wurden, veröffentlicht zu werden.«

Vereinzelte Lacher, während Ina Bargmann auf die Uhr blickte und mit ihren Händen mäßigende Gesten machte, die zur Ruhe aufriefen.

Schmunzelnd ließ Himfeld seinen Blick über die Menge gleiten. *Die werden beschäftigt sein, bis Eva außer Landes ist,* dachte er noch, als sein Schmunzeln plötzlich verschwand und er einen abrupten Stimmungsumschwung registrierte. Er konnte es nicht ganz greifen, kniff die Augen zusammen und sah genauer in die Menge. Einige Leute tuschelten verhalten miteinander, zeigten sich gegenseitig etwas auf ihren Smartphones, tuschelten wieder. Einer von ihnen meldete sich, als Frau Bargmann gerade das Ende der Pressekonferenz einläuten wollte.

»Bitte!«, rief er. »Eine allerletzte Frage.«

Bargmann sah zu Blessing, die nickte.

»Frau Blessing, haben Sie denn nun mit dem Macher der Bless.ing-Systems-Seite zusammengearbeitet oder nicht?«

Blessing sah kurz zu Himfeld, der sich umgehend ans Mikro beugte, um ihr beizustehen, doch sie antwortete zunächst selbst: »Ich habe nie mit irgendjemandem zusammengearbeitet, denn das würde voraussetzen, dass ich an irgendetwas gearbeitet hätte. Und das habe ich nicht. Es war nie mein Plan, ein weiteres Buch zu veröffentlichen und schon gar nicht mit Martin Bries. Was auch immer sie dort lesen, ist entweder nicht von mir oder wurde illegal beschafft.«

»Wie erklären Sie sich dann, dass er Ihr Kreuzfahrtorakel bereits online gestellt hatte, bevor Sie es hier kundgetan haben?«, fragte der gleiche Reporter mit Unschuldsmiene und zeigte wie zum Beweis sein Smartphone hoch. Das Display zeigte Bries' Website.

»Wie bitte?«, hauchte Blessing fassungslos.

Himfeld reagierte sofort. »Bitte machen Sie sich klar, dass der Betreiber dieser Website, Martin Bries, polizeilich gesucht wird. Er ist ein Betrüger und hat sich diverser Delikte schuldig gemacht. Niemand sollte ihn mit Frau Blessing in Verbindung bringen. Er lügt und er ist kriminell und er wird sich vor Gericht verantworten müssen, sobald wir ihn geschnappt haben. Wie er an diese Informationen gekommen ist, werden wir im Rahmen unserer Ermittlungen klären.«

Während ein Fragenhagel auf Himfeld einprasselte, sah er von Weitem Fenske, der mit einem Beamten sprach, Himfeld ein Zeichen gab und den Raum verließ. Himfeld stand auf und nahm die hilflos dreinschauende Eva am Arm. Schnellstmöglich verließen sie den Raum, während Bargmann und Ewald versuchten, die Meute zu beruhigen.

Als sie endlich außer Sicht- und Hörweite waren, wurden sie von Wiegand zur Seite gezogen. »Verdammt!«, schnauzte Himfeld seinen Vorgesetzten an. »Was ist da gerade für eine Scheiße passiert?«

Auf Wiegands Oberlippe perlten Schweißtropfen. »Ich weiß nicht, Himfeld«, raunte er ihm zu, wohl in der Hoffnung, dass Eva Blessing ihn nicht hören konnte und so nicht ein weiteres Mal von der Inkompetenz der Polizei erfuhr. Dieser Fanatiker muss irgendwie an Infos gekommen sein und hat das Orakel von Frau Blessing während der Pressekonferenz online gestellt.«

Himfeld schlug mit der Faust gegen die Wand. »Wie kann so was passieren? Wie kann der Typ überhaupt noch frei rumlaufen?«

Beschwichtigend hob Wiegand die Hände. »Schon gut. Es ist ein Desaster, aber die gute Nachricht ist, dass unsere Leute ihn orten konnten.«

»Toll!«, bemerkte Himfeld sarkastisch. »Und nun?«

»Die Sicherheitskräfte machen sich jetzt auf den Weg. Zeitgleich werden wir Blessings Doppelgängerin in einen Wagen setzen, um die Reporter hier wegzuschaffen.« Er mäßigte seine Stimme, als er sich Blessing zuwandte. »Bitte gehen Sie in das letzte Zimmer auf der linken Seite des Flurs. Sie werden dort erwartet. Sobald der Trubel sich gelegt hat, kommt ein Wagen und bringt Sie nach Hamburg. In Ordnung?«

Blessing war offensichtlich überfordert. Sie nickte nur und ging den Flur entlang wie geheißen.

Bries hatte einfach nur auf der Toilette sitzen und warten müssen. Im Flur hörte er Stimmen. Ein Großteil der Einsatzkräfte wurde abgezogen, um in die Hanomagstraße zu fahren, wo Sebastian in einer leer stehenden Wohnung Endzeit-Evas Orakel hochgeladen hatte und anschließend wieder abgedüst war.

Diese Idioten denken tatsächlich, ich würde dort sitzen und mich verhaften lassen, kicherte Bries in sich hinein. Auf seinem Handy betrachtete er die steigende Zahl von Followern. Wenn noch einer von ihnen an ihm gezweifelt hatte, so gehörte dies der Vergangenheit an. Am liebsten hätte er seinen Triumph laut hinausgeschrien. Stattdessen begnügte er sich mit dem siegreichen Ballen seiner Faust, als er eine Stimme in Richtung Flur vernahm: »Da draußen ist sie! Sie steigt ins Auto.«

Das Trampeln unzähliger Füße ertönte, dann wurde es still auf dem Flur und Bries grinste. Er entledigte sich seines Umschnallbauches, lehnte sich zurück und wartete.

Zwanzig Minuten später öffnete er die Tür zum Flur und spähte hinaus. Nur vereinzelt liefen noch einige Leute umher: Sicherheitskräfte, die sich langsam auf ihren Feierabend einstimmten, die ersten Reinigungskräfte mit ihren Wägelchen und eine Handvoll Journalisten, die ebenfalls nicht auf den Trick hereingefallen waren, das Auto der falschen Endzeit-Eva zu verfolgen.

Problemlos erreichte er den Lieferanteneingang, stahl sich die Treppe nach draußen hinunter und fand sich in einem großen Hinterhof wieder, in dem zahlreiche Autos parkten. Durch das Gittertor zur Straße konnte er sehen, dass noch immer einige Reporter und Anhänger vor dem Gebäude herumlungerten. Bries setzte sich auf die unterste Treppenstufe. Während er mit seiner Hand in der Kameratasche kontrollierte, ob die Waffe griffbereit lag, beobachtete er einen Transporter der Cateringfirma. Emsig verluden zwei Männer und eine Frau leere Kisten, bis einer von ihnen vorschlug, reinzugehen und selbst einen Happen zu essen. Der andere Mann stimmte zu, dass ihnen eine Pause zustünde. »Hey«, rief die Frau ihnen hinterher, »wollt ihr den Wagen nicht abschließen?«

Der erste Mann zuckte die Achseln. »Wozu? Das Tor ist doch abgeschlossen.«

Die Frau zögerte einen Augenblick, warf dann ihre lange schwarze Schürze durchs Fenster des Transporters und folgte den Männern im Laufschritt.

Bries schlenderte zum Transporter, freute sich über die Bequemlichkeit der Caterer, sogar den Zündschlüssel im Schloss stecken gelassen zu haben, band sich die Schürze um und stellte sich neben den Wagen, auf dem ein fröhlicher Smiley aufgedruckt war.

Als wenig später die Sicherheitskräfte samt Endzeit-Eva und dem dussligen Polizeipsychologen das Gebäude verließen, lehnte er unbeteiligt an der Motorhaube und rauchte eine Zigarette. Niemand schenkte ihm Beachtung.

»Gleich ist es so weit.« Himfeld beendete den Anruf und steckte sein Handy in die Tasche. »In fünf Minuten werden Sie abgeholt.« Unbeabsichtigt wehmütig sah er Blessing an und versuchte zu ergründen, was in ihr vorging. Vermutlich tobten Nervosität, Angst, Unsicherheit, aber bestimmt auch Freude und Hoffnung auf ein neues Leben in ihr. Da sie nichts erwiderte, ergriff er erneut das Wort: »Haben wir an alles gedacht? Gibt es noch etwas zu klären?«

»Wenn, dann wäre es jetzt ein bisschen spät dafür.«

Himfeld konnte nicht anders, er musste über ihre unbewegte Direktheit lachen. »Wie konnte ich nur hoffen, dass ich mal einen Hauch von Sentimentalität aus Ihnen herausbekomme?«

Ihre Miene wurde weich, ihr Augenaufschlag hätte einen Eisberg zum Schmelzen gebracht. »Bitte, lassen Sie mich nicht allein, Herr Himfeld!« Sekunden später grinste sie ihn aus ihren Huskyaugen matt an. »So ungefähr?«

Wieder musste er lachen. »Scheiße, Sie können das ja sogar!«

Eine Minute sahen sich beide an, dann sagte sie etwas vollkommen Unvorhersehbares: »Danke.«

Himfeld traute seinen Ohren nicht. »Was?«

Sie sah ihn an, als wolle sie sagen, dass er schon richtig gehört hätte. »Ohne Sie wäre ich vermutlich im Knast gelandet.«

»Ja«, stimmte er hochnäsig zu. »Das wären Sie wohl.«

Stille. Dann kramte Blessing einen zerknitterten Briefumschlag aus ihrer Tasche und gab ihn Himfeld, der sie fragend anschaute. Sie zuckte die Achseln. »Ich kann nicht so gut mit Worten.«

Er hob die Augenbrauen. »Sie haben zwei Bücher geschrieben!«

»Unfreiwillig«, ergänzte sie.

Himfeld zögerte, machte dann Anstalten, den Brief zu öffnen, doch Blessing hielt ihn ab. »Lesen Sie ihn später. In Ruhe und alleine. Ich weiß, dass Sie, in dem unwahrscheinlichen Fall, dass ich versehentlich noch ein Buch veröffentliche, es nicht lesen würden, darum habe ich Ihnen ein paar Zeilen persönlich geschrieben.«

Himfelds Herz schlug schneller vor Freude, vor Stolz, vor Aufregung, aber er ließ sich nichts anmerken. »Alles klar«, entgegnete er sachlich und ließ den Brief in seine Manteltasche gleiten. »Gleich, wenn Sie weg sind, werde ich den Brief an den höchstbietenden Reporter da draußen verhökern. Ich hab eine horrende Hotelrechnung zu begleichen.« Beide grinsten sich breit an und schwiegen dann, bis es an die Tür klopfte.

»Wir werden uns nicht wiedersehen, richtig?« fragte Himfeld, als Blessing bereits aufgestanden war.

»Man sieht sich immer zweimal im Leben«, ließ sie ihn wissen und für den winzigen Bruchteil einer Sekunde sah er einen normalen, emotionalen, zugewandten Ausdruck in ihrem Gesicht.

»Ziemlich unwahrscheinlich. Sie werden am anderen Ende der Welt leben.«

Blessing beugte sich zu ihm hinunter und Himfeld musste stark gegen den Drang ankämpfen, sie in den Arm zu nehmen und ihr einen väterlichen Kuss auf die Stirn zu drücken ... oder auch einen nicht so väterlichen. »Niemand weiß besser als Sie, dass unwahrscheinliche Zufälle mein Leben bestimmen, Herr Himfeld.«

Um Professionalität bemüht, nickte er knapp, stand auf und streckte ihr seine Hand entgegen. »Ich wünsche Ihnen ein langes glückliches Leben und einen natürlichen Tod.«

Sie tauschten ein letztes Grinsen aus, dann ein Händeschütteln.

»Ich weiß«, erwiderte Blessing, zwinkerte ihm zu und schritt, umringt von drei Sicherheitsmännern, vor ihm Richtung Lieferantenausgang.

Du darfst erst weinen, wenn du alleine bist, du darfst erst weinen, wenn du alleine bist, du darfst erst weinen, wenn du alleine bist … und eigentlich nicht mal dann, du unprofessionelle Memme, schimpfte Himfeld mit sich selbst, während er hinter der Security mit Blessing in ihrer Mitte die Stufen zum Hof hinunterschritt.

Vor dem Tor lungerten noch immer unzählige Menschen herum, die jedoch noch nicht mitbekommen hatten, dass Blessing aufgetaucht war. *Vielleicht bade ich gleich noch einen Moment im Blitzlichtgewitter, sobald Eva sicher abtransportiert wurde*, schmunzelte er versonnen vor sich hin. Trotz allem fühlte er sich das erste Mal in seinem Leben unbeschreiblich frei, ausgeglichen, in sich ruhend. Vielleicht, weil er bald ein geschiedener Mann sein würde, der noch einmal von vorne beginnen konnte, vielleicht auch, weil … Und während er noch unnötigerweise nach dem Warum suchte, schaute er sich auf dem Hinterhof um.

Der Großteil des Aufgebots war inzwischen verschwunden. Vor dem Tor versperrten noch zwei Streifenwagen den Zugang. Doch hier standen nur noch das Auto, das Eva Blessing nach Hamburg fahren würde, Himfelds eigener Fahrer,

Wiegands Audi und der Cateringwagen mit dem lustigen großen Smiley, der sich die Lippen leckte … *Zu Recht, diese Backstagehäppchen waren tatsächlich eine wahre Gaumenfreude.* Freundlich nickte er darum dem Caterer zu, der an die Motorhaube gelehnt seine wohlverdiente Pause bei einer Zigarette genoss. *Diese Hipstermode werde ich nie verstehen*, dachte Himfeld noch, als er plötzlich stutzte. Den Typen hatte er doch schon mal gesehen. Er blieb stehen und drehte sich um. Mit zusammengekniffenen Augen schielte er zu dem Blondschopf hinüber. *Das gibt es doch nicht. Der war doch vorhin noch dick und ein Reporter*, dachte Himfeld noch stumpf, als er genauer hinsah, und der Groschen fiel. Leider hatte das auch Martin Bries bemerkt.

Während Himfeld anfing zu schreien, um die Sicherheitsmänner auf Bries aufmerksam zu machen, sprang dieser in den Transporter und gab Gas. Die Security stob auseinander. Einer sprintete auf den Transporter zu, einer auf Himfeld und der dritte versuchte, Eva Blessing zum Auto zu zerren, die ihm jedoch entwischte und umgehend aufs Geschehen zurannte. Der Securitymann folgte ihr.

Mit quietschenden Reifen raste der Transporter los, fuhr zunächst den Schutzmann an, der hinter Blessing herlief und nun schreiend zu Boden stürzte. Dann nahm er Kurs auf dessen Kollegen, der Himfeld hektisch bedeutete, Richtung Gebäude zurückzulaufen, und sich wie ein Schutzwall zwischen ihm und dem nahenden Transporter aufbaute. Ruckartig versuchte der dritte Sicherheitsmann noch, seinen Kollegen zur Seite zu ziehen, als schon beide Sicherheitsmänner angefahren wurden. Einer wurde umgehend zur Seite geschleudert, der andere blieb kurz am Seitenspiegel hängen und wurde etwa einen Meter mitgeschleift, bevor auch er zu Boden fiel.

»Eva, lauf!«, schrie Himfeld noch, allerdings meinte er damit nicht, dass sie auf Martin Bries zurennen sollte. Gerade, als er sie richtig anschnauzen wollte, prallte der Transporter in voller Fahrt frontal auf ihn. *Ich hätte gerne noch den Brief gelesen*, dachte der Polizeipsychologe, als er wie in Zeitlupe zu Boden ging. Die quietschenden Bremsen hörte er noch, seinen Aufprall bekam er schon nicht mehr mit.

Eva schmiss sich neben ihn auf den Boden und legte eine Hand auf seinen Bauch, um zu fühlen, ob er atmete. »Herr Himfeld!«, rief sie und setzte zu weiteren Worten an, als sie unsanft von hinten gepackt und weggezerrt wurde.

»Da bin ich auch schon, Süße!«, hauchte Bries ihr ins Ohr und riss sie mit sich.

Irre haben übermenschliche Kräfte, dachte sie, als er affengleich mit ihr auf das Dach des Transporters kletterte. Oben angekommen, hielt er sie mit einem Arm um den Hals gepackt, mit der anderen Hand umklammerte er eine Waffe. Blessing spürte Übelkeit in sich aufsteigen, als sie seinen Atem auf ihrem Gesicht registrierte. Das Tor zur Straße öffnete sich, damit die Streifenwagen einfahren konnten. Vergeblich versuchten die wenigen übrig gebliebenen Polizisten und Sicherheitskräfte, die aufmerksam gewordene Masse draußen zu halten, aber nach nur einer Minute strömten alle Menschen in den Hof.

Blessings Puls raste. Sie versuchte, die Szenerie zu erfassen. Ein Polizist sprach ins Funkgerät, vermutlich forderte er Verstärkung an, drei weitere standen hinter den Streifenwagen geschützt und hielten ihre Waffen auf Bries gerichtet. Die angefahrenen Sicherheitsmänner rappelten sich angeschlagen hoch. Einer stand bereits und fixierte Bries. Hunderte von Kameras und Handys waren auf sie gerichtet, die Schaulustigen vermehrten sich wie die Fliegen.

Immer wieder versuchte Blessing, sich umzudrehen, um nach Herrn Himfeld zu sehen, doch Bries hielt sie eisern in seinem Griff. »Seht her!«, schrie er in die Menge und sie spürte, dass jeder Muskel seines Körpers aufs Äußerste angespannt war. Er schien wie berauscht von seinem vermeintlichen Triumph. Hätte Blessing gekonnt, hätte sie sich vor Abscheu geschüttelt. »Seht her, wir sind vereint!« Er drückte Blessing näher an sich und wuschelte ihr mit der Hand, die die Waffe hielt, einmal über den Kopf, bevor er sie wieder in Position brachte. »Endlich können wir unser Werk vollenden! Und ihr – ihr alle dürft uns folgen.«

Ich fasse es nicht, dachte Blessing, als sie einen Großteil der Leute tatsächlich jubeln, applaudieren und zustimmende Worte schreien hörte.

Vor dem Tor kam es zu Tumulten. Offensichtlich versuchten zwei Wagen des SEK auf den Hof zu fahren, aber sie kamen nicht durch die Menschenmenge hindurch.

»Hier drin«, rief Bries unbeirrt und streichelte mit der Waffe in seiner Hand in kreisenden Bewegungen über Blessings Bauch. »Hier drin wächst der Erlöser heran. Ich habe ihn selbst eingepflanzt.«

»Was?!«, schrie Blessing nur, bemüht, ihren aufsteigenden Mageninhalt herunterzudrücken. *Darum ging es ihm?*, dachte sie angewidert. *Klar! Was hatte ich auch anderes von einem Allmachtsfanatiker erwartet?*, schalt sie sich selbst. *Vermutlich hat er nicht einmal in Erwägung gezogen, dass ich verhüte.* Hilfesuchend sah sie sich um und versuchte erneut, einen Blick auf den Polizeipsychologen zu werfen, doch sie hatte keine Chance. Inzwischen stauten sich vor dem Tor noch weitere Streifenwagen sowie zwei Rettungswagen.

»Und wenn unsere Königin, unsere *Endzeit-Eva* …«, Bries betonte den Namen und die Menge jubelte, »mir unseren Erlöser geschenkt hat, dann …«, er wandte sich Blessing zu, schmiegte seine Wange an ihre, sprach aber laut und verständlich für die Massen weiter, »dann werde ich dich erlösen, mein Engel. Dann werde ich das Einzige tun, was du selbst nicht vollbringen konntest. Ich werde dich deinen Frieden im Tod finden lassen!«

Plötzlich fand eine Verwandlung in Blessing statt. Ihre Angst schlug in unbändige Wut um. Wut und Trotz. *Nur über meine Leiche*, dachte sie ironischerweise. Ihre volle Aufmerksamkeit galt Himfeld. Wenn er noch lebte, bräuchte er so schnell wie möglich Hilfe. Es musste gehandelt werden und zwar jetzt. Außerdem brachten Bries' Hände an ihrem Körper und seine Worte sie vor Ekel und Hass fast um den Verstand.

Nach einem Ausweg suchend, bemerkte sie, dass die SEK-Männer mittlerweile ihre Wagen verlassen und verschiedene Positionen rund um den Transporter eingenommen hatten. Obgleich ein Dutzend Polizeikräfte ihn vermutlich im Visier hatte, strotzte Bries vor Selbstbewusstsein. Er schien wirklich zu glauben, dass er unsterblich sei. Blessing sah ein, dass sie es nicht schaffen würde, sich aus seinem Griff zu winden. Sie schloss die Augen, atmete tief durch und brüllte dann mit aller Entschlossenheit: »Schießt!«

Ein Raunen ging durch die Menge, danach kehrte Stille ein, als glaubten einige, sie hätten nicht richtig gehört.

»Jetzt schießt schon!«, rief sie erneut, ungeachtet der Tatsache, dass Bries' Hand von ihrer Hüfte zum Hals heraufschoss, um sich um ihre Kehle zu legen.

»Worauf wartet ihr?« Ihr letztes Wort versackte in einem Gurgeln, als er leicht zudrückte.

Die SEK-Männer sahen immer wieder zu ihrem Leiter.

»Und jetzt gebt den Weg frei«, ordnete Bries an und mit einer einzigen Handbewegung öffnete sich die Masse zu beiden Seiten, als hätte er das Rote Meer geteilt. Zufrieden nahm er die Hand von Blessings Hals und umfasste stattdessen ihre Hüfte. »Wenn uns auch nur einer folgt, stirbt sie und somit auch ihr ungeborenes Kind, unser Erlöser.«

Niemand rührte sich. Mit Blessing fest in seinem Griff wollte Bries sich setzen und vom Dach des Transporters rutschen, als sie aus Leibeskräften schrie: »Ich bin nicht schwanger! Und er tötet mich sowieso. Also schießt endlich, verdammt noch mal!«

Sie hatte kaum ausgesprochen, da spürte sie das Blut, das ihr seitlich ins Gesicht spritzte, noch ehe sie das laute Zischen als abgefeuerte Kugel identifiziert hatte. Schreie gingen durch die Menge. Panisch versuchten die Menschen, durchs Tor auf die Straße zu laufen, behinderten sich gegenseitig, blieben stecken, fielen, trampelten aufeinander herum. Die Sanitäter wussten nicht mehr, wohin sie zuerst laufen sollten. Eva Blessing hatte nicht so schnell schalten können. Sie hatte nicht wirklich mitbekommen, dass eine Kugel durch die Schulter Martin Bries rücklings vom Dach des Transporters gefegt hatte. Sie merkte nur, dass sie sich frei bewegen konnte, und ließ sich vom Dach über die Windschutzscheibe auf die Motorhaube gleiten. Sie sprang auf den Boden, ihre Füße knickten weg, und sie humpelte mehr, als dass sie lief, zu Himfeld, der bereits vom Notarzt behandelt wurde. Doch noch bevor sie ihn erreichen konnte, wurde sie von zwei Polizisten zurückgehalten. Sie schrie und zappelte, aber am Ende landete sie doch im Auto, das umgehend anfuhr.

An die Heckscheibe gepresst, sah sie auf das Trümmerfeld, die Massenpanik, den Tumult.

Es herrschte Krieg.

Freitag, 15. März 2019

Blessing fuhr sich mit der Hand durch ihren blonden Pagenschnitt und drückte ihren Pony glatt. Der Regenschauer, in den sie auf ihrem kurzen Weg vom Hotel bis zum Auto kam, drohte, ihre sorgsam glatt geföhnten Haare wieder zu locken. Sie lehnte sich auf dem Rücksitz zurück, starrte in die Dunkelheit und beobachtete abwesend die Tropfen, die an die Scheibe prasselten.

Wiegand öffnete die Tür und setzte sich neben sie. Tiefe, dunkle Ringe zierten seine Augen. »Ich hätte Sie nicht wiedererkannt, Frau Blessing. Die Verwandlung ist gelungen, würde ich sagen. Aber denken Sie dran: Egal, wie unangenehm diese farbigen Kontaktlinsen sein mögen, – und das werden sie bei diesem Langstreckenflug –, Sie dürfen sie erst rausnehmen, wenn Sie Ihr Ziel erreicht haben. Wenn Sie jemand auf dem Weg erkennt, waren all unsere Vorsichtsmaßnahmen umsonst.« Er drückte ihr ihren neuen Pass in die Hand.

»Melanie Siehndel«, murmelte Blessing ihren neuen Namen und steckte den Pass in ihre Tasche.

Wiegand nickte und fuhr fort: »Sie müssen darauf gefasst sein, dass auf dem Flughafen und während des Fluges permanent die Bilder von gestern Abend gezeigt werden, und dementsprechend werden die Leute nur ein Thema haben: das Drama um Endzeit-Eva. Wenn jemand Sie direkt darauf anspricht, wäre es für die Aufrechterhaltung Ihrer Tarnung das Beste, wenn Sie sich ebenso sensationshungrig zeigten, egal, wie schwer das ist.« Er atmete angespannt durch, fuhr sich mit der Hand durch die Haare und schaute einige Minuten zum

Fenster hinaus. Dann wandte er sich ihr wieder zu. »Haben Sie das verstanden? Es ist wirklich wichtig, dass …«

»Schon gut«, unterbrach sie ihn. »Sie sind mich bald los. Ich werd es nicht vermasseln.«

»Zwei Sicherheitsbeamte in Zivil werden immer in Ihrer Nähe sein, bis zu Ihrem Zielflughafen in Neuseeland. Aber sie werden nicht mit Ihnen sprechen. Sie kennen sich nicht. Sie alle sind einfach Reisende, die zufällig im selben Flieger gelandet sind.«

»Ich habe es verstanden«, entgegnete Blessing nachdrücklich. »Wie oft wollen Sie mir das eigentlich noch erzählen?«

»Bis Sie es verinnerlicht haben.«

»Ich bin ja nicht bescheuert.« Entschuldigend hob er die Hände und sah erneut aus dem Fenster. Als er sich abermals zu ihr drehte und zum Sprechen ansetzte, kam sie ihm zuvor: »Kommt jetzt was Neues oder haben wir's dann? Ich will nicht noch unnötig Aufsehen erregen, weil ich zu spät in den Flieger steige.«

Wiegand stutzte, dann schlug er sich mit beiden Händen auf die Schenkel, um sich selbst zu beruhigen. »Nein, das war's wohl.« Er streckte ihr die Hand entgegen. »Alles Gute für Sie.«

Blessing lachte zynisch. »Ja, danke. Ebenso.«

Kaum war er ausgestiegen, setzte sich das Auto in Bewegung. Blessing zückte ihr Handy und betrachtete zum x-ten Mal den Newsfeed. Reißerischer hätte man den gestrigen Abend nicht darstellen können. Das erste Bild zeigte sie selbst im festen Griff von Bries auf dem Dach des Transporters, auf dem das Logo des Cateringunternehmens prangte: Paradoxerweise war es ein fröhlicher Smiley, der sich die Lippen leckte. Der Hintergrund war durchzogen von dunklen Wolken. Der Fotograf musste in dem Moment ausgelöst haben, als Blessing die Polizisten aufforderte zu schießen, zumindest wirkte ihr

Ausdruck wild entschlossen und ihre Augen glichen der einer Eisprinzessin. Bries grinste wie der Teufel persönlich, aber das Schlimmste war die Überschrift:

Der Brief, den er nie lesen wird
Dramatisches Ende einer Pressekonferenz! Nach Tagen der Verwirrung und der Zweifel löste der stadtbekannte Polizeipsychologe Heinrich Himfeld den wohl spektakulärsten Fall der letzten Jahre und bezahlte dafür mit seinem Leben.

Blessing ließ das Handy in ihren Schoß sinken und fragte sich, ob sie den Artikel erneut lesen wollte. Vermutlich konnte sie ihn schon auswendig, ein Teil des Inhalts entsprang wieder einmal versehentlich ihrer eigenen Feder. Sie schluckte trocken, hielt das Handy wieder hoch und scrollte weiter.

Der ursprünglich einzige Überlebende in dem Fall Blessing, Polizeipsychologe Heinrich Himfeld, ist tot. Nach der Pressekonferenz, in der er, nebst Eva Blessing persönlich, eine Stellungnahme zu den mysteriösen Todesfällen Werding und Robeski abgegeben hatte und diese glaubhaft aufklären konnte, wurde er von dem Krankenpfleger Martin B. überfahren, als dieser versuchte, Blessing alias Endzeit-Eva in seine Gewalt zu bringen. Die Geiselnahme konnte von den Sicherheitskräften vor Ort vereitelt werden und Blessing wurde umgehend aus der Gefahrenzone gebracht. Martin B., der seit Tagen von der Polizei gesucht wurde, befindet sich nun in Gewahrsam und wird derzeit an der Schulter operiert, nachdem eine Kugel des SEK ihn getroffen hatte.

Für Himfeld, der zuletzt aufgrund von Zweifeln an seiner Lauterkeit Schlagzeilen gemacht hatte, kam jede Hilfe zu spät. Er verstarb noch am Tatort. Während der versuchten Geiselnahme kam es zu einer Massenpanik bei den anwesenden

Schaulustigen, deren Folge leichte bis mittelschwere Verletzungen waren. Siebzehn Menschen mussten medizinisch versorgt werden.

Polizeipsychologe Heinrich Himfeld war einer der wenigen, die an Eva Blessings Unschuld geglaubt und dafür gekämpft haben, das zu beweisen. So starb er auch beim Versuch, sie zu retten. Es war ihm nicht vergönnt, den Dank seines Schützlings entgegennehmen zu können, denn ein Brief, den Eva Blessing an ihn verfasst hatte, lag noch ungeöffnet in seiner Tasche. Er ist das Andenken an einen ehrgeizigen Polizisten, einen kompetenten Psychologen und einen guten Menschen:

Lieber Herr Himfeld,

Sie haben sich trotz aller Rückschläge für mich eingesetzt. Meine Freiheit verdanke ich Ihnen, darum erscheint mir ein einfaches Danke etwas untertrieben. Stattdessen möchte ich Sie an einigen Worten teilhaben lassen, die mir während meines Psychiatrieaufenthaltes durch den Kopf gingen und nie der Öffentlichkeit zugänglich gemacht wurden, weil ich sie versteckt hielt (eine Rarität sozusagen; verwahren Sie sie sorgfältig!).

Vielleicht hilft es Ihnen, mit ihrem »neuen« Leben besser umzugehen. Das wünsche ich Ihnen.

Glaube und Verantwortung

Wann hat die Menschheit eigentlich ihr Verantwortungsbewusstsein abgelegt? Ich habe den Tag verpasst, als es aus unserer Jahrmillionen alten genetischen Veranlagung gelöscht wurde, als hätte es nie existiert, um von Floskeln ersetzt zu werden:

»Ich habe angefangen zu saufen, weil mein Chef mir grundlos gekündigt hat«,

»Ich habe dem Typen die Nase gebrochen, weil du ihn mehr liebst als mich«,

»Ich habe gelogen, weil ich dich nicht verletzen wollte«,

»Er ist gestorben, weil Gott ihn zu sich gerufen hat«.

Warum verstehe ich den Sinn dieser Sätze nicht? Da sie prinzipiell keinen zusammenhängenden Sinn ergeben, können wir folglich keinen darin sehen. Wir haben uns lediglich antrainiert, so zu tun, als sähen wir eine Logik darin. Denn da kein anderer etwas dagegen gesagt hat, werden diese Sätze mit beipflichtendem Nicken als quasi verstanden normiert. Dabei sind sie genauso wenig zu verstehen wie ein juristischer Schriftsatz für einen absoluten Laien.

Man sagt immer, das menschliche Auge würde nicht viel taugen: Es nimmt Lichteinfall und Formen wahr und sucht im Gehirn nach bereits abgespeicherten Bildern, die den aktuellen Reizen am nächsten kommen. Auf diesem Phänomen beruhen beispielsweise die zahlreichen Monstersichtungen im Loch Ness.

Mit unseren Ohren scheint es sich jedoch ähnlich zu verhalten. Schlagworte wie ›weil‹ oder ›darum‹ kommen bei uns an und basteln sich in unserem Kopf zu einer Erklärung zusammen, da wir besagte Schlagworte mit einer Erklärung in Verbindung bringen. Die eigentliche Erläuterung oder die Abwesenheit dieser ist dabei eher nebensächlich.

Eine beachtliche Leistung unserer Ohren, denn sie beschleunigen so den Kommunikationsvorgang. Dass dieser nur noch oberflächliche Zeitverschwendung ist, spielt eigentlich keine große Rolle, da wir uns alle ohnehin schon längst auf autistische Weise voneinander entfernt haben.

Aber betrachten wir meine Beispielsätze vom Anfang doch spaßeshalber etwas genauer, beginnend bei dem ersten: »Ich habe angefangen zu saufen, weil mein Chef mir grundlos gekündigt hat.«

Keine Kündigung erfolgt ohne Grund und wenn doch, gibt es dafür das Arbeitsrecht. So viel zu der einen Seite des Satzes. Kommen wir zu Teil zwei dieser Ausführung. Alkoholismus ist eine anerkannte Krankheit, die eine Mischung aus endogenen und exogenen Faktoren beinhaltet, nicht jedoch eine Infektion. Der Hauptsatz berichtet also von einer Erkrankung, im Nebensatz wird der gemeine Chef erwähnt … Wer zum jetzigen Zeitpunkt des Lesens noch nicht abgeschaltet hat, wird schnell erkennen, dass es irgendwie an einer direkten Verbindung mangelt. Alkoholismus ist nicht ansteckend wie ein Schnupfen oder eine Magen-Darm-Grippe. Wäre der Chef mit Rotz und Schnotz durch die Firma getaumelt, bis er all seine Angestellten an seinen Viren hätte teilhaben lassen, wäre die Sachlage eine andere. Aber irgendetwas sagt mir, dass besagter Chef nach Aussprache der Kündigung seinen einstigen Mitarbeiter nicht an einen Jägermeistertropf gehängt hat, bis dessen Körper und Geist sich ohne Alkoholzufuhr nicht mehr lebensfähig fühlten. Diese Variante halte ich für sehr unwahrscheinlich. War es nicht vielmehr der trostlose Erfolg, den der Mitarbeiter verspürt hat; die Genugtuung, dass er nun endlich wahllos zur Flasche greifen kann und aller Menschen Mitleid und Verständnis auf seiner Seite weiß? Saufen und dabei noch bedauert werden? Mit Samthandschuhen angefasst, berieselt von aufbauenden Worten?

Mal ehrlich: Wer wirklich mit seiner Situation unzufrieden ist, der arbeitet daran, sie zu verbessern, ansonsten kann es, meiner Meinung nach, nicht so schlimm sein.

Zu dem Beispielsatz mit der zertrümmerten Nase aus Liebeskummer möchte ich keine These aufstellen, sondern einen Haufen Fragen loswerden: Was ändert eine gebrochene Nase an den Gefühlen einer anderen Person? Mit welchem Ziel versuchte man, das Gefühl zu ändern? Kann man die Gefühle anderer überhaupt ändern? Und wenn dem so wäre, wie sinnvoll ist das und möchte man das wirklich?

Bei dem Beispiel mit der ausgeprochenen Lüge, um den anderen nicht zu verletzen, überlege ich, ob ich dessen sinnbefreiten Inhalt tatsächlich erläutern muss. Vielleicht nur so viel: Letztlich ist es nicht die Lüge, die verletzt, sondern die Tat, die davorsteht und zum Lügen verleitete. Worte an sich verletzen nicht; Worte vermitteln nur Ereignisse und schemenhaft Gefühle und Gedanken. Verletzt wurde mit der Tat. Gelogen hat man, um es sich selbst leicht zu machen. Nicht ein Hauch von Empathie versteckt sich also in jener Aussage.

Kommen wir zur letzten und, meines Erachtens, schlimmsten Variante des Wettbewerbs »Alle sind schuld, nur ich nicht«. Sie wird vorwiegend von Leuten gewählt, die sich mangels Kreativität und Ambition nicht mal mehr die Mühe machen, hanebüchene Verbindungen zu anderen Menschen herzustellen (was schon schlimm genug ist), wenn sie selbst Mist gebaut haben, sondern ein allzeit bereites Patentrezept zur Hand haben: Gott! Immer und überall zugriffbereit, da omnipräsent und nicht beweisbar.

Nun liegt aber in eben dieser so bequem erscheinenden Allgegenwärtigkeit der Hund begraben. Überall auf der Welt werden Menschenrechte verletzt, Tiere gequält, Wälder gerodet, Gewässer verseucht, Kriege geführt ... Und man fragt Gott allen Ernstes im Abendgebet: »Lieber Gott, warum hast du mich mit meiner Fettleibigkeit gestraft?«

Ja, glaubt ihr denn wirklich, Gott – vorausgesetzt, er existiert – hätte nichts Besseres zu tun, als jemandem Hüftgold auf den Leib zu zaubern? Oder eine Beziehung in die Brüche gehen zu lassen? Oder bei einer wichtigen Klausur, für die man leider nicht gelernt hat, aus heiterem Himmel Wissen in den Kopf zu streuen?

Ich will gar nicht wissen, wie oft am Tag der arme Gott »Bitte, lieber Gott, mach, dass ...« zu hören kriegt, vermutlich sogar überwiegend von Menschen, die ansonsten eher mit religiösem Desinteresse glänzen.

Uns Erdenbewohnern ist dieser Satz vielleicht besser bekannt in Form dieser kleinen, verhassten Kannste-mal-eben-kurz-Aufgaben.

Was soll Gott denn noch alles machen? Oder treffender gefragt: Was glauben wir eigentlich, warum uns die Evolution mit Händen, Füßen, Sinnesorganen und einem Gehirn ausgestattet hat? Den Aufwand hätte man sich ja eigentlich sparen können, wenn unsere Bestimmung ein Marionettendasein wäre.

Und bezogen auf unseren Beispielsatz: Warum zum Teufel (und man entschuldige an dieser Stelle mein heidnisches Wortspiel) sollte Gott jemanden zu sich rufen? Uns selbst aus dem Leben zu katapultieren, ist ja so ziemlich das Einzige, was wir noch selbst hinbekommen.

Abgesehen davon, mal ehrlich: So toll sind wir Menschen doch nun wirklich nicht, dass man freiwillig Milliarden davon zu sich berufen möchte, oder? Wer will schon von einer Spezies konsumsüchtiger, selbstgerechter Bittsteller umringt sein?

»Bitte mach, dass ich die Playstation acht kriege.« Und je unwichtiger das Unterfangen, desto größer das Flehen: »Bitte, bitte mach, dass er sich in mich verliebt.«, »Bitte, bitte, bitte mach, dass ich morgen eine Eins in Mathe schreibe.«

Also, ich würde mir so ein Gejammer nicht geben wollen. Und bei allem nötigen Respekt für jede individuelle (Krisen-) Situation, aber wie wär's zur Abwechslung mal mit: »Hey Gott, und, bei dir so? Alles schön? Kann ich vielleicht irgendetwas für dich tun?«

Vermutlich bin ich der letzte Mensch, der sich ein Urteil darüber erlauben darf, was ein Gebet beinhalten sollte; gehöre ich doch selbst keiner Konfession an. Religionen in jeder Ausführung sind in meinen Augen von Menschenhand gemacht, inklusive deren Geboten, Literatur und institutionellen Einrichtungen. Ich bin überzeugt von der Evolutionslehre und davon, dass alles, vom Mensch bis zur Amöbe, vom Weltall bis zum Grashalm, auf Chemie basiert. Aber auch das schließt eine überirdische Anwesenheit nicht aus. Und ich empfinde es einfach als zutiefst unhöflich, diese für alles verantwortlich zu machen, anstatt zu sagen: »Prima, danke für alles, was mir hier zur Verfügung steht. Ist nicht dein Fehler, dass ich zu engstirnig bin, um mich um den Rest selbst zu kümmern und was draus zu machen.«

Stehe ich mit dieser Meinung tatsächlich alleine da? Ist es wirklich Schwachsinn zu sagen: »Wenn ich mit meinem freien Willen meine Hand dazu bewege, mir eine Flasche Bommerlunder hinter die Binde zu kippen, ist es ganz allein meine Schuld, wenn ich aus diesem Vollrausch nicht mehr erwache«?

Meine Schuld … Nicht die meiner Eltern, meiner Freunde oder meiner psychisch kranken Lehrer, die damals vor zwanzig Jahren mit ihrer selbst ernannten Pädagogik ganz offensichtlich versagt haben, und allen voran nicht die Schuld eines göttlichen Wesens, welches zu besagter Zeit vermutlich gerade damit beschäftigt gewesen ist, den Kopf darüber zu schütteln, weil seine »Kinder« sich gerade gegenseitig bis aufs Blut bekämpfen (Abgesehen davon würde Gott es sich mit Sicherheit nicht freiwillig antun, Volltrunkene zu sich zu rufen … Es gibt kaum etwas Nervigeres.).

Sind diese Gedanken wirklich Schwachsinn?

Dann möchte ich die landläufige Meinung von Normalität nicht mein Eigen nennen.

Vielleicht helfen Ihnen diese Worte, sich nicht so allein zu fühlen, denn derartige Gedanken werden sich sicher in absehbarer Zukunft in Ihren Alltag schleichen.

Leben Sie schön, Herr Himfeld.

Eva Blessing

Blessing warf einen letzten Blick auf das Foto von Himfeld, das ihn ausgeglichen lächelnd, bei genauerer Betrachtung etwas amüsiert wirkend, bei der Pressekonferenz zeigte. Dann steckte sie ihr Handy ein und betrachtete die Regentropfen, die am Fenster hinunterliefen, manche einzeln, andere ineinander verzweigt, große, kleine. Und dann endlich schaffte sie es, zu weinen. Sie schluchzte leise und es schien, als ob alles, was sich in den vergangenen Tagen in ihr angestaut hatte, seinen Weg an die Oberfläche fand. So lange, bis eine ihrer farbigen Kontaktlinsen verrutschte.

Eine Minute saß sie mit geschlossenen Augen da und regulierte ihre Atmung. Als sie wieder aufsah, straffte sie ihre Schultern, setzte sich die braune Kontaktlinse wieder ein und entfernte die verwischte Wimperntusche.

Zwei Stunden später hielt der Wagen vor dem Hamburger Flughafen und eine entschiedene, tatkräftige Frau stieg aus, die den Wunsch zu leben mit jeder Faser ihres Körpers ausstrahlte.

Drei Monate später …

Ilona Himfeld schloss den Kühlschrank, richtete ihre Haare und schaute sich um, ob sie an alles gedacht hatte. Vom angrenzenden Fußballplatz vernahm sie lauten Jubel. Offenbar hatte Ihme-Roloven gewonnen. Ein bittersüßes Lächeln huschte über ihr Gesicht, als sie sich erinnerte, wie genervt ihr Mann immer reagiert hatte, wenn er zum Angeln an seinen Teich gefahren war, um etwas Ruhe zu tanken, und seine Auszeit mit einem Fußballspiel oder den Trainingszeiten kollidierte.

Ein Blick auf die Uhr ließ sie eilig die kleine Gartenlaube verlassen, die Lichterketten anschalten und zu den vorbereiteten Feuerfackeln hinübergehen, die den Teich in regelmäßigen Abständen umrahmten. Sorgsam entflammte sie eine nach der anderen und machte sich anschließend auf den Weg zur Einfahrt, um das Tor zu öffnen, als etwas sie innehalten ließ. Sie wandte sich um, ging zum Teich zurück und ließ sich auf einer Bank nieder. Das Wasser spiegelte das schwindende Sonnenlicht und sie registrierte einen kühlen Windhauch auf ihrer Haut, der den nahenden Abend ankündigte. Ihr Blick fiel auf das kleine Ruderboot, in dem noch immer ein Teil des Angelequipments lag. Und plötzlich sah sie ihren Mann in dem Boot sitzen, als er noch nicht ihr Mann war, sondern noch um sie buhlte. Mit nacktem Oberkörper und einem zappelnden Fisch im Netz winkte er ihr begeistert zu, das Gesicht von Stolz gezeichnet. Sie selbst hatte bei diesem Date am Steg gesessen und übermütig applaudiert. Heinrich hatte wie ein Adonis gepost und sich verneigt, als das Boot plötzlich ins Schwanken geriet und er mit einem lauten Platsch ins Wasser gefallen war. Und obwohl Ilona alles andere als eine Wasserratte gewesen war, war sie kurzerhand in voller Bekleidung ebenfalls ins Wasser gestiegen und die beiden hatten gerangelt und gelacht, bis die große Lust sie überkam und sie sich in die Gartenlaube zurückgezogen hatten.

Ach, Hein … , dachte sie, während Lachen und Weinen sich vereinten. *Du warst wirklich einzigartig, du verdammter Mistkerl! Ich weiß nicht, wo oder wann wir in unserer Beziehung falsch abgebogen sind, vermutlich haben wir die beiden fatalen Abzweigungen genommen, die sich Routine und mangelnde Kommunikation nennen. Vielleicht haben wir auch nie zueinander gepasst, wobei uns beim Schauspielern niemand etwas vormachen konnte. In dieser Hinsicht waren wir ein unschlagbares Team. Du hast mich nach Strich und Faden betrogen, doch ich habe mindestens genauso viele Fehler gemacht wie du. Aber wenn du noch leben würdest, würde ich dich abgrundtief hassen. Und du kannst es wahrscheinlich selbst im Tod nicht verknusen, dass ich nun doch deinen Teich bekommen habe.*

Ich weiß, dass es nicht deine Schuld war, dass ich auf so vieles verzichtet habe, das ich einst liebte. Genauso wenig, wie es deine Schuld war, dass wir kinderlos geblieben sind. Du warst zwar ein unverbesserlicher Chauvi, aber das hat wohl in gewisser Weise deinen Charme ausgemacht, und letztendlich habe auch ich dir die Bühne dafür bereitet, einer zu sein.

Ein letztes tiefes, lautes Schluchzen drang aus ihrer Kehle, das kurz darauf verstummte und sie plötzlich freier atmen ließ, als sie es seit Jahren vermocht hatte. *Ich wünschte, du hättest nicht für immer einschlafen müssen, jetzt, da ich aufgewacht bin.* Im gleichen Moment vernahm sie hinter sich ein Hupen und eine laute Stimme ließ sie wissen: »Ilooooona! Wir sind da. Deine Comebackfeier kann starten!«

Ilona erhob sich, wischte sich die letzten Tränen aus dem Gesicht, zog ihren Ehering vom Finger und warf ihn in hohem

Bogen in den Teich, wo er in glitzernden Wasserringen verschwand. *Danke, Hein!*

Sie drehte sich um und eilte zum Tor, um ihr Theaterensemble willkommen zu heißen.

Epilog

2. Januar 2020

»Ich sehe was, was du nicht siehst, und das ist grün.«

»Alles.«

»Richtig. Du bist dran.«

»Ich sehe was, was du nicht siehst, und das ist grün.«

»Alles.«

»Richtig. Du bist dran.«

Blessing schmunzelte in sich hinein, während sie dieses alberne Kinderspiel in ihrem Kopf durchspielte, das zur allmorgendlichen Routine geworden war, seit sie vor über zehn Monaten im frühen, zaghaften Morgenstrahl erstmals durch Moreakis satte grüne Landschaft gejoggt war.

In den ersten Wochen auf der Südinsel Neuseelands hatte sie gar nicht glauben können, dass eine Umgebung so grün sein konnte, kurz darauf hatte sie sich daran gewöhnt und schon wenige Wochen später fragte sie sich etwas ernüchtert, wie Neuseelands Kinder wohl das Spiel »Ich sehe was, was du nicht siehst« spielen konnten, wo doch alles einfach nur grün war.

Als ihr kleines Häuschen in Sichtweite kam, sprintete sie den Berg hinauf, bis ihre Lungen förmlich brannten. Nach ein paar kurzen Stretchingübungen und einigen Runden im gemäßigten Tempo ums Haus schloss sie die Tür auf und trank eine Flasche Wasser auf ex aus. Noch immer außer Atem, stellte sie sich vor den Spiegel und betrachtete, was sie sah: Ihre Haare waren wieder bis zur Schulter gewachsen und kringelten sich an den Enden. Das Platinblond versuchte sie schon seit einiger Zeit zu überfärben – mit mäßigem Erfolg –, aber alles in allem sah sie vor allem eine lebensfähige, überwiegend fröhliche Person, die zufrieden ihr Dasein fristete. Abgesehen von gelegentlichen Albträumen und daraus resultierend durchgemachten Nächten konnte sie behaupten, dass es ihr gut ging. Sie hatte mit dem Rauchen aufgehört, ihr Sportpensum deutlich erhöht und mied die Medien. Zur Unterhaltung gab es Bücher und Netflix und in der Summe hatte ihr das sichtlich gutgetan.

Anfangs war sie, von Kopf bis Fuß getarnt, lediglich in den nahe gelegenen Supermarkt gefahren, wenn sie nichts Essbares mehr im Haus auftreiben konnte. Inzwischen hatte sie den einen oder anderen Kontakt geknüpft und merkte von Tag zu Tag, dass sie sich sicherer fühlte.

Nur ein einziges Mal hatte jemand, offenbar ein deutscher Tourist, sie auf dem Parkplatz vorm Supermarkt angesprochen, dass sie aussehen würde wie ... Ein kurzer prüfender Blick in ihre Augen, deren stechendes Grau noch immer vom Braun ihrer farbigen Kontaktlinsen überdeckt wurde, und schließlich auf Englisch: »Nevermind, I misstook you for someone else.«

Sie hatte also alles richtig gemacht. Sie war nun Melanie Siehndel und lebte in Moreaki, etwas abgeschieden, was aber nicht weiter auffiel, da hier jeder als Einsiedlerkrebs hätte bezeichnet werden können. Sie hatte alles, was sie brauchte: das Meer, das beste Klima auf der ganzen Welt, weite grüne Landschaften, die zum Joggen, Wandern und Klettern einluden, und vor allem – Anonymität.

Selig schnappte sie sich eine weitere Flasche Wasser und öffnete die Terrassentür, als sie das Blinken ihres Handydisplays bemerkte. 47 Anrufe in Abwesenheit. *Ich bin doch nur zwei Stunden laufen gewesen*, dachte sie, und schon breitete sich ein ungutes Gefühl in ihr aus. Ein Anruf war von ihren

Eltern, einige von Buggi, viele von einer unbekannten Nummer, aber die meisten kamen von Nick Siska, der auch eine Nachricht hinterlassen hatte: »Du hattest recht, als du sagtest, jemand Neues wird kommen und die öffentliche Aufmerksamkeit erregen. Allerdings nicht so, wie du dir das vorgestellt hast. Melde dich!«

Ausdruckslos starrte Blessing das Display an. Eine Minute, zwei. Ihr Kopf rotierte. Fieberhaft dachte sie nach. *Was soll schon Schlimmes passiert sein? Bries sitzt im Knast und mir wurde versichert, dass er auch ohne meine Aussage verurteilt wird. Ich bin hier am anderen Ende der Welt. Kaum jemand weiß, wo ich stecke, und es gibt nichts, was mich zurück nach Deutschland locken könnte. Wenn mir nicht passt, was passiert ist, bleibe ich einfach, wo ich bin, und ignoriere die Medien weiterhin.*

Sie wischte sich den letzten Schweiß von der Stirn und wählte Nicks Nummer. Nach nur zweimal Klingeln ertönte seine gehetzte Stimme. »Ivi, Scheiße …!«

»Ich freue mich auch, von dir zu hören, aber ich heiße Melanie«, witzelte sie trocken.

»Hör auf mit den blöden Witzen«, herrschte er sie an. »Empfängst du deutsches Fernsehen?«

»Ich habe gar keinen Fernseher«, ließ sie ihn noch immer desinteressiert wissen und hörte ihn genervt schnauben.

»Dann schmeiß deinen Laptop an.«

»Was?«

»Ivi, deinen Laptop. Jetzt!«, wies er sie ungeduldig an, doch Blessing zögerte nach wie vor.

»Hör zu, Nick. Wer auch immer mir meinen Rang in den Medien abgelaufen hat – ich bin sehr froh darüber. Es ist mir vollkommen egal, wer es ist. Hauptsache, ich gerate jetzt endlich in Vergessenheit. Ich möchte es gar nicht sehen und …«

»Es wird dir nicht egal sein«, unterbrach Nick sie rigoros. »Glaub mir.« Die letzten Worte klangen so verzweifelt, dass Blessing spürte, wie ihre Knie weich wurden. Schweigend hing sie am Telefon.

»Ivi?«, versuchte Nick es etwas vorsichtiger. »Du *musst* jetzt deinen Laptop anschalten.«

Blessing kaute auf der Innenseite ihrer Wange. *Es kann doch nicht so schlimm sein*, sprach sie sich zum wiederholten Male Mut zu. *Vermutlich irgendein neuer Z-Promi mit schlimmem Kindheitstrauma oder ein Topmodel, das jemanden ermordet hat, oder …*

»Eva!«, riss Siska sie aus ihren Gedanken. »Glaub mir, ich will dir das eigentlich nicht zumuten, aber ich weiß nicht, was für Wellen es schlägt. Da ist es besser, du erfährst es jetzt von mir, als zufällig nebenbei. Also, tu es!«

Unsicher fuhr Blessing ihren Laptop hoch. »Okay, was soll ich eingeben?«

Sie hörte ihren Freund verächtlich schnauben. »Ganz egal.« Dann wurde sein Tonfall wieder weicher, kleinlauter, beinahe flehend. »Nur leg nicht auf, während du es dir ansiehst. Hörst du? Ich möchte, dass du weiter mit mir redest. Ich werd in der Zwischenzeit einen Flug nach Christchurch buchen. Gleich morgen werde ich Urlaub beantragen. Und wenn der nicht genehmigt wird, kündige ich eben. Aber ich werde ganz bald bei dir sein, okay? Eva, hörst du?«

Doch Blessing war verstummt. Versteinert starrte sie auf ihren Laptop. *Das ist nur ein Albtraum*, beschwor sie sich selbst.

»Ivi? Eva?!«, brüllte es ihr aus dem Handy entgegen.

Doch sie ließ es auf den Tisch sinken und machte den Ton ihres Laptops lauter. Ein Interview. Ein Moderator und eine ihr wohlbekannte Person. Im Zuschauerraum begeisterter Applaus, Lachen und erstaunte Oh- und Ah-Rufe. Im unteren

Teil des Bildes wurde eine Bauchbinde eingeblendet: *Unser heutiges Thema: Mein Leben mit der Endzeit-Eva. Wie ich unsere Beziehung überlebte. Bestseller von Sven Liebig.*

Wie aus weiter Ferne hörte Blessing Sven Liebigs Antwort auf die Frage, ob er je etwas Rätselhaftes an seiner Ex-Freundin bemerkt hätte: »Wie ich in meinem Buch ausführlich erläutere, gab es viele Situationen, in denen ich mich einfach zu Tode fürchtete. Eva war krankhaft eifersüchtig, jähzornig und gewaltbereit. Oft hatte ich Angst um mein Leben. Zunächst blieb ich bei ihr aus Mitleid. Ich befürchtete, dass sie sich etwas antun könnte, wenn ich sie verlassen würde. Am Ende jedoch stand ich einfach zu sehr in ihrem Bann. Es ist schwer zu beschreiben. Ich wollte gehen, aber sie ließ mich einfach nicht. Letztlich ...« – theatralisch senkte er den Kopf und gab vor, mit den Tränen zu kämpfen – »... ertrug ich mein Dasein nur noch mit Alkohol und Drogen. Ich war am Ende.«

Andächtiges Schweigen. Der Moderator sah gespielt betroffen in die Kamera. »Ein schweres Schicksal. Meine Damen und Herren, wie es Sven Liebig gelang, diesem teuflischen emotionalen Gefängnis zu entkommen, sehen Sie gleich nach einer kurzen Werbepause. Dann gewähren wir Ihnen auch noch Einblicke in sein Enthüllungsbuch, das viele Privataufnahmen aus jener Zeit enthält – manche davon nicht ganz jugendfrei.« Er zwinkerte vielsagend. »Also, bleiben Sie dran!«

Blessing starrte weiter auf den Monitor, während alberne Slogans noch albernere Produkte anpriesen. In ihr fochten Fassungslosigkeit, Zorn, Angst und eine alles vernichtende Übelkeit einen erbitterten Kampf aus. Ein altbekanntes, aber so lange unter Verschluss gehaltenes Gefühl stieg in ihr hoch: *Wenn ich noch einmal Svens Gesicht sehen muss oder eine seiner Lügen hören, wird mein Trauma persönlich mich umbringen.* Sie spürte bereits die wiederkehrenden Herzrhythmusstörungen, den aufsteigenden Mageninhalt. Dieser Mensch hatte sie ausgelaugt bis auf die Knochen und weit darüber hinaus, und nun kam alles wieder hoch. Allein der Gedanke, dass dieses Paradebeispiel eines narzisstischen Monsters nach allem, was sie durchgemacht hatte, nun in all seiner Selbstgerechtigkeit der Welt fantasierte Geschichten über sie erzählen könnte, nur um sich zu bereichern, brachte sie gleichermaßen um ihren Atem wie auch ihren Verstand. *Alles, nur das nicht*, flehte der missbrauchte Teil ihrer Persönlichkeit wie in Trance. Wie betäubt vernahm sie immer wieder gedämpft Nicks Rufe aus dem Handy.

Systematisch ging sie alle Möglichkeiten durch: rechtliche Schritte gegen Liebig einleiten, sich für den Rest ihres Lebens hier verstecken, einen Auftragsmörder auf Liebig ansetzen, eine Gegendarstellung verfassen ...

Dann entschied sie sich für das einzig Richtige und griff nach dem Telefon. »Nick?«

»Ivi!«, atmete er erleichtert auf. »Ich dachte schon ... Pass auf, ich habe schon eine Idee. Gegen diesen gigantischen Zeitungsverlag, der das Buch veröffentlicht hat, kommen wir nicht an, die haben mehr Anwälte als Redakteure und eine multimediale Verlagsgruppe hinter sich. Aber dein kranker Ex wird damit nicht durchkommen. Du musst auf schnellstem Weg zurück nach Deutschland. Ich komme dich abholen. Zusammen schaffen wir das.«

»Nick«, unterbrach sie ihn tonlos. »Entschuldige, aber ich kann dir nicht weiter zuhören. Ich muss meinen Zug noch kriegen.«

»Wunderbar ...«, ereiferte Siska sich noch, als er plötzlich stutzte. »Deinen Zug? Wieso Zug? Du hast doch ein Auto, mit dem du zum Flughafen ...« Siska verstummte.

»Diesmal muss ich auf Nummer sicher gehen, Nick. Es tut mir leid.« Sie setzte darauf, dass Nick sich an ihren unbeschwerten Wortwechsel im Hotel erinnern würde; Worte aus einer Zeit, die unendlich weit entfernt schien, nicht gerade einmal zehn Monate her, aber Eva wartete nicht mehr darauf, ob sie recht behielt. Sie hatte schon viel zu lange gewartet.

»Ivi? Eva?! Nein, verdammt, tu das nicht, das ist der Scheißkerl nicht wert. Ivi, NEIN!«

Danke!

Ein Schriftsteller erschafft lediglich Figuren. Geboren werden diese durch den richtigen Verlag. Doch letztlich mit Leben gefüllt werden sie nur durch Sie, liebe Leserinnen und Leser. Dafür schon vorab meinen herzlichen Dank.

Als mich im Sommer 2015 ein Mann zu einem ersten Date zur Speed-Lesung unter Leitung des zu Klampen Verlag-Verlegers einlud, hatte ich nur zwei Wünsche: Der erste war, noch viele weitere Dates mit diesem Mann erleben zu dürfen, und der zweite, mein (noch nicht weit fortgeschrittenes) Manuskript in diesem ungewöhnlich herzlichen, lebendigen Verlag veröffentlichen zu dürfen. Hätte mir damals jemand gesagt, dass ich zwei Jahre später verheiratet sein würde und drei weitere Jahre später die Zusage vom Verlag erhalte, hätte ich ihn für verrückt erklärt. Wünsche können wahr werden!

Das wunderbare zu Klampen-Team hat mit Kompetenz, Geduld und sehr viel Humor Endzeit-Evas Geburt vorbereitet und sich dabei nicht mal von meinen mangelnden EDV-Kenntnissen abschrecken lassen. Mein ganz besonderer Dank gilt hier Frau Derr und auch Frau Hirschauer, die sich wochenlang mit meinen chaotischen Anfängerfehlern und nicht zuletzt mit dem unverbesserlichen Macho Heinrich Himfeld herumschlagen mussten. Sie sind die aufmerksamsten Leserinnen der Welt. Nie wieder werde ich ein Buch lesen können, ohne mir vorzustellen, welche Passagen sie im Lektorat angemerkt und noch um ein Vielfaches verbessert hätten.

Ferner danke ich Petra Warneke und ihrem literarischen Hühnerclub, die mir bei einem feuchtfröhlichen Abend nicht nur mit den Namensfindungen sehr geholfen haben,

Dr. Hans-Peter Beese, dessen medizinisches Fachwissen aus meiner Sicht nicht fundierter sein könnte (alle Freiheiten und Fehler liegen allein bei mir!), seiner Frau Julia Beese für ihre einzigartige Leidenschaft für schöne Sätze, Ina Bargmann (im wahren Leben keine Moderatorin, dafür eine wahre Freundin), ohne deren Hilfe auf der Baustelle ich während des Lektorats zeitlich in Not geraten wäre, Claudia Hüper für ihre umgehende geschäftige Begeisterung, kaum, dass sie von der Veröffentlichung erfahren hat (und für vieles mehr ...), meiner allerliebsten Silja Siehndel und Martin Bullerdiek für die Fotos (der wahrlich schwerste Part an der Fertigstellung), Ute Riehl, die bereits an mich glaubte, noch lange, bevor die Endzeit-Eva überhaupt existierte, und Ingo Steglich, der die undankbare Aufgabe, einen Laptop so zu programmieren, dass ich ihn nicht kaputt kriege, mit Bravour gemeistert hat. Ihr seid großartig!

Eva Blessing und Heinrich Himfeld agieren hauptsächlich an realen Orten in und um Hannover, bei deren Beschreibung ich mir teilweise ein wenig künstlerische Freiheit herausgenommen habe. Hier möchte ich besonders das Plaza in Lauenau hervorheben, das mich zu der Szene im Restaurant mit den Rebmanns inspiriert hat, obwohl ich durch das unübertroffen gute Essen stark abgelenkt war.

Nicht unerwähnt sollen natürlich auch die einzigen beiden nicht fiktiven »Personen« bleiben: Der zum Ende hin kurz erwähnte Hund Louri wird der Beschreibung mehr als gerecht und sorgt in meinen Schreibpausen dafür, dass ich ausreichend frische Luft bekomme. Und natürlich das Las Agujas-Unikat und Allroundtalent Olli Fesser.

Meine Familie kann sich noch weit über dieses Buch hinaus meines immerwährenden tiefen Dankes gewiss sein. Ebenso meine (besser spät als nie) angeheiratete, große, verrückte Familie, allen voran Pitti Neubert für die juristische Unterstützung.

Um meinem Mann für alles zu danken, müsste ich einen kompletten Roman schreiben, da er jedoch ein Freund der Kurzfassung ist, belasse ich es bei einem schlichten: Ich hätte nie gedacht, dass so etwas möglich ist. Immer, immer und immer wieder würde ich alles genauso machen!